全国高等院校医学实验教学规划教材

供医学检验等专业使用

临床检验技能学

U0227489

主　编　伊正君　高昆山

副主编　张　霞　李　猛　宋　伟　付玉荣

编　委（按姓氏拼音排序）

付玉荣（潍坊医学院）
高昆山（潍坊医学院附属医院）
耿会娟（潍坊医学院附属医院）
官旭俊（潍坊医学院附属医院）
李洪军（潍坊医学院附属医院）
李　猛（潍坊医学院）
李　娜（潍坊医学院附属医院）
李　倩（潍坊医学院）
李　晓（潍坊医学院）
刘胜男（潍坊医学院附属医院）
裴景亮（潍坊医学院附属医院）
彭效祥（潍坊医学院）
宋　伟（潍坊医学院）
孙铭艳（潍坊医学院附属医院）
孙艳丽（潍坊医学院）
陶元勇（潍坊医学院附属医院）
王洪省（潍坊医学院附属医院）
王鲁娟（潍坊医学院）
杨斌斌（潍坊医学院）
杨桂茂（潍坊医学院附属医院）
伊　鑫（潍坊医学院附属医院）
伊正君（潍坊医学院）
张文忠（潍坊医学院附属医院）
张　霞（潍坊医学院）
张旭光（潍坊医学院附属医院）

科学出版社

北　京

内 容 简 介

为适应新世纪对医学检验技术专业应用型人才培养的要求，教材的编写理念是以社会需求为导向，适应应用型人才知识、能力与素质协调发展的新要求，以提高学生的动手技能、知识运用技能、逻辑思维技能、职业素养等综合技能为核心，凸显教学内容的实践性、应用性、思维性、人文性、综合性与现代性。内容共分三大模块：第一模块为医学生必须具备的基本临床技能，目的是使学生在大一期间早期接触临床，培训医学生的自救、救人的基本技能；第二模块为医学检验专业学生必须具备的专业基础技能；第三模块为医学检验专业综合技能，目的是培养学生的专业技能，进一步提升学生利用所学知识分析问题与解决问题的技能、逻辑思维技能、职业素养等综合技能。为方便读者，本书在附录中列举了常见培养基、试剂、缓冲液的配制等内容。

本书适合医学检验专业类学生使用。

图书在版编目(CIP)数据

临床检验技能学 / 伊正君，高昆山主编. —北京：科学出版社，2016.3

全国高等院校医学实验教学规划教材

ISBN 978-7-03-047563-3

Ⅰ. ①临… Ⅱ. ①伊… ②高… Ⅲ. ①临床医学–医学检验–医学院校–教材 Ⅳ. ①R466.1

中国版本图书馆 CIP 数据核字(2016)第 046721 号

责任编辑：胡治国 周 园 / 责任校对：李 影

责任印制：赵 博 / 封面设计：陈 敬

科学出版社 出版

北京东黄城根北街 16 号

邮政编码：100717

http://www.sciencep.com

天津市新科印刷有限公司 印刷

科学出版社发行 各地新华书店经销

*

2016 年 3 月第 一 版 开本：787×1092 1/16

2016 年 3 月第一次印刷 印张：21

字数：500 000

定价：55.00 元

（如有印装质量问题，我社负责调换）

前　　言

医学检验技术专业是一门临床实践性很强的技术类专业，主要培养具有基础医学、临床医学、医学检验等基本理论知识和基本能力，能在各级医疗机构、防疫机构、血站、医学科研等单位从事临床检验、卫生检验及病理检验等工作的应用型医学检验技术人才。

为适应新世纪对医学检验技术专业应用型人才培养的要求，针对医学检验技术专业的培养目标，该教材的编写理念是以社会需求为导向，适应应用型人才知识、能力与素质协调发展的新要求，以提高学生的动手技能、知识运用技能、逻辑思维技能、职业素养等综合技能为核心，特别是紧密结合现代医学发展趋势，教材创新性编入实验室质量控制技能、临床循证医学技能、医学伦理技能与实验室管理技能等章节，凸显教材内容的实践性、应用性、思辨性、人文性、综合性与现代性。

教材内容层次递进，遵循学生认知规律。综合临床基础技能、专业基础技能、专业综合技能，贯穿医德、人文素质的培养，进行教学内容的逻辑层次与一体化设计，融会贯通，相互联系、交叉融合，旨在强化培养学生的动手操作技能、知识运用技能、分析问题与解决问题的综合思维技能。教材内容共分为三大模块：第一模块为医学生必须具备的基本临床技能(共四章)，包括无菌术、生物安全及防控院内感染技能、心肺复苏、外伤急救等内容，目的是使学生在大一期间早期接触临床，培训医学生的自救、救人的基本方法；第二模块为医学检验专业学生必须具备的专业基础技能(共两章)，包括常用检验器材及仪器的使用，目的是为进一步的专业技能训练打好基础；第三模块为医学检验专业技能(共十三章)，既包括临床检验基础技能、临床生物化学检验技能、临床免疫学检验技能、临床微生物检验技能、临床血液检验技能等常规内容，又创新性加入了临床病理技术技能、临床循证医学技能、医学伦理技能等适应现代医学发展趋势的新技能内容，目的是培养学生的职业素养技能，进一步提升学生利用所学知识分析问题与解决问题的技能、逻辑思维技能、职业素养等综合技能。为方便读者，本书在附录中列出了常用试剂配制。

据检索，本教材是当前国内第一本关于临床检验技能学的教材，全体编者为教材的编写工作竭尽全力，但限于我们的学术水平和编写能力，尽管做了很大努力，仍难免存在不妥之处，恳请广大师生和读者批评指正。教材的编写工作之所以能顺利完成，与各位编者老师的高度责任感、团结协作与精益求精的精神分不开的；同时科学出版社也给予了大力支持，谨在此一并表示衷心的感谢！

伊正君

2015 年 8 月

目　　录

第一模块　基本临床技能

第一章　无菌术、生物安全及防控院内感染技能

第一节　无菌操作技术

防止微生物进入人体或其他物体的操作方法，称为无菌技术或无菌操作。是医疗操作中防止发生感染和交叉感染的一项重要操作技术，也是医务人员树立无菌观念的重要一环。

对于医学检验人员，无菌操作技术主要是指在微生物实验工作中，控制或防止各类微生物的污染及其干扰的一系列操作方法和有关措施。

无菌操作技术包括无菌环境、无菌器材和无菌操作三个方面。

一、无 菌 环 境

无菌环境只是相对而言的，是指人们利用物理的方法或化学的方法，在某一可控制空间内使微生物数量降低至最低限度，接近于无菌的一种空间。而无菌室、无菌柜、超净工作台就可做到这样的空间。无菌室是最常用的无菌环境之一。无菌室的建筑设计应考虑布局合理，使用方便，操作安全以及造价适宜等条件。无菌柜的优点是简单轻便体积小，易于灭菌消毒，安全并可移动，但操作不便，适用于一般接种操作，尤其适用于致病菌检验中阳性菌的接种、划线等操作。超净工作台目前较常用，它是通过通入经超细过滤的无菌空气以维持其无菌状态的。

二、无 菌 器 材

无菌器材是无菌技术的主要组成部分，微生物检验和实验用器材可分为两类。

1. 器材灭菌　灭菌是杀灭物体上所有微生物的方法，包括全部病原微生物和非病原微生物以及细菌的芽孢。经过灭菌的物品称为无菌物品。凡是检验中使用的器材，能灭菌处理的必须灭菌，如玻璃器皿，微生物实验所用玻璃器皿不但要像化学实验那样要求清洁，而且还要无菌，主要包括培养皿、三角瓶、试管等。除了玻璃器皿，培养基、稀释剂、无菌衣、口罩、胶管、乳胶头等也需要灭菌。金属器材(如外科刀、剪、镊子、针头等)，凡能包裹的，应先用包装纸包裹后，再进行灭菌。对于微生物实验器材的灭菌多选用高压蒸汽灭菌。

2. 器材消毒　消毒是能杀死物体上或环境中病原微生物，但不一定能杀死细菌芽孢或非病原微生物的方法。凡检验用器材无法灭菌处理的，使用前必须经消毒处理，例如无菌室内的凳、试管架、天平、工作服等，这些虽然无法灭菌，但是可以消毒。消毒可用化学药品熏蒸、喷洒或擦拭。

上述的无菌环境条件只是相对而言，实际上不可能保持环境的绝对无菌。因此关键是要严格进行正确的无菌操作。

三、无菌操作

无菌操作一般是在无菌环境条件下，使用无菌器材进行检验或实验过程中，防止微生物污染和干扰的一种常规操作方法。无菌操作的目的，一是保持待检物品不被环境中微生物所污染；二是防止被检微生物在操作中污染环境和感染操作人员，因而无菌操作在一定意义上讲又是安全操作。

微生物个体微小，必须借助显微镜才能观察到，因此在微生物学的各项实验技术中，显微镜就成为研究者不可缺少的工具。在实验室观察微生物形态常用的显微镜，以光学显微镜最为常见。在显微镜技术中必不可少的是涂片、染色等技术，无论是在制片还是染色等过程中，防止杂菌的污染即无菌操作都是非常重要的，一旦被观察的玻片遭到杂菌污染，将使观察结果受到严重偏差和影响。

因此在操作过程中为保证无菌操作应注意：在实验室观察平板培养物时，一般不宜开盖观察；检验结果，可以开盖检查，如取菌作涂片染色或移植培养时。培养皿上下盖可适度开缝，但不准完全揭开；涂片染色时应使用夹子夹持玻片，切勿用手直接拿玻片，以防感染细菌；用过的玻片应进行消毒，冲洗液也应消毒处理后再倒掉以免污染环境。

在微生物实验中，菌种的移植、接种和分离工作等，都要排除杂菌的污染，才能获得纯的符合要求的微生物纯培养体。为此，除严格按无菌操作进行外，尚需要有一个无杂菌污染的工作环境。通常，可在酒精灯旁进行无菌接种；小规模的操作可以使用无菌箱(接种箱)或超净工作台；工作量大的使用无菌室(接种室)；要求严格的可在无菌室内再结合使用超净工作台。

在微生物学中，为了研究某种微生物的特性，必须把它们从混杂的微生物群体中分离出来，从而获得某一菌株的纯培养物，这种获得只含有某一种或某一株微生物纯培养的过程，称为微生物的分离与纯化。

为了获得某种微生物的纯培养物，一般是根据该微生物的特性，设计适宜的培养基和培养条件，以利于该微生物的生长繁殖，或加入某些抑制因素，造成只利于此菌生长，而不利于其他菌生长的环境条件，从而淘汰其他杂菌。然后再通过各种稀释法，使所需的菌在固体培养基上形成单菌落。当然，从微生物群体中经分离后生长在平板上的单个菌落，并不能保证一定是纯培养，还要经过一系列的分离、纯化和鉴定，才能获得所需要的纯菌株。

常用的微生物分离纯化的方法有：稀释混合倒平板法、稀释涂布平板法、平板划线分离法、稀释摇管法、液体培养基分离法、单细胞分离法、选择培养基法等。其中前三种方法最为常用，不需要特殊的仪器设备，分离纯化效果好。

在微生物学实验技术中，常需要用接种环把微生物纯培养物，由一个器皿移接到另一个培养容器中进行培养。由于周围环境(主要是空气)中，存在着大量肉眼无法发现的各种污染物，只要一打开器皿，就可能会引起器皿内的培养基或培养物，被环境中其他微生物所污染。因此，微生物菌种移接的所有操作，均应在无菌环境下进行严格的无菌操作。

将微生物的培养物或含有微生物及可疑含有微生物的样品移植到培养基上的操作技术称之为接种。接种是微生物实验及研究中的一项最基本的操作技术。无论微生物的分离、培养、纯化或鉴定以及有关微生物的形态、生理的实验及观察研究都必须进行接种，接种的关键要严格的无菌操作，如操作不慎引起污染则实验结果就不可靠，影响下一步工作的进行。因此应注意：一切操作均应在火焰旁进行，要充分利用火焰周围的高温区(无菌区)，即接种时，管口和瓶口始终保持在火焰(如酒精灯焰)旁边，进行熟练地移接种操作，以便保证微生物的纯种培养。棉塞应该始终夹在手中，如掉落应更换无菌棉塞。如不慎使棉塞触及火焰着火，切勿用口吹，应在刚着火时迅速塞入试管，因管内氧气不足很快熄灭，若棉塞外端着火，则可用手捏灭，或废弃踩火后更换无菌棉塞。接种液体培养物时应特别注意勿使菌液溅在工作台上或其他器皿上，以免造成污染，如有溅污，应进行局部消毒。凡吸过菌液的吸管或滴管应立即放入有消毒液的容器内。此外，挑取和移接微生物纯培养物用的接种环及接种针，应采用易于迅速加热和冷却的镍铬合金等金属制备，使用时用火焰灼烧灭菌；转移液体纯培养物时，应采用无菌吸管或无菌移液枪。接种和培养过程中必须保证不被其他微生物污染，因此，除工作环境要求尽可能地避免或减少杂菌污染外，熟练地掌握各种无菌操作技术是很重要的。

微生物无处不在，无孔不入，因此，在对微生物的研究和应用过程中，必须随时注意保持微生物纯培养物的纯洁性，防止其他微生物(杂菌)的混入；在进行分离、转接及培养微生物纯培养物时，要采用严格的无菌操作技术，防止被其他微生物所污染。

实际上，人工创造的无菌环境条件只是相对而言，不可能保证环境的绝对无菌。因此，在实验过程中必须保证不被其他微生物污染，关键是要严格进行正确的无菌操作，熟练地掌握各种无菌操作技术。

第二节 生 物 安 全

医学检验专业人员工作性质特殊，日常工作中要直接、频繁的接触患者的血液、体液、分泌物等，随着乙肝病毒(hepatitis B virus，HBV)、丙肝病毒(hepatitis C virus，HCV)、人类免疫缺陷病毒(human immunodeficiency virus，HIV)、肺结核等发病率的不断上升，危害检验人员身体健康的因素也日益增加。

生物安全是指在处理具有生物危害物质的过程中，为避免自身或他人的感染以及对环境的污染，所采取的各种措施。实验室生物安全具有以下特点：实验室生物安全的范围限定在从事涉及各种生物因子实验的实验室内，其防护贯穿于整个实验过程；生物安全实验室的保护对象包括实验人员、操作对象、实验人员周围的人和环境四个方面；实现操作对象和操作者的隔离，以及生物安全实验室与外部环境的隔离。

实验室生物安全防护是一种综合行为，通过在实验室设计建造、个体防护装置、严格遵从标准化的工作及操作程序和规程等方面采取综合措施，确保实验室工作人员不受实验对象感染，确保周围环境不受其污染。

一、实验室生物安全水平

世界卫生组织(WHO)在《实验室生物安全手册》中根据操作不同危险度等级微生物所需的实验室设计特点、建筑构造、防护设施、仪器、操作以及操作程序的不同，将生物安全防护水平(biosafety level，BSL)分为1～4级，以BSL-1、BSL-2、BSL-3和BSL-4表示：

1. 生物安全水平1(BSL-1) 用于不太可能引起人或动物致病的微生物，适用于教学实验室要求。例如：大肠埃希菌、枯草芽孢杆菌和传染性犬肝炎病毒等。BSL-1要求微生物学操作技术规范。在安全操作设备上无特殊要求。

2. 生物安全水平2(BSL-2) 用于具有中度潜在危害的病原的实验操作。BSL-2除了要满足BSL-1要求外，实验室应有进、出实验室的规定程序，门保持关闭并张贴生物危害警告标志，要制定生物安全手册和处理病原暴露事故的制度。在生物安全柜中进行可能发生气溶胶的操作程序。在个人防护上，要求穿防护服；在可能接触病原时要戴合适的手套，脱去手套后要洗手；为防止眼睛和面部受到泼溅物，碰撞物或人工紫外线辐射的伤害，要进行面部保护，如戴口罩、眼罩、面罩等。将潜在被污染的废弃物同普通废弃物隔开，进行高压灭菌处理。

3. 生物安全水平3(BSL-3) 用于可通过气溶胶传播的，可引起严重或致死性疾病的病原的操作。例如：结核分枝杆菌、路易斯脑炎病毒等。BSL-3需要比BSL-1和BSL-2的基础实验室更严格的操作和安全程序。工作人员必须严格按操作规程操作，并进行强制的医学检查。BSL-3实验室与公共通道分开并通过缓冲间或气锁室进入。处理废物前，在实验室内先进行高压灭菌。应有非手控的水槽。形成向内气流并且涉及感染性材料的全部工作应在生物安全柜中进行，要注重个人防护，必要时要进行呼吸保护。

4. 生物安全水平4(BSL-4) 用于可通过气溶胶传播的，能引起致死性感染的高风险剧毒病原的操作；亦用于风险不明，可能引起致死感染的病原的操作。在实验室操作上实行双人工作制，禁止单独操作。人员进入实验室前及离开实验室时，要求更换全部衣服和鞋子，所有物品出实验室时都要消毒。所有操作均要在Ⅲ级生物安全柜中操作，如在Ⅱ级生物安全柜中操作，则操作者要对整个身体进行保护，穿正压供气工作服。在实验室设施和结构上，除了BSL-3的要求外，要封闭产生气溶胶的设备，要有双门的高压灭菌器。内墙、地板和顶均要密封。连接内、外的两个门要装内锁，以防两个门同时打开。要有内部和外部进行对话的装置。

二、实验室生物安全防护

实验室生物安全防护(biosafety protection for laboratories)是指实验室工作人员所处理的实验对象含有致病的微生物及其毒素时，通过在实验室设计建造、使用个体防护装置、严格遵从标准化的工作及操作程序和规程等方面采取综合措施，确保实验室工作人员不受实验对象感染。

实验室生物安全防护的实施主要包括如下几个方面。

1. 建立健全实验室的各项生物安全制度，重在执行 只有建立并严格执行生物安全防护规章制度，才能获得令人满意的实施效果。因此医学检验实验室应结合科室实际情况，制定实验室生物安全操作流程，对可能接触到的传染源加以明确分类。规程的内容务求详细，包括检验人员进出实验室的着装要求、标本操作要点、防护用品的使用、实验室内外的消毒、医疗废弃物的处理等，只有按照要求规范行事，才能实现对生物危害的有效预防。除此之外，对实验室人员进行生物安全知识培训，有利于提高其对实验室感染危害性的认识，是提高实验室生物安全的最重要基础。

2. 体检和免疫 对实验室工作人员进行岗前健康检查，应记录工作人员的医学情况(病史)，建议进行临床检查和收集基线血清。不让高危人群(如孕妇)从事较高危险的实验室工作。为保障实验室工作人员的安全，应根据各工作人员接触的不同的传染性生物菌(毒)株、标本和不同的工作性质，以及目前所能提供的疫苗种类和免疫效果，来确定各工作人员所应接种的具体疫苗种类，从事传染性生物菌(毒)株、标本检测试验工作的人员必须接种相应疫苗经主动免疫后方可上岗。

3. 配备安全防护设备 为达到生物安全的目的，实验室应具有相应的安全装备。安全装备包括两部分，一部分是实验操作设备，如生物安全柜(biological safety cabinets，BSCs)、超净工作台、高压蒸汽灭菌器等；另一部分是个体防护装备(personal protective equipment，PPE)。

(1)生物安全柜(BSCs)：最有效、最常用的防护设施是生物安全柜。生物安全柜是为操作原代培养物、菌毒株以及诊断性标本等具有感染性的实验材料时，用来保护操作者本人、实验室环境及实验材料，使其避免暴露于上述操作过程中可能产生的感染性气溶胶和溅出物而设计的。必须由专人安装，定期监测、维护，遵循标准化操作规程。生物安全柜根据其入口气流风速、再循环空气量、排出空气量、排风系统、压力设置等分为三级。

1)Ⅰ级生物安全柜：空气自开口处进入，将工作台面形成的气溶胶送入排风管，通过高效空气过滤器，经实验室或建筑物排风系统排出，或直接排出建筑物，以保护操作者和环境，不保护操作对象。

2)Ⅱ级生物安全柜：流过工作台面的空气经高效空气过滤器过滤后无菌，且柜内保持负压状态，对操作者和操作对象都有保护作用。可用于操作危险度2级和3级的微生物，穿正压防护服时可处理危险度为4级的微生物。

3)Ⅲ级生物安全柜：工作空间内为经高效空气过滤器净化的无涡流的单向流空气，排出气流经双层高效空气过滤器过滤，所有接口密封为负压。适用于3级和4级生物安全水平实验室，用于操作危险度为4级的微生物，对操作者防护最好。

有些操作应在生物安全柜内进行：处理感染性物质；处理潜在空气传播的物质；离心前后封闭离心杯的装样、取样；可能产生气溶胶的操作(离心、研磨、混匀、剧烈摇动、超声破碎、打开有感染性或潜在感染性物质的密闭容器等)。实验者应在生物安全柜的后部操作，并能通过玻璃挡板观察和操作，使用中玻璃挡板不可打开，柜内尽量少放器材和样本，以免影响空气循环。

(2)超净工作台：超净工作台是一种局部层流装置，能形成局部洁净无菌的工作环境。室内空气经预过滤器和高效过滤除尘，吹过操作区域的垂直层或水平层可防止工作区域外粉尘或微生物的污染，使操作区保持无菌状态。超净工作台操作方便、无菌效果可靠、无消毒药剂、对人体危害小、占用面积小。但预过滤器和高效过滤器需要定期清洗和更换。

(3)高压蒸汽灭菌器：高压蒸汽灭菌器是一个密闭的、可以耐受一定压力的双层金属锅。锅底或夹层内盛水，加热产生蒸汽，随着蒸汽压力的不断增加，温度随之升高，通常压力在103.4kPa时，高压蒸汽灭菌器内可达121.3℃，维持15～20min可杀灭包括芽孢在内的所有微生物。如果灭菌物品体积较大，蒸汽穿透困难，可以适当提高蒸汽压力或延长灭菌时间。此法常用于一般培养基、生理盐水、手术器械及敷料等耐湿和耐高温物品的灭菌。

高压蒸汽灭菌器使用时的注意事项：待灭菌物品的放置不易过密；必须将冷空气充分排出，否则锅内温度达不到规定温度，影响灭菌效果；灭菌结束后不可快速放气减压，否则瓶内液体会剧烈沸腾，冲掉瓶塞而外溢，甚至导致容器爆裂。

(4)个体防护装备：个体防护装备是抵御外来伤害，保护人体安全和健康的重要装备。在恶劣环境下，个体防护装备可以保证人员进行正常的工作和生活，同时它也是保证人员安全的最后防线。实验室的常见个体防护装备主要有：

1)手套：在接触感染性物质时，必须使用合适的手套以保护操作者避免受到污染物溅出、生物污染或切割损伤。使用手套要确保有效遮盖、无漏损，要完全遮住手及手腕。

2)防护衣：背面开口，置于日常服装外，防止污染衣服，当可能发生喷溅时，使用塑料围裙或防水长罩服，必要时可穿戴其他个人防护装备。

3)面部防护用具：如护目镜、防毒面具等，为防止眼睛或面部受到喷溅物的污染或人工紫外线的辐射伤害，必须佩戴合适的眼镜、面罩等。

4) 鞋：实验室应穿舒适、防滑、不露脚趾的鞋，避免碰撞和喷溅暴露。推荐穿着皮质或合成材料的防水鞋。特殊区域穿专用鞋。

要正确使用防护装备，除了考虑选用的类型以外，还需考虑佩戴尺寸、个体防护装备的使用期限、舒适程度及清洁保养等因素。

实验室不同于一般性场所，它是从事对人可能产生危害的试验的场所，尤其是从事对于人、畜有高度传染性的烈性传染病的研究和检测工作的实验机构。因此，这些实验室的安全性至关重要，如果防范措施不力，轻则造成实验室工作人员的感染，重则因传染性微生物外泄，殃及社会，造成大范围传染病的流行，甚至可能导致某些生物灾难的发生。

第三节　院 内 感 染

医院感染(nosocomial infection，NI)又称医院内感染，指住院患者在医院内获得的感染，包括在住院期间发生的感染和在医院内获得而出院后发生的感染，但不包括入院前已开始或入院时已存在的感染。医院工作人员在医院内获得的感染也属于医院感染。

一、医院感染的来源

1. 人类　感染来源于其他患者、医务人员或探视者，也可以来自患者自身。感染源可能是患者或处于潜伏期的感染者，或为病原携带者。

2. 环境　感染来自于污染的物品、食物、水、空气，病原体存在于不同的环境，如大肠埃希菌、克雷伯菌属、假单胞菌属等革兰阴性杆菌存在于潮湿环境中，链球菌、葡萄球菌、分枝杆菌及不动杆菌属等耐干燥，可经空气或尘埃传播。来自于环境的医院感染，常存在污染库，只有消除环境污染库，才能控制传播。

3. 动物　受感染的动物或某些昆虫也是医院感染的感染源。如带有汉坦病毒的家鼠，带有乙脑病毒或疟原虫的蚊子。

二、医院感染的传播途径

医院感染的病原体从感染源排出，到其新的易感者体内定植或感染之前在外界环境中所经历的全部过程称为传播途径。医院感染的传播途径主要有空气、接触及媒介传播。

医院感染的常见传播途径：结核分枝杆菌、军团菌、曲霉菌、水痘-带状疱疹病毒等经空气传播；流感、呼吸道合胞病毒、化脓性链球菌(咽炎)经飞沫传播；金黄色葡萄球菌、化脓性链球菌(皮肤)经直接接触传播；志贺菌、甲型肝炎病毒经粪-口传播；乙型肝炎病毒、人类免疫缺陷病毒可经血液传播。

三、医院感染的预防与控制

检验科检验的标本来自于患者的血液、体液、分泌物、排泄物等，工作人员直接接触这些带有不同种类病原微生物的标本，很有可能造成自身感染甚至交叉感染，并导致患者的医源性感染。除此之外检验科人员被污染的注射针、采血针等一些利器刺伤也是造成感染的一个重要原因，检验科工作人员如果皮肤破损而未采取有效防护措施也可以造成感染。因此，加强医院检验科的感染管理十分重要。

1. 标准预防

(1)加强管理，建立健全各项规章制度：据《消毒技术规范》、《医院感染管理办法》和《医疗机构临床实验室管理办法》等法规制定实验室工作人员安全防护、实验室安全防护、消毒隔离等规章制度。

(2)强化自我防护，严格执行标准预防技术：标准预防的观点既强调防止疾病从患者传至医务人员，也强调防止疾病从医务人员传至患者和从患者传至医务人员再传至患者，因此应加强防护。

(3)严格执行无菌技术操作规程，防止院内交叉感染：静脉采血必须做到一人一针一管一巾一带；微量采血应做到一人一针一管一片；对每位患者进行操作前要进行洗手或手消毒。无菌棉签、棉球、纱布等开启后使用时间为24h，未用完的重新灭菌。

(4)注意手的消毒：医院感染性病原体传播最主要的媒介物是污染的手。检验科人员由于工作环境，手上携带的病原微生物较多，在接触患者前、后，工作结束或工作间歇特别是在接触血制品、污染物品后，使用无菌物品及各种无菌操作技术前，应认真、彻底、有效的清洗。洗手时用洗手液认真揉搓掌心、指缝、手指、手背、关节、指腹、指尖、拇指、腕部，最后用流动水洗净。用“六步洗手法”能有效地去除医务人员手上的细菌。

(5)检验报告单的消毒：检验报告单必须经过消毒，然后再发出或用电脑打印，逐步实行无纸化，以免交叉感染。

(6)正确使用各种防护设备及用品：在操作中戴防护手套、口罩，对有潜在感染性的血液、体液等物品在操作时要穿隔离衣，戴防护眼镜。检验中被血液、分泌物排泄物污染的地方，要马上用消毒剂擦拭。每日对检验科的空气、物品表面、地面定时进行消毒。

(7)预防针刺伤或锐器伤：小心处理用过的尖锐物品，不用手去除针头，用后的针头及尖锐物品应弃于利器盒内，无论使用与否均按感染性废物处理。一旦发生职业暴露事件后，立即挤压伤口旁，尽可能挤出损伤处血液，用肥皂液、流动水进行冲洗，再用碘酊和乙醇进行消毒，并根据患者血液的情况进行相应的处理。

(8)废弃物的处理：医疗废物与生活垃圾分类存放，分别用防渗漏的黄色和黑色垃圾袋收集后集中至指定地点进行无害化处理；使用过的试管、加样器吸头、酶标板等一次性检验用品应放入消毒桶内，经高温高压消毒后，再做废弃处理；污染的针头放入利器盒存放，再运送到医疗废品处理厂统一处理；检验剩余的尿液、自动化分析仪产生的废液等应经过严格消毒，达到无害化标准后再排入下水道。

2. 医院感染监测 医院感染监测是指系统地收集一定人群中的医院感染发生、分布及其各种影响因素的资料，经过分析将信息及时反馈，以便采取相应的改进措施，达到控制医院感染的目的。通过医院感染监测掌握医院感染的变化趋势，及早发现感染病例与感染种类的变化，及时采取预防措施。医院感染监测资料来源于微生物学报告、病房巡视、医务人员健康记录、出院患者随访等。除医院感染病例监测外，还常规监测灭菌消毒效果、医院配制产品及血液透析液等。

医院是一个复杂、特殊的环境，有大量的易感人群在这里聚集。尤其检验科是病原体和易感人群集中的地方。要求管理程序要完善、隔离措施要落实、监控措施要到位。这样才能提高医疗护理质量，使患者、医务人员和社会人群免受环境有害因素的侵袭。

思 考 题

(1)无菌操作技术在微生物学实验中有何意义？在接种细菌时应如何注意无菌操作？

(2)生物安全实验室有几个等级，什么级别的实验室可以研究埃博拉病毒？

(3)医院发生疑似医院感染暴发或者医院感染暴发，应当及时采取何种有效处理措施？

小 结

防止微生物进入人体或其他物体的操作方法，称为无菌技术或无菌操作。对于医学检验人员，无菌操作技术主要是指在微生物实验工作中，控制或防止各类微生物的污染及其干扰的一系列操作方法和有关措施。无菌操作技术包括无菌环境、无菌器材和无菌操作三个方面。生物安全是指在处理具有生物危害物质的过程中，为避免自身或他人的感染以及对环境的污染，所采取的各种措施。医院感染又称医院内感染，指住院患者在医院内获得的感染，包括在住院期间发生的感染和在医院内获得而出院后发生的感染，但不包括入院前已开始或入院时已存在的感染。加强医院检验科的感染管理十分重要。要求管理程序要完善、隔离措施要落实、监控措施要到位。这样才能提高医疗护理质量，使患者、医务人员和社会人群免受环境有害因素的侵袭。

（陶元勇）

参 考 文 献

吕厚东，赵玉玲. 2015. 临床微生物与检验. 武汉：华中科技大学出版社.

倪语星，尚红. 2010. 临床微生物学与检验. 第 4 版.北京：人民卫生出版社.

GB19489-2008. 2008. 实验室生物安全通用要求.北京：中国标准出版社.

第二章　心肺复苏

心肺复苏(cardiopulmonary resuscitation，CPR)是指在基础生命支持的基础上为减轻心脏骤停患者的中枢神经系统损害进行的一系列综合治疗，以达到部分或全部恢复脑组织的功能。

(一)目的要求

(1)熟练掌握心肺复苏操作步骤。
(2)熟悉心肺复苏有效指征、心肺复苏终止指标。

(二)原理

空气中氮气约占 80%，氧气及其他微量气体约占 20%，而经由人体呼吸再呼出的空气成分经化验分析氮气仍占约 80%，氧气却降低为 16%，二氧化碳占了 4%，这项分析让我们了解经由正常呼吸所呼出的气体中氧的分量仍足够供应我们正常所需的要求。利用人工呼吸吹送空气进入肺腔，再配合心外按摩以促使血液从肺部交换氧气再循环到脑部及全身以维持脑细胞及器官组织之存活。

(三)材料、试剂与仪器

医院内应备好纱布、弯盘、硬板等。

(四)步骤与方法

1. 操作前准备

(1)发现情况异常的患者，迅速到位。
(2)利用地形，使患者快速脱离险处。

2. 操作过程

(1)判断患者心脏骤停：确定患者意识已丧失，自主呼吸停止，颈动脉搏动消失。判断动作要快，要求在 10s 内完成。

1)判断意识：立即扶住患者颈部，轻拍患者肩部，对着耳旁大声呼喊“喂，你怎么了！”或呼叫其姓名。

2)判断呼吸：患者无呼吸或仅仅是喘息。

3)判断动脉搏动：护士用食指和中指指尖触及患者气管正中部(相当于喉结的部位)，旁开两指至胸锁乳突肌前缘凹陷处感觉搏动。

(2)呼救：诊断明确，如果患者无反应，立刻寻求旁人帮助，高声呼救：“快来人呀！救命啊！”或打急救电话 “120”。电话要简单明了，要讲清以下几点：①患者性别、年龄；②目前最危险的状况；③发病现场的详细地址、电话以及等候救护车的确切地址；④如为群体意外伤害，要讲明受害人数、受害原因。

(3)体位

1)患者：将患者平放地上或去枕仰卧于坚硬的平面上，如木板床、地板。注意，如果需要翻转时，患者的头部与脊柱同时整体翻转。双手放于身体两侧。立即解开衣领、上衣、腰带。

2) 操作者：立于或双膝跪地于患者右侧，左腿与患者肩平齐，两腿之间相距一拳，膝部与患者一拳距离。

(4) 心脏按压

1) 定位：迅速、正确(胸骨中下段或中下 1/3 交界处)。在胸骨中垂线下按压。

2) 方法：一手掌根部紧贴手指，另一手重叠其上，手指反扣、向上翘起，以掌根部接触按压部位，两臂伸直并与患者胸部成垂直方向，利用上半身重量及肩臂肌力量向下用力按压，力量均匀，使胸骨下陷至少 5cm，每次按压后使胸廓完全回复，但掌根部不离开定位点，按压时间∶放松时间＝1∶1，节律规整，频率≥100 次/min，连续按压 30 次（备注：婴儿和儿童的按压幅度至少为胸部前后径的 1/3 处，婴儿大约为 4cm，儿童大约为 5cm)。

(5) 清理气道

1) 观察患者口腔有无活动性义齿。

2) 将患者头偏向一侧，清理患者的口鼻分泌物。

(6) 顺畅气道：仰额举颏法：一手放在患者前额上，手掌向后下方施力，使头向后仰；另一手的示指和中指置于患者的下颌骨下方，将颏部向前抬起；使患者口张开。

(7) 人工呼吸：连续吹两大口气：一手捏紧患者鼻孔，患者口上垫纱布，操作者吸气后将患者的口完全包在操作者的口中，用力将气吹入，看到患者胸部抬起。一次吹气完毕后，松开捏鼻的手，离开患者的口，见到患者胸部向下塌陷。接着做第二次吹气。要求：每次吹气时间大于 1s，潮气量 400～600ml 或 7～10ml/kg。

(8) 复苏结果

1) 每按压 30 次，口对口吹气 2 次，再按压 30 次，如此反复进行。

2) 连续 5 个循环。

3) 判断复苏效果：五个有效循环以后判断复苏是否有效。复苏有效指征为：面色，口唇，指甲由发绀转红润；大动脉搏动恢复；自主呼吸恢复；心音恢复；双侧瞳孔缩小，角膜反射和对光反应恢复；收缩压≥60mmHg；肌张力恢复；心电图证实恢复窦性心律。

3. 后续处理

(1) 检查有无复苏并发症：骨折、气胸、肝破裂等。

(2) 移去硬板或将患者移至床上，为患者取舒适卧位。

(3) 整理衣被保暖。

4. 积极创造条件　准备气管插管，建立输液通道及应用药物。

5. 整体要求

(1) 操作熟练、准确、动作迅速。

(2) 积极创造条件，进行高级心肺复苏，包括：气管插管建立通气，电除颤/电复律，建立输液通道，应用必要的药物维持已恢复的循环。

6. 双人心肺复苏步骤

(1) 基本上与单人心肺复苏术步骤相同；双人复苏时按压和开放气道同时进行，即一人开始按压，另一人立即清理异物，开放气道。

(2) 两人动作必须协调配合，一人按压，一人吹气，以 30∶2 比率进行；做口对口人工呼吸者，负责开放气道，观察瞳孔，触摸颈动脉搏动。

(3) 施行心肺复苏的人可分别站在(或跪在)患者的左侧和右侧，便于交替进行人工呼吸和心脏按压。受到条件的限制，也可站(跪)在同侧。

(4) 每五个循环或两分钟心肺复苏后，做心脏按压和人工呼吸者必须交换位置，互换操作，中断时间不能超过 5s。

7. 心肺复苏终止指标

(1) 患者已恢复自主呼吸和心跳。

(2) 确定患者已死亡。

(3) 心肺复苏进行 30min 以上，检查患者仍无反应、无呼吸、无脉搏、瞳孔无回缩。

(五) 注意事项

(1) 保护患者免受医源性损伤。

(2) 保护施救者自身安全。

(3) 避免胸外按压时的错误做法如下。

1) 定位不正确：剑突受压折断导致肝破裂；肋骨、肋软骨骨折导致气胸、血胸。

2) 双掌根交叉放置而不是重叠，造成用力方向不准确。

3) 未能以髋关节为支点，而以腰或其他部位为支点，易疲劳和用力不够。

4) 按压时除掌根贴近胸壁外，手指也压在胸壁向下按压，这样易造成骨折。

5) 肘部弯曲，用力不垂直；双肩用力不够；均可致按压力量减弱，深度不够。

6) 用力不均匀平稳，冲击式按压、猛压容易导致骨折。

7) 抬手时离开胸骨固定点，按压部位移位引起骨折。

8) 未能使胸部充分松弛血液难以回到心脏。

9) 节律不规整，按压不连续，不自主的加快或者减慢会影响按压的效果；因为观察脉搏和心率而频频中断心肺复苏，如用担架搬运患者或者是在救护车上进行心肺复苏，应不间断地进行，必须间断时，时间不超过 10s。

(4) 避免吹气时不正确的做法如下。

1) 患者口部未包严，吹的气可由口角漏出。

2) 未捏鼻子吹的气全由鼻腔漏出。

3) 时间过短，气量不足。

4) 时间过长，气量过大，可造成患者胃扩张。

(5) 综合判断复苏效果。

(6) 抢救结束时检查并发症。

(六) 思考题

(1) 某高校一位男大学生，在足球比赛后，突然出现心跳、呼吸骤停。如果你就在现场，面对这样的情景，你该怎么办？

(2) 心肺复苏有效指征有哪些？

(3) 心肺复苏终止指标有哪些？

(4) 心肺脑复苏的并发症有哪些？

(七) 小结

心肺复苏是以徒手方式来恢复心脏骤停患者的自主循环、自主呼吸和意识，以挽救患者的生命，提高生存质量。操作要熟练、准确、迅速。

（王鲁娟）

参 考 文 献

陈孝平，汪建平. 2013.外科学.第 8 版.北京：人民卫生出版社.

黄晓元. 2007.医学临床“三基”训练技能图解(医师分册).长沙：湖南科学技术出版社.

吴钟琪，杨嶙屿，陶利坚. 2002.临床操作与思辨能力丛书临床分册.长沙：湖南科学技术出版社.

吴钟琪. 2009.医学临床“三基”训练医师分册. 第 4 版.长沙：湖南科学技术出版社.

张科军. 2009.公民实用救护手册.济南：山东友谊出版社.

第三章　外伤急救

止血、包扎、固定、搬运是外伤救护的四项基本技术。在现场外伤救护时，救护的效果好坏，在很大程度上与及时准确的现场急救、处理、安全迅速的转运密切相关。正确的现场急救能减轻伤者的痛苦，预防和减轻并发症，为医院的进一步治疗奠定良好的基础。现场人员要本着救死扶伤的人道主义精神，在通知就近医院的同时，要沉着、迅速地开展现场急救工作，其原则是：先抢后救，先重后轻，先急后缓，先近后远；先止血后包扎，先固定后搬运。

止血——控制活动性出血，利于抗休克。

包扎——保护创面组织，保护器官及再损伤。

固定——维持骨关节相对稳定，防止出血及再损伤。

搬运——争取时间，初期生命支持，为后续治疗提供条件。

（一）目的要求

(1) 掌握止血注意事项，止血带的应用要点。

(2) 掌握绷带包扎伤口的方法。

(3) 掌握夹板固定的方法及注意事项。

(4) 掌握颈椎外伤的搬运方法。

（二）步骤与方法

1. 止血　血液是维持生命的重要物质。一个成年人的血液约占体重的 8%，即体重 50kg 则约有 4000ml 血液。当血液流失超过全身血量的 20%以上时，可出现头晕、脉搏增快、血压下降、出冷汗、肤色苍白、少尿等症状；当血液流失达全身血量的 40%时，就有生命危险。急性创伤性大出血是伤后早期死亡的主要原因之一。

(1) 出血的种类：根据损伤血管分为动脉出血、静脉出血及毛细血管出血。

1) 动脉出血：伤口呈喷射状搏动性向外涌出鲜红色的血液，与脉搏节律相同。危险性大。

2) 静脉出血：伤口持续向外溢出暗红色的血液，血流较缓慢，不断流出。危险性较动脉出血小。

3) 毛细血管出血：伤口向外渗出鲜红色的血液，一般不容易找到出血点，常可以自动凝固而止血。危险性小。

(2) 止血的方法

1) 指压止血法：指压止血法是一种简单有效的临时性止血方法。它根据动脉的走向，在出血伤口的近心端，通过用拇指压迫血管，使血管闭合而达到临时止血的目的，然后再选择其他的止血方法止血，仅适用于急救，压迫时间不宜过长。指压止血法适用于头、颈部和四肢的动脉出血。不同的出血部位，采用不同的压迫点。

指压止血法根据出血部位的不同，分述如下：

a. 颞部出血：在伤侧耳前，对准下额关节上方，用拇指压迫颞动脉。

b. 颈部出血：用拇指将伤侧的颈总动脉向后、向内压迫，但不能同时压迫两侧的颈总动脉，否则会造成脑缺血坏死。

c. 面部出血：用拇指压迫下颌角处的面动脉，面部的大出血压住双侧才能止血。

d. 头皮出血：头皮前部出血时，压迫耳前下颌关节上方的颞动脉。头皮后部出血则压迫耳后突起下方稍外侧的耳后动脉。

e. 腋窝和肩部出血：在锁骨上窝处，向下向后摸到跳动的锁骨下动脉，用大拇指压住。

f. 上臂出血压迫法：一手将患肢抬高，另一手用拇指压迫上臂内侧的肱动脉。

g. 前臂出血：用拇指压迫伤侧肘窝肱二头肌腱内侧的肱动脉末端。

h. 手掌手背出血：一手压在腕关节内侧，通常摸脉搏处即桡动脉处，另一手压在腕关节外侧尺动脉可止血。

i. 手指出血：用另一手的拇指和中指分别压住出血手指的两侧，可止血，不可压住手指的上下面；把自己的手指屈入掌内，形成紧握拳头式可以止血。

g. 大腿出血：在大腿根部中间处，稍曲大腿使肌肉松弛，用拇指向后用力压迫腹股沟中点稍下方的股动脉或用手掌垂直压于其上部可以止血。

k. 小腿出血：在腘窝处摸到跳动的腘动脉，用大拇指用力压迫即可止血。

l. 足部出血：用两手拇指分别压迫足背拇长肌腱外侧的足背动脉和内踝与跟腱之间的胫后动脉。

2）加压包扎止血法：加压包扎止血法是急救中最常用的止血方法。此种方法适用于小动脉或静脉出血，头皮下出血等。

方法：用消毒纱布或干净的手帕、毛巾、衣物等覆盖伤口，然后用三角巾或绷带加压包扎。压力以能止住血而又不影响伤肢的血液循环为合适。若伤处有骨折时，须另加夹板固定。关节脱位及伤口内有碎骨存在时不用此法。

3）加垫屈肢止血法：前臂和小腿动脉出血不能制止，在没有骨折和关节伤时，可采用加垫屈肢止血法，在肢体关节弯曲处加垫子，如放在肘窝、腘窝处，然后用绷带固定，即可控制出血，迅速转送医院。

4）止血带止血法：当遇到四肢大动脉出血，使用上述止血方法止血无效时，可采用止血带止血。

使用止血带止血得当，止血效果较好，但使用不得当时，则可造成组织缺血坏死，严重者可导致伤者失去肢体。因此，不到万不得已时不要采用止血带止血。

常用的止血带有橡皮管（带）、布条止血带等。①橡皮管（带）止血法：用约 1 米长弹性好的橡皮管（带），上肢出血于上臂上 1/3 处（中 1/3 处容易损伤桡神经）；下肢出血于大腿的中部处结扎。结扎时应先将伤者上肢抬高，局部垫上敷料或毛巾等软织物，将止血带适当拉长，缠绕肢体 2 至 3 周，在外侧打结固定，借助橡皮管（带）的弹性，压迫血管而达到止血的目的（图 3-1）。松紧度以摸不到远端动脉的搏动，伤口刚好止血为宜。②布条止血带止血法：可用三角巾、手帕、毛巾或布条折成带状缠绕在垫有敷料或毛巾等软织物的肢体上，拉紧，打结或用木棒、笔杆、筷子等棒状物体，于布结处旋转拧紧固定（图 3-2）。③气囊止血带止血方法：这种止血带接触面施压广，可准确调整压力，可减少和避免局部组织和神经损伤。常用血压计袖带，操作方法比较简单，只要把袖带绕在扎止血带的部位，然后打气至伤口停止出血。压力只需高于其收缩压 50～80mmHg 的充气压即可基本或完全控制出血。一般成人上肢应维持在 300mmHg，下肢 400～500mmHg 比较适宜。

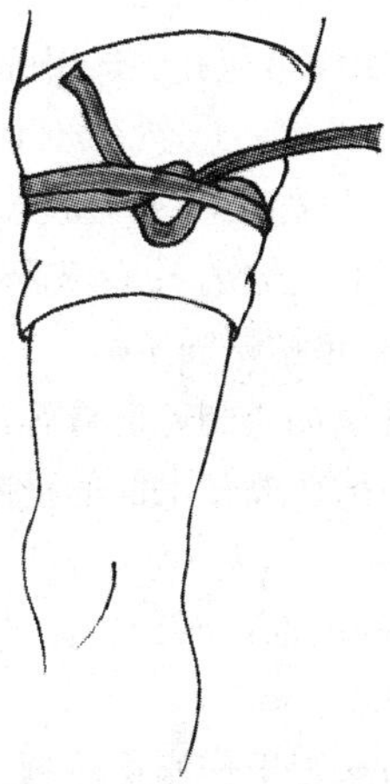

图 3-1 橡皮管(带)止血法

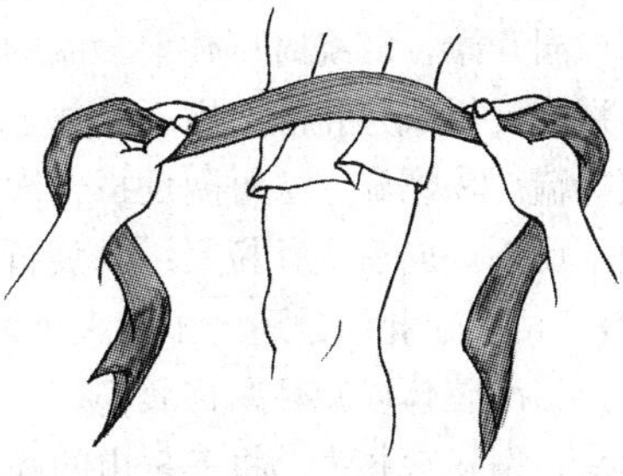

图 3-2 布条止血带止血法

使用止血带注意事项：①上止血带时，皮肤与止血带之间不能直接接触，应加垫敷料、布垫或将止血带上在衣裤外面，以免损伤皮肤。②上止血带要松紧适宜，以能止住血为度。扎松了不能止血，扎得过紧容易损伤皮肤、神经、组织，引起肢体坏死。③上止血带时间过长，容易引起肢体坏死。因此，止血带上好后，要记录上止血带的时间。并每隔 40～50min 放松一次，每次放松 1～3min。为防止止血带放松后大量出血，放松期间应在伤口处加压止血。

2. 包扎 目的是保护伤口、减少污染、压迫止血、固定骨折、关节和敷料并止痛。

最常用的材料是创可贴、尼龙网套、弹力绷带、纱布绷带、三角巾、四头带、胶条，无上述物品时，可就地取材用干净毛巾、包袱布、手帕、衣服等替代。

在进行伤口包扎时，动作要轻巧，松紧要适宜、牢靠，既要保证敷料固定和压迫止血，又不影响肢体血液循环。包扎敷料应超出伤口边缘 5～10cm。遇有外露污染的骨折断端或腹内脏器，不可轻易还纳，若系腹腔组织脱出，应先用干净器皿保护后再包扎，不要将敷料直接包扎在脱出的组织上面。

(1) 尼龙网套包扎、自粘创可贴：新型的包扎材料，应用于表浅伤口、头部及手指伤口的包扎，方便、有效。

1) 尼龙网套包扎：尼龙网套具有良好的弹性，使用方便。头部及肢体均可用其包扎。先用辅料覆盖伤口并固定，再将尼龙网套套在辅料上。

2) 各种规格的自粘性创可贴包扎：创可贴透气性好，具有止血、消炎、止疼、保护伤口等作用，使用方便，效果佳。

(2) 绷带包扎法

1) 环形包扎法：此法是绷带包扎中最常用的，适用肢体粗细均匀处伤口的包扎。①伤口用无菌敷料覆盖，用左手将绷带固定在敷料上，右手持绷带卷环绕肢体进行包扎；②将绷带打开，一端稍作斜状环绕第一圈，将第一圈斜出一角压住环形圈内，环绕第二圈；③加压绕肢体环形缠绕 4～5 层，每圈盖住前一圈，绷带缠绕范围要超出敷料边缘；④最后用胶布贴固定，或将绷带尾端从中央纵行剪成两个布条，两布条先打一结，然后再缠绕肢体打结固定。

2) 回返式包扎法：由于头部、肢体末端或断肢部位的包扎。①用无菌敷料覆盖伤口；②先环形固定两圈；③左手持绷带一端于头后中部，右手持绷带卷，从头后方向前至前额；④然后再固定前额处绷带向后返折；⑤反复呈放射状返折，直至将敷料完全覆盖；⑥最后环状缠绕两圈，将上述返折绷带固定。

3）“8”字包扎法：手掌、踝部和其他关节处伤口用“8”字绷带包扎。选用弹力绷带最佳。①用无菌敷料覆盖伤口；②包扎手时从腕部开始，先环形缠绕两圈；③然后经手和腕“8”字形缠绕；④最后绷带尾端在腕部固定；⑤包扎关节时绕关节上下“8”字形缠绕。

4）螺旋包扎法：适用肢体、躯干部位的包扎。①用无菌敷料覆盖伤口；②先环形缠绕两圈；③从第二圈开始，环绕时压住前一圈的 1/2 或 1/3；④最后用胶布粘贴固定。

5）螺旋反折式包扎法：用于肢体上下粗细不等部位的包扎，如小腿、前臂等。①先用环形法固定始端；②螺旋方法每圈反折一次，反折时，以左手拇指按住绷带上面的正中处，右手将绷带向下反折，向后绕并拉紧；③反折处不要在伤口上。

（3）三角巾包扎法：适合于较大创面和一般包扎难以固定的创面：头顶、面、眼、胸、肩、手脚等，悬吊肢体以减轻肌肉负担。

1）头顶帽式包扎：①将三角巾的底边叠成约两横指宽，边缘置于伤病员前额齐眉处，顶角向后；②三角巾的两底角经两耳上方拉向头后部交叉并压住顶角；③再绕回前额齐眉打结；④顶角拉紧，折叠后掖入头后部交叉处内。

2）肩部包扎

a. 单肩：①三角巾折叠成燕尾式，燕尾夹角约 90°，大片在后压住小片，放于肩上；②燕尾夹角对准伤侧颈部；③燕尾底边两角包绕上臂上部并打结；④拉紧两燕尾角，分别经胸、背部至对侧腋前或腋后线处打结。

b. 双肩：①三角巾折叠成燕尾式，燕尾夹角约 100° 左右；②披在双肩上，燕尾夹角对准颈后正中部；③燕尾角过肩，由前向后包肩于腋前或腋后，于燕尾底边打结。

3）胸部包扎：①三角巾折叠成燕尾式，燕尾夹角约 100° 左右；②置于胸前，夹角对准胸骨上凹；③两燕尾角过肩于背后；④将燕尾顶角系带，围胸与底边在背后打结；⑤然后，将一燕尾角系带拉紧绕横带后上提；⑥再与另一燕尾角打结；⑦背部包扎时，把燕尾巾调到背部即可。

4）腹部包扎：①三角巾底边向上，顶角向下横放在腹部；②两底角围绕在腰部后打结；③顶角由两腿间拉向后面与两底角连接处打结。

5）单侧臀部（腹部）包扎：①三角巾折叠成燕尾式，燕尾夹角约 60° 朝下对准外侧裤线；②伤侧臀部的后大片压住前面的小片；③顶角与底边中央分别过腹腰部到对侧打结；④两底角包绕伤侧大腿跟打结。

6）侧腹部包扎：将三角巾的大片置于侧腹部，压住后面小片，其余操作方法与单侧臀部包扎相同。

7）手（足）包扎：①三角巾展开；②手指或足趾尖对向三角巾的顶角；③手掌或足平放在三角巾的中央；④指缝或趾缝间插入敷料；⑤将顶角折回，盖于手背或足背；⑥两底角分别围绕到手背或足背交叉；⑦再在腕部或踝部围绕一圈后在手背或足背打结。

8）膝部（肘部）带式包扎：①将三角巾折叠成适当宽度的带状；②将中段斜放于伤部，两端向后缠绕，返回时分别压于中段上下两边；③包绕肢体一周打结。

9）悬臂带

a. 小悬臂带：用于锁骨、肱骨骨折及上臂、肩关节损伤。①三角巾折叠成适当宽带；②中央放在前臂的下 1/3 处，一底角放在健侧肩上，另一底角放在伤侧肩上并绕颈与健侧底角在颈侧方打结；③将前臂悬吊于胸前。

b. 大悬臂带：用于前臂、肘关节的损伤。①三角巾顶角对着伤肢肘关节，一底角置于健侧胸部过肩于背后；②伤侧屈肘（功能位）放于三角巾中部；③另一底角包绕伤臂反折至伤侧肩部；

④两底角在颈侧方打结，顶角向肘前反折，用别针固定；⑤将前臂悬吊于胸前。

3. 骨折的固定　现场固定是创伤救护的一项基本任务。正确良好的固定能迅速减轻患者疼痛，减少出血，防治损伤脊髓、血管、神经等重要组织，也是搬运的基础，有利于转运后的进一步治疗。

(1) 骨折固定的材料

1) 夹板：充气式夹板、铝芯塑形夹板、锁骨固定带、木质小夹板。用于扶托固定伤肢，其长度宽度要与伤肢相适应，长度一般要跨伤处上下两个关节。没有夹板时可用健侧肢体、树枝、竹片、厚纸板、报纸卷等代替。

2) 敷料：用于垫衬的如棉花、布块、衣服等；用于包扎捆绑夹板的可用三角巾、绷带、腰带、头巾、绳子等，但不能用铁丝、电线。

3) 脊柱部位的固定：颈托、脊柱板、头部固定器、夹板、绷带等；或就地取材现场制作：①用报纸、毛巾、衣物等卷成卷，从颈向前绕于颈部，颈套粗细以绕于颈部后限制下颌活动为宜。②表面平坦的木板、床板，以大小超过伤员的肩宽和身高为宜，用布带固定。

(2) 骨折固定的方法

1) 前臂骨折的固定方法：将上肢轻放于功能位，把两块夹板分别置放在前臂的掌侧和背侧，夹板超过肘腕关节，并在骨突处加垫，腕关节稍向背屈，用绷带依次固定骨折上下端，检查末梢循环，再用三角巾将前臂悬挂于胸前(图 3-3)。无夹板时，可将伤侧前臂屈曲，手端略高，用三角巾悬挂于胸前，再用一条三角巾将伤臂固定于胸前。

2) 肱骨骨折的固定方法：有夹板时，可将伤肢屈曲贴在胸前，在伤臂外侧放一块夹板，垫好后用两条布带将骨折上下两端固定并吊于胸前，然后用三角巾(或布带)将上臂固定在胸部(图 3-4)。无夹板时，可将上臂自然下垂用三角巾固定在胸侧，用另一条三角巾将前臂挂在胸前；亦可先将前臂吊挂在胸前，用另一三角巾将上臂固定在胸部。

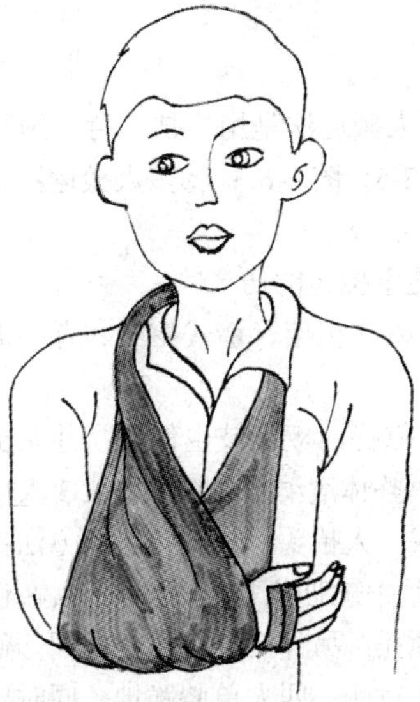

图 3-3　前臂骨折夹板固定法

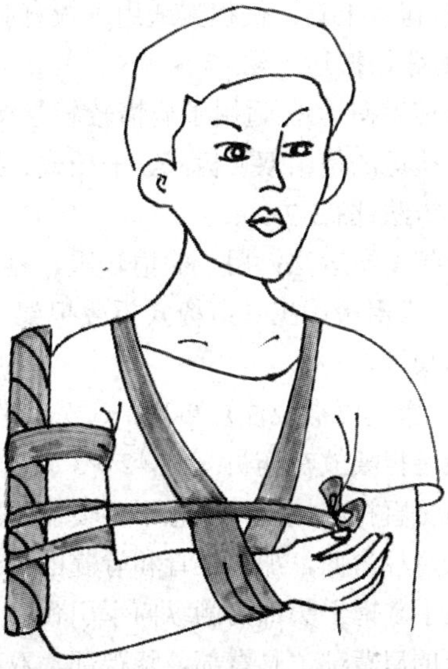

图 3-4　肱骨骨折夹板固定法

3) 小腿骨折的固定方法：有夹板时，将夹板置于小腿外侧，其长度应从大腿中段到脚跟，在膝、踝关节垫好后用绷带分段固定，再将两下肢并拢打结固定，并在脚部用“8”字形绷带固定，使脚掌与小腿成直角，趾端露出，检查末梢循环。无夹板时，可将两下肢并列对齐，在膝、踝部垫好后用绷带分段将两腿固定，再用“8”字形绷带固定脚部，使脚掌与小腿成直角。

4) 大腿骨折的固定方法：将夹板置于伤肢外侧，其长度应从伤侧腋下至脚后跟，两下肢并列对齐，垫好膝、踝关节，空隙的地方用柔软物品填充，然后用绷带分段固定。用“8”字形绷带固定足踝，使脚掌与小腿成直角，趾端露出，检查末梢循环。无夹板时亦可用健肢固定法。

5) 脊柱骨折的固定方法

a. 颈椎骨折的固定：①脊柱板固定：双手牵引头部恢复颈椎轴线位，上颈托或自制颈套固定，保持伤员身体长轴一致位侧翻，放置脊柱板，将伤员平移至脊柱板上，将头部固定，双肩、骨盆、双下肢及足部用宽带固定在脊柱板上，以免运输途中颠簸、晃动；②木板固定：用长宽与伤员身高、肩宽相仿的木板作固定物，颈后枕部垫以软垫，头的两旁再用软垫固定，将伤员平移到木板上，头部用绷带轻轻固定平卧在木板上，双肩、骨盆、双下肢及足部用宽带固定在木板上，以免运输途中颠簸、晃动，双手用绷带固定放于胸前；③颈托固定法：分开颈托的两片，把前后两部分固定于颈部。

b. 胸、腰椎骨折的固定：禁止伤员站立或坐位，伤员要平卧在木板上，不宜用高枕，腰椎骨折要在腰部垫以软垫，使伤员感到舒适，没有压迫感，平整地搬运。

(3) 骨折固定注意事项

1) 夹板长度应超过两端关节。

2) 夹板与肢体间应加软物衬垫。

3) 在健侧或夹板侧打平结。

4) 可用伤者健康肢体充当夹板固定患肢。

5) 开放性骨折不能直接复位。

4. 搬运　伤员经初步处理后，需从现场送到医院进一步检查和治疗。平时多采用担架或徒手搬运。对骨折伤员，特别是脊柱损伤的伤员，搬运时必须保持伤处稳定，切勿弯曲或扭动，以免加重损伤；对昏迷伤员，搬运时必须保持呼吸道通畅，可采用半卧位或侧卧位。

(1) 搬运工具：硬担架或用木板（门板）。

(2) 常用搬运方法

1) 徒手搬运法:适用于病情较轻且搬运距离短。①单人搬运法是用搀扶、背、抱等方法；②双人搬运法是用双人椅式、平托式、拉车式等方法（图 3-5，图 3-6）；③多人搬运法是用平卧托运等方法（图 3-7）。

2) 担架搬运法：用于病情较重，路途较远又不适合徒手搬运的伤员。

a. 常用搬运工具：椅式折叠担架、车载折叠担架、帆布担架、铲式担架、脊柱板担架、真空担架等。

b. 搬运要点及注意事项：①先使伤员双下肢伸直、靠拢，双上肢也伸直，并贴于身旁，木板或硬担架放在伤员一侧，2～3 人扶伤员躯干，使成一整体滚动至木板上，或 3 人用手同时将伤员平直托起搬动，注意不要使躯干扭转。禁止搂抱或一人抬头，一人抬足的方法搬动，以免增加脊柱弯曲，加重椎骨和脊髓的损伤。②脊柱、脊髓损伤（四人搬运法）：一人在伤员的头部，双手掌抱于头部两侧纵向牵引颈部，有条件时戴上颈托；另外三人在伤员的同一侧，分别在伤员的肩背部、腰臀部、膝踝部，双手掌平伸到伤员的对侧；四人单膝跪地，同时用力，保持脊柱为中立位，平稳地将伤员抬起，放在脊柱板上，用沙袋或折好的衣物放在颈部两侧固定头部；6～8 根固定带将伤员固定在脊柱板上（图 3-8）。严禁随便强行搬动头部。

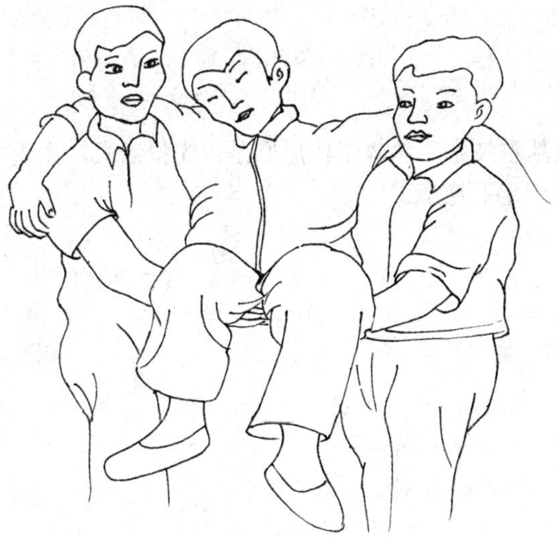

图 3-5 双人平托式搬运法

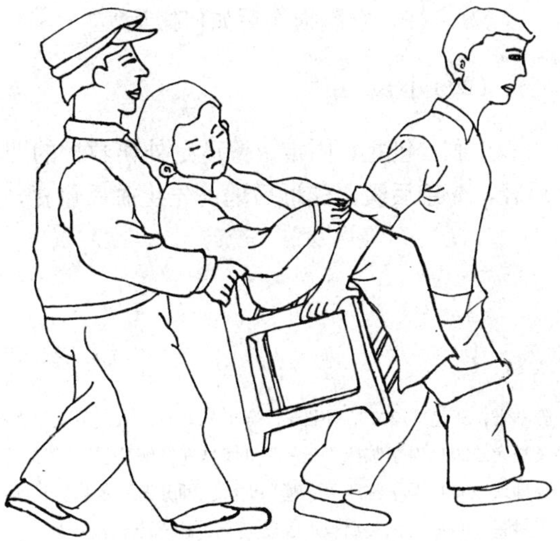

图 3-6 双人椅式搬运法

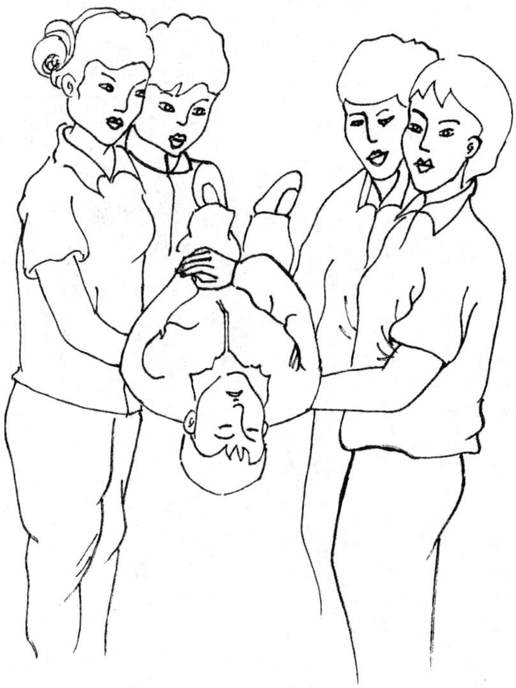

图 3-7 多人平卧托运法

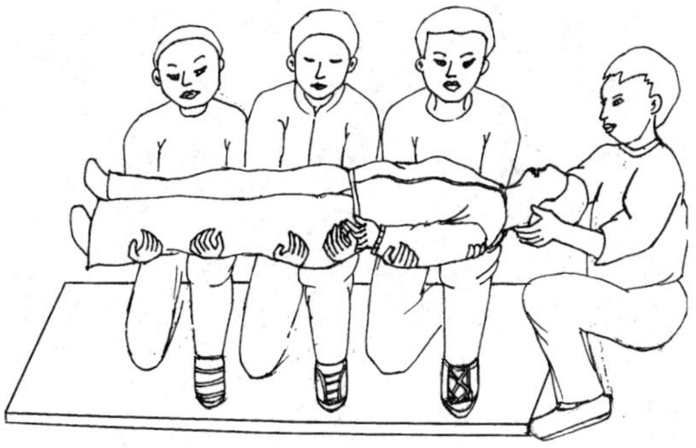

图 3-8 四人搬运法

（三）思考题

⑴ 外伤救治四大基本技术其目的分别是什么?
⑵ 各种出血的特点?
⑶ 出血的止血方法有哪些?适用于何种情况?
⑷ 包扎常用材料有哪些?
⑸ 骨折急救要点?
⑹ 常用固定材料有哪些?

(7) 脊柱、脊髓损伤后如何搬运?

(四) 小结

止血、包扎、固定、搬运是外伤救护的四项基本技术。急救工作原则是：先抢后救，先重后轻，先急后缓，先近后远；先止血后包扎，先固定后搬运。

(王鲁娟)

参 考 文 献

陈孝平，汪建平. 2013. 外科学. 第 8 版.北京：人民卫生出版社.
黄晓元. 2007. 医学临床“三基”训练技能图解(医师分册). 长沙：湖南科学技术出版社.
吴钟琪. 2009. 医学临床“三基”训练医师分册. 第 4 版.长沙：湖南科学技术出版社.
张科军. 2009. 公民实用救护手册.济南：山东友谊出版社.

第四章　火场逃生及自救

一、火 灾 常 识

1. 火灾　火灾就是在时间或空间上失去控制的燃烧所造成的灾害。

2. 火灾事故的严重性　在于它不发生则已，一旦发生，极可能演变成不同于一般灾害的恶性火灾。

3. 火灾特点

(1) 燃烧猛烈、蔓延快：火灾极易沿着电气线路和通风管道蔓延，实验室若存放易燃易爆物品，一旦被引燃，火势异常猛烈，短时间内就可以形成大面积火灾。

(2) 火灾伤亡大：实验室由于结构复杂，疏散通道狭长曲折，安全出口少，不利于疏散。燃烧会产生大量高温有毒的烟气，极易导致人中毒窒息，造成巨大伤亡。

(3) 经济损失大：实验室由于有大量物品、设备，一旦发生火灾会造成巨大的经济损失。

(4) 扑救困难：高层建筑由于楼房高、结构和使用性质复杂、可燃物多而集中，导致燃烧快而凶猛，即使最健全有效的组织和现代化的装备，也无法保证有效和成功地扑灭高层建筑火灾。

4. 燃烧的发生　必须具备 3 个条件，即可燃物、助燃物和着火源。

5. 火灾的发展规律　人们在实践中证明，多数火灾是从小到大、由弱到强逐步成为大火的。火灾的形成过程一般分为初起、成长、猛烈、衰变四个阶段，前三个阶段是造成火灾危害的关键。

(1) 火灾初起阶段：一般固体可燃物质发生燃烧，火源面积不大，火焰不高，烟和气体的流速不快，辐射热不强，火势向周围发展的速度比较缓慢。这段时间的长短，随建筑物结构及空间大小的不同而不同。在这种情况下，只需少量的人力和简单的灭火工具就可以将火扑灭。

(2) 火灾成长阶段：如果初起阶段的火焰未被发现或扑灭，随着燃烧时间的延长，燃烧强度增大，温度逐渐上升，燃烧区内逐步被烟气所充满，周围的可燃物迅速被加热，此时气体对流增强，燃烧速度加快，燃烧面积迅速扩大，会在一瞬间形成一团大的火焰。在这种情况下，必须有一定数量的人力和消防器材装备，才能及时有效地扑灭火灾。

(3) 火灾猛烈阶段：随着燃烧时间延长，燃烧速度不断加快，燃烧面积迅速扩大，燃烧温度急剧上升，持续温度达 600～800℃，辐射热最强，气体对流达到最高速度，燃烧物质的放热量和燃烧产物达到最高数值，此时建筑材料和结构受到破坏，发生变形或倒塌。这段时间的长短和温度高低，取决于建筑物的耐火等级。在这种情况下，需要组织较多的灭火力量和花费较长的时间，才能控制火势，扑灭大火。

(4) 火灾衰退阶段：猛烈燃烧过后，火势衰退，室内温度下降，烟雾消散，火灾渐渐平息。

6. 制止火灾发生的基本措施

(1) 控制可燃物，以难燃或不燃的材料代替易燃或可燃的。

(2) 隔绝空气。

(3) 消除着火源。

(4)阻止火势蔓延，在建筑物之间筑防火墙，设防火间距，防止火灾扩大。

7. 发生火灾的原因

(1)失火，缺乏防火安全常识，违反安全操作规程。

(2)电气设备使用不当。

(3)雷击、自燃等原因。

8. 灭火方法 一切灭火措施，都是为了破坏已经产生的燃烧条件或使燃烧反应消失，根据物质燃烧原理和同火灾作斗争的实践经验，现行灭火基本方法有四种：

(1)冷却法：降低燃烧物的温度，使温度低于燃点，促使燃烧过程停止。例如使用水灭火。

(2)窒息法：减少燃烧区域的氧气量或采用不燃烧物质冲淡空气使火焰熄灭。例如用砂土埋没燃烧物，使用二氧化碳灭火器扑救火灾。

(3)隔离法：把燃烧物与未燃烧物隔离。例如将起火点附近的可燃、易燃或助燃物搬走。

(4)抑制法：让灭火剂参与到燃烧反应过程中去，中断燃烧的连锁反应。

二、消防安全四个能力

(1)检查和消除火灾隐患能力。

(2)扑救初起火灾能力。

(3)组织疏散逃生能力。

(4)消防宣传教育能力。

三、消防建设四懂四会

1. 四懂

(1)懂本岗位的火灾危险性：①防止触电；②防止引起火灾；③可燃、易燃品、火源。

(2)懂预防火灾的措施：①加强对可燃物质的管理；②管理和控制好各种火源；③加强电气设备及其线路的管理；④易燃易爆场所应有足够的、适用的消防设施，并要经常检查，做到会用、有效。

(3)懂灭火方法。

(4)懂逃生方法：①自救逃生时要熟悉周围环境，迅速撤离火场；②紧急疏散时要保证通道不堵塞，确保逃生路线畅通；③紧急疏散时要听从指挥，保证有秩序的尽快撤离；④当发生意外时，要大声呼喊他人，不要拖延时间，以便及时得救，也不要贪婪财物；⑤要学会自我保护，尽量保持低姿势匍匐前进，用湿毛巾捂住嘴鼻；⑥保持镇定，就地取材，用窗帘、床单自制绳索，安全逃生；⑦逃生时要直奔通道，不要进入电梯，防止被关在电梯内；⑧当烟火封住逃生的道路时，要关闭门窗，用湿毛巾塞住门窗缝隙，防止烟雾侵入房间；⑨当身上的衣物着火时，不要惊慌乱跑，要就地打滚将火苗压住；⑩当没有办法逃生时，要及时向外呼喊求救，以便迅速的逃离困境。

2. 四会

(1)会报警。

(2)会使用消防器材。

(3)会扑救初期火灾：在扑救初期火灾时，必须遵循：先控制后消灭、救人第一、先重点后一般的原则。

(4) 会组织人员疏散逃生。

四、消防器材的种类和使用方法

1. 消防器材的种类 包括消防栓、干粉灭火器、沙箱、消防铲、消防斧、消防钩、应急灯、疏散标志等。

2. 使用方法

(1) 消防栓：消防栓是扑灭火灾的常用灭火设施，它是由开启阀门和出水口组成，并配有水带和水枪，使用时先将水带打开、打直，水带一边接出水口，另外一边接水枪，如果水带太短，可再连接多一盘。

(2) 手提式干粉灭火器：主要由压把、保险销、筒身、喷管等组成。使用手提式干粉灭火器，应在距燃烧物 3～5m 处左右进行，操作者应先将灭火器上下摇晃后将开启压把上的保险销拔掉，然后一只手握住喷射软管前喷嘴根部，另一只手将开启把下压，迅速对准火焰根部喷出干粉灭火。灭火时要迅速彻底，不要遗留残火，以防复燃。灭油料火时不要冲击液面，以防液体溅出，给灭火带来困难。

五、发生火灾后的应急措施

1. 火场逃生的基本原则

(1) 财物诚可贵，生命价更高：火场逃生要迅速，动作越快越好，切不要为寻找贵重物品而延误时间，要树立“时间就是生命”、“安全第一”的思想。

(2) 就近就便，因地制宜：火场中被困人员应抓紧时间，就近、就便，利用一切可以利用的通道、工具，迅速撤离危险区域。

(3) 互帮互助，有序疏散。

2. 组织灭火自救工作 扑救初期火灾是在火势蔓延快、人员多、火场情况复杂的情况下进行的。在组织指挥灭火自救的工作中，应坚持以保证大多数人的安全为前提。指挥要果断、行动要迅速。要抓好报警通报、疏散抢救、组织灭火、防烟排烟、注意防爆、现场互救、通讯联系、后勤保障、安全警戒等具体工作。

3.及时报警 一旦发生火灾，首先要做的就是要把火灾的信息传给消防安全管理部门、单位的负责人、公安消防队和需要疏散的人员。各单位义务消防队员要积极参加扑救初起火灾，当火势蔓延、火情恶化时，要及时拨打“119”火警电话，并派人到路口迎候消防车。拨打电话时要注意到以下几点：①说清楚起火单位的详细地址、具体起火部位；②起火单位燃烧物质的性质，如油、电器或棉织物等；③火势的大小；④报警人的姓名及联系方式。

4. 火场逃生方法

(1) 棉被护身法：用浸湿过的棉被(或毛毯、棉大衣)披在身上，确定逃生路线后，用最快的速度冲到安全区域，但千万不可用塑料雨衣作为保护。

(2) 毛巾捂鼻法：火灾烟气具有温度高、毒性大的特点，人员吸入后很容易引起呼吸系统烫伤或中毒。因此，在疏散中应用湿毛巾捂住口鼻，以起到降温及过滤的作用。

(3) 匍匐前进法：由于火灾发生时烟气大多聚集在上部空间，因此在逃生过程中应尽量将身体贴近地面匍匐(或弯腰)前进。

(4) 逆风疏散法：应根据火灾发生时的风向来确定疏散方向，迅速逃到火场上风处躲避火焰和烟气，同时也可获得更多的逃生时间。

(5)绳索自救法：有绳索时，可直接将其一端拴在门、窗框或重物上，沿另一端爬下。在此过程中要注意手脚并用(脚成绞状夹紧绳，双手一上一下交替往下爬)，并尽量采用手套、毛巾将手保护好，防止顺势滑下时脱手或将手磨破。

(6)窗帘拧结法：把窗帘等撕成条并拧成麻花状，如果长度不够可将数条窗帘等连接在一起，按绳索逃生的方式沿外墙爬下，但要切实将窗帘等扎紧扎实，避免其断裂或接头脱落。

(7)管线下滑法：当建筑外墙有落水管、电线杆、避雷针引线等竖直管线时，可借助其下滑至地面，同时应注意一次下滑的人数不宜过多，以防逃生途中因管线损坏而致人坠落。

(8)竹竿插地法：将结实的竹竿直接从窗口斜插到室外地面或下一层平台，两端固定好后顺竿滑下。

(9)楼梯转移法：当火势自下而上迅速蔓延而将楼梯封死时，在上部楼层的人员可通过老虎窗、天窗等迅速爬到屋顶，转移到另外的楼梯进行疏散。

(10)攀爬避火法：通过攀爬至窗台的外沿及建筑周围的脚手架、雨篷等突出物以躲避火势。

(11)搭“桥”过渡法：可在窗台、屋顶平台处用木板、竹竿等较坚固的物体搭至相邻建筑，以此作为跳板转移到相对安全的区域。

(12)毛毯隔火法：将毛毯等织物钉或夹在门上，并不断往上浇水冷却，以防止外部火焰及烟气侵入，从而达到抑止火势蔓延速度、延长逃生时间的目的。

(13)卫生间避难法：当实在无路可逃时，可利用卫生间进行避难。用毛巾塞紧门缝，把水泼在地上降温，也可躺在放满水的浴缸里躲避。

(14)火场求救法：发生火灾时，可在窗口、屋顶处向外大声呼叫、敲击金属物品或抛掷软质物品，如白天可挥动鲜艳布条发出求救信号，晚上可挥动手电筒或白布引起救援人员的注意。

(15)跳楼求生法：火场上切勿轻易跳楼，在万不得已的情况下，低楼层的人员可采取跳楼的方法进行逃生，但首先要根据周围地形选择落差较小的地块作为着地点，然后软性物质抛下作缓冲物，并使身体重心尽量放低，需做好准备后再跳。

火海逃生，有足够的自救技巧还不够，还要有良好的心理素质。被困火中，千万不能慌乱，要保持冷静的头脑和清醒的意识，仔细审视自身所处的环境，然后尝试以平时掌握的以及耳闻目睹的逃生技巧脱离险境。

六、思 考 题

(1)某高校实验室突发火灾，学生正在做实验，如果你是其中的一员，你该如何进行自救？

(2)三甲医院配备的消防器材有哪些？应如何使用？

七、小 结

火灾就是在时间或空间上失去控制的燃烧所造成的灾害。需了解火灾的特点，燃烧发生具备的条件以及火灾的发生原因及发展规律。制止火灾发生的基本措施包括：控制可燃物，以难燃或不燃的材料代替易燃或可燃的材料；隔绝空气；消除着火源。消防安全四个能力包括检查和消除火灾隐患能力；扑救初起火灾能力；组织疏散逃生能力；消防宣传教育能力。熟知消防安全四懂四会以及消防器材的种类和使用方法，尤其是手提式干粉灭火器的使用方法。掌握发生火灾后的应急措施，火场逃生的基本原则，以及火场自救工作和逃生方法。被困火中，要有良好的心理素质，要保持冷静的头脑和清醒的意识，仔细审视自身所处的环境，然后尝试以平时掌握的以及耳闻目睹的逃生技巧脱离险境。

（孙铭艳）

参 考 文 献

冯双. 2012. 建立五防一体的实验室消防安全工作体系. 实验室环境与安全，31(10)：442-445.

冯霞，李廓，苏晓婷. 2015. 病原微生物实验室消防安全管理措施建议. 中国公共卫生管理，31(2)：180-181.

高洪旺. 2013. 高校实验室消防安全教育的探索与实践. 实验技术与管理，30(8)：11-14.

高洪旺. 2014. 高校实验室消防安全管理探究. 实验室研究与探索，33(9)：141-144.

第二模块　专业基础技能

第五章　常用检验器皿技能

第一节　容量瓶的使用

容量瓶是一种细长颈、梨形的平底玻璃瓶，由无色或棕色玻璃制成，配有磨口塞，常与移液管和玻璃棒配合使用，主要用于准确地配制精确浓度的溶液或定量地稀释溶液，属于量入式仪器。

瓶上标有温度、容量和刻度线，在指定温度下，当瓶内液体达到标线处时，其体积即为瓶上所注明的容积数。一种规格的容量瓶只能量取一种容积。常用的容量瓶有50ml、100ml、250ml、500ml、1000ml等多种规格。

(一) 目的要求

(1) 掌握容量瓶的用途、使用方法及使用注意事项。

(2) 了解容量瓶的校准方法。

(二) 材料、试剂与仪器

容量瓶、双蒸水、固体溶质（如氯化钠）、玻璃棒、烧杯、电子天平、滴管。

(三) 步骤与方法

(1) 根据需要选择适合容积的容量瓶。

(2) 使用前检查瓶塞处是否漏水，具体操作方法是：将容量瓶内装入半瓶水，塞紧瓶塞，以右手食指顶住瓶塞，另一手托住瓶底，将其倒立(瓶口朝下)，观察容量瓶是否漏水。若不漏水，将瓶塞旋转180°后再次倒立，检查是否漏水，若两次操作中容量瓶瓶口处皆无水漏出，即表明容量瓶不漏水，可以使用。

(3) 使用电子天平准确称量固体溶质，置于烧杯中，用少量溶剂溶解。然后将此溶液转移到容量瓶里。为保证将溶质全部转移到容量瓶中，需用溶剂多次洗涤烧杯，并将洗涤溶液也全部转移到容量瓶里。转移时通过玻璃棒引流，方法是将玻璃棒一端靠在容量瓶颈内壁上，注意不要让玻璃棒其他部位触及容量瓶口，以防液体外流。

(4) 向容量瓶内不断加入液体，待液体液面距标线1cm左右时，改用滴管小心滴加，最后使液体凹液面的最低处正好与标线相切。若加水超过刻度线，则需重新配制。

(5) 盖紧瓶塞，倒转或摇动瓶体以均匀混合瓶内液体。静置后通常会发现液面低于刻度线，不要向瓶内添水，因为液面的降低是由于容量瓶内极少量溶液在瓶颈处润湿所损耗，并不影响所配制溶液的浓度。

(6) 使用完毕后应及时清洗晾干，塞好瓶塞。

(四) 注意事项

(1) 不能在容量瓶里进行溶质的溶解。

(2) 容量瓶不能储存溶液，因为溶液可能腐蚀容量瓶的瓶体从而影响容量瓶的精度。

(3) 容量瓶不能加热，在配制溶解过程中放热的溶液时需冷却至容量瓶所标温度后再使用容量瓶进行定容。

(4) 容量瓶使用完毕后要及时洗涤，塞上瓶塞，容量瓶瓶塞不能混用。

(五) 容量瓶的校准

容量瓶的校准方法为称量法。下面以 100ml 容量瓶的校准示例：首先将容量瓶洗净晾干，置于电子天平上准确称量，精确到 0.01g，然后取下容量瓶向内倒水至标线上稍高处，稍等片刻，用滴管吸出多余的水使凹液面的最低处与标线处相切，再次将其置于电子天平上准确称量，精确到 0.01g。然后插入温度计量取水温以查取此水温下水的密度。两次质量之差即为瓶内容纳水的质量，最后即可计算该瓶的实际容量。

(六) 思考题

(1) 为什么容量瓶的使用对温度有要求？

(2) 为什么容量瓶不能储存溶液？

(3) 为什么向容量瓶中转移液体时要用玻璃棒引流？

(4) 如何使用容量瓶配制浓度为 0.5mol/L 的 NaOH 溶液？

第二节　量筒、量杯的使用

量筒和量杯是用来量取液体体积的玻璃仪器。规格以所能量取的最大容量(ml)表示，量筒的常用规格为 10ml、25ml、50ml、100ml、250ml、500ml、1000ml。量筒和量杯均没有“0”刻度，量筒的起始刻度一般为最大刻度的 1/10 或 1/20，所以，使用量筒量取液体时不得量取小于最大刻度 1/20 以下的体积。

量筒的刻度是均匀的，而量杯的刻度上密下疏。量筒的精确度要高于量杯。大部分量筒的最小刻度为最大容量的 1/100，如 100ml 量筒每小格表示 1ml。但是也有少数量筒的最小刻度为最大容量的 1/50。量筒越大、管径越粗，则其精确度越小，由视线偏差造成的误差也越大。

(一) 目的要求

(1) 掌握量筒、量杯的用途，使用方法和注意事项。

(2) 了解量筒、量杯的校准方法。

(二) 材料、试剂与仪器

量筒、量杯、溶液(如 0.9%氯化钠溶液)、胶头滴管。

（三）步骤与方法

(1) 量筒的选择：实验中应根据所需溶液的体积选择合适规格的量筒，即应尽量选用能一次量取所需溶液的最小规格量筒。分次量取会引起较大误差，如量取 80ml 液体，应选取 100ml 量筒一次性量取，而不是选择 10ml 量筒量取 8 次。

(2) 将液体注入量筒的方法：注入液体时，应左手持量筒，略倾斜以方便注入；右手持试剂瓶，标签冲向手心，使其瓶口紧挨量筒口，缓慢注入，直到注入量稍微少于所需量(一般为 1ml)。然后将量筒平放在水平桌面上，改用胶头滴管逐滴加入所需液体至所需体积。

(3) 量筒读数的方法：待量筒壁上液体流下后才能进行读数，否则读数将偏小。读数时应保证量筒处于水平的桌面上，并使视线、刻度线和量筒内液体凹液面的切线处于同一水平。一般读数应保留到 0.1ml。

（四）注意事项

(1) 由于量筒上的刻度是在室温 20℃时所量的体积，故不能加热量筒，也不能用量筒量取过热的液体，更不能在量筒内进行化学反应和配制溶液。

(2) 量筒的精确度有限，通常用于要求不十分严格的实验中，例如定性分析实验和粗略的定量分析实验。

(3) 同一量筒量取不同的液体时，应在量完一种液体后及时用清水冲洗干燥后，再用于下一种液体的量取，避免交叉污染。

(4) 量筒读数时应将其放置于水平的桌面上，并使视线、刻度线和量筒内液体凹液面的最低处处于同一水平。

（五）思考题

(1) 量筒和量杯的差别有哪些？

(2) 量取 350ml 液体时应选择哪种规格的量筒？

(3) 量筒读数时没能使视线与液体凹液面的最低处平行会造成怎样的读数偏差？仰视时读数与实际值会有何种偏差？俯视时又会造成何种偏差？

第三节　移液管和刻度吸管的使用

移液管是一种能够准确移取一定体积溶液的量器，属于量出式仪器，仅用于测量它所放出的溶液的体积。它是一种细长的玻璃管，下端为尖嘴状，中间有一膨大的部分，上端颈部刻有标线，即其所能量取溶液的准确体积的标。具有刻度的直行玻璃管称为刻度吸管又称吸量管。常用的移液管有 3ml、5ml、10ml、15ml 等规格，常用的刻度吸管有 1ml、2ml、5ml、10ml 等规格。移液管和刻度吸管所移取的体积常可精确到 0.01ml。

（一）目的要求

(1) 掌握移液管、刻度吸管的用途和使用方法。

(2) 了解移液管、刻度吸管的洗涤方法。

(二)材料、试剂与仪器

移液管(刻度吸管)、小烧杯、吸耳球、溶液（如 0.9%氯化钠溶液)、废液杯、移液管架。

(三)步骤与方法

(1)移液管(或刻度吸管)的选择：应根据所移溶液的体积和要求选择合适的移液管(或刻度吸管)。滴定分析时准确移取溶液一般使用移液管，反应需控制试剂加入量时一般使用刻度吸管。

(2)检查移液管(或刻度吸管)的管口和尖嘴处有无破损，如破损则不能使用。

(3)倒适量待吸溶液于一干净小烧杯中，将移液管插入此液面中通过吸耳球吸取溶液，当吸至溶液管容量的 1/3 时，立即用右手食指按住管口，将移液管取出，横持移液管并旋转，使溶液流遍全管内壁，松开食指，使溶液从下端尖嘴处流入废液杯内，如此反复润洗 3～4 遍后即可吸取溶液。

(4)将润洗过的移液管插入待吸液面 1～2cm 处，吸取溶液(边吸边下降使管口始终位于液面下同一深度)，直到管内液面高于刻度线 1～2cm，迅速用食指堵住上端管口，将移液管提出液面，并将管尖端靠至接收容器内壁片刻后提起，再用滤纸吸干管下端黏附的少量溶液。

(5)另取一干净的小烧杯，倾斜小烧杯，将移液管管尖端紧靠小烧杯内壁(保持移液管垂直状态)，视线和刻度线保持水平，稍微松开食指，使管内液体沿管嘴处慢慢流出，液面将近刻度线时，按紧右手食指，停顿片刻，按上述方法将溶液的弯液面底线放至与刻度线上缘相切，立即用食指压紧管口。将尖口处向烧杯口移动少许以去掉尖口处的液滴。将移液管小心移至承接所吸溶液的容器中。

(6)使承接溶液的容器稍倾斜，移液管或刻度吸管直立，将管的尖口处靠近容器内壁，松开食指，使溶液沿容器内壁流下，待液体流完，保持放液状态 15s，然后将管口沿容器内壁旋转一圈后移走(刻度吸管在使用前应观看管身是否标有“吹”字，如有需用吸耳球将管内残留液体吹出，若无此字，则禁止使用外力使管内残留液体流出，因校准管时已考虑到此部分残留液体的体积)。

(7)洗净移液管(或刻度吸管)，放置于移液管架上。

(四)注意事项

(1)移液管或刻度吸管不能置于烤箱中烘干。

(2)移液管或刻度吸管不能用于移取温度太高或太低的液体。

(3)同一实验中应尽量使用同一支移液管或刻度吸管。

(4)使用完毕后，要及时清洗，并置于管架上。

(5)使用刻度吸管时，每次都应将最上面刻度(即“0”刻度)作为起始点，往下放出所需体积的溶液，以减少测量误差。

(五)移液管的校准

用干净的移液管吸取纯水至所标刻度，放水入已称量好的容量瓶中，再次称量，两次质量差即为移液管所吸水的质量，温度计测量水温得知水的密度，即可求得水的体积，每支移液管均应校准至少两次。

（六）思考题

(1) 移液管和刻度吸管的联系和区别有哪些？

(2) 移取溶液前为什么要用所移溶液进行润洗？

(3) 移液管或刻度吸管为什么不能置于烤箱中烘干？

(4) 使用刻度吸管时，为什么最好使用最上面刻度（即“0”刻度）作为起始点，往下放出所需体积的溶液？

(5) 精确吸取 5ml 标准液放入容量瓶中，如何选取吸管？如何操作？

(6) 吸取 4ml 硫酸放入试管中，如何选取吸管？如何操作？

第四节　加样器（枪）的使用

加样器，又叫微量加样器、加样枪、移液器等，主要用于精密实验中特定体积试剂的加入。

（一）目的要求

(1) 掌握加样器的使用及维护方法。

(2) 了解加样器的校准方法。

（二）材料、试剂与仪器

加样器（枪）、枪头、相关溶液。

（三）步骤与方法

1. 量程的调节　在调节量程时，如果要从大体积调为小体积，则按照正常的调节方法，逆时针旋转旋钮即可；但如果要从小体积调为大体积时，则可先顺时针旋转刻度旋钮至超过量程的刻度，再回调至设定体积，这样可以保证量取的最高精确度。在该过程中，勿将旋钮旋出量程，否则会卡住内部机械装置损坏加样器。

2. 枪头（吸液嘴）的装配　在将枪头套上加样器时，很多人会用力地在枪头盒上敲打，这是错误的做法，因为这样会导致加样器的内部配件（如弹簧）因敲击产生的瞬时撞击力而变得松散，甚至会导致刻度调节旋钮卡住。正确的方法是将移液器（枪）垂直插入枪头中，稍微用力左右微微转动即可使其紧密结合。如果是多道（如 8 道或 12 道）加样器，则可以将加样器的第一道对准第一个枪头，然后倾斜地插入，往前后方向摇动即可卡紧。枪头卡紧的标志是略微超过 O 型环，并可以看到连接部分形成清晰的密封圈。

3. 移液的方法　移液之前，要保证移液器、枪头和液体处于相同温度。吸取液体时，移液器保持竖直状态，将枪头插入液面下 2～3mm。在吸液之前，可以先吸放几次液体以润湿吸液嘴（尤其是要吸取黏稠或密度与水不同的液体时）。这时可以采取两种移液方法。

(1) 前进移液法：用大拇指将按钮按下至第一停点，然后慢慢松开按钮回原点。接着将按钮按至第一停点排出液体，稍停片刻继续按按钮至第二停点吹出残余的液体，最后松开按钮。

(2) 反向移液法：此法一般用于转移高黏液体、生物活性液体、易起泡液体或极微量的液体，其原理就是先吸入多于设置量程的液体，转移液体的时候不用吹出残余的液体。先按下按钮至第二停点，慢慢松开按钮至原点。接着将按钮按至第一停点排出设置好量程的液体，继续保持按住按钮位于第一停点(禁止继续下按)，取下有残留液体的枪头，弃之。

(四)注意事项

(1)移液器的正确放置：使用完毕，要及时清洗，并将其竖直挂在加样器架上，谨防掉落。当移液器枪头里有液体时，切勿将移液器水平放置或倒置，以免液体倒流腐蚀活塞弹簧。

(2)如不使用，要把加样器的量程调至最大刻度，使弹簧处于松弛状态以保护弹簧。最好定期清洗加样器，可以用肥皂水或60%异丙醇溶液，再用蒸馏水清洗，自然晾干。

(3)高温消毒之前，要确保移液器能适应高温。

(4)使用时要检查是否有漏液现象：方法是吸取液体后悬空垂直放置几秒钟，观察液面是否下降。如果漏液，原因大致有以下几方面：

1)枪头是否匹配。

2)弹簧活塞是否正常。

3)如果是易挥发的液体(如部分有机溶剂)，则可能是饱和蒸汽压的问题。可以先吸放几次液体，然后再移液。

(5)常见的错误操作

1)吸液时，移液器本身倾斜，导致移液不准确(应该垂直吸液，慢吸慢放)。

2)装配吸头时，用力过猛，导致吸头难以脱卸(无需用力过猛，选择与移液器匹配的吸头)。

3)平放带有残余液体吸头的移液器(应将移液器挂在移液器架上)。

4)用大量程的移液器移取小体积样品(应该选择合适量程范围的移液器)。

5)直接按到第二档吸液(应该按照上述标准方法操作)。

6)使用丙酮或强腐蚀性的液体清洗移液器(应该参照正确清洗方法操作)。

(五)移液管的校准

校准可以在20～25℃环境中，通过重复几次称量蒸馏水的方法来进行。

(六)思考题

(1)加样器不用时为什么要将旋钮调至最大刻度？

(2)为什么不要将加样器旋钮旋出量程？

案　　例

案例1：某医院招聘工作人员，操作题为：请用简便方法将95%乙醇溶液，稀释成75%乙醇溶液。

案例2：某学校研究生面试，操作题为：请将患者血清做倍比稀释，稀释倍数为：10、20、40、80、160倍，每管留有稀释后标本0.5ml。

案例3：某医院招聘工作人员，操作题为：请移取5ml标准液到容量瓶中。

案例4：某学校研究生面试，操作题为：请将0.01ml标本，放入有试剂的试管中。

案例5：某医院招聘工作人员，操作题为：请移取4ml硫酸到试管中。

案例6：某学校研究生面试，操作题为：请将用过的试管、烧杯等玻璃器材洗刷干净。

案例7：某医院招聘工作人员，操作题为：请使用容量瓶、电子天平等配制浓度为0.5mol/L的NaOH溶液？

小　结

本章主要介绍了常用检验器材的使用，主要包括玻璃仪器(容量瓶，量筒，量杯，移液管，刻度吸管)和加样器等。其中玻璃仪器共分为两种，分别是量入式和量出式仪器。量入式仪器包括容量瓶，大部分量筒和量杯等，量出式仪器包括移液管和刻度吸管等。精确度较高的实验中常用到容量瓶、移液管、刻度吸管和加样器，而精确度要求不高的实验常用量筒和量杯等。通过本章的学习，应学会如何规范使用上述常用的检验器材，并应融会贯通，了解常用检验器材的洗涤和校准方法等。

（高昆山　李　娜）

第六章　常用检验仪器技能

第一节　显微镜的使用

（一）目的要求

⑴掌握显微镜的使用与工作原理。

⑵熟悉显微镜的日常维护与注意事项。

（二）原理

当把待观察物体放在物镜焦点外侧靠近焦点处时，在物镜后所成的实像恰在目镜焦点内侧靠近焦点处，经目镜再次放大成一虚像。观察到的是经两次放大后的倒立虚像。

（三）材料与仪器

光学显微镜、载玻片、香柏油、擦镜纸。

（四）步骤与方法

⑴将显微镜平放在实验台上，取下防尘罩并插好电源。

⑵选好目标：放好玻片，调到低倍镜下用粗螺旋调至最高处缓慢下降找到清晰视野。

⑶转动转换器，调换至高倍镜头，转换高倍镜时转动速度要慢，并从侧面进行观察（防止高倍镜头碰撞玻片），如高倍镜头碰到玻片，说明低倍镜的焦距没有调好，应重新操作。

⑷调节焦距：转换好高倍镜后，通过目镜观察，此时一般能见到一个不太清楚的物象，可将细调节器的螺旋逆时针移动约 0.5～1 圈，即可获得清晰的物像（切勿用粗调节器）。

⑸如果视野的亮度不合适，可用集光器和光圈加以调节，如果需要更换玻片标本时，必须顺时针（切勿转错方向）转动粗调节器使镜台下降，方可取下玻片标本。

⑹油镜的使用，与高倍镜相同，只是用前滴加香柏油，使用后用擦镜纸将油擦净。

⑺使用完毕后，将显微镜放回镜箱内，其步骤是：取下标本片，转动旋转器使镜头离开通光孔，下降镜台。

⑻平放反光镜，下降集光器（但不要接触反光镜），关闭光圈，推片器回位，盖上绸布和外罩，放回实验台柜内。

⑼最后填写使用登记表。

（五）日常维护及注意事项

⑴持镜时必须是右手握臂、左手托座的姿势，不可单手提取，以免零件脱落或碰撞到其他地方。

⑵轻拿轻放，不可把显微镜放置在实验台的边缘，以免碰翻落地。

⑶保持显微镜的清洁，光学和照明部分只能用擦镜纸擦拭，切忌口吹手抹或用布擦，机械部分用布擦拭。

⑷水滴、乙醇或其他药品切勿接触镜头和镜台，如果沾污应立即擦净。

⑸放置玻片标本时要对准通光孔中央，且不能反置玻片，防止压坏玻片或碰坏物镜。

⑹不要随意取下目镜，以防尘土落入物镜，也不要任意拆卸各种零件，以防损坏。

第二节 离心机的使用

(一)目的要求

⑴掌握离心机的基本操作及工作原理。

⑵熟悉离心机的日常维护与使用注意事项。

(二)原理

离心就是利用离心机转子高速旋转产生的强大的离心力，加快液体中颗粒的沉降速度，把样品中不同沉降系数和浮力密度的物质分离或将互不相溶的不同密度液体分离。

(三)材料与仪器

离心机、离心管、试剂或样本。

(四)步骤与方法

⑴离心机要放在平坦和结实的地面或实验台上。

⑵离心前，先将离心的物质转移入合适的离心管中，其量以距离心管口 1～2cm 为宜，以免在离心时甩出。

⑶配平，取一对外套管(内已有离心管)放在台秤上平衡。如不平衡，可调整缓冲用水或离心物质的量。

⑷接通电源，根据要求调节好所需的转速及离心时间，启动开关，等待离心。

⑸离心完毕，待其自行停止后方可打开机盖，取出样品。

⑹关闭开关，切断电源，将外套管、橡胶垫冲洗干净，倒置干燥备用。

(五)日常维护及注意事项

⑴离心机要放在平坦和结实的地面或实验台上，不允许倾斜。

⑵离心机应接地线，以确保安全。

⑶使用各种离心机时，必须事先在天平上精确地平衡离心管和其内容物。

⑷离心机启动后，如有不正常的噪音及振动时，可能是离心管破碎或相对位置上的两管重量不平衡，应立即关机处理。

⑸关闭电源后，要等候离心机自动停止。不允许用手或其他物件迫使离心机停转。

⑹为确保离心机正常运转，转动部件请每隔 6 个月加油保养一次。同时查看轴承处运转润滑情况，有无磨损现象；制动装置中的部件是否有磨损情况，严重的应予以更换。

第三节　分光光度计的使用

(一) 目的要求

(1) 掌握分光光度计的基本操作及工作原理。

(2) 了解分光光度计的日常维护及使用注意事项。

(二) 原理

测量范围一般包括波长 380～780nm 的可见光区和波长 200～380nm 的紫外光区。不同的光源都有其特有的发射光谱，通过系列分光装置，产生特定波长的光源，光线透过测试样品后，部分光线被吸收，测定出样品的吸光值，从而转化成样品的浓度。样品的吸光值与浓度成正比。

(三) 材料与仪器

分光光度计、比色皿、试剂与样本、吸水纸。

(四) 步骤与方法

(1) 接通电源，打开仪器开关，掀开样品室暗箱盖，预热 10min。

(2) 将灵敏度开关调至“1”档(若零点调节器调不到“0”时，需选用较高档)。

(3) 根据所需波长转动波长选择按钮。

(4) 将空白液及测定液分别倒入比色杯 3/4 处，用吸水纸擦净外壁，放入样品室内，使空白管对准光路。

(5) 在暗箱盖开启状态下调节零点调节器，使读数盘指针指向 T=0 处。

(6) 盖上暗箱盖，调节“100”调节器，使空白管的 T=100，指针稳定后逐步拉出样品滑竿，分别读出测定管的光密度值，并记录。

(7) 比色完毕，关上电源，取出比色皿洗净，样品室用软布或软纸擦净。

(五) 日常维护及注意事项

(1) 该仪器应放在干燥的房间内，使用时放置在坚固平稳的工作台上，室内照明不宜太强。天热时不能用电风扇直接向仪器吹风，防止灯泡灯丝发亮不稳定。

(2) 使用本仪器前，使用者应该首先了解本仪器的结构和工作原理，以及各个操纵旋钮的功能。

(3) 在仪器尚未接通电源时，电表指针必须指于“0”刻线上，若不是这种情况，则可以用电表上的校正螺丝进行调节。

第四节　电泳仪的使用

(一) 目的要求

(1) 掌握电泳仪的基本操作与工作原理。

(2) 熟悉电泳仪的日常维护及注意事项。

（二）原理

电泳，是指带电粒子在电场中的运动。不同物质由于所带电荷及分子量的不同，在电场中的运动速度不同。根据这一特征，应用电泳法便可以对不同物质进行定性或定量分析，或将一定混合物进行组分分析或单个组分提取制备。

（三）材料与仪器

电泳仪、样本溶液。

（四）步骤与方法

(1) 首先用导线将电泳槽的两个电极与电泳仪的直流输出端连接，注意极性不要接反。

(2) 电泳仪电源开关调至关的位置，电压旋钮转到最小，根据工作需要选择稳压稳流方式及电压电流范围。

(3) 接通电源，缓缓旋转电压调节钮直到达到所需的电压为止，设定电泳终止时间，此时电泳即开始进行。

(4) 工作完毕后，应将各旋钮、开关旋至零位或关闭状态，并拔出电泳仪插头。

（五）日常维护及注意事项

(1) 要求仪器必须有良好接地端，以防漏电。通电后，不要临时增加或拔除输出导线插头，以防短路现象发生，损坏仪器。

(2) 电泳仪通电进入工作状态后，禁止人体接触电极、电泳物及其他可能带电部分，也不能到电泳槽内取放东西，如需要应先断电，以免触电。

(3) 不同介质支持物的电泳不要同时在同一电泳仪上进行。

(4) 在总电流不超过仪器额定电流时(最大电流范围)，可以多槽关联使用，但要注意不能超载。

(5) 使用过程中发现异常现象，如较大噪音、放电或异常气味，须立即切断电源，进行检修，以免发生意外事故。

第五节 电子天平的使用

（一）目的要求

(1) 掌握电子天平的操作步骤及使用注意事项。

(2) 熟悉电子天平的日常维护及工作原理。

（二）原理

应用了现代电子控制技术进行称量，其称量依据是电磁力平衡原理，即采用电磁力与被测物体的重力相平衡的原理进行称量。

（三）材料与仪器

电子天平、称量瓶(纸)。

（四）步骤与方法

(1) 检查并调整天平至水平位置。

(2) 事先检查电源电压是否匹配（必要时配置稳压器），按仪器要求通电预热至所需时间30min。

(3) 充分预热后打开天平开关，天平将自动进行灵敏度及零点调节。待稳定标志显示后，可进行正式称量。

(4) 称量时将洁净称量瓶或称量纸置于称量盘上，关上侧门，轻按一下去皮键，天平将自动校对零点，然后逐渐加入待称物质，直到所需重量为止。

(5) 称量结束应及时除去称量瓶（纸），关上侧门，切断电源，并做好使用情况登记。

（五）日常维护及注意事项

(1) 天平应放置在牢固平稳水泥台或木台上，室内要求清洁、干燥，同时应避免光线直接照射到天平上。

(2) 经常对电子天平进行自校或定期外校，保证其处于最佳状态。如果电子天平出现故障应及时检修，不可带“病”工作。

(3) 电子分析天平若长时间不使用，则应定时通电预热，每周 1 次，每次预热 2h，以确保仪器始终处于良好使用状态。

(4) 电子天平应按说明书的要求进行预热。

(5) 在使用前调整水平仪气泡至中间位置。

(6) 称量易挥发和具有腐蚀性的物品时，要盛放在密闭的容器中，以免腐蚀和损坏电子天平。

(7) 称量时应从侧门取放物质，读数时应关闭箱门以免空气流动引起天平摆动。

(8) 操作天平时不可过载使用以免损坏天平。

第六节 洗板机的使用

（一）目的要求

(1) 掌握洗板机的操作及注意事项。

(2) 熟悉洗板机的日常维护。

（二）原理

洗板机采用齿轮泵作动力源，在管路上设有三通阀，以实现自动吸液，注液功能。洗板机可自动完成走板功能，以实现微孔板的逐排冲洗。清洗头升降单元则在吸液过程中，将清洗头可靠地降入到酶联孔的适当位置，吸干液体，然后升高。以上操作均通过微电脑控制。

（三）材料与仪器

洗板机、清洗液、微孔板、酶联孔。

(四) 步骤与方法

⑴ 检查清洗液是否充满，废液是否排空。

⑵ 打开电源开关，仪器开机自检。

⑶ 仪器清洗，按主屏 MAIN 键，再按 ENTER 键，按 START 键开始冲洗。冲洗完毕后回到主屏。

⑷ 把需洗的酶联孔按 1～8 顺序置入 96 孔的洗板机，选择洗涤的酶联孔行数，每行不足 12 孔的需用干净的废孔补齐，把洗涤板放到洗槽并按下 START 键。

⑸ 清洗完毕，在滤纸上排干各孔。

⑹ 清洗系统并关机。

(五) 日常维护及注意事项

⑴ 是否倒空废液瓶中的废液；洗液是否充足。

⑵ 酶标条在酶标仪板中是否放置水平。

⑶ 如果仪器表面有生物危险物质污染，用中性消毒液清洁。

⑷ 保持滑道的清洁干燥，避免堵塞；若有液体溅出，及时擦干。

⑸ 在洗板过程中，如需仪器停止运行，请按键盘上的复位键，不要用手或物体强制仪器停止运行。

第七节　水浴箱的使用

(一) 目的要求

掌握水浴箱的基本操作及注意事项。

(二) 原理

传感器把水槽里的水温度转换成电阻值，经过集放大、比较后，输出控制信号，成功的控制电加热管的平均加热功率，使水槽里的水保持恒温状态。

(三) 材料与仪器

水浴箱、蒸馏水。

(四) 步骤与方法

⑴ 使用前须观察箱内水位是否在规定水位。

⑵ 接通电源，然后将温度选择开关拨向设置端，调节温度选择旋钮，同时观察数显读数，设定所需的温度(精确到 0.1℃)。

⑶ 当设置温度超过水温时，加热指示灯亮，表明加热器已开始工作，此时将选择开关拨向测量端，数显即显示实际水温。

⑷ 在水温达到所需水温时，恒温指示灯亮，加热指示灯熄灭。

⑸ 将所需恒温孵育物品放置箱内计时即可。

(五) 日常维护及注意事项

(1) 工作完毕，将温控旋钮置于最小值，切断电源。

(2) 若水浴箱较长时间不使用，应将工作室水箱中的水排出，用软布擦干净并晾干。

(3) 水浴箱所加水，最好用去离子水或蒸馏水，以免加热管结水垢。

(4) 禁止在水浴箱无水的状态下使用加热器。

第八节 干燥箱的使用

(一) 目的要求

(1) 掌握干燥箱的工作原理及使用。

(2) 熟悉干燥箱的日常维护及注意事项。

(二) 原理

干燥箱，分为鼓风干燥和真空干燥两种。鼓风干燥箱又名“烘箱”，是通过循环风机吹出热风；真空干燥箱是采用真空泵将箱内的空气抽出，让箱内大气压低于常压使水分蒸发，达到干燥的目的。两种均是常用的仪器设备。

(三) 材料与仪器

干燥箱、样本、隔热手套。

(四) 步骤与方法

(1) 把需要干燥处理的物品放入干燥箱内，关好箱门。

(2) 把电源开关拨至“1”处，此时电源指示灯亮，温控仪上有数字显示。

(3) 温度设定，所需加热温度与设定温度不一致时需重新设定。温度设定结束，程序进入定时状态。

(4) 定时设定，设定好所需的干燥时间。

(5) 设定结束后保存各项数据，此时干燥箱进入升温状态，加热指示灯亮。当箱内温度接近设定温度时，加热指示灯忽亮忽暗，反复多次进入恒温状态。

(6) 根据不同物品不同的潮湿程度，选择不同的干燥时间。

(7) 干燥结束后，把电源开关拨至“0”处。

(五) 日常维护及注意事项

(1) 使用前必需留意所用电源电压能否符合。运用时，必须将电源插座接地线按规定接地。

(2) 易爆易燃易挥发物品及任何液体勿放入干燥箱内，防止引起爆炸。

(3) 放置箱内物品切勿过挤，必须留出空气对流的空间，以免影响热量交换。

(4) 干燥完毕后先切断电源，然后方可打开工作室门，切记不能直接用手接触干燥的物品，要用专用的工具或带隔热手套取出，以免烫伤。

(5) 使用时切勿超过干燥箱的最高温度。

第九节　高压蒸汽灭菌器的使用

(一) 目的要求

(1) 掌握高压蒸汽灭菌器的操作规程及注意事项。

(2) 熟悉高压蒸汽灭菌器的日常维护及工作原理。

(二) 原理

在密闭的蒸锅内，其中的蒸汽不能外溢，压力不断上升，使水的沸点不断提高，从而锅内温度也随之增加。在 0.1MPa 的压力下，锅内温度达 121℃。在此蒸汽温度下，可以迅速杀死各种高度耐热的微生物。

(三) 材料与仪器

高压蒸汽灭菌器、灭菌桶、隔热手套。

(四) 步骤与方法

(1) 首先将内层灭菌桶取出，再向外层锅内加入适量的水，使水面与三角搁架相平。

(2) 放回灭菌桶，并装入待灭菌物品。

(3) 加盖，并将盖上的排气软管插入内层灭菌桶的排气槽内。

(4) 打开灭菌器开关，并同时打开排气阀，使水沸腾以排除锅内的冷空气。

(5) 用 0.1MPa，121℃，20min 开始灭菌，灭菌所需时间到后，切断电源，让灭菌锅内温度自然下降，当压力表的压力降至“0”时，打开排气阀，旋松螺栓，打开盖子，取出灭菌物品。

(6) 将取出的灭菌培养基放入 37℃温箱培养 24h，经检查若无杂菌生长，即可待用。

(五) 日常维护及注意事项

(1) 完全排除锅内空气，使锅内全部是水蒸气，灭菌才能彻底。

(2) 三角烧瓶与试管口端均不要与桶壁接触，以免冷凝水淋湿包口的纸而透入棉塞。

(3) 被加热物品不要装得太挤，以免妨碍蒸汽流通而影响灭菌效果。

(4) 拧紧螺栓时，使盖子松紧适度，勿使漏气。

(5) 如果压力未降到“0”时，打开排气阀，就会因锅内压力突然下降，使容器内的培养基由于内外压力不平衡而冲出烧瓶口或试管口，造成棉塞沾染培养基而发生污染。

(6) 取出物品时注意带隔热手套，以免烫伤。

(7) 对高压灭菌后不变质的物品，如无菌水、接种用具等，可以延长灭菌时间或提高压力。

第十节　超声波清洗器的使用

(一) 目的要求

(1) 掌握超声波清洗器的基本操作及注意事项。

(2) 了解超声波清洗器的工作原理及日常维护。

（二）原理

超声波清洗器是利用超声波发生器所发出的交频讯号，通过换能器转换成了交频机械振荡而传播到介质即清洗液中，强力的超声波在清洗液中以疏密相间的形式向被洗物件辐射。产生“空化”现象，即在清洗液中“气泡”形式，产生破裂现象。当“空化”在达到被洗物体表面破裂的瞬间，产生远超过 1000 个大气压力的冲击力，致使物体的面、孔、隙中的污垢被分散、破裂及剥落，使物体达到净化清洁。

（三）材料与仪器

超声波清洗器、网篮、清洗液、待洗物品。

（四）步骤与方法

(1)将网篮放入清洗槽内，将被洗物件放入网篮。
(2)将清洗槽内注入选用的清洗液到建议水位线。
(3)打开超声波清洗器电源开关，电源指示灯亮。
(4)工作开始后，可通过定时调整键调整定时时间。
(5)定时结束后仪器蜂鸣提示。
(6)清洗结束后取出清洗物品并关闭仪器。

（五）日常维护及注意事项

(1)清洗槽必须放入液体后才能开机工作，不要使液面低于建议水位线 1cm 且水平放置。
(2)不要让任何物品接触清洗槽底面，应该使用托架、网篮来支撑物品。
(3)当清洗缸体温度为常温时，切勿将高温液体直接注入缸内，以免导致换能器松动而影响机器正常使用。
(4)当清洗液因污染而需要更换时，切勿将低温液体直接注入高温缸体内，这同样可导致换能器脱落，同时应当关闭加热器开关，以免加热器因槽内无液体而损坏。

第十一节 酶标仪的使用

（一）目的要求

(1)掌握酶标仪的工作原理及基本操作。
(2)熟悉酶标仪的日常维护与注意事项。

（二）原理

酶标仪实际上就是一台变相光电比色计或分光光度计，其基本工作原理与主要结构和光电比色计基本相同。光源灯发出的光波经过滤光片或单色器变成一束单色光，进入塑料微孔极中的待测标本。单色光一部分被标本吸收，另一部分则透过标本照射到光电检测器上，光电检测器将待测标本不同而强弱不同的光信号转换成相应的电信号。电信号经前置放大，对数放大，模数转换等信号处理后进入微处理器进行数据处理和计算，最后由显示器和打印机显示结果。

（三）材料与仪器

酶标仪、洗板机、加液器、试剂盒、样本。

（四）步骤与方法

⑴打开酶标仪开关，仪器开始自检，进行预热。

⑵等待数秒后，荧屏显示“基础酶联，准备和时间”。表示仪器正常，处于等待状态。

⑶将被测样品板放入酶标盘中，同时打开与酶标仪相连的打印机开关。

⑷按“测量模式”键进入选择波长程序，按“输入”键进入选择好的文件名状态。

⑸继续按“输入”键，荧屏显示：“2 双波长检测”“最终结果”（单波长无此步骤）。

⑹按“输入”键，返回到荧屏显示“基础酶联，准备和时间”，按“开始”键，启动阅读功能，酶标仪对样品板开始进行测试。

⑺读数完毕，被测孔子板复位，荧屏显示“正在传送数据”，等待数秒后，打印机开始打印测试结果。

⑻打印完毕，关闭打印机开关，荧屏回到主菜单状态。此时将酶标仪右侧开关拨至“0”即可。

（五）日常维护及注意事项

⑴仪器应放置在低于 40 分贝的环境下，应避免阳光直射；操作时环境温度应在 15～40℃之间，环境湿度在 15%～85%之间；操作电压应保持稳定。

⑵使用加液器加液，加液枪头不能混用。

⑶洗板要洗干净。如果条件允许，使用洗板机洗板，避免交叉污染。

⑷请勿将样品或试剂洒到仪器表面或内部，操作完成后请洗手。

⑸如果使用的样品或试剂具有污染性、毒性和生物学危害，请严格按照试剂盒的操作说明，以防对操作人员造成损害。

⑹如果仪器接触过污染性或传染性物品，请进行清洗和消毒。

⑺对于因试剂盒问题造成的测量结果的偏差，应根据实际情况及时修改参数，以达到最佳效果。

⑻不要在测量过程中关闭电源，使用后盖好防尘罩。

案　　例

案例 1：某医院招聘工作人员，操作题为：请在显微镜下找到一个清晰的有核细胞。

案例 2：某学校研究生面试，操作题为：请描述镜下所见。

案例 3：某医院招聘工作人员，操作题为：请称取 0.285g 氯化钠放入烧杯中。

案例 4：某医院招聘工作人员，操作题为：请操作尿液分析仪检测一标本。

案例 5：某医院招聘工作人员，操作题为：请用半自动生化分析仪为一标本做血糖测定。

案例 6：某医院招聘工作人员，操作题为：请将已凝固血液标本离心出血清。

案例 7：某医院招聘工作人员，操作题为：请测定一有色溶液的光密度。

案例 8：某学校研究生面试，题为：请简述 PCR 的工作原理。

案例 9：某学校研究生面试，题为：请简述高压蒸汽灭菌器的灭菌时间与温度。

小　结

当前，检验医学已经进入自动化、集成化和信息化的时代，疾病诊断、病情监测、疗效观察和预后判断都离不开检验医学技术的支持。检验仪器同检验医学一样发展迅猛。现代化的检验仪器得到广泛应用，既大大提高了实验室的工作效率，又保证了检验质量。可以这样说，没有检验仪器，医学实验室就无法开展工作。因此，医学检验仪器的使用，是检验技术人员完成各类检验报告不可缺少的基本条件和必要工具。通过本章学习，熟悉常用检验仪器设备的工作原理及基本操作，了解常用检验仪器设备的日常维护和保养，为将来进入工作岗位打下坚实的基础。

（李　晓　高昆山）

第三模块　专 业 技 能

第七章　临床检验基础技能

第一节　血液标本采集之皮肤采血法

（一）目的要求

掌握皮肤采血法，了解不同部位采血对检验结果的影响。

（二）原理

采血针刺破毛细血管后血液自然流出，用微量吸管吸取一定量的血液。

（三）材料、试剂

⑴一次性消毒采血针：1 包/组。
⑵脱脂棉球或棉签：1 包/组。
⑶试管、试管架：1 套/组。
⑷20μl 微量吸管、胶吸头：1 套/组。
⑸2ml 吸管、吸耳球：1 套/组。
⑹0.9%氯化钠溶液：1 瓶/组。
⑺75%乙醇溶液或聚维酮碘：1 瓶/组。

（四）标本

末梢血。

（五）步骤与方法

⑴准备：将皮肤采血所需的器材放好备用。
⑵选择采血部位：婴幼儿选择拇指或足跟采血，其他患者选择左手无名指或食指(图 7-1)。
⑶按摩：轻轻按摩左手中指或无名指指尖内侧，使局部组织自然充血。
⑷消毒：用 75%乙醇溶液棉球或碘酊脱脂棉球擦拭采血部位皮肤，待干。
⑸针刺：用左手拇指和食指固定采血部位使其皮肤和皮下组织绷紧，左手持一次性消毒采血针自指尖腹内侧迅速刺入，深度 2～3mm，立即出针。

(6) 拭血：待血液自然流出后，用无菌干棉球擦去第 1 滴血。

(7) 吸血：血液自然流出时，用微量吸管吸取一定量的血液，然后用无菌干棉球压住伤口止血。如血流不畅，可用左手自采血部位远端向指尖稍施压使血液流出。

(8) 止血：用棉球或棉签压住采血部位进行止血。

(9) 稀释血液：擦净微量吸管外部后，将吸管伸入装有 0.9% 氯化钠溶液的试管底部，慢慢排出试管内的血液，并用上清液冲洗管内余血 3 次，最后将试管内液体混匀。

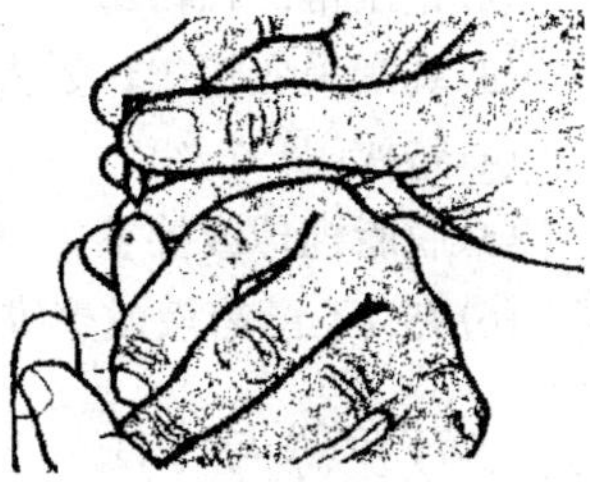

图 7-1　手指毛细血管采血

(六) 注意事项

(1) 所选择采血部位的皮肤应完整，无烧伤、冻疮、发绀、水肿或炎症等。除特殊情况外，不要在耳垂采血。半岁以下婴幼儿由于手指小，可自拇指、脚趾或足跟内、外侧缘采血；严重烧伤者可选皮肤完整处采血。

(2) 本试验具有创伤性，必须严格控制无菌技术操作，防止采血部位感染；做到一人一针一管，避免交叉感染，最好用一次性采血管。

(3) 皮肤消毒后，应待乙醇挥发后采血，否则流出的血液扩散而不成滴。

(4) 进出针速度要迅速，且伤口要有足够的深度。

(5) 因第 1 滴血混有组织液，应擦去。如血流不畅切勿用力挤压，以免造成组织液混入，影响结果的准确性。

(七) 方法学评价

皮肤采血法价廉、快速、操作简便，标本可直接测定；由于采集到的标本量少，限制了重复实验和追加实验，如果混入组织液可得假结果。

(八) 思考题

(1) 在什么情况下应用皮肤采血法采血?

(2) 皮肤采血法应注意哪些问题？

第二节　血液标本采集之静脉采血法

(一) 目的要求

(1) 掌握静脉采血的方法和无菌操作技术。

(2) 了解不同部位采血对检验结果的影响。

(二) 原理

使用注射器或采血针刺入浅静脉后，用负压吸取所需的血量。

(三) 材料、试剂

(1) 一次性消毒注射器或采血针：1 包/组。

(2) 止血带：1 条/组。

(3) 真空采血管：1 支/人。

(4) 垫枕：1 个/组。

(5) 脱脂棉球或棉签：1 包/组。

(6) 75%乙醇溶液或聚维酮碘：1 瓶/组。

(四) 步骤与方法

(1) 准备试管：准备每个实验所需的试管，并按一定顺序排列。

(2) 标记试管：在试管上贴上标签。

(3) 消毒双手：采血前，操作人员应用肥皂或消毒液洗手。

(4) 选择静脉：采血前，要求受检者坐在台前，将前臂平放，掌心向上，并在肘下放一垫枕(图 7-2)。

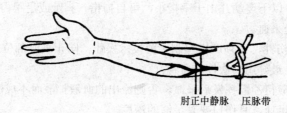

图 7-2　静脉采血

(5) 检查注射器或采血针：检查注射器或采血针有无破损，使用前保持无菌状态(图 7-3、图 7-4)。

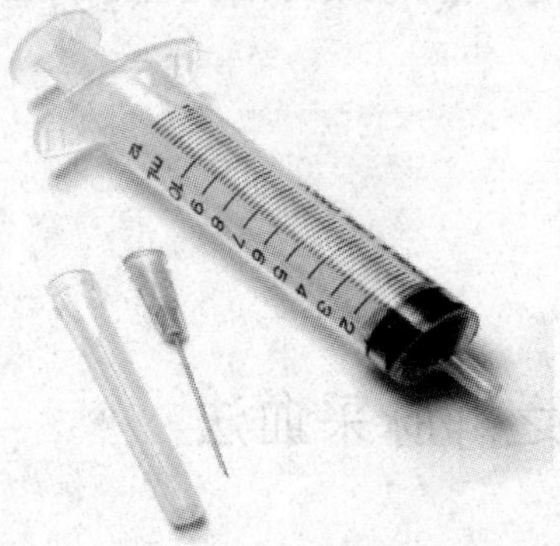

图 7-3　一次性注射器

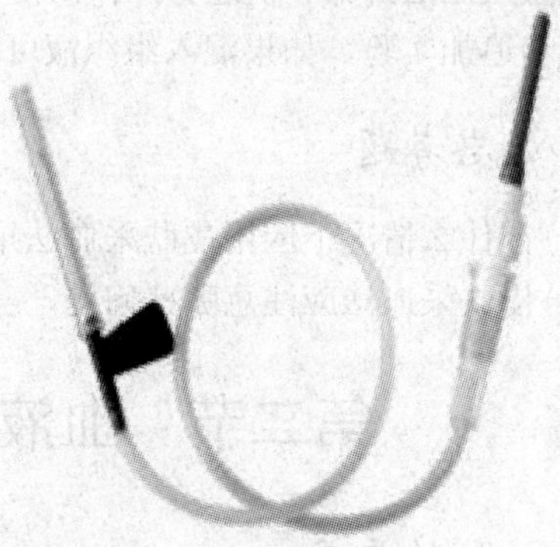

图 7-4　软接式双向采血针

(6) 扎止血带：在采血部位上端约 6cm 处将止血带绕手臂一圈打一活结，末端向上。

(7) 选择进针部位：采用左手食指，触摸进针部位的血管。

(8) 消毒皮肤：用 75%乙醇溶液或 30g/L 碘酊自所选静脉穿刺处从内向外，顺时针方向消毒皮肤，待干。

(9) 穿刺皮肤：保持针头斜面向上，沿静脉走向使针头与皮肤成一定角度斜行快速刺入皮肤，穿破静脉壁进入静脉腔。

(10) 抽血：见回血后松开止血带，采集实验所需的血量。

(11) 止血：嘱受检者松拳，用脱脂棉球或棉签压住进针部位，迅速向后拔出针头，继续紧按住脱脂棉球或棉签 5min。

(五) 注意事项

(1) 采血前应向患者耐心解释，以消除其疑虑和恐惧心理。

(2) 根据不同检查项目准备不同的试管。

(3) 静脉采血前要仔细检查注射器针头是否安装牢固，针筒内是否有空气和水分。抽血时针栓只能向外抽，不能向静脉内推。

(4) 止血带压迫时间不能过长、绑扎不能过紧，以避免淤血和血液浓缩，最好不超过 1min。

(5) 不能从静脉侧面进针。

(6) 血液加入抗凝管中应与抗凝剂充分混匀以达到抗凝目的。

(7) 止血时不能弯曲手臂，以免形成血肿。

(8) 颠倒混匀时，需防止溶血和泡沫产生。切忌振荡试管。

(9) 标本采集后应立即送检，实验室接到标本后应尽快检查。

(10) 一次性器材只能使用一次，不能反复使用。

(六) 方法学评价

静脉采血法标本代表性大，无组织液影响，适用于临床研究，可重复实验和追加其他实验；由于使用不同的抗凝剂，可能改变血液性质，从而影响血液中有形成分的形态。

(七) 思考题

(1) 在采血过程中或采血后出现溶血或凝血现象的原因是什么？防范的对策是什么？

(2) 静脉采血法与皮肤采血法的主要区别是什么？

第三节　血涂片的制备与染色

(一) 目的要求

掌握血涂片的制备与染色方法。

(二) 原理

把血液制成细胞分布均匀的薄膜涂片，用复合染料染色，细胞染色包括物理吸附及化学亲和作用。不同细胞种类及细胞的不同成分，对酸性及碱性染料的结合能力不同，使各种细胞呈现出各自的染色特点。

(三) 材料、试剂与仪器

(1) 载玻片：1 盒/组。

(2) 推片：1 片/人。

(3) 吸耳球：1 个/人。

(4) 显微镜：1 台/人。

(5) 一次性注射器或采血针：1 个/人。

(6) 染色缸或染色架：1 套/组。

(7) 洗瓶：1 个/组。

(8) 瑞氏染液：1 瓶/组。

(9) 缓冲液：1 瓶/组。

(四) 标本

末梢血或 EDTA-K_2 抗凝静脉血。

(五) 步骤与方法

(1) 采血：用洁净玻片蘸一滴血。

(2) 推片：左手平执载玻片，或放在桌子等平坦地方，右手执推片从前方接近血滴，使血液沿推片边缘展开适当的宽度，立即将推片与玻片呈 30°～45°，轻压推片边缘将血液推制成厚薄适宜的血涂片，血涂片应呈舌状，具头、体、尾三部分，且清晰可见(图 7-5)。

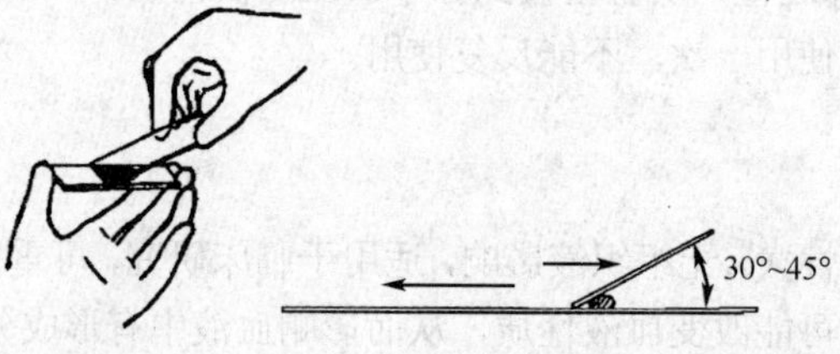

图 7-5　血涂片制备

(3) 干燥：将推好的血涂片在空气中晃动，使其迅速干燥，天气寒冷或潮湿时，于 37℃温箱中促干，以免细胞变形缩小。

(4) 标记：在载玻片的一端用记号笔编号。

(5) 染色：将血涂片干透后，用蜡笔在两端画线，以防染色时染液外溢。然后将玻片平置于染色架上，滴加染液 3～5 滴，使其迅速盖满血涂片，约 1min 后滴加等量的缓冲液，轻轻摇动玻片或用吸耳球对准血涂片吹气，使染液充分混匀。

(6) 冲洗：5～10min 后用流水冲去染液，待干。

(7) 观察结果：将干燥后的血涂片置于显微镜下观察。用低倍镜观察血涂片体、尾交界处的血细胞。

(六) 注意事项

(1) 瑞氏染液：新鲜配制的染液偏碱，染色效果较差，在室温密闭条件下贮存一段时间后方能得到较好的染色效果。

(2) 采血

1) 有感染、水肿、发绀或冻疮情况下不能穿刺采血。

2) 由于肝素能导致白细胞聚集，故不能使用肝素抗凝标本。

(3) 玻片必须清洁、干燥、无尘，使用时只能手持玻片边缘，不能触及玻片表面。

(4) 许多因素可能影响血涂片的厚度，血滴大、血黏度高、推片角度大、推片速度快则血涂片厚；反之则血涂片薄。涂片质量问题及可能的原因见表 7-1。

表7-1　血涂片质量问题及可能的原因

血涂片质量问题	原因
不规则间断和尾部太长	推片污染、推片速度不均匀、载玻片污染
有空泡(空洞)	载玻片被油脂污染
血膜太长或太短	推片角度不佳
血膜无尾部	血滴太大
血膜很短	血滴太小
血涂片边缘无空隙	推片太宽或血滴展开太宽
血膜太厚	血滴大，血黏度高、推片角度大、推片速度快
白细胞破损	推片用力过猛
细胞退变	固定时间短、固定延迟、甲醇污染

(5) 如血涂片面积太小，可观察的部分会受到局限，应在离载玻片另一端 2cm 处结束涂抹。

(6) 血涂片干透后方可固定染色，否则细胞尚未牢固地吸附于玻片上，在染色过程中容易脱落。

(7) 加染液应适量，过少容易蒸发沉淀，不易冲洗，使细胞不易观察。

(8) 冲洗时不能先倒掉染液，应以流水冲洗，以防染料沉积在血涂片上。冲洗时间不能过久，以防脱色。冲洗完血涂片应立放于支架上，防止剩余水分浸泡脱色。如血涂片上有染料颗粒沉积，可用甲醇溶解，但需立即用水冲掉甲醇，以防脱色。

(9) 染色过淡，可以复染。复染时应先加缓冲液，创造良好的染色环境，而后加染液，不可先加染液。染色过深可以用水冲洗或浸泡一段时间，也可用甲醇脱色。

(10) 血细胞中的蛋白质对染色环境中氢离子的浓度十分敏感。染色环境偏酸，增强伊红着色，红细胞和嗜酸性粒细胞染色偏红，细胞核呈淡蓝色或不着色；染色环境偏碱，增强天青着色，所有细胞呈灰蓝色，颗粒呈深暗。嗜酸性粒颗粒呈暗褐色甚至棕黑色，中性颗粒偏粗，呈紫黑色。此时应更换缓冲液。

(11) 结果观察：低倍镜下观察血涂片应厚薄适宜，细胞不重叠，头尾及两侧有一定的空隙，一些体积大的特殊细胞常在血涂片的尾部出现。如果条件许可，干燥后的血涂片先用中性树胶封片后再观察，这样不仅能长期保存血涂片，而且观察效果更佳。

(七) 结果分析

血涂片外观为淡紫红色，在显微镜下红细胞染成粉红色，白细胞胞质显示其特有的色彩，细胞核染成紫红色，染色质清楚，粗细清晰可辨。染色质量不佳及可能原因见表 7-2。

表7-2 染色质量不佳及可能原因

染色结果	原因	纠正措施
太蓝	血膜太厚、冲洗时间太短、中性水 pH 过高、染色时间长、稀释染液重复使用、贮存的染液暴露于阳光下	用含 1%硼酸的 95%乙醇溶液冲洗 2 次，用中性水冲洗，待干后镜检
太红	冲洗时间太长、中性水 pH 过低、贮存染液质量不佳、涂片干燥前加封片	规范操作、新鲜配制中性水、染液质量要好
太淡	染色时间太短、冲洗时间太长	复染，先加缓冲液再加染液，或加染液与缓冲液的混合液，不可先加染液
染料沉积	染料沉淀、染液未过滤、涂片被污染	甲醇冲洗 2 次，并立即用水冲掉甲醇，待干后复染
蓝色背景	固定不当、涂片未固定而贮存过久、使用肝素抗凝剂	注意涂片的固定，使用 EDTA 抗凝静脉血

(八) 思考题

(1) 血涂片染色太蓝或太红的原因是什么？如何纠正？
(2) 血涂片在染色过程中脱落的原因？
(3) 一张质量良好的血涂片的判断标准有哪些？

第四节 红细胞计数

(一) 目的要求

掌握显微镜红细胞计数的方法。

(二) 原理

用等渗稀释液将血液稀释一定倍数，充入计数池后，在显微镜下计数一定体积内的红细胞数量，经换算求出每升血液中的红细胞数量。

(三) 材料、试剂与仪器

(1) 显微镜：1 台/人。
(2) 改良牛鲍计数板(图 7-6、图 7-7)、盖玻片、绸布：1 套/人。
(3) 试管、试管架：1 套/组。
(4) 微量吸管、胶吸头、吸耳球：1 个/人。
(5) 玻璃棒：1 根/组。
(6) 红细胞稀释液：1 瓶/组。

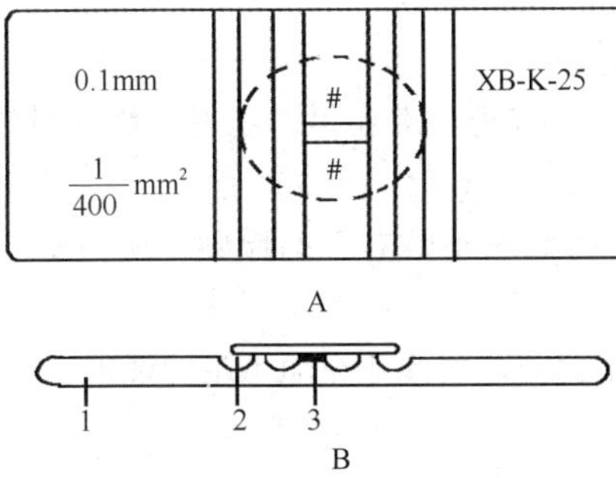

图 7-6 牛鲍计数板

A. 正面图；B. 纵切面图

1. 牛鲍计数板；2. 盖玻片；3. 计数池

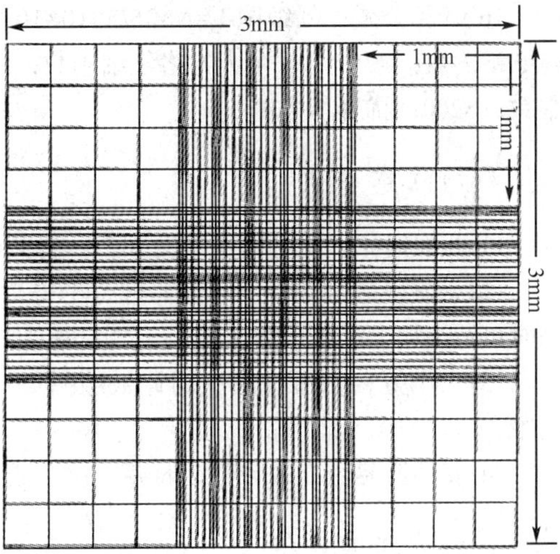

图 7-7 细胞计数池

(四) 标本

末梢血或抗凝静脉血(EDTA-K_2 抗凝)。

(五) 步骤与方法

(1) 加稀释液：取小试管 1 支，加红细胞稀释液 2ml。

(2) 加血：用清洁干燥微量吸管采集末梢血或抗凝血 10μl 擦去管外余血，轻轻加至红细胞稀释液底部，再轻吸上清液清洗吸管 2～3 次，立即混匀。

(3) 充池：混匀后用微量吸管或玻璃棒将红细胞悬液充入计数池，室温下平放 3～5min，待细胞下沉后于显微镜下计数。

(4) 计数：中央大方格 4 角和正中 5 个中方格内的红细胞数(图 7-8)。

(5) 计数原则：需遵循一定的方向逐格进行，以避免重复或遗漏。对压线细胞采用“数上不数下，数左不数右”的原则(图 7-9)。

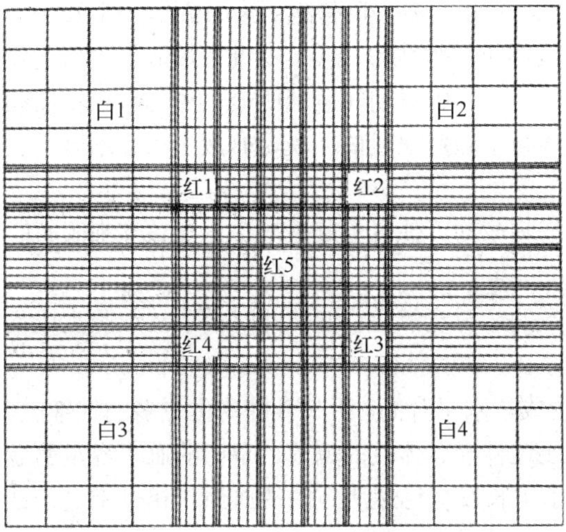

图 7-8 红细胞计数

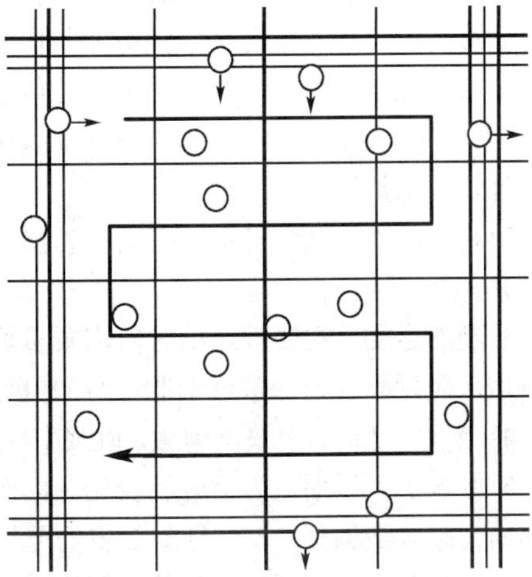

图 7-9 红细胞计数路线及原则

(6) 计算公式：红细胞/L=$N\times25/5\times10\times10^6\times200=N\times10^{10}=N/100\times10^{12}$，式中：$N$：5 个中方格内红细胞数；×25/5：1 个大方格红细胞数；×10：1μl 血液内红细胞数；$\times10^6$：1L 血液内红细胞数；×200：稀释倍数。

(六) 注意事项

(1) 采血时不能过分挤压采血部位，针刺深度必须适当。

(2) 采血应顺利、准确，采血部位不得有水肿、发绀、冻疮、炎症等，红细胞数量明显增高时可适当加大稀释倍数。

(3) 大小方格内压线细胞的计数遵循“数上不数下、数左不数右”的原则，避免多数或漏数。

(4) 将细胞悬液充入计数池时要一次完成，不能产生满溢、气泡或充池不足的现象。

(七) 方法学评价

(1) 显微镜计数法为传统方法，设备简单、价廉，是血液细胞计数和分类的参考方法，用于血液分析仪异常检查结果的复核；缺点是费时费力，精密度低。

(2) 血液分析仪法操作便捷，易于标准化，精密度高，适用于健康人群普查及大批量标本筛检；缺点是价格较贵，对环境等条件要求较高。

(八) 结果分析

1. 参考值

(1) 成年男性：(4.09～5.74) $\times10^{12}$/L；

(2) 成年女性：(3.68～5.13) $\times10^{12}$/L；

(3) 新生儿：(5.2～6.4) $\times10^{12}$/L。

2. 临床意义

(1) 生理变化

1) 年龄与性别的差异：新生儿通常处于生理性缺氧状态，故红细胞明显增高，但在出生 2 周后就逐渐下降。男性儿童在 6～7 岁时最低，随着年龄增大而逐渐上升，到 25～30 岁时达高峰，30 岁后逐渐下降，直到 60 岁时尚未停止。女性儿童也随年龄增大逐渐增长，到 13～15 岁时达最高值，而后受月经、内分泌等因素影响逐渐下降，到 21～35 岁维持最低水平后又逐渐升高与男性水平相近。男女两性的红细胞计数在 15～40 岁期间差别明显。随着海拔高度的逐渐增大，空气逐渐稀薄，氧含量逐渐减少，机体为了适应缺氧的环境，血液中的红细胞数代偿性地逐渐增加。

2) 精神因素：感情冲动、兴奋、恐惧、冷水浴刺激均可使肾上腺素增多，导致红细胞暂时增多。

3) 剧烈运动：主要因运动时氧需要量增加所致的相对乏氧等引起，此时由于红细胞生成素生成增加而骨髓加速释放红细胞，导致红细胞增多。

4) 当气压低时，因缺氧刺激，血浆中红细胞生成素水平升高，引起骨髓产生更多的红细胞。

5) 妊娠中、后期，为适应胎盘循环的需要，通过神经、体液的调节，孕妇的血浆容量明显增加而引起血液稀释；6 个月至 2 岁的婴幼儿由于生长发育迅速所致的造血原料相对不足；某些老年人造血功能明显减退等均可导致红细胞减少，统称为生理性贫血。

(2)病理变化

1)增多：常见者有三类：①相对性增多：血浆中水分丢失，血液中有形成分也相对地有所增加，为一种暂时性假象，多见于脱水血液浓缩时。可因连续呕吐、严重腹泻、多汗、多尿、大面积烧伤或晚期消化道肿瘤患者、长期不能进食等原因而引起。②绝对性增多：慢性肺心病、某些肿瘤及某些紫癜型先天性心脏病(如法洛四联征)影响气体交换时，红细胞数明显增高。③真性红细胞增多症：系原因不明的造血系统增殖性疾病，由于本病多同时有中性粒细胞和血小板增多，故目前认为由多能造血干细胞受累所致。

2)减少：由于各种病因导致周围血红细胞减少，即病理性贫血。按病因可将贫血分成造血不良、红细胞过度破坏和失血三大类。

(九)思考题

(1)红细胞计数结果不准确的原因有哪些？应该如何避免？

(2)红细胞增减变化的临床意义是什么？

第五节　红细胞形态检查

(一)目的要求

掌握红细胞形态检查的方法、正常红细胞的形态特点、异常红细胞的形态学变化。

(二)原理

对血涂片进行染色后，不同形态的细胞，由于化学成分和化学性质不同，对酸性及碱性染料的亲和作用、吸附作用不同因而使不同形态的细胞呈现出各自的染色特点。利用光学显微镜可直接观察到正常及异常红细胞的形态。

(三)材料、试剂与仪器

(1)显微镜：1台/人。

(2)香柏油：1瓶/组。

(3)擦镜纸：1瓶/组。

(4)二甲苯：1瓶/组。

(5)瑞氏染液、磷酸盐缓冲液：1套/组。

(四)标本

制备良好的染色血涂片。

(五)步骤与方法

(1)染色：将血涂片进行瑞氏染色，冲洗干净，自然干燥后待用。

(2)低倍镜观察：低倍镜下观察红细胞的染色及分布情况。选择细胞分布均匀、染色良好、红细胞紧密排列但不重叠的区域。

(3)油镜观察：加香柏油一滴，油镜下仔细观察上述区域中红细胞的形态，同时浏览全片是否存在其他异常细胞。

(4) 报告方式：描述所检标本中正常红细胞形态特点和观察到的异常红细胞形态学变化。红细胞异常的情况有：大小异常、形态异常、染色异常及结构异常。

(六) 注意事项

(1) 推片不当可造成红细胞形态改变，因此制备良好的血涂片是保证实验质量的因素之一。应认真浏览全片，一般真的异形红细胞全片都可见到同样异常，而假异形红细胞常局限于个别区域。

(2) 低倍镜观察：红细胞在整张血涂片上通常不是均匀分布的，应先在低倍镜下估计细胞的分布和染色情况，理想的红细胞形态检查应在红细胞单个分散不重叠的区域。

(3) 油镜观察：注意浏览全片是否存在其他异常细胞，因异常细胞常集中在血涂片的边缘，容易漏检。

(七) 结果分析

1. 参考值

(1) 在显微镜下正常红细胞呈双凹圆盘状，细胞大小均一。瑞氏染色后，红细胞为淡粉红色，血红蛋白充盈良好，呈正常色素性，向心性淡染，中央部位为生理性淡染区，大小约为直径的 1/3。

(2) 胞质内无异常结构。

2. 临床意义 在染色良好的血涂片上，正常红细胞的大小形态较为一致，直径为 6.7～7.7μm，染淡红色，中央着色较边缘淡。各种病因作用于红细胞生理进程的不同阶段引起相应的病理变化，导致某些类型贫血的红细胞产生特殊的形态变化，可从染色血涂片上红细胞的大小、形态、染色等方面反映出来。此种形态学改变与血红蛋白测定、红细胞计数结果相结合可粗略地推断贫血原因，对贫血的诊断和鉴别诊断有很重要的临床意义。红细胞的形态变化主要表现在以下四个方面：

(1) 红细胞大小改变

1) 小红细胞 (microcyte)：直径小于 6μm 者称为小红细胞，正常人偶见。主要见于珠蛋白生成障碍性贫血及缺铁性贫血。

2) 大红细胞 (macrocyte)；直径大于 10μm，见于溶血性贫血及巨幼细胞性贫血。

3) 巨红细胞 (megalocyte)：直径大于 15μm，最常见于缺乏叶酸及维生素 B_{12} 所致的巨幼细胞性贫血。

4) 红细胞大小不均 (anisocytosis)；是指红细胞之间直径相差一倍以上而言，常见于严重的增生性贫血及巨幼细胞性贫血。

(2) 红细胞形态改变

1) 球形红细胞 (spherocyte)：细胞直径小于正常，厚度增加常大于 2μm，无中心浅染色区，似球形。常见于遗传性球形红细胞增多症和自身免疫性溶血性贫血。

2) 椭圆形红细胞 (elliptocyte)：细胞呈卵圆形、杆形、长度可大于宽度 3～4 倍。在遗传性椭圆形红细胞增多症患者血涂片中此种红细胞可在 25%以上。

3) 靶形红细胞 (target cell)：红细胞中心部位染色较深，其外围为苍白区域，而细胞边缘又深染，形如射击之靶。常见于各种低色素性贫血，在珠蛋白生成障碍性贫血时尤易见到。

4) 镰形红细胞 (sickle cell)：形如镰刀状，常见于 HbS 病。

5) 口形红细胞 (stomatocyte)：红细胞中央有裂缝，中心苍白区呈扁平状，颇似张开的口形或鱼口，在正常人中偶见。如血涂片中出现较多口形红细胞，见于口形红细胞增多症；少量出现可见于弥散性血管内凝血(DIC)、乙醇中毒。

6)棘形红细胞(acanthocyte)：该红细胞表面有针尖状突起，其间距不规则，突起的长度和宽度不一。其在β-脂蛋白缺乏症患者的血涂片中出现较多，也可见于脾切除后、乙醇中毒性肝脏疾病、尿毒症。

7)裂片形红细胞(schistocyte)：为红细胞碎片或不完整的红细胞，大小不一，外形不规则。正常人血涂片中裂片形红细胞小于 2%，弥散性血管内凝血、微血管病性溶血性贫血、重型珠蛋白生成障碍性贫血时出现较多。

8)红细胞形态不整(poikilocytosis)：指红细胞形态发生各种明显改变的情况而言，可呈泪滴状、梨形、棍棒形、新月形等，最常见于巨幼细胞性贫血。

(3)红细胞内血红蛋白含量改变

1)正常色素性(normochmic)；正常红细胞在瑞氏染色的血片中为淡红色圆盘状，中央有生理性空白区，通常称正常色素性。除见于正常人外，还见于急性失血、再生障碍性贫血和白血病。

2)低色素性(hypochromic)：红细胞的生理性中心浅染色区扩大，甚至成为环形红细胞，常见于缺铁性贫血、珠蛋白生成障碍性贫血、铁幼粒细胞性贫血，某些血红蛋白病时也常见到。

3)高色素性(hyperchromic)：指红细胞内生理性中心浅染色区消失，整个红细胞均染成红色，而且胞体也大。常见于巨幼细胞性贫血。

4)嗜多色性(polychromatic)：属于尚未完全成熟的红细胞，故细胞较大，在增生性贫血时增多，溶血性贫血时最为多见。

(4)红细胞中出现异常结构

1)嗜碱性点彩红细胞(basophilic stippling cell)：简称点彩红细胞，属于未完全成熟红细胞，其颗粒大小不一、多少不等，正常人血涂片中很少见到，仅为万分之一。有铅、铋、汞中毒时增多，常作为铅中毒诊断的筛选指标。

2)染色质小体(howell jollys body)：位于成熟或幼红细胞的胞质中，呈圆形，有 1～2μm 大小，染紫红色，可 1 个至数个，常见于巨幼细胞性贫血、溶血性贫血及脾切除术后。

3)卡波环(cabot ring)：在嗜多色性或嗜碱性点彩红细胞的胞质中出现的紫红色细线圈状结构，有时绕成 8 字形，常与染色质小体同时存在。见于巨幼细胞性贫血和铅中毒患者。

4)有核红细胞(nucleated eryhrocyte)：即幼稚红细胞，存在于骨髓中。正常成人外周血液中不能见到，1 周之内婴儿的血涂片可见到少量，在成人外周血涂片中出现有核红细胞属病理现象，最常见于各种溶血性贫血。

(八)思考题

(1)在血涂片制作和染色过程中，哪些原因可以影响红细胞形态?

(2)红细胞形态变化的主要表现有哪些方面?

第六节　白细胞计数

(一)目的要求

掌握显微镜法白细胞计数的原理及方法。

(二) 原理

用白细胞稀释液将血液稀释一定的倍数，同时破坏溶解红细胞。将稀释的血液注入血细胞计数板，在显微镜下计数一定体积内的白细胞数，经换算即可求出每升血液中的白细胞数量。

(三) 材料、试剂与仪器

(1) 显微镜：1 台/人。

(2) 改良牛鲍计数板、盖玻片、绸布：1 套/人。

(3) 试管、试管架：1 套/组。

(4) 微量吸管、胶吸头、吸耳球：1 套/人。

(5) 玻璃棒：1 根/组。

(6) 白细胞稀释液：1 瓶/组。

(四) 标本

末梢血或抗凝静脉血 (EDTA-K_2 抗凝)。

(五) 步骤与方法

(1) 加稀释液：用吸管吸取白细胞稀释液 0.38ml 于小试管中。

(2) 吸取血液：用微量吸管吸取新鲜全血或末梢血 20μl，擦去管尖外部余血。将吸管插入小试管中白细胞稀释液的底部，轻轻放出血液，并吸取上层白细胞稀释液清洗吸管 2～3 次。

(3) 混匀：将试管中血液与稀释液混匀，待细胞悬液完全变为棕褐色。

(4) 充池：再次将小试管中的细胞悬液混匀。用滴棒蘸取细胞悬液 1 滴，充入改良牛鲍计数板的计数池中，室温静置 2～3min，待白细胞完全下沉。

(5) 计数：在低倍镜下计数四角 4 个大方格内的白细胞总数。

(6) 计算：白细胞=4 个大方格内白细胞数 (N) $/4\times10\times20\times10^6=N/20\times10^9$/L，式中：$N$：为 4 个大方格内白细胞总数；/4：为每大方格 (即 0.1μl) 内白细胞平均数；×10：1 个大方格的容积为 0.1μl，换算成 1μl；×20：血液的稀释倍数；$\times10^6$：将 μl 换算成 L。

(六) 注意事项

(1) 稀释用吸管、微量吸管、血细胞计数板均为计量工具，使用前需经过严格的校正，否则将直接影响计数结果的准确。

(2) 使用标本可为由静脉穿刺采取的新鲜全血，也可为末梢血。采集末梢血时，应注意采血部位不得有冻疮、水肿、发绀、炎症等，以免标本失去代表性；同时也应注意不能过度挤压，以免组织液混入引起血液凝固或造成计数结果不准确。

(3) 在充池时，如充液不足、液体外溢、断续充液，或产生气泡、充液后移动盖玻片等，均会使细胞分布不均匀，造成计数结果不准确。

(4) 计数池内的细胞分布应均匀，一般情况下各大方格间的细胞数相差不超过 10%，若相差太大，应重新充池。

(5) 计数大小方格内的压线细胞时，遵循“数上不数下、数左不数右”的原则。

(6) 白细胞数量过多时，可采用加大稀释倍数的方法。

(七)方法学评价

(1)白细胞的显微镜计数法是白细胞计数的参考方法，设备简单、费用低廉、简便易行，在严格规范条件下，可用于校准血液分析仪、血液分析仪计数结果异常的复核；缺点是比较费时，受微量吸管和计数板质量、细胞分布状态以及操作者技术水平等因素影响，精密度和准确度相对较低。

(2)白细胞的血液分析法测定标本用量少、操作便捷，计数细胞数量多，易于标准化；经校准后，在严格规范条件下，精密度和准确度较高，适用于大规模健康人群普查，是目前临床上常规采用的筛检方法；缺点是仪器昂贵，某些分析前人为或病理因素可干扰计数。

(八)结果分析

1. 参考值

(1)成人：$(4\sim10)\times10^9$/L。

(2)新生儿：$(15\sim20)\times10^9$/L。

(3)6 个月至 2 岁：$(11\sim12)\times10^9$/L。

2. 临床意义 由于中性粒细胞占白细胞总数的 50%～70%，其增高和减低直接影响白细胞总数的变化。因此在临床检查中绝大多数病例白细胞总数实际反映着中性粒细胞变化。

(1)中性粒细胞数量增多

1)中性粒细胞生理性增多：①年龄：新生儿白细胞较高，一般在 15×10^9/L 左右，个别可高达 30×10^9/L 以上。通常在 3～4 天后降至 10×10^9/L 左右，约保持 3 个月，然后逐渐降低至成人水平。②日间变化：在静息状态时白细胞数较低，活动和进食后较高，早晨较低，下午较高；一日之间最高值与最低值之间可相差一倍。运动、疼痛和情绪变化、一般的体力劳动、冷热水浴、日光或紫外线照射等均可使白细胞轻度增多，如剧烈运动可于短时间内使白细胞高达 35×10^9/L，以中性粒细胞为主，当运动结束后迅速恢复原有水平。③妊娠与分娩：妊娠期白细胞常见增多，特别是最后一个月，常波动于$(12\sim17)\times10^9$/L 之间，分娩时可高达 34×10^9/L。分娩后 2～5 日内恢复正常。

2)中性粒细胞病理性增多：①急性感染：如感染很局限且轻微，白细胞总数仍可正常，但分类检查时可见分叶核百分率有所增高；中度感染时，白细胞总数增高大于 10×10^9/L，并伴有轻度核左移；严重感染时总数常明显增高，可达 20×10^9/L 以上，且伴有明显核左移。②严重的损伤或大量血细胞破坏：在较大手术后 12～36h，白细胞常达 10×10^9/L 以上，其增多的细胞成分以中性分叶核粒细胞为主。急性心肌梗死后 1～2 天内，常见白细胞数明显增高，借此可与心绞痛相区别。急性溶血反应时，也可见白细胞增多。③急性大出血：在脾破裂或宫外孕输卵管破裂后，白细胞迅速增高，常达$(20\sim30)\times10^9$/L。其增多的细胞也主要是中性分叶核粒细胞。④急性中毒：化学药物如安眠药、敌敌畏等中毒时，常见白细胞数增高，甚至可达 20×10^9/L 或更高。代谢性中毒如糖尿病酮症酸中毒及慢性肾炎尿毒症时，也常见白细胞增多，均以中性分叶核粒细胞为主。⑤肿瘤性增多：白细胞呈长期持续性增多，最常见于粒细胞性白血病，其次也可见于各种恶性肿瘤的晚期，此时不但总数常达$(10\sim20)\times10^9$/L 或更多，且可有较明显的核左移现象，而呈所谓类白血病反应。

(2)中性粒细胞减少(neutropenia)

1)某些感染：某些革兰阴性杆菌如伤寒、副伤寒杆菌感染时，如无并发症，白细胞数量均减少，甚至可低到 2×10^9/L 以下，一些病毒感染如流感时的白细胞亦减少。

2) 某些血液病：如典型的再生障碍性贫血时，呈“三少”表现，此时白细胞可少至 $1\times10^9/L$ 以下，分类时几乎均为淋巴细胞。小部分急性白血病其白细胞总数不高反而减低，其白细胞可 $<1\times10^9/L$，分类时亦呈淋巴细胞相对增多。

3) 慢性理、化损伤：电离辐射(如 X 线等)、长期服用氯霉素后，可因抑制骨髓细胞的有丝分裂而致白细胞减少。

4) 自身免疫性疾病：如系统性红斑狼疮等，由于自身免疫性抗体导致白细胞破裂而减少。

5) 脾功能亢进：各种原因所致的脾大均可见白细胞减少。

(九) 思考题

(1) 假定某次白细胞计数为 $6\times10^9/L$，其中分类 100 个白细胞有 20 个有核红细胞，那么白细胞的实际数量是多少？

(2) 中性粒细胞病理性增多的主要原因有哪些？

第七节 白细胞分类计数

(一) 目的要求

掌握显微镜外周血白细胞分类计数的方法及各种白细胞的正常形态。

(二) 原理

将血液制成细胞分布均匀的血涂片，用瑞氏染液染色，根据各类细胞的形态特点和颜色差异将白细胞进行分类并计数。通常分类 100 个白细胞，计算得出各种白细胞所占的百分率。

(三) 材料、试剂与仪器

(1) 显微镜：1 台/人。
(2) 分类计数器：1 台/组。
(3) 香柏油：1 瓶/组。
(4) 擦镜纸：1 盒/组。
(5) 二甲苯：1 瓶/组。
(6) 洗瓶：1 个/组。
(7) 瑞氏染液、磷酸盐缓冲液：1 套/组。

(四) 标本

制备良好的血涂片。

(五) 步骤与方法

(1) 染色：将血涂片用瑞氏染液染色，冲洗干净，自然干燥后待用。

(2) 低倍镜观察：低倍镜下观察白细胞分布和染色情况。

(3) 油镜观察：选择血涂片体尾交界处细胞分布均匀、着色良好的区域，按一定的方向顺序对所见的每一个白细胞进行分类，并用白细胞分类计数器做好记录，共计数 100 个白细胞。

(4) 计算：求出各类白细胞所占的百分率。

(5)报告方式：百分率(%)。

(六)注意事项

(1)由于各种白细胞体积大小不等，体积较小的淋巴细胞在血涂片的头、体部较多，而尾部和两侧中性粒细胞和单核细胞较多，因此分类最佳区域为体、尾交界处。

(2)分类时要有秩序地、沿一定方向连续地进行，既不重复亦不遗漏，避免主观选择视野。分类计数结果的记录也可采用手工画“正”或“++++”的方法。

(3)白细胞总数在(3.0～15)$\times 10^9$/L之间者，分类计数100个白细胞，总数在15$\times 10^9$/L以上时，应计数200个白细胞，而总数低于3.0$\times 10^9$/L时，则应选用2张血涂片计数50～100个白细胞。

(七)方法学评价

(1)白细胞的显微镜计数法是白细胞计数的参考方法，设备简单、费用低廉、简便易行。在严格规范条件下，可用于校准血液分析仪、血液分析仪计数结果异常的复核；缺点是比较费时，受微量吸管和计数板质量、细胞分布状态以及操作者技术水平等因素影响，精密度和准确度相对较低。

(2)白细胞的血液分析法测定标本用量少、操作便捷，计数细胞数量多，易于标准化；经校准后，在严格规范条件下，精密度和准确度较高，适用于大规模健康人群普查，是目前临床上常规采用的筛检方法；缺点是仪器昂贵，某些分析前人为或病理因素可干扰计数。

(八)结果分析

1. 参考值　成人白细胞分类计数参考值，见表7-3。

表7-3　成人白细胞分类计数参考值

细胞	比值	百分率(%)	绝对值($\times 10^9$/L)
中性分叶核粒细胞	0.50～0.70	50～70	2.00～7.00
中性杆状核粒细胞	0.01～0.05	1～5	0.04～0.50
嗜酸性粒细胞	0.005～0.05	0.5～5	0.05～0.50
嗜碱性粒细胞	0～0.01	0～1	0～0.10
淋巴细胞	0.20～0.40	20～40	0.80～4.00
单核细胞	0.03～0.08	3～8	0.12～0.80

2. 临床意义

(1)淋巴细胞变化

1)淋巴细胞增多(lymphocytosis)：①某些病毒或细菌所致的急性传染病，如风疹、流行性腮腺炎、传染性单核细胞增多症等，百日咳时淋巴细胞常明显增多；②某些慢性感染：如结核病时淋巴细胞也增多，但白细胞总数一般仍在正常范围内；③肾移植术后：如发生排异反应时，于排异前期，淋巴细胞的绝对值即增高；④淋巴细胞性白血病、白血性淋巴肉瘤，前者如系慢性型，以白血病性成熟淋巴细胞为主，如系急性型则以原、幼淋巴细胞为主，均可致白细胞总数增高；⑤再生障碍性贫血、粒细胞缺乏症，由于中性粒细胞显著减少，导致淋巴细胞百分率相对增高，称为淋巴细胞相对增多，此时白细胞总数是降低的。

2) 淋巴细胞减少(lymphopenia)：主要见于接触放射线及应用肾上腺皮质激素或促肾上腺皮质激素。严重化脓性感染时，由于中性粒细胞显著增加，导致淋巴细胞百分率减低，但计算其绝对值，淋巴细胞数量仍在正常范围。

(2) 嗜酸性粒细胞变化

1) 生理变化：在运动、寒冷、饥饿、精神刺激等情况下，交感神经兴奋，通过下丘脑刺激垂体前叶，产生促肾上腺皮质激素(ACTH)使肾上腺皮质产生肾上腺皮质激素，肾上腺皮质激素可阻止骨髓释放嗜酸性粒细胞，并促使血中嗜酸性粒细胞向组织浸润，从而导致外周血中嗜酸性粒细胞减少。因此正常人嗜酸性粒细胞白天较低，夜间较高。上午波动较大，下午比较稳定。

2) 嗜酸性粒细胞增多(eosinophilia)：①过敏性疾患：如在支气管哮喘、血管神经性水肿、食物过敏、血清病时均可见血中嗜酸性粒细胞增多。在某些钩虫病患者，其血中嗜酸性粒细胞明显增多甚至白细胞总数高达数万，分类中 90%以上为嗜酸性粒细胞，而呈嗜酸性粒细胞型类白血病反应。②某些传染病：一般急性传染病时，血中嗜酸性粒细胞均减少，唯猩红热时反而增高。③慢性粒细胞性白血病：此时嗜酸性粒细胞常可高达 10%以上，并可见有幼稚型。某些恶性肿瘤，特别是淋巴系统恶性疾病。如霍奇金病及某些上皮系肿瘤如肺癌时，均可见嗜酸性粒细胞增多，一般在 10%左右。

3) 嗜酸性粒细胞减少(eosinopenia)：见于伤寒、副伤寒、手术后严重组织损伤以及应用肾上腺皮质激素或促肾上腺皮质激素后。

(3) 嗜碱性粒细胞变化

1) 增多：常见于慢性粒细胞性白血病、真性红细胞增多症、黏液性水肿、溃疡性结肠炎、变态反应、甲状腺功能减退等。

2) 减少：见于速发型变态反应(荨麻疹、过敏性休克等)、促肾上腺皮质激素及糖皮质激素过量、应激反应(心肌梗死、严重感染、出血等)、甲状腺功能亢进、库欣综合征等。在临床上嗜碱性粒细胞计数，常用于慢性粒细胞白血病与类白血病反应的鉴别和观察变态反应。

(4) 单核细胞变化

1) 单核细胞增多(monocytosis)：①生理性增多：正常儿童外周血中的单核细胞较成人稍多，平均为 9%，出生后 2 周的婴儿可呈生理性单核细胞增多，可达 15%或更多。②病理性增多：临床上单核细胞增多常见于某些感染：如亚急性感染性心内膜炎、疟疾、黑热病等；急性感染的恢复期可见单核细胞增多；在活动性肺结核如严重的浸润性的颗粒性结核时，可致血中单核细胞明显增多，甚至呈单核细胞类白血病反应，白细胞占总数常达 20×10^9/L 以上，分类时单核细胞可达 30%以上，以成熟型为主，但亦可见少数幼稚单核细胞。某些血液病：粒细胞缺乏症的恢复期，常见单核细胞一过性增多，恶性组织细胞病、淋巴瘤时可见幼单核细胞增多，成熟型亦见增多。骨髓增生异常综合征时除贫血、白细胞减少等之外，白细胞分类时常见单核细胞增多。

2) 单核细胞减少，意义不大。

(九) 思考题

(1) 使用同一血标本，分类计数与本组其他同学结果不一致的原因是什么？

(2) 如何区分单核细胞与杆状核粒细胞？

第八节　白细胞形态检查

(一) 目的要求

掌握正常及异常白细胞形态学特点。

(二) 原理

用普通光学显微镜，直镜观察经瑞氏染色后血涂片上的白细胞。从细胞大小、细胞核、细胞质等多方面观察细胞形态。

(三) 材料、试剂与仪器

(1) 显微镜：1 台/人。
(2) 香柏油：1 瓶/组。
(3) 擦镜纸：1 盒/组。
(4) 二甲苯：1 瓶/组。
(5) 瑞氏染液：1 瓶/组。
(6) 磷酸盐缓冲液：1 瓶/组。

(四) 标本

制备良好的血涂片。

(五) 步骤与方法

(1) 染色：将血涂片用瑞氏染液染色，冲洗干净，自然干燥后待用。
(2) 低倍镜观察；低倍镜观察细胞分布、数量、染色情况。
(3) 油镜观察：滴加香柏油 1 滴，在油镜下对白细胞从细胞大小、细胞核、细胞质等多方面做认真仔细的观察。
(4) 计算毒性指数：观察 100 个或 200 个中性粒细胞，记录有病理变化的中性粒细胞数量，计算毒性指数。
(5) 报告方式：直接报告异常细胞。

(六) 注意事项

(1) 含中毒颗粒的中性粒细胞应与嗜碱性粒细胞相区别，其区别要点是嗜碱性粒细胞核较少分叶，染色较浅，嗜碱性颗粒着色更深，较大且不均匀，细胞边缘常分布较多，也可覆盖分布于细胞核上。

(2) 在血涂片染色偏碱或染色时间过长时，可将中性颗粒误认为中毒颗粒。应注意全片各种细胞的染色情况。

(七) 结果分析

1. 参考值　外周血正常白细胞的形态特征见表 7-4。分叶核粒细胞的核分叶之间，外观以染色较深的一丝实线相连，因只有核膜，故其内无染色质，这是中性粒细胞分叶核与杆状核鉴别的基础。当杆状核与分叶核鉴别困难时，可将其归类于分叶核。

表7-4　外周血正常白细胞形态特征

细胞	直径(μm)	形态	胞质	核形	染色质
中性分叶	10～15	圆形	粉红色。颗粒量多、细小、均匀、紫红色	分2～5叶	粗糙，深紫红色
中性杆	10～15	圆形	粉红色。颗粒量多、细小、均匀、紫红色	弯曲呈杆状、带状、腊肠状	粗糙，深紫红色
嗜酸粒	13～15	圆形	着色不清。颗粒橘黄、粗大、整齐排列、均匀充满胞质	多分2叶，眼镜形	粗糙，深紫红色
嗜碱粒	10～12	圆形	着色不清。颗粒紫黑色、量少、大小不均、排列杂乱，可盖于核上	核形因颗粒遮盖而不清	粗糙，深紫红色
淋巴	6～15	圆形或椭圆形	透明、淡蓝色、多无颗粒，大淋巴细胞可有少量粗大、不均匀紫红色颗粒	圆形、椭圆形、肾形	深紫红色，粗糙成块，核外缘光滑
单核	12～20	圆形、椭圆形或不规则形	半透明、灰蓝色或灰红色。颗粒细小、尘土样紫红色	肾形、山字形、马蹄形、扭曲折叠不规则形	疏松网状，淡紫红色，有膨胀和立体起伏感

2. 临床意义　血涂片染色后，各种类型白细胞的形态学特点各不相同。在病理状态下，除白细胞计数和分类发生变化外，其形态有时也发生改变。计算各种白细胞比例及观察白细胞形态的变化，对诊断疾病和观察疗效具有重要意义。

(1)中性粒细胞形态变化：①中毒颗粒：比正常中性颗粒粗大，大小不等，分布不均匀，染色较深，呈黑色或紫黑色。有时颗粒很粗大，与嗜碱性粒细胞易混淆；有时小而稀少，散杂在正常中性颗粒之中。含中毒颗粒的中性粒细胞应与嗜碱性粒细胞区别，其要点：嗜碱性粒细胞核较少分叶、染色较浅、颗粒较大、大小不均、着色更深、细胞边缘处常分布较多，可分布于核上，胞浆中常见小空泡。在血片染色偏碱或染色时间过长时，易将中性颗粒误认为中毒颗粒，但只要注意全片各种细胞的染色情况，则不难区别。②空泡形成：可为单个，但常为多个。大小不等，亦可在核中出现，被认为是细胞脂肪变性的结果。③Dohle体：是中性粒细胞因毒性变而保留的嗜碱性区域。呈圆形、梨形或云雾状。界限不清，染成灰蓝色，直径为1～2μm，是胞质局部欠成熟，即核与胞质发育不平衡的表现。Dohle小体亦可见于单核细胞中，其意义相同。④退行性变：常见者有胞体肿大、结构模糊、边缘不清晰、核固缩、核肿胀和核溶解(染色质模糊、疏松)等。如胞质破裂后消失仅剩胞膜，则成裸核或篮状细胞，退行性变亦可见于衰老细胞，在正常情况下为数极少。这些毒性变化可单独出现，亦可同时出现。观察中性粒细胞的毒性的变化，对估计疾病的预后有一定帮助。

(2)其他异常白细胞

1)巨多核分叶中性粒细胞：成熟中性粒细胞胞体增大，核分叶过多，常为5～9叶，甚至12～15叶。各叶大小差别很大，常见于巨幼细胞性贫血。

2)Pelger-Huet畸形：表现为成熟中性粒细胞核分叶能力减退，常为杆状和分两叶(其间难成细丝)，呈肾形或哑铃形，染色质聚集成小块或条索网状，其间有空隙。为常染色体显性遗传异常，一般无临床症状，但也可继发于某些严重感染、白血病、骨髓增生异常综合征、肿瘤转移和某些药物(如水仙胺、磺基二甲基异噁唑)治疗后。

3) Chediak-Higashi 畸形：在 Chediak-Higashi 综合征患者骨髓和血液各期粒细胞中，含数个至数十个直径 2～5μm 的包涵体，即异常巨大的紫蓝或紫红色颗粒。电镜观察和细胞化学检查显示，巨大颗粒为异常溶酶体。患者容易感染，常伴白化病。为常染色体显性遗传，此异常颗粒偶见于单核细胞、淋巴细胞中。

4) Alder-Reilly 畸形：其特点是在中性粒细胞中含巨大深染的嗜天青颗粒，染深紫色。此异常颗粒与中毒颗粒的区别是颗粒较大，不伴有白细胞数增高、核象左移和空泡等其他毒性变化。患者常伴有脂肪软骨营养不良或遗传性黏多糖代谢障碍，类似颗粒亦可见于其他白细胞中。

5) May-Hegglin 畸形：患者粒细胞含有淡蓝色包涵体。实验证明这种包涵体与前述常见于严重感染、中毒等所见 Dohle 体相同，但常较大而圆。除中性粒细胞外，其他粒细胞甚至巨核细胞内亦可见到。

(3) 淋巴细胞形态学变化

1) 异型淋巴细胞：在传染性单核增多症、病毒性肝炎、流行性出血热等病毒感染或过敏原的刺激下，可使淋巴细胞增生，并出现某些形态学变化，称为异型淋巴细胞。Downey 将其按形态特征分为三型。

a. Ⅰ型(空泡型)：最多见。胞体比正常淋巴细胞稍大，多为圆形、椭圆形或不规则形，核圆形、肾形或分叶状、常偏位。染色质粗糙，呈粗网状或小块状，排列不规则。胞质丰富，染深蓝色，含空泡或呈泡沫状。

b. Ⅱ型(幼稚型)：胞体较大，核圆形或卵圆形。染色质细致呈网状排列，可见 1～2 个核仁。

c. Ⅲ型(不规则型)：胞体较大，外形常不规则，可有多数伪足。核形状及结构与Ⅰ型相同或殊途同归，染色质较粗糙致密。胞质量丰富，染色淡蓝或灰蓝色，有透明感，边缘处着色较深，可有少数空泡。

2) 受放射线损伤后淋巴细胞形态变化：通过放射生物学的研究以及对射线损伤患者观察，证实淋巴细胞是白细胞中对电离辐射最敏感的细胞。人体遭受较小剂量的电离辐射之后，虽未出现明显临床症状，但血中淋巴细胞的数量却已显著减少。若经较大剂量照射后，淋巴细胞迅速减少，剂量越大，减少越严重以致衰竭，与此同时受损伤的淋巴细胞还出现形态学改变，如核固缩、核破坏、出现双核的淋巴细胞以及含有卫星核的淋巴细胞，后者是指胞质中主核之旁出现小核也称微核，是射线损伤后较为特殊的现象。

3) 淋巴细胞性白血病时形态学变化：在急、慢性淋巴细胞白血病时，不但出现各阶段的原幼淋巴细胞，且处于各分阶段的白血病细胞都有特殊的形态变化。

(八) 思考题

(1) 各类正常情况下白细胞的形态特征？

(2) 中性粒细胞毒性变化的表现有哪些？

第九节　PT、APTT、Fib 测定

(一) 目的要求

(1) 掌握血浆凝血酶原时间的测定方法。

(2) 掌握血浆活化部分凝血活酶时间的测定方法。

(3) 掌握血浆纤维蛋白原含量的测定方法。

(二) 原理

(1) 在受检血浆中加入足够量的凝血活酶和钙离子，测定血浆凝固的时间，即为血浆凝血酶原时间(PT)。本实验是检查外源性凝血系统的筛检试验。

(2) 在 37℃条件下，以白陶土(激活剂)激活Ⅺ、Ⅻ因子，以脑磷脂(部分凝血活酶)代替血小板第 3 因子，在 Ca^{2+}参与下，血浆凝固的时间，即为活化部分凝血活酶时间(APTT)。本实验是检查内源性凝血系统的筛检试验。

(3) 纤维蛋白原与凝血酶作用形成不溶性纤维蛋白，因而血浆在加入凝血酶后发生凝固，凝血时间与血浆中纤维蛋白原的含量呈负相关。根据制订的标准曲线测定备检血浆的凝固时间，被检血浆的纤维蛋白原含量可从标准曲线查得。

(三) 材料、试剂与仪器

(1) 水浴箱：1 台/组。

(2) 一次性采血针及负压管(枸橼酸钠)：10 个/组。

(3) 离心机：1 台/组。

(4) 秒表：2 个/组。

(5) 棉球：2 包/组。

(6) 碘酊：1 瓶/组。

(7) 1000μl 加样器：1 支/组。

(8) 试管架：2 个/组。

(9) 6cm 玻璃试管：2 支/人。

(10) 凝血酶原时间测定试剂盒。

(11) 活化部分凝血活酶时间测定试剂盒。

(12) 25mmol/L 氯化钙溶液。

(13) 纤维蛋白原测定试剂盒。

(14) 冻干参比血浆。

(15) 缓冲液。

(四) 标本

109mmol/L 枸橼酸钠抗凝全血。

(五) 步骤与方法

1. PT、APTT 测定

(1) 采血分离血浆：采静脉血 1.8ml，3000r/min 离心 10min，分离血浆。

(2) 平衡温度：将氯化钙凝血活酶溶液和正常人血浆置室温 15min。

(3) 测定

1) 取小试管 1 支，加入分离的血浆 0.1ml，37℃水浴预温 5min，然后加入 25mmol/L 氯化钙凝血活酶溶液 0.2ml，同时启动秒表计时，并记录时间。取 2～3 次平均值。

2）取小试管 1 支，加入分离的血浆和 APTT 试剂各 0.1ml，37℃水浴预温 3min 并轻轻摇动数次，然后加入预温好的 25mmol/L 氯化钙溶液 0.1ml，同时启动秒表计时并不断摇动。20 秒后观察结果，取 2～3 次平均值。

2. Fib 测定

（1）制备标准曲线

1）复溶：每瓶 Fib 凝血酶加入 2.5ml 蒸馏水溶解。每瓶 Fib 血浆加入 1.0ml 蒸馏水，静置 3min 复溶。

2）稀释参比血浆：用缓冲液分别作 1∶5，1∶10，1∶15，1∶20，1∶40 稀释。取不同稀释度参比血浆各 200μl，37℃预温 3min，然后加入凝血酶溶液 100μl，测定凝固时间。

3）绘制标准曲线：以各稀释倍数的纤维蛋白原浓度为横坐标，对应的凝固时间为纵坐标，在双对数坐标纸上绘制标准曲线。

（2）检测待检血浆

1）稀释待检血浆：将待检血浆用缓冲液做 10 倍稀释。

2）预温：将已经稀释的血浆 0.2ml 于试管中 37℃预温 5min。

3）记录凝固时间：取 0.1ml 凝血酶加入待检血浆并记录凝固时间。

4）读取纤维蛋白原含量：在标准曲线上查得 Fib 含量。

（六）注意事项

（1）所用试管必须洁净干燥，无划痕。

（2）采血要顺利，血液与抗凝剂比例要准确（1∶9）。充分混匀，绝不能有凝块。

（3）采血后宜在 1h 内完成，4℃冰箱保存不应超过 4h，−20℃可保存 14 天，−70℃可保存 6 个月。

（4）水浴温度要控制在 37℃左右，过高或者过低都可影响测定结果。

（5）测定前应先测定正常人混合血浆，其测定结果在允许范围方可测定待检标本。

（6）标准曲线的制备时，偏差较大的点可以不予考虑，但曲线必须含有 3 个点。

（七）结果分析

1. 参考值

（1）PT：11～13s（超过正常 3s 有意义）。

（2）APTT：25.07～35s（超过正常 10s 有意义）。

（3）Fib：成人 2～4g/L，新生儿 1.25～3.00g/L。

2. 临床意义

（1）凝血酶原时间（PT）：是检查外源性凝血因子的一种过筛试验，是用来证实先天性或获得性纤维蛋白原、凝血酶原和凝血因子Ⅴ、Ⅶ、Ⅹ的缺陷或抑制物的存在，同时用于监测口服抗凝剂的用量，是监测口服抗凝剂的首选指标。据报道，在口服抗凝剂的过程中，维持 PT 在正常对照的 1～2 倍最为适宜。

（2）活化部分凝血活酶时间（APTT）：是检查内源性凝血因子的一种过筛试验，是用来证实先天性或获得性凝血因子Ⅷ、Ⅸ、Ⅺ的缺陷或是否存在它们相应的抑制物。同时，APTT 也可用来检查凝血因子Ⅻ、激肽释放酶原和高分子量激肽释放酶原是否缺乏，由于 APTT 的高度敏感性和肝素的作用途径主要是内源性凝血途径，所以 APTT 成为监测普通肝素首选指标。

（3）纤维蛋白原（Fib）：升高：往往与急性期反应蛋白同时增高，如肺炎、风湿热、结核、败血症等细菌感染。尿毒症、肾病、妊娠、月经期、代偿性 DIC、肿瘤等亦见增高。见于糖尿病及其酸中毒、动脉粥样硬化、恶性肿瘤、急性心肌梗死、深静脉血栓形成、急性传染病、急性肾炎尿毒症、骨髓瘤、休克、外科手术后及轻度肝炎等。降低：纤维蛋白原消耗过度如 DIC，胎盘早期剥离，分娩时羊水渗入血管形成血栓，肺、前列腺手术。营养不良及肝脏疾病时纤维蛋白原合成减少，罕见的先天性纤维蛋白原缺乏症及异常纤维蛋白原血症。见于 DIC、原发性纤溶症、重症肝炎、肝硬化、低(无)纤维蛋白原血症等。

(八)思考题

(1)PT 正常，APTT 延长，Fib 正常，表明患者可能存在什么问题，进一步可做哪些检测项目？

(2)PT 延长，APTT 延长，Fib 降低，表明患者可能存在什么问题，进一步可做哪些检测项目？

第十节　血液分析仪的使用及其结果分析

(一)目的要求

掌握五分群型血液分析仪的原理、操作方法、结果分析及参数的临床应用。

(二)原理

以电阻抗型仪器为例，见图 7-10。

1. 血细胞计数及体积测定　将等渗电解质溶液稀释的细胞悬液置入不导电的容器中，将小孔管(也称传感器)插进细胞悬液中。小孔管内充满电解质溶液，并有一个内电极，小孔管的外侧细胞悬液中有一个外电极。当接通电源后，位于小孔管两侧电极产生稳定电流，稀释细胞悬液从小孔管外侧通过小孔管壁上宝石小孔(直径<100μm，厚度约 75μm)向小孔管内部流动，使小孔感应区内电阻增高，引起瞬间电压变化形成脉冲信号，脉冲振幅越高，细胞体积越大，脉冲数量越多，细胞数量越多，由此得出血液中血细胞数量和体积值。

2. 白细胞的分群及计数　根据电阻抗法原理，经溶血剂处理、脱水、不同体积的白细胞通过小孔时，脉冲大小不同，将体积为 35～450fl 的白细胞分为 256 个通道；其中淋巴细胞为单个核细胞，颗粒少、细胞小，位于 35～90fl 的小细胞区，粒细胞(中性粒细胞)的核分多叶、颗粒多、胞体大，位于 160fl 以上的大细胞区，单核细胞、嗜酸性粒细胞、嗜碱性粒细胞、原始细胞、幼稚细胞等，位于 90～160fl 的单个核细胞区，又称为中间型细胞。仪器根据各亚群所占总体的比例，计算出各亚群细胞的百分率，同时计算出各亚群细胞的绝对值，显示白细胞体积分布的直方图。

3. 血红蛋白(Hb)的测定　当稀释血液中加入溶血剂后，红细胞溶解并释放出血红蛋白，血红蛋白与溶血剂中的某些成分结合形成一种血红蛋白衍生物，在特定波长(530～550nm)下比色，吸光度变化与稀释液中 Hb 含量成正比，最终显示 Hb 浓度。不同类型血液分析仪，溶血剂配方不同，所形成血红蛋白衍生物不同，吸收光谱不同，如含氰化钾的溶血剂与血红蛋白作用后形成氰化血红蛋白，其最大吸收峰为 540nm。

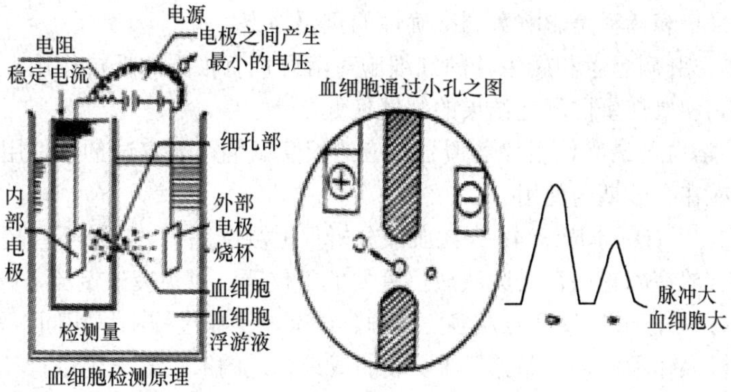

图 7-10　三分类血球仪工作原理

(三)材料、试剂与仪器

(1)血液分析仪配套试剂：稀释液、溶血素、清洗液。

(2)全血质控物。

(3)EDTA-K_2抗凝管。

(4)全自动五分类血液分析仪。

(四)标本

EDTA-K_2抗凝静脉血或者末梢血。

(五)步骤与方法

1. 标本准备　抗凝静脉血或者预稀释全血。

2. 仪器准备(严格按照仪器标准操作规程)

(1)熟悉使用方法：熟悉仪器的正确使用方法，检查稀释液、溶血素、废液瓶等装置的连接和通讯接口。

(2)开启电源仪器开始自检过程。

(3)检测空白本底：自检完成后仪器自动或者手动进行本底测试，测试结果符合仪器说明书上的要求后进行下一步操作。

3. 测定质控物　使用仪器配套的高、中、低值全血质控物测试仪器，其结果应在质控靶值的±2SD之内，结果自动记录在质控文件内，并绘制出质控图。

4. 测定血液标本　充分混匀抗凝血液标本，按进样键，仪器吸样后自动完成各项测试，屏幕显示并打印各项参数、图形(直方图和散点图)和报警(符号和文字)。

5. 结果报告　五分类血液分析仪的报告结果更加丰富，白细胞分类图形为直观的散点图。

(六)注意事项

(1)环境要求：血液分析仪属高精密度仪器，室内温度应保持在15～25℃之间，相对湿度应<80%，防止电磁波干扰，不能使用磁饱和稳压器，仪器应有良好的接地装置。

(2)抗凝剂：使用ICSH推荐使用的EDTA-K_2，抗凝剂浓度为1.5～2.2mg/ml血。不能使用肝素抗凝剂，因为肝素影响白细胞和血小板的测定。

(3)采血要求：操作顺利，抗凝迅速而且完全，标本中不能有凝块和纤维蛋白丝。特别是末梢血，血液的采集和稀释是影响数据准确性的重要因素。

(4) 特殊标本：肝病患者和新生儿的红细胞对溶血剂有很强的抵抗作用，可导致白细胞计数结果的假性偏高和血红蛋白测定结果的假性偏低。

(5) 稀释液、溶血剂最好使用仪器型号对应的配套试剂，兼容试剂在使用前要进行对照试验，且所有试剂应在有效期内使用。

(6) 测试要求：所有标本应于 4h 内在血液分析仪上测试完毕，最长不宜超过 6h；期间标本应置于室温，不宜放在冰箱保存。废液瓶位置要低于仪器，以免废液倒流，损坏仪器。

(7) 仪器要求：血液分析仪型号众多，原理、试剂、操作过程不尽相同，要熟悉仪器性能，严格按照仪器要求操作和维护、保养。新安装的或维修过的旧仪器一定进行校准和性能评价后才可应用于临床标本分析。

(8) 质量控制要求：血液分析仪一旦出现问题将可能造成整批错误，因此必须进行室内质量控制和室间质评活动。

(9) 白细胞结果

1) 五分类血液分析仪的白细胞分类结果可有条件地作为最终结果报告，不能完全取代手工显微镜下分类；其分类结果目前只能当做一种筛查手段，各种仪器的筛选规则有差别，国内外还没有被广泛接受的统一规则。

2) 白细胞分类散点图：不同型号血液分析仪所用原理、试剂、流式细胞的组合方式均不一致，所绘出白细胞散点图也千差万别，但与直方图相比，更为明确地提示检验人员某类细胞的比例变化或有无异常细胞出现，进而在显微镜检查中投入较多精力注意这些变化或在正常人群体检中筛选是否需要进一步做血涂片检查。

(10) 红细胞结果：红细胞检测结果对分析红细胞性质、状态和红细胞疾病的诊断价值非常大。

1) MCV 和 RDW：两个参数相结合作为贫血的分类依据，可分为 6 种类型。

2) 红细胞直方图有助于贫血的诊断及贫血的疗效观察。

3) 红细胞直方图不能完全取代血涂片染色后油镜下观察红细胞形态和细胞内容物，如异形红细胞、嗜碱性点彩红细胞、豪焦小体和疟原虫等。

(11) 血小板结果：血小板检测结果对判断血小板成熟程度、骨髓产生血小板能力和相关疾病的诊断有一定的帮助。

(七) 方法学评价

血液分析仪已由单项检测原理和技术、少量检测项目、半自动化操作向多项检测原理和技术、多项检测项目和全自动化方向发展，进一步与分析前标本处理自动化、与分析中血涂片推制染色仪自动化、与分析后远程质量控制系统等自动化等相连，甚至与整个实验室自动化整合，现代血液分析仪功能增强，检测精密度和临床判断的准确度提高。

从血液分析仪的检测原理和功能特点可知：单用电阻抗法的三分类血液分析仪，仅根据细胞体积大小，将血细胞分为红细胞、白细胞和血小板，将白细胞分成三群，这种分类很不准确。但由于价廉，目前三分类血液分析仪还应用于经济条件较差的地区；发达国家已基本停用该类型仪器，继而提倡应用五分类血液分析仪。因为，联合应用光学和电学多重原理、结合多项化学染色等技术的血液分析仪，将检测血细胞的体积、细胞核及细胞质颗粒综合分析后做出细胞分类，这种检测分类法，准确性比三分类大大提高。但是此类血液分析仪还不能全部满足检测出有临床病理意义的异常细胞的需要；因此必要时还需用血涂片做显微镜检。

(八)结果分析

1. 参考值　见表7-5。

表7-5　血细胞计数各指标参考值

检测项目	成年男性		成年女性		新生儿	婴儿	儿童
白细胞 10^{12}/L	4～10		4～10		15～20	11～12	15～20
红细胞 10^{9}/L	4.09～5.74		3.68～5.13		5.2～6.4	4.0～4.3	4.0～4.5
血红蛋白 g/L	131～172	＞70岁 94～122	113～151	＞70岁 113～151	180～190	110～120	120～140
血小板 10^{9}/L	100～300						

2. 临床意义

(1)白细胞计数

1)白细胞计数生理性增多：新生儿、运动、疼痛、情绪变化、应激、妊娠、分娩。

2)白细胞计数病理增高：①急性感染：急性化脓性感染所引起的急性全身性感染或局部炎症，以及一些细胞感染。②组织损伤：手术后急性心肌梗死。③恶性肿瘤及白血病：急性、慢性粒细胞性白血病。各种恶性肿瘤的晚期，如肝癌、胃癌等。④其他：骨髓纤维化、真性红细胞增多症、尿毒症、酸中毒、某些药物中毒、烧伤等。

3)白细胞计数减少：①某些感染：细菌感染(如伤感、副伤寒)；病毒感染(如流感、风疹、麻疹)。②某些血液病：再生障碍性贫血、急性粒细胞缺乏症、恶性网状细胞增多症。③脾功能亢进：各种原因所致的脾大。④理化因素：放射性物质、X线、某些抗癌药、解热镇痛药等，可造成白细胞减少。少于 0.5×10^9/L 提示患者受感染的危险极大，应采取适当的预防措施，并仔细监测。少于 3×10^9/L 可认为白细胞减少，应了解白细胞分类，并做进一步检查。

(2)红细胞计数(RBC)

1)红细胞增多见于：①严重呕吐、腹泻、大面积烧伤及晚期消化道肿瘤患者，多为脱水血浓缩使血液中的有形成分相对地增多所致；②心肺疾病：先天性心脏病、慢性肺脏疾患及慢性一氧化碳中毒等。因缺氧必须借助大量红细胞来维持供氧需要；③干细胞疾患：真性红细胞增多症。

2)红细胞减少见于：①急性或慢性失血；②红细胞遭受物理、化学或生物因素破坏；③缺乏造血因素、造血障碍和造血组织损伤；④各种原因的血管内或血管外溶血。

(3)血红蛋白(Hb)

1)贫血、白血病、产后、手术后、大量失血、钩虫病等降低，缺铁性贫血时尤为明显。

2)肺气肿、肺心病、先天性心脏病、严重呕吐、腹泻、出汗过多、大面积烧伤等升高。

3)慢性一氧化碳中毒及真性红细胞增多症时升高(长期居住高原者生理性升高)。

(4)血小板计数

1)血小板减少：①血生成减少：如再障、急性白血病等；②破坏过多：如原发性血小板减少性紫癜等；③消耗过多：见于弥散性血管内凝血，血栓性血小板减少性紫癜等；④血小板分布异常导致的血小板减少，如脾大时，血液中可达90%以上的血小板储存在脾脏，导致血液中血小板轻至中度减少。

2)血小板增多：当血小板计数＞400×10^9/L 时为血小板增多，原发性血小板增多常见于骨髓增生性疾病，如慢性粒细胞白血病、真性红细胞增多症、原发性血小板增多症等；反应性血小板增多症常见于急慢性炎症、缺铁性贫血及癌症患者，此类增多一般不超过 500×10^9/L，经治疗后情况改善，血小板数量会很快下降至正常水平。脾切除术后血小板会有明显升高，常高于 600×10^9/L，随后会缓慢下降到正常范围。

（九）思考题

(1) 库尔特计数的原理是什么？

(2) 白细胞直方图中的三群细胞是如何划分的？

第十一节　尿有形成分显微镜检查

（一）目的要求

掌握尿沉渣非染色法显微镜检查的内容和方法。

（二）原理

采用显微镜观察的方法，根据尿液细胞、管型等有形成分的形态特征，识别并记录其在显微镜一定视野内的数量。

（三）材料、试剂与仪器

(1) 载玻片：1 盒/组。

(2) 离心机：1 台/组。

(3) 刻度离心管：1 个/人。

(4) 盖玻片：1 片/人。

(5) 滴管：1 个/人。

(6) 显微镜：1 台/人。

（四）标本

新鲜尿液。

（五）步骤与方法

(1) 未离心直接涂片法

1) 混匀：充分混匀尿液。

2) 制备涂片：取混匀的尿液 1 滴于载玻上，加盖玻片，注意避免产生气泡。

3) 观察计数：①先用低倍观察全片细胞、管型等成分的分布情况，然后用高倍镜确认。注意使用暗视野观察尿液有形成分，特别是透明管型。②管型在低倍镜下观察，至少计数 20 个视野；细胞在高倍镜下观察至少计数 10 个视野，取其平均值报告；结晶按高倍镜视野中分布范围报告。计数时要注意细胞的完整性，还要注意有无其他异常巨大细胞、寄生虫虫卵、滴虫、细菌、黏液丝等，男性尿液标本还要注意有无精子及卵磷脂小体。

(2) 离心沉淀涂片法

1) 离心尿液：适用于尿外观非明显浑浊的尿标本，是尿沉渣检查标准化推行的方法。取尿液 10ml 离心 5min，要求相对离心力为 400g。

2)提取尿沉渣：手持离心管倾斜 45°～90°，用滴管吸去上层尿液，保留下层 0.2ml 尿沉渣。

3)涂片：轻轻混匀尿沉渣后，取 1 滴置载玻片上，用 18mm×18mm 或 22mm×22mm 的盖玻片覆盖后显微镜检查。

4)观察计数：与未离心尿直接涂片法相同。

5)定量尿沉渣分析板法：以每微升某种细胞或管型数报告。

(3)报告结果。

(六)方法学评价

(1)尿液有形成分定量计数板是规范化、标准化的器材，定量计数板在显微镜下直接观察有形成分的同时，能计数一定区域内的有形成分数量，换算出 1μl 尿中红细胞、白细胞和管型准确数量。

(2)尿标本不进行离心能最大限度保持各类有形成分的原始状态，避免对有形成分的机械力破坏。

(3)适合于外观浑浊、有形成分明显增多的尿标本。

(4)该方法虽耗时，阳性率低，易漏诊，但能达到尿液有形成分检查所要求的规范化、标准化的要求。

(七)结果分析

1. 涂片法结果　细胞以最低数～最高数/高倍镜视野，管型以最低数～最高数/低倍镜视野报告。结晶以所占视野面报告，无结晶为(–)、结晶占 1/4 视野(+)、结晶占 1/2 视野为(++)、结晶占 3/4 视野为(+++)、结晶满视野为(++++)。如果细胞、管型的数量过多难以计算，也可按结晶的报告方式报告结果。

2. 临床意义　通过尿液有形成分分析可以了解泌尿系统各部位的变化，对泌尿系统疾病的诊断、鉴别诊断及预后判断等有重要意义。

(八)思考题

(1)如何根据尿液中红细胞的形态判断其来源？

(2)尿沉渣报告与临床诊断不符该如何处理？

第十二节　粪便检验

(一)目的要求

(1)掌握粪便理学检查的方法及内容。

(2)掌握粪便显微镜检查的方法。

(3)掌握隐血试验的单克隆胶体金法。

(二)原理

(1)用肉眼观察粪便的颜色、性状及有无寄生虫和异物等。

(2)将粪便与生理盐水混合制成涂片，显微镜下观察其成分变化。

(3)胶体金与羊抗人血红蛋白单克隆抗体吸附在特制的乙酸纤维膜上，形成一种有标记抗体的胶体金物质，再在试带的上端涂上包被抗体和羊抗鼠 IgG 抗体。检测时将试带浸入被检的粪便浆或稀释粪便中，粪便悬液通过层析的作用，沿着试带上行，如粪便中含有 Hb，在上行过程中与胶体金标记羊抗人 Hb 单克隆抗体结合，行至羊抗人 Hb 多抗体线时，形成金标记的抗人 Hb 单抗-粪 Hb-羊抗人 Hb 多抗复合物，在试带上显现 1 条紫红色线，即为隐血试验阳性。

(三)材料、试剂与仪器

(1)显微镜：1 台/人。
(2)竹签、大便盒：1 套/人。
(3)载玻片：1 盒/组。
(4)试管：1 个/人。
(5)生理盐水：1 瓶/组。
(6)隐血试剂盒(胶体金)。
(7)蒸馏水：1 瓶/组。

(四)标本

新鲜粪便。

(五)步骤与方法

(1)观察性状：仔细观察其颜色及性状。
(2)观察特殊成分：选择粪便异常的部分，仔细观察有无黏液、寄生虫虫体等。
(3)制备涂片：取洁净载玻片 1 片，加生理盐水 1～2 滴，用竹签挑取外观异常的粪便，与生理盐水混合制成涂片。
(4)观察：涂片加盖玻片后，先用低倍镜观察有无寄生虫虫卵、原虫和食物残渣等，再换高倍镜观察血细胞、吞噬细胞、上皮细胞等，并对其数量进行估计。
(5)标本处理：取洁净干燥的小试管加入 0.5ml 蒸馏水，取粪便 10～50mg，调成均匀混悬液。
(6)浸试带观察结果：将试剂条的反应端浸入粪便混悬液中，5min 内观察试带上有无颜色变化。
(7)判断结果
1)反应线和质控线同时呈现红色为阳性。
2)只有一条质控线呈现红色为阴性。
3)反应线与质控线均不呈色，说明试剂条失效。
(8)报告结果。

(六)注意事项

(1)观察由上至下，由左至右，避免重复，以提高阳性率。
(2)必要时可做涂片瑞氏染色后再显微镜检查。
(3)粪便的细菌鉴定可用革兰染色后油镜检查，但确诊需细菌培养后确定。
(4)怀疑蓝氏贾弟鞭毛虫感染的患者，建议连续检查 3 次以上。

(5)实验室所有器材用具要清洁、干净、无酸碱残留，无铁剂、血迹等污染。

(6)标本采集前患者准备：收集标本前三天禁食动物性食物、肝脏及含叶绿素食物、铁剂、中药，以免引起假阳性反应。

(七)方法学评价

胶体金法造成假阴性的原因主要有以下几个方面：

(1)上消化道出血的患者有时可因血红蛋白经过消化道消化酶降解变性而不具有原来的免疫原性，单克隆抗体与血红蛋白抗原不匹配。

(2)消化道出血过多，抗原过剩出现带现象。

(3)粪便留取时间过长，血红蛋白被细菌分解。

(八)结果分析

1. 参考值

(1)成人：黄褐色、成形或半成形、圆柱状、质软。

(2)婴儿：粪便较稀软、黄色或金黄色。

(3)无黏液及寄生虫虫体。

(4)无红细胞，不见或偶见白细胞，无寄生虫虫卵，可见少量食物残渣。

(5)粪便潜血试验：阴性。

2. 临床意义

(1)白细胞增加：肠炎时白细胞数量一般少于15个/HPF、细菌性痢疾或阿米巴样痢疾时白细胞数量明显增加，过敏性肠炎、肠道寄生虫病时白细胞数量也会增加，并能查到较多的嗜酸性粒细胞。

(2)红细胞增加：常见于下消化道出血、肠道炎症、溃疡性结肠炎、结肠癌、直肠癌、直肠息肉、痔疮出血、细菌性痢疾和阿米巴痢疾等。阿米巴痢疾时粪便中红细胞数量明显多于白细胞，细菌性痢疾中红细胞数量往往少于白细胞。

(3)粪便中发现寄生虫卵、虫体或原虫，则可确定有相应的寄生虫或原虫感染，这是有关寄生虫感染最直接、最肯定的证据。

(4)其他发现：当粪便中有较多的淀粉颗粒或脂肪滴出现时，可能与腹泻、肠炎或慢性胰腺炎有关；如有夏科-雷登结晶出现，则可怀疑为阿米巴痢疾或钩虫病；如有大量的上皮细胞出现，说明肠壁有炎症，如坏死性肠炎、溃烂性肠癌等；溃疡性结肠炎或细菌性痢疾时可发现大量吞噬细胞。此外在粪便检查中还可发现肿瘤细胞、脂肪小滴等。

(5)消化道出血时(如溃疡病、恶性肿瘤、肠结核、伤寒、钩虫病等)粪便潜血试验可呈阳性。

(6)消化道恶性肿瘤时，粪便潜血可持续阳性。

(九)思考题

(1)粪便颜色的改变常见的原因有哪些？

(2)粪便中出现各种结晶的临床意义是什么？

第十三节　体液检验之脑脊液理学检验

(一)目的要求

掌握脑脊液(cerebrospinal fluid，CSF)理学检验的内容、方法。

(二)原理

肉眼观察脑脊液的颜色、透明度及有无凝块、薄膜。

(三)材料、试剂与仪器

小试管。

(四)标本

新鲜脑脊液。

(五)步骤与方法

(1)观察颜色：分别以无色、红色、黄色、棕色、乳白色(米汤样)等文字如实报告。

(2)观察透明度：黑色背景下观察，分别以“清晰透明”、“微浑”、“浑浊”等文字如实报告。

(3)观察凝块或薄膜：轻轻倾斜试管，肉眼仔细观察，分别以“无凝块”、“有凝块”、“有薄膜”等文字如实报告。

(4)报告方式：根据不同性状和颜色如实报告，如无色透明无凝块、红色微浑有薄膜等。

(六)结果分析

1. 参考值　无色，清晰透明，放置后无凝块和薄膜形成。

2.结果判断　见表 7-6。

表7-6　脑脊液性状和常见原因

脑脊液性状	常见原因
透明状，一般无明显变化	病毒性脑膜炎
凝块或薄膜，常为毛玻璃样浑浊	结核性脑脊液
米汤样	各种化脓性细菌引起的脑膜炎
棕色或黑色	侵犯脑膜的中枢神经系统黑色素瘤
绿色	铜绿假单胞菌、肺炎链球菌和甲型链球菌引起的脑膜炎、高胆红素血症和脓性脑脊液
血性浑浊	出血性疾病
黄色胶冻状	蛛网膜下梗阻

(七)注意事项

(1)标本：标本收集后应立即送检，一般不超过 1h，将 CSF 收集于 3 个无菌试管中，每管

1～2ml。第一管做细菌培养，第二管做化学或免疫学检查，第三管做一般性状和显微镜检查。

(2)怀疑为结核性脑膜炎时，标本应低温静置 12～24h，再观察表面有无薄膜形成。

(3)颜色和透明度不明显的标本，应在灯光下以白色或黑色背景下观察。

(八)思考题

(1)脑脊液性状改变的常见原因有哪些？

(2)脑脊液标本如何区分新鲜出血与陈旧出血？

第十四节　体液检验之脑脊液显微镜检查

(一)目的要求

掌握脑脊液显微镜检查的内容、方法。

(二)原理

根据脑脊液中的各种细胞形态特点，计数一定体积的脑脊液内的细胞数或将标本染色分类计数，计算出各种细胞的数量或百分比。

(三)材料、试剂与仪器

(1)改良牛鲍计数板、盖玻片、绸布：1 套/人。

(2)显微镜：1 台/人。

(3)刻度吸管、吸耳球：1 套/组。

(4)小试管：10 支/组。

(5)试管架：1 个/组。

(6)微量吸管：1 支/组。

(7)生理盐水或红细胞稀释液：1 瓶/组。

(8)冰乙酸：1 瓶/组。

(9)白细胞稀释液：1 瓶/组。

(10)瑞氏染液或瑞-吉染液：1 套/组。

(四)标本

新鲜脑脊液。

(五)步骤与方法

1. 细胞总数计数

(1)直接计数法(适用于清晰透明或微浑、细胞总数不高的脑脊液)

1)充池：直接用微量吸管吸取混匀的脑脊液，充入血细胞计数板的上下 2 个计数池。

2)计数：静置 2～3min 后，低倍镜下计数 1 个计数池内四角和中央大方格共 10 个大方格内的细胞数。

3)计算：10 个大方格内的细胞总数即为每微升脑脊液细胞总数，再换算成每升脑脊液细胞总数。

(2) 稀释计数法(适用于浑浊、细胞较多的脑脊液)

1) 稀释：如标本细胞过多，可根据标本内细胞多少，用生理盐水或红细胞稀释液对标本进行一定倍数稀释。

2) 充池：用微量吸管吸取混匀后的稀释脑脊液充入 1 个计数池。

3) 计数：静置 2～3min 后，低倍镜计数 1 个计数池内四角和中央大方格共 5 个大方格内的细胞数。

4) 计算：根据 5 个大方格内细胞总数及稀释倍数，计算每升脑脊液的细胞总数。

(3) 报告方式：细胞总数 $XX \times 10^6$/L。

2. 白细胞计数

(1) 直接计数法(适用于细胞总数不高、非血性清晰透明或微浑浊脑脊液)

1) 除去红细胞：在小试管内加入冰乙酸 1～2 滴，转动试管，使内壁黏附少许冰乙酸后倾去，滴加混匀的脑脊液 3～4 滴，混匀，静置数分钟，使红细胞破坏。

2) 充池：用微量吸管吸取破坏红细胞后的脑脊液(吸取前混匀)，充入 2 个计数池。

3) 计数：静置 2～3min 后，低倍镜计数 2 个计数池内四角和中央大方格共 10 个大方格内的白细胞数。

4) 计算：10 个大方格内的白细胞总数即为每微升脑脊液白细胞总数，再换算成每升脑脊液白细胞总数。

(2) 稀释计数法(适用于细胞总数较高、浑浊的脑脊液)

1) 稀释破坏红细胞：根据标本内白细胞多少情况，用白细胞稀释液对标本进行一定倍数的稀释，混匀，放置数分钟，破坏红细胞。

2) 充池：用微量吸管吸取混匀稀释后的脑脊液充入 1 个计数池。

3) 计数：静置 2～3min 后，低倍镜计数 1 个计数池内的四角共 4 个大方格内的白细胞数。

4) 计算：根据 4 个大方格内的白细胞总数和稀释倍数，计算每升脑脊液的白细胞总数。

(3) 报告方式：细胞总数 $XX \times 10^6$/L。

3. 白细胞分类计数

(1) 直接分类法白细胞计数后，转换高倍镜，根据细胞的形态和细胞核形态进行直接分类，共计数 100 个白细胞(包括内皮细胞)，分别计数单(个)核细胞(包括淋巴细胞、单核细胞、内皮细胞)和多(个)核细胞(粒细胞系)的数量，结果以单核细胞百分比和多核细胞百分比报告。如白细胞不足 100 个，可直接写出单核细胞和多核细胞具体数，若白细胞数不足 30 个，可不做直接计数而改用涂片染色分类计数。

(2) 涂片染色分类法：若直接分类不易于区别细胞时，可将脑脊液以 1000r/min 离心 5min，取沉淀物，制成均匀薄片，置于室温下或 37℃恒温箱内尽快干燥，瑞氏或瑞-吉染色后，油镜下进行分类计数，结果报告与血液白细胞分类计数报告方式相同。若见激活型单核细胞(比普通单核细胞大，胞质边缘呈花边状，胞质内有空泡)、转化型淋巴细胞(形态似异型淋巴细胞)及室管细胞(形态似大淋巴细胞)应计入分类的百分比中。

(六) 注意事项

(1) 直接白细胞计数时，也可用微量吸管吸取冰乙酸后尽可能全部吹出，仅使吸管内壁黏附少许冰乙酸，再吸取少量混匀的脑脊液于吸管中，数分钟后吸管内红细胞溶解，然后再充池计数。

(2) 细胞计数时，如发现较多红细胞有皱缩或肿胀等异常现象，应如实报告，以协助临床医生鉴别是陈旧性出血或新鲜出血。

(3) 血性脑脊液中的白细胞必须校正后才有价值，校正方法是分别计数血液红细胞、白细胞数和脑脊液细胞总数、白细胞数，扣除因出血而带进脑脊液的白细胞数。[白细胞校正数=脑脊液白细胞校正前−(脑脊液红细胞数×血液白细胞数)/血液内红细胞数]。

(4) 细胞涂片时，为了使细胞容易粘在玻片上，可取沉淀的细胞悬液 2 滴，加血清 1 滴，混匀后涂片。

(5) 涂片染色分类时，如见内皮细胞或异常细胞，则另行描述报告，必要时用巴氏或 HE 染色查找肿瘤细胞。

(6) 实验结束后，血细胞计数板用 0.75%(*V*/*V*) 乙醇浸泡消毒 60min，忌用酚浸泡，以免损坏计数板。

(七) 方法学评价

脑脊液细胞计数板和分类目前一般仍用手工显微镜法，白细胞直接分类法简单、快速，但属粗略分类，其准确性差，且细胞较小，初学者难把握，尤其是陈旧性标本的细胞变形，分类更困难，误差较大。涂片染色分类法分类详细，结果准确可靠，尤其是可以发现异常细胞如肿瘤细胞。该法被推荐使用，但其操作较复杂、费时。

脑脊液细胞收集有几种方法，离心涂片法的离心常影响细胞形态，影响分类。目前，玻片离心沉淀法和细胞室沉淀法已用于脑脊液细胞的浓缩和收集，其优点是收集的细胞形态完整(尤其是细胞室沉淀法)，分类效果好。另外玻片离心沉淀法的阳性率高。

血液分析仪也可进行脑脊液细胞计数和白细胞分类，此法简单、快速，但标本尤其是病理性、陈旧性标本中的组织、细胞的碎片以及细胞变形等都可以影响细胞分类和计数，故结果重复性、可靠性有待进一步探讨。另外，蛋白质含量高，尤其有凝块的脑脊液标本容易使仪器堵孔，故不推荐使用。

(八) 质量控制

标本采集后应在 1h 内进行细胞计数，若放置太久，细胞可能凝集成团或破坏，影响计数结果。标本必须混匀方可充池，否则影响计数结果。

(1) 因穿刺损伤血管，引起血性脑脊液，白细胞计数结果必须校正，以剔除因出血而带来的白细胞。

(2) 细胞计数时应注意新型隐球菌与白细胞、红细胞区别，新型隐球菌不溶于乙酸，加优质墨汁后可见不着色荚膜。白细胞也不溶于乙酸，加酸后白细胞核和胞质更为明显，红细胞加乙酸溶解。

(3) 白细胞计数直接法的试管或吸管中的冰乙酸要尽量去尽，否则结果偏低。

(4) 若标本陈旧、细胞变形时，白细胞直接分类法误差大，推荐用涂片染色法分类计数。

(5) 涂片染色分类计数时，离心速度不能太快，否则细胞形态受影响。

(6) 用玻片离心沉淀法、细胞室沉淀法等收集细胞。

(7) 涂片固定时间不能太长，更不能高温固定，以免细胞皱缩。

(九) 结果分析

1. 参考值

(1) 脑脊液细胞计数：成人脑脊液内无红细胞，白细胞极少，其参考范围：腰池中为(0～

10）$\times 10^6$/L；脑室内成人为（0～8）$\times 10^6$/L，儿童为（0～15）$\times 10^6$/L，新生儿为（0～30）$\times 10^6$/L。如白细胞达（10～50）$\times 10^6$/L 为轻度增加，（50～100）$\times 10^6$/L 为中度增加，200$\times 10^6$/L 以上显著增加。细胞多为淋巴细胞和大单核细胞，比例约 7∶3，偶见内皮细胞。

（2）分类计数：淋巴细胞：成人 40%～60%，新生儿 5%～35%；单核细胞：成人 15%～45%，新生儿 50%～90%；中性粒细胞：成人 0～6%，新生儿 0～8%。

（十）思考题

（1）脑脊液与血液的白细胞计数、分类计数法有哪些异同点？

（2）如何利用白细胞计数简单区分化脓性脑膜炎与结核性脑膜炎？

第十五节　体液检验之脑脊液蛋白质定性检查

（一）目的要求

掌握脑脊液蛋白质定性实验（潘迪实验）的方法。

（二）原理

脑脊液中球蛋白与苯酚结合，形成不溶性蛋白盐而产生白色浑浊或沉淀，浑浊的程度与球蛋白的含量相关。

（三）材料、试剂与仪器

（1）刻度吸管：2 支/人。

（2）小试管：10 支/组。

（3）试管架：1 个/组。

（4）尖滴管：1 支/人。

（5）饱和苯酚溶液：1 瓶/组。

（四）标本

新鲜脑脊液。

（五）步骤与方法

（1）加试剂：取试剂 2ml 于小试管中。

（2）加标本：用尖滴管垂直滴加脑脊液标本 1～2 滴。

（3）观察结果：在黑暗背景下立即用肉眼观察结果。

（4）判断结果：阴性或弱阳性。

（六）注意事项

（1）当室温在 10℃以下时，应将试剂保存在 37℃温箱中，否则饱和度降低，可致假阳性。

（2）试管内径以小为佳，一般为（13±1）mm，加入试剂后立即观察结果。

（3）标本中如红细胞过多，应离心沉淀取上清液检测。

（4）所用的试管和滴管必须洁净，否则易出现假阳性。

（七）方法学评价

潘迪试验所需标本量少，操作简单，试剂易得，结果易观察。其沉淀的多少与蛋白质含量成正比，观察结果较为明确。但该法过于敏感，部分正常人亦可出现弱阳性结果。

（八）质量控制

（1）标本因穿刺出血，有血清蛋白混入可引起假阳性。
（2）实验中所用试管必须洁净，否则易出现假阳性。
（3）苯酚不纯可引起假阳性，室温低于 10℃、苯酚饱和度降低可引起假阴性。
（4）人工配制含球蛋白的溶液做阳性对照，可在正常脑脊液或配制与正常脑脊液基本成分相似的基础液中加不同量的球蛋白。

（九）结果分析

1. 参考值　阴性或弱阳性。
2. 判断结果
（1）清晰透明，不呈现云雾状为（–）。
（2）呈微白雾状，对光不易看见，黑色背景下才能见到为（±）。
（3）灰白色云雾状为（+）。
（4）白色浑浊或白色薄云雾状沉淀为（++）。
（5）白色絮状沉淀或白色浓云块状为（+++）。
（6）立即形成白色凝块为（++++）。

（十）思考题

（1）潘迪实验的原理是什么？
（2）如何降低潘迪实验的假阳性率？

第十六节　体液检验之浆膜腔积液黏蛋白定性实验

（一）目的要求

掌握浆膜腔积液黏蛋白定性（李凡他实验）的方法。

（二）原理

浆膜腔上皮细胞在炎症刺激下分泌黏蛋白。黏蛋白也是一种酸性糖蛋白，其等电点 pH 为 3～5，因此，可在稀乙酸中出现白色沉淀。

（三）材料、试剂与仪器

（1）100ml 量筒：1 套/组。
（2）滴管：1 套/组。
（3）冰乙酸：1 瓶/组。
（4）蒸馏水（或自来水）：1 瓶/组。

(四) 标本

浆膜腔穿刺液。

(五) 步骤与方法

(1) 加试剂：加 2～3 滴冰乙酸于 100ml 量筒中，再加大约 100ml 蒸馏水，混匀，此时溶液的 pH 为 3～5，静置数分钟。

(2) 加标本：垂直滴加待测标本 1 滴于量筒中。

(3) 观察结果：立即在黑色背景下观察有无白色云雾状沉淀生成及其下降程度。

(4) 判断结果。

(六) 注意事项

(1) 血性浆膜腔积液经离心沉淀后，用上清液进行检查。

(2) 量筒的高度与蒸馏水的量要足够。

(3) 加入标本后立即在黑色背景下仔细观察结果。如浑浊不明显，下沉缓慢，中途消失者为阴性。

(七) 方法学评价

本实验是一种初步的简易筛查实验，可粗略区分漏出液还是渗出液。方法简便快速，不需特殊仪器和试剂。由于病理状态下浆膜腔积液形成的机制多种多样，即使本实验阳性也不能完全区分渗出液与漏出液，而且实际工作中根据本实验来区分漏出液还是渗出液有时也并不可靠，故应结合其他项目的检查结果全面分析。目前，已趋向于采用直接测定各种蛋白质量和蛋白电泳等方法取代这种粗略的定性实验。

(八) 质量控制

(1) 在量筒中加入冰乙酸及蒸馏水后应充分混匀，否则会产生假阴性。

(2) 加冰乙酸不宜过多，以免 pH 远离浆膜黏蛋白的等电点产生假阴性。

(3) 标本中球蛋白含量增高时实验可呈假阳性，必要时可进行鉴别实验，方法是先将标本滴入未加乙酸的蒸馏水中观察，如也有白色云雾状沉淀，此乃球蛋白不溶于水所致。

(4) 根据漏出液主要成分制备基础液，在其中加不同量的黏蛋白作为阳性对照。

(九) 结果分析

1. 阴性、阳性结果的判断

(1) 阴性：清晰，不显雾状或有轻微白色雾状浑浊，但在下降过程中消失。

(2) 阳性：出现白色雾状浑浊并逐渐下沉至量筒底部不消失。

2. 阳性程度的判断

(1) 渐呈白雾状为 (±)。

(2) 可见灰色白雾状为 (+)。

(3) 白色薄云状为 (++)。

(4) 白色浓云状为 (+++)。

(十)思考题

(1)浆膜腔渗出液和漏出液的实验室检验结果的鉴别点有哪些?
(2)李凡他试验的原理是什么?

第十七节　体液检验之前列腺液检验

(一)目的要求

掌握前列腺液检验的内容、方法。

(二)原理

显微镜下直接观察其成分变化。

(三)材料、试剂与仪器

(1)载玻片：1盒/组。
(2)显微镜：1台/人。

(四)标本

新鲜前列腺液。

(五)检查内容

(1)卵磷脂小体。
(2)淀粉样小体。
(3)前列腺颗粒细胞。
(4)白细胞。
(5)红细胞。
(6)上皮细胞。

(六)结果分析

参考值：
(1)卵磷脂小体：量多，满视野均匀分布。
(2)前列腺颗粒细胞：<1/HP。
(3)红细胞：偶见，<5/HP。
(4)白细胞：<10/HP。

(七)注意事项

标本采集后立即送检。

(八) 思考题

(1) 前列腺液理学检查的主要内容有哪些？
(2) 正常与炎症性前列腺液标本镜检的不同点有哪些？

第十八节　体液检验之阴道分泌物检验

(一) 目的要求

掌握阴道分泌物显微镜检查的方法及内容。

(二) 原理

利用显微镜对阴道分泌物湿片和染色涂片检查，观察其清洁度和有无特殊细菌及细胞等。

(三) 材料、试剂与仪器

(1) 载玻片：1 盒/组。
(2) 显微镜：1 台/人。
(3) BV(阴道加德纳菌) 检测试剂盒：1 套/组。
(4) 生理盐水：1 套/组。

(四) 标本

新鲜阴道分泌物。

(五) 步骤与方法

1. 湿片检查

(1) 取阴道分泌物后滴加 1 滴生理盐水，制成涂片。
(2) 低倍镜观察后，再用高倍镜检查，根据上皮细胞、白细胞(或脓细胞)、杆菌、球菌的多少，判断阴道清洁度。
(3) 检查清洁度的同时，高倍镜观察有无阴道毛滴虫。
(4) 于阴道分泌物涂片上加 1 滴 2.5mol/L KOH 溶液，混匀后加盖玻片，先用低倍镜观察，若发现有菌丝样物，再换高倍镜，检查有无真菌。

2. BV 检测

(1) 取 A 液约 1ml 加入一反应小杯中，然后加入 1～2 滴阴道分泌物混匀。
(2) 取上面已制备好的混合物 3 滴加入试剂添加孔中，再加 3 滴 B 液于窗口孔中，等待颜色变化。

(六) 结果分析

阴道分泌物清洁度结果判断见表 7-7。

表7-7　阴道分泌物清洁度结果判断

清洁度	杆菌	球菌	上皮细胞	白细胞和脓细胞
Ⅰ	多量	无	满视野	0～5
Ⅱ	少量	少量	1/2 视野	5～15
Ⅲ	极少	多量	少量	15～30
Ⅳ	无	大量	无	＞30

(七)注意事项

(1)取材要准确，并及时送检。否则会导致阴道毛滴虫死亡、淋病奈瑟菌自溶。

(2)阴道清洁度检查时，标本必须新鲜，防止污染。

(3)检查阴道毛滴虫时应注意保温。

(4)湿片检查阴性时，应再用瑞氏染色或革兰染色，一次阴性不能排除诊断。

(八)思考题

(1)阴道分泌物清洁度的分级和判断标准是什么？

(2)阴道分泌物标本镜检同时存在大量白细胞与上皮细胞，该如何判断清洁度？

(张旭光　杨斌斌)

参考文献

白洁，傅淑宏，蔡力力，等，2008. 我国现阶段粪便常规检查指标异常率调查分析. 现代检验医学杂志，23(5)：89-91.

从玉隆. 1994. 血液分析仪应用中的几个问题. 中华医学检验杂志，17(6)：325-326.

顾可梁. 2000. 使用血液细胞分析仪有关问题解答. 临床检验杂志，1：58-59.

顾可梁. 2005. 尿有形成分的识别与检查方法的选择. 中华检验医学杂志，28(6)：572-575.

黄平，周云丽. 2009. 尿有形成分检验的现状及发展趋势. 国际检验医学杂志，30(11)：1095-1096.

李梅. 2007. 白细胞分类计数方法学比较. 实用医技杂志，14(12)：1569.

李萍，孙连桃. 2013.临床检验基础实验. 武汉：华中科技大学出版社.

刘成玉，罗春丽. 2012.临床检验基础. 第 5 版. 北京：人民卫生出版社.

刘玉琪. 2014.不同采血方法在血常规检验中的应用价值研究.当代医药论丛，12(7)：87-88.

陆玉静，丛玉隆，孙魁明，等. 2008，粪便常规检查临床价值的探讨. 现代检验医学杂志，23(3)：19-20.

尚红. 2015. 临床检验操作规程. 北京：人民卫生出版社.

吴晓曼. 2011. 临床检验基础实验指导. 第 4 版. 北京：人民卫生出版社.

吴晓蔓，权志博. 2013. 临床检验基础.武汉：华中科技大学出版社.

杨青生. 2010. 人体红细胞计数参考值的地理环境影响要素. 热带地理，30(1)：57-61.

第八章　临床生物化学检验技能

临床生物化学检验的主要任务是利用物理学、化学、生物学、遗传学、病理学、免疫学、生物化学和分子生物学的理论与技术，探讨疾病的发病机制，研究其病理过程中出现的特异性化学标志物或体内特定成分的改变，为疾病的预防、诊断、治疗和预后提供生物化学信息和决策依据。而成熟的检验技术和建立可靠实用的检测方法是临床生物化学检验工作的重要基础。常用的生化检验技术有离心分离技术、光谱分析技术、质谱分析技术、层析技术、电泳技术、电化学分析技术、临床诊断酶学分析技术、自动生化分析仪技术等。

第一节　离心分离技术

离心分离技术(centrifugal technique)是根据颗粒在作匀速圆周运动时受到一个外向的离心力的行为而发展起来的一种分离技术。离心技术是生命科学领域生物大分子物质(蛋白质、酶、核酸)及细胞亚组分分离的最常用的方法之一，也是生化实验室常用的分离、纯化方法。目前，尤其是超速冷冻离心已经成为生物大分子研究实验室中的常用技术方法。

一、离心的基本原理

离心就是利用离心机转子高速旋转产生的强大离心力，加快液体中颗粒的沉降速度，将样品中不同沉降系数和浮力密度的物质分开。

将样品放进离心机转头的离心管内，离心机驱动时，样品液就随离心管做匀速圆周运动，于是就产生了一个向外的离心力。由于不同颗粒的质量、密度、大小及外形等彼此各不相同，在同一固定大小的离心场中沉降速度也不相同，因此就可以将不同的颗粒进行分离。

1. 离心力(centrifugal force，*Fc*)　离心作用是根据在一定角度速度下作圆周运动的任何物体都受到一个向外的离心力进行的。*Fc* 的大小等于离心加速度 ω^2X 与颗粒质量 *m* 的乘积，即：

$$Fc=m\omega^2X$$

其中 ω 为旋转角速度，以弧度/秒为单位；*X* 为颗粒离开旋转中心的距离，以 cm 为单位；*m* 为质量，以克为单位。

2. 相对离心力(relative centrifugal force，RCF)　由于各种离心机转子的半径或者离心管至旋转轴中心的距离不同，离心力而影响受变化，因此在文献中常用“相对离心力”或“数字×g”表示离心力，只要 RCF 值不变，一个样品可以在不同的离心机上获得相同的结果。RCF 就是实际离心场转化为重力加速度的倍数。

3. 沉降系数(sedimentation coefficient，*S*)　根据 1924 年 Svedberg 对沉降系数下的定义：颗粒在单位离心力场中粒子移动的速度。*S* 实际上时常在 10^{-13} 秒左右，故把沉降系数 10^{-13} 秒称为一个 Svedberg 单位，简写 *S*。

二、离心分离方法

(1)根据离心原理，按照实际工作的需要，目前已设计出许多离心方法，综合起来大致可分三类。

1)平衡离心法：根据粒子大小、形状不同进行分离，包括差速离心法(differential velocity centrifugation)和速率区带离心法(rate zonal centrifugation)。

a. 差速离心法是利用不同的粒子在离心力场中沉降的差别进行分离，在同一离心条件下，沉降速度不同，通过不断增加相对离心力，可使一个非均匀混合液内的大小、形状不同的粒子分部沉淀。操作过程一般是在离心后用倾倒的办法把上清液与沉淀分开，然后将上清液加高转速离心，分离出第二部分沉淀，如此往复加高转速，逐级分离出所需要的物质。

差速离心的分辨率不高，沉淀系数在同一个数量级内的各种粒子不容易分开，常用于其他分离手段之前的粗制品提取，如分离制备线粒体、溶酶体或者核酸、酶等生物大分子物质。

b. 速率区带离心法：根据分离的粒子在梯度液中沉降速度的不同，使具有不同沉降速度的粒子处于不同的密度梯度层内分成一系列区带，达到彼此分离的目的。离心前在离心管内装入密度梯度介质(如蔗糖、Ficoll、Percoll、氯化铯等)，待分离的样品铺在梯度液的顶部、离心管底部或梯度层中间，同梯度液一起离心。离心后在近旋转轴处的介质密度最小，离旋转轴最远处介质的密度最大。一般用于分离大小相异而密度相同的物质。

据文献报道介质的梯度、样品的浓度、温度、离心时间都可以影响速率区带离心分离的效果。但是，速率区带离心对离心时间有严格的要求。如果离心时间过长，所有的样品全部到达离心管底部；如果离心时间不足，样品还没有完全分离。另外，分离沉降受物质本身大小的影响较大，因此速率区带离心主要用来分离大小相异而密度相同的物质，例如临床实验室常采用Ficoll、蔗糖分离静脉血中的单个核细胞。

2)等密度离心法(isopycnic centrifugation)：又称等比重离心法，根据粒子密度差进行分离，等密度离心法和速率区带离心法合称为密度梯度离心法。

等密度离心是分离的不同颗粒的密度范围在离心介质的密度梯度范围内时，不同浮力密度的物质颗粒在离心力作用下一直移动到与各自浮力密度相等的位置(等密度点)，形成区带。

待分离的样品放置在离心介质形成的密度梯度液顶上或与梯度液先混合，当梯度液由于离心力的作用逐渐形成管底浓而管顶稀的密度梯度时，原来分布均匀的粒子也发生重新分布。当管底介质的密度大于粒子的密度，粒子上浮。粒子分布的区带位置，与样品粒子的密度有关，与粒子的大小和其他参数无关，因此只要转速、温度不变，延长离心时间也不能改变这些粒子的成带位置。

等密度离心一般用于分离大小相似而密度差异较大的物质，例如分离核酸、蛋白质、核糖体亚基及其他成分。

3)经典式沉降平衡离心法：用于对生物大分子分子量的测定、纯度估计、构象变化等。

(2)根据离心的转速，可分为低速离心法、高速离心法和超速离心法。

1)低速离心法：最大转速在6000r/min以内，用于收集易沉降的大颗粒物质，例如离心分离细胞和血清、尿液沉渣检查。

2)高速离心法：最大转速在20 000～25 000r/min之间，配备有制冷系统，以消除高速旋转转头与空气之间摩擦而产生的热量。用于分离纯化微生物菌体、细胞碎片、大细胞器、硫酸铵沉淀和免疫沉淀物，但不能有效地沉降病毒、小细胞器如核蛋白体或单个分子。

3) 超速离心法：最大转速可达 50 000～80 000r/min，可以用于分离亚细胞结构、病毒、核酸、蛋白质和多糖等。目前生产超速离心机最著名的生产厂商有美国的贝克曼公司和日本的日立公司等。

(3) 根据离心的技术的应用，分为普通离心、专用离心、制备性离心和分析性超速离心。

1) 普通离心：适用于临床实验室最常规使用的一类离心方法，分离的形式是固液相的沉降分离，主要用于全血中的血浆和血细胞的分离，以及体液有形成分的分离等。

2) 专用离心：主要适用于临床实验室分工专业化、精细化的要求。目前常用的专用离心机有尿沉渣分离离心机、细胞涂片染色离心技术等。

3) 制备性离心：包括差速沉降离心法和密度梯度区带离心法。密度梯度区带离心法又分为差速区带离心法和等密度区带离心法。

4) 分析性超速离心：主要是为了研究生物大分子的沉降特性和结构，而不是专门收集某一特定组分。因此它使用了特殊的转子和检测手段，以便连续监视物质在一个离心场中的沉降过程。目前，分析性超速离心主要用于测定生物大分子的相对分子质量；生物大分子的纯度估计，分析性超速离心已广泛地应用于研究 DNA、蛋白质和病毒的纯度测定。分析性超速离心可以分析大分子构象的变化，例如检测 DNA 以单股或双股时是线性还是环状的。

三、外周静脉血单个核细胞分离实验

(一) 目的要求

(1) 掌握外周血单个核细胞的分离方法。

(2) 熟悉外周血单个核细胞分离的实验原理。

(二) 原理

外周血单个核细胞(peripheral blood mononuclear cell，PBMC)包括淋巴细胞和单核细胞。单个核细胞的体积、形态和比重与外周血其他细胞不同。利用一种介于 1.075～1.090 之间而近于等渗的聚蔗糖-泛影葡胺混合分离液作密度梯度离心，离心后不同比重的血细胞在分离液中呈梯度分布，从而分离出 PBMC。

(三) 实验材料

(1) 标本：2ml 枸橼酸钠抗凝血。

(2) 淋巴细胞分离液：聚蔗糖-泛影葡胺。

(3) 磷酸盐缓冲液(PBS)：pH 7.2～7.4。

(4) 器材：水平离心机，微量移液器，刻度吸管，滴管，10ml 锥底离心管。

(四) 步骤与方法

(1) 室温下将 2ml 抗凝血与 2ml PBS 混合，使血液等倍稀释。

(2) 吸取淋巴细胞分离液 2ml 置于离心管中，倾斜 45º，用吸管将稀释血液在距分层液界面上 1cm 处沿管壁缓缓加入离心管。注意保持两界面清晰，勿使血液混入分层液内。

(3)用水平离心机以 2000r/min 离心 30min，离心后，管内分层如图 8-1 所示。

(4)用塑料滴管轻轻插到白膜层(单个核细胞层)，沿管壁边缘轻轻吸取该层单个核细胞，移入另一离心管中。

(5)加入 5 倍体积的 PBS，混匀，1500r/min 离心 10min，弃上清，重复洗涤 2 次，按实验目的配置成合适浓度的细胞悬液即可。

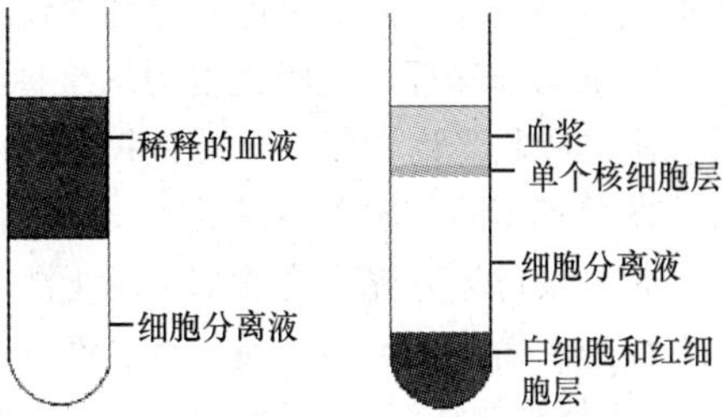

图 8-1　细胞分离液离心前后对照

(五)注意事项

(1)分离单个核细胞时，要求采集新鲜血液，马上进行分离，以保持细胞的活性。

(2)血液加入分层液中时要小心、缓慢，不要打乱液层、不要摇动。

(3)操作应轻柔，细胞悬液应充分混匀，避免损伤细胞活性及细胞丢失。

(4)细胞分离液应避光 4℃下保存，取出后逐渐升至室温后混匀，方可使用，使用中应避免细菌污染。

四、思　考　题

(1)外周血单个核细胞分离时，为什么先加细胞分离液然后加血液？

(2)提取、纯化病毒常用的方法是什么？ 请设计一个实验提纯轮状病毒。

(3)差速离心分离细胞组分时，细胞器的沉降顺序是什么？

（张　霞）

第二节　光谱分析技术

在临床生化检验中，光谱分析技术是一类最基本的分析技术，具有灵敏、准确、快速、选择性好和不破坏样品等优点，目前在医学实验室应用十分广泛。

光谱分析技术，是利用各种化学物质(包括原子、基团、分子及高分子化合物)所具有的发射、吸收或散射光谱系的特征，对物质进行定性、定量分析，确定其性质、结构或含量的技术。根据光谱谱系的特征不同，可把光谱分析技术分为吸收光谱分析、散射光谱分析和发射光谱分析三大类。光谱分析的种类很多，按光谱产生的方式分为三类：吸收光谱分析，主要有紫外及可见分光光度法、原子吸收分光光度法和红外光谱法等；发射光谱分析，主要有火焰光度法、原子发射光谱法和荧光光谱法等；散射光谱分析，主要是比浊法等。

一、吸收光谱分析技术

1. 紫外及可见分光光度法　紫外分光光度法是基于物质对紫外区域辐射的选择性吸收来进行分析测定的方法。在临床化学，紫外吸收光谱法是许多有机物和无机物分析的非常便捷的一种手段，可用于定性和定量分析，其中定量分析的用途最为广泛。

紫外分光光度法的定性分析是利用吸收光谱曲线图进行物质的鉴定。首先，使用分光光度计测定各种波长不同的单色光分别通过某一浓度的溶液时，溶液对每一种单色光的吸光度，然后以波长为横坐标，以吸光度为纵坐标绘制吸光度–波长曲线，即吸收光谱曲线。根据各种物质特定的吸收光谱曲线，分析吸收峰的个数、位置、强度、形状等特征可以识别分子的结构骨架、发色基团的共轭关系以及顺反异构体和互变异构体等。

紫外及可见分光光度法都可用于测定溶液中物质的含量。紫外分光光度法用于定量分析，具有快速、简便、灵敏度高、重复性好的特点。常用的定量方法包括：

(1) 标准曲线法：将一系列不同浓度的标准溶液，分别测吸光度，以吸光度为纵坐标，浓度为横坐标绘制一条标准曲线。在相同条件下测定待测溶液的吸光度，即可从标准曲线查出其相对应的浓度。

(2) 比色法：将标准样品与待测样品在相同条件下显色并测定各自的吸光度。由于测定体系温度、厚度以及入射光波长是一致的，所以可应用下式比较计算待测样品浓度：

$$C_x = C_s \times A_x / A_s \quad \text{（X：待测样品；S：标准样品）}$$

(3) 差示法：如果待测溶液浓度太浓或太稀时，测定结果会产生较大误差，此时可采用差示法进行校正。即根据待测溶液的浓度，用标准品制备浓度稍低或稍高于待测样品的参比溶液，然后测定样品溶液的透光率。

(4) 多组分混合物的测定：当待测样品中有多种组分共存，可根据各组分的吸收光谱的重叠程度，选用不同的定量方法。如果混合物各组分的吸收峰互不干扰，这时可按单组分的测定方法，选择测定波长，分别测定各组分的含量；若各组分的吸收峰相互重叠，可采用双波长法等解决干扰问题。

近年来，由于灵敏度高、选择性好的显色剂不断出现，紫外吸收分光光度法的应用范围不断扩展，几乎所有的无机离子和有机物都可直接或间接用可见光及紫外分光光度法进行定量测定。

2. 红外分光光度法　每种化合物、每种化学基团都具有特异的红外吸收光谱，其特征吸收谱带的数目、频率、形状和强度因化合物的不同而异，是有机化合物结构分析的重要依据之一。有机化合物分子结构上微小的差异，吸收峰都会发生明显的改变。

红外吸收光谱在有机化合物的定性分析和结构分析方面发挥着重要的作用，目前广泛用于有机合成、医药、农药、石油化工等多种领域中。用于红外光谱分析的样品可以是气态样品、液态样品和固态样品，有机化合物多是固态样品。

3. 原子吸收分光光度法　原子吸收分光光度法，又称为原子吸收光谱法（atomic absorption spectroscopy，AAS）是目前对微量元素进行定量分析的主要方法之一，具有灵敏度高、精确性高，选择性好、干扰少，操作简便、分析速度快，易于实现自动化，检测范围广，结构简单，成本低等特点，广泛应用于医药、化工、食品、环境等领域。

(1) 基本原理：从空心阴极灯或光源中发射出一束特定波长的入射光，在原子化器中待测元素的基态原子蒸汽对其产生吸收，未被吸收的部分透射过去，通过测定特定波长吸收的大小，可以得出待测元素的含量。原子吸收分光光度法的吸收规律遵循朗伯比尔定律，即在一定条件下，原子吸收与该物质浓度成正比。

原子吸收分光光度法所用仪器为原子吸收分光光度计，它由光源、原子化器、单色器和检测器等部件组成。光源通常用待测元素作为阴极的空心阴极灯，原子化器由雾化器及燃烧灯头组成。燃烧火焰由不同种类的气体混合物产生，常用空气–乙炔火焰。仪器的工作条件（波长、狭缝、光源灯电流、火焰类型）变化可影响检测的灵敏度、稳定程度和干扰情况，因此应根据相应的测定目的选用不同的测量条件。

(2)定量分析方法：原子吸收光谱进行定量分析时主要使用标准曲线法、标准加入法和内标法。

1)标准曲线法：同紫外及可见分光光度法标准曲线法。标准曲线法适用于样品组成简单或共存元素无干扰的情况，可用于同类大批量样品的分析。应尽量使标准溶液的组成与待测样品的基体组成相一致，以减少因此而产生的测定误差。

2)标准加入法：标准加入法适用于少量样品的分析，是一种用于消除或减小基体效应(即样品中存在的其他组分影响)的测定方法。在标准曲线法中，一般情况下要求标准溶液和待测溶液的组成保持一致。但在实际工作中是很难做到的，采用标准加入法可以克服这个缺点。标准加入法是把待测试样溶液分成体积相同的若干份，选取其中一份作为待测样品，其余分别加入不同量的标准样品，然后测定各溶液的吸光度，以吸光度为纵坐标，标准样品加入量为横坐标绘制标准曲线。标准加入法的优点是能够更好地消除样品中其他成分对测定物质的干扰。

3)内标法：又称内标工作曲线法，内标法选用的内标元素应与待测元素有相近的物理和化学性质。此法的优点是不受测定条件变化的影响。

4. 在医学上的应用　在医学检验中主要用于体液、毛发、指甲等组织多种微量元素的测定，同时，在药物分析中，对药物安全方面也有着广泛的作用。

(1)毛发分析：用石英毛细管色谱柱－不锈钢原子化器联用技术可测定毛发中的有机汞，如氯化甲基汞、氯化乙基汞。

(2)血液和体液分析：用原子吸收分光光度法可以简便快速检测血液和体液中的微量元素，已用作临床实验室常规测定钙、镁、铁、钠、锌、铝、汞、铅、砷、铬、锰、铜等元素的检测方法。

(3)药物分析：原子吸收分光光度法在药物分析和药物浓度测定方面有着广泛应用。针对药物制作过程中原料及制剂中的金属杂质以及有害元素进行限量测定对用药的安全性具有重要意义，例如可通过优化条件，测定六味地黄丸中的锡含量。应用原子吸收分光光度法还可以测定含有金属及类金属化合物的药物，如碳酸锂、顺铂等。

二、发射光谱分析技术

1. 火焰光度法　火焰光度法是利用火焰中激发态原子回到基态时能发射出特征谱线的特点进行测定的一种方法。其基本原理是某些金属元素的基态原子受到火焰激发后，其外层电子获得能量而从基态跃迁到激发态，接着它们又以发射光谱的形式释放出所获得的能量，而返回基态，在相同条件下，同一元素所释放的单位能量相同，故能形成固定光谱，不同的元素受激发后所发射光谱不同。临床实验室常采用火焰光度法检测血清和体液中的Na^+和K^+，是经典的标准参考法。但是，由于操作繁琐，干扰因素多，火焰光度法现在已经不再作为常规检测方法。

2. 荧光光谱分析法　某些物质的分子能吸收能量而发射出荧光，根据荧光的光谱和荧光强度，对物质进行定性或定量的方法，称为荧光分析法(fluorescence analysis)。在荧光分析中，待测物质分子成为激发态时所吸收的光称为激发光，处于激发态的分子回到基态时所产生的荧光称发射光。凡能产生荧光的物质，都有激发光谱和荧光光谱两个特征性的光谱，均可采用荧光分析法进行定性或定量。

(1)荧光定性分析：荧光物质特性的光谱包括激发光谱和荧光光谱两种。在有标准品的对比时，荧光分析法能检测出两种特征性光谱，具有较强的鉴定可靠性。

(2)荧光定量分析法：分为直接测定法和间接测定法两类。①直接测定法：是基于待测物质本身受特定波长光激发而产生荧光，通过检测其产生的荧光强度来测待测物质的浓度。②间接测定法：由于有些物质本身不产生荧光或荧光很弱，无法直接测定，需要利用化学的方法把不产生荧光的物质转化成能发射荧光的物质再进行测定。例如金属与螯合剂反应生成具有荧光的螯合物。有机化合物可通过光化学反应、降解反应、氧化还原、偶联、缩合或酶促反应，使它们转化为荧光物质，再进行检测。

不管是直接测定，还是间接测定，一般采用标准工作曲线法，即将已知含量的标准品经过和样品同样的处理后，配成一系列标准溶液，测定其荧光强度，以荧光强度对荧光物质含量绘制标准曲线。在同样的条件下，再测定样品溶液的荧光强度，由标准曲线便可求出样品中待测荧光物质的含量。

(3) 荧光强度的影响因素：荧光分析法的影响因素主要从以下 5 个方面考虑：激发光波长与发射光波长的选择，一般根据激发光谱和发射光谱选择最大激发波长和荧光最强的发射波长，激发光波长与发射光波长的距离以 50nm 为宜，一般不小于 20～30nm。溶剂的选择，增大溶剂的极性，将使荧光增强。在水、乙醇、环已烷等这些常用溶剂中常含有荧光杂质，影响测定，必须在使用前作净化处理。浓度的选择，被测样品溶液的浓度宜选择稀浓度为好，其浓度的选择应在标准曲线的线性范围之内。温度的要求，大多数情况随温度升高时，荧光效率降低。因为温度增高后使分子间碰撞次数增加，消耗分子的内部能量。溶液 pH 的选择，带有酸性或碱性化合物的荧光对 pH 很敏感，因此这类化合物应根据 pH 与荧光强度关系曲线选择溶液的 pH。

(4) 荧光分析技术的应用：荧光分析法的优点是灵敏度高，可检测范围达 0.1～0.001g/ml，选择性好，样品用量少等。在临床检验方面已经广泛应用于无机物与有机物的分析，以及药物在体内降解、代谢和排泄方面的研究，也用于药物中痕量杂质的分析。

1) 在生物化学中的应用：荧光光谱分析技术在生物化学方面应用广泛。大量具有生物意义的物质，如氨基酸、蛋白质、酶和辅酶、核酸物质、维生素等，均可用荧光光谱分析方法进行有效的分析测定。用荧光法测定血液和动物组织中的生育酚，激发光波长为 295nm，发射波长为 325nm。卟啉类化合物叶绿素、血红蛋白、细胞色素、维生素 B 等用荧光光谱法对这些化合物进行鉴定和定量检测相当的敏感。用直接或间接的方法对核酸(DNA、RNA 和双链多聚核苷酸等)进行检测，其检测限可低于 10^{-9}g/ml 水平。

2) 在药学中的应用：荧光光谱分析法在药学中的应用相当广泛，包括膜结构和功能的研究，抗体形态的确定，生物分子的异质研究，药物相互作用的评价，酶活性和反应的测定，荧光免疫分析，体内化学过程的监测等。除此之外，多种抗疟药、抗生素、抗结核药、止痛药、强心药、抗高血压等药物也可用荧光光谱技术检测。

3. 原子发射光谱分析

(1) 基本原理：原子发射光谱分析(atomic emission spectroscopy，AES)是基于当待测元素的原子或离子在热激发或电激发下外层电子从较高的激发态跃迁到较低的能级，多余的能量以光的形式辐射出来，从而产生发射光谱。不同的元素具有不同的特征光谱，是进行元素的定性与定量分析的基础。原子发射光谱法是元素分析的重要方法之一。

(2) 定性分析方法：特定元素的原子或离子可产生一系列不同波长的特征光谱，这是定性的依据，定性分析时通过识别待测元素的两条以上的特征光谱，就可以确定该元素的存在。

定性分析常用标样光谱比较法，即将待测样品与该元素的纯物质或纯化合物在相同的条件下并列摄谱于同一感光板上，然后比较两者的光谱，以确定某元素是否存在。该方法简单，但只适用于指定元素的定性鉴定。测定复杂组分以及进行光谱全分析时，采用铁光谱比较法，即以铁的光谱作为标尺进行比较，将待测样品与纯铁并列摄谱。与标准铁谱对照，查找待测元素的特征谱线，以确定待测样品是否含有该元素。

(3) 定量分析方法：原子发射光谱定量分析的基础是元素特征谱线的强度与待测样品中该元素的含量有确定的关系，因此可通过测定谱线的强度确定元素在样品中的含量。光谱半定量分析可以估算待测样品中某元素的大致含量。常用于对准确度要求不高、分析大批量样品时。

待测样品的样品状态、组成、稳定性等都会影响谱线的强度，要完全控制这些条件比较困难，根据谱线强度的绝对值来进行定量分析，准确度和重现性都很差。实际工作中一般采用内标法、标准加入法等来消除工作条件对测定的影响。

(4) 原子发射光谱分析的特点和应用：原子发射光谱分析即可用于定性分析，又可用作定量分析，目前可对约 70 种元素(金属元素及磷、硅、砷、硼等非金属元素)进行分析。

1) 微量分析、准确度高，检出限低：在一定的实验条件下，利用元素的特征谱线可以准确地确定物质中所含有的元素，是元素分析中非常可靠的定性分析方法。通常情况下相对误差仅为 5%～10%，含量越低，其优越性越突出，适用于微量及痕量元素的分析。

2) 灵敏度高、样品用量较少：绝对灵敏度可达 10^{-9}g 甚至更小。检测需要的样品量一般只有几毫克至数十毫克。

3) 选择性好：样品不需要化学分离，可同时直接测定几十种元素。对于化学性质相近的元素，如稀土元素，一般化学方法只能测定其总量，难以分别测定，而原子光谱分析却可以进行单独元素的测定。

4) 操作简单、分析快速：通常无需对待测样品进行处理，可直接测量。用等离子体发射光谱可以在 1min 内同时测定 48 个元素，且灵敏度可达 ng/g 数量级。

三、散射光谱分析技术

散射光谱分析法主要测定光线通过溶液混悬颗粒后的光吸收或光散射程度的定量方法。常用法为比浊法，但颗粒的大小和形状及悬液的稳定性对比浊结果有较大的影响。

1. 基本原理　由于测定仪器和方法的不同，比浊法又可分为透射比浊法和散射比浊法。前者利用一般的光电比色计和分光光度计，其原理是利用光线通过混悬溶液时，由于颗粒的散射使通过的光线减弱，根据光线减弱的程度测定溶液中颗粒的浓度。

散射比浊法则是直接测定混悬溶液中颗粒散射光的强度，需要特殊的浊度计。测定方法可采用速率法或终点法进行。速率散射比浊法是一种动力学测定方法，1977 年由 Seternbery 首先用于免疫测定，在一定条件下，抗原和相应的抗体很快结合成抗原抗体免疫复合物颗粒，速率比浊法就是在一定时间内抗原抗体结合过程中，测定二者结合的最大反应速度，即反应达峰值。终点散射比浊法用于免疫测定时，在一定时间内，通常是抗原抗体反应达到平衡，复合物的浊度不再受时间的影响，但必须在聚合形成絮状沉淀之前进行浊度测定。

透射比浊与散射比浊各有优缺点：①透射比浊操作简便，不需要特殊的分析仪器，能在普通的自动生化分析仪和分光光度计开展，适用于所有的临床实验室。缺点是灵敏度和精密度较低，所需的抗血清量大，检测的周期较长。②散射比浊的优点是灵敏度、精密度均较高，检测快速。其缺点是需要特定的分析仪器，试剂价格高。

2. 影响比浊法测定的因素　比浊法的突出问题是颗粒的大小对浊度和浊度曲线有较大的影响：①混悬液中微粒的大小应尽可能相同，而且容易重复。②混悬液的稳定性和测定时间，混悬液在一定时间内，至少 10min 内应维持稳定。③温度升高可加快分子间的碰撞，常使某些在室温细小均匀的颗粒易变为粗大的絮状沉淀。④pH 可影响沉淀的形成及颗粒的大小，如蛋白质、酶类，在其等电点时最易形成颗粒并沉淀。⑤其他电解质和非电解质存在的干扰。

3. 比浊法的应用 目前在临床生化检验中使用最多的比浊法是免疫比浊法（immune turbidimetry）。所谓免疫比浊法是利用抗原和抗体的特异性结合形成复合物，通过测定复合物形成量的多少，对抗原或抗体进行定量的方法。免疫比浊技术是传统免疫沉淀技术与比浊分析技术的结合，检测特异性好，反应速度快，可以实现全自动化的大批量检测。免疫比浊法目前已经广泛应用于如免疫球蛋白、载脂蛋白和补体等项目均已大部分用免疫比浊法进行快速定量检测。

免疫比浊法的临床应用有：①免疫球蛋白及补体系列：免疫球蛋白 IgG、IgA、IgM，补体 C3、C4 测定；②急性炎症蛋白系列：C-反应蛋白、α-酸性糖蛋白、触珠蛋白、铜蓝蛋白等；③心血管疾病监测：载脂蛋白 A、B，脂蛋白（a）、C-反应蛋白（CRP）等；④风湿性疾病：抗链球菌溶血素（ASO）、类风湿因子（RF）；⑤肾脏功能监测：尿微量白蛋白、α-微球蛋白、β-微球蛋白、尿转铁蛋白等；⑥营养状态监测：白蛋白、前白蛋白、转铁蛋白等；⑦血液疾病的检测：抗凝血酶Ⅲ、转铁蛋白、铁蛋白、触珠蛋白等；⑧神经系统疾病检测：脑脊液白蛋白、免疫球蛋白 IgG、IgA、IgM。

四、紫外分光光度法测定 DNA 浓度实验

（一）目的要求

熟练掌握利用紫外分光光度法测定 DNA 的纯度和浓度。

（二）原理

组成 DNA 的碱基均具有一定的吸收紫外线特性，最大吸收值在波长为 260nm 处，而蛋白质在 280nm 时具有最大吸收峰值。因此，分光光度法不但能够确定核酸的浓度，还可以通过测定在 260nm 和 280nm 的紫外线吸收值的比值（A_{260}/A_{280}）估计核酸的纯度。若比值在 1.8～2.0 时，认为提取的 DNA 已达到所要求的纯度。比值下降小于 1.8，则认为在样品中含有蛋白质等杂质时。

（三）材料、试剂与仪器

（1）材料：待测 DNA 样品。
（2）试剂：TE 缓冲液。
（3）器材：分光光度计。

（四）步骤与方法

（1）取石英杯两只，分别加入 TE 缓冲液 2990μl。
（2）在对照杯中加入 10μl TE 缓冲液，在样品杯加入 10μl 待测 DNA 样品，混匀。
（3）放入分光光度计的比色槽中，分别测出 260nm 和 280nm 处的 OD 值。
（4）计算
1）DNA 浓度（μg/ml）=A_{260}×50μg/ml×稀释倍数。

2) DNA 纯度=A_{260}/A_{280}。

1OD 的吸光值分别相当于 50μg/ml 的双链 DNA，40μg/ml 单链 DNA 或者 RNA，20μg/ml 的寡核苷酸单链。

(五) 注意事项

(1) 比色杯要选用石英比色杯，而且要注意拿取的方法，不要拿透光的那面。

(2) 测量前比色杯要冲洗干净。

(3) 分光光度计要提前开机预热，并注意调零。

五、思　考　题

(1) 如果用紫外分光光度法测得 $A_{260}/A_{280}=1.8$，是否能说明提取的 DNA 样品非常纯净？为什么？

(2) 人体内微量元素检测的方法和原理是什么？

（张　霞）

第三节　质 谱 技 术

21 世纪的最前沿科学之一，随着人类第一张基因序列草图的完成和发展，生命科学的研究也将进入一个崭新的后基因组学，即蛋白质组学时代。正如基因草图的提前绘制得益于大规模全自动毛细管测序技术一样，后基因组研究也将会借助于现代生物质谱技术等得到迅猛发展。

一、质谱技术的基本原理

质谱技术(mass spectrometry，MS)是一种测量离子荷质比(电荷-质量比)的分析方法。将样品离子化，按荷质比的大小顺序排列形成图谱，对样品进行定性和定量分析。质谱分析的基本原理是使分析样品中各组分在离子源中发生电离，生成不同荷质比的带正电荷的离子，通过加速电场的作用，形成离子束，进入质量分析器。在质量分析器中，再利用电场和磁场使发生相反的速度色散，将它们分别聚焦而得到质谱图，从而确定其质量。

质谱分析技术是一种快速、有效的分析方法，灵敏度高，操作简单，分析时间短，准确度高。利用质谱仪可以获得分析样品的分子量、分子式、分子中元素构成和分子结构等多方面的信息。可进行同位素分析、化合物分析、气体成分分析以及金属和非金属固体样品的超纯痕量分析。它通过正确测定分子的质量而进行蛋白质分子鉴定、蛋白质分子的修饰和蛋白质分子相互作用的研究。

二、生物质谱技术

最初的质谱仪仅限于小分子和中等分子的研究，主要用来测定元素或同位素的原子量。20 世纪 70 年代，解吸技术的出现成功地将蛋白大分子转化成气相离子。之后出现的快原子轰击与其紧密相关的溶液基质二次离子质谱法使得具有极性的、热不稳定的蛋白分子能经受住电离过程。但这些方法仅限于 10kD 以下蛋白分子的研究。20 世纪 80 年代电喷雾电离(electrospray ionization，ESI）和软激光解吸电离技术（matrix-assisted laserdesorption ionization，SLD）的出现使质谱方法在 pmol（10^{-12}mol）和 fmol（10^{-15}mol）的水平上准确地分析生物大分子成为可能。目前，质谱技术在生命科学领域的广泛应用，形成了独特的生物质谱技术。

1. 快原子轰击质谱技术 快原子轰击质谱技术（fast atom bombardment mass spectrometry，FAB-MS）是用快原子轰击方式作为离子源的质谱分析法。是一种软电离技术，被分析样品不须经过气化而直接电离。FAB-MS 适于分析极性强、热不稳定的样品，特别适用于多肽和蛋白质等的分析研究。只能提供有关离子的精确质量，从而可以确定样品的元素组成和分子式。而 FABMS–MS 串联技术的应用可以提供样品较为详细的分子结构信息，从而使其在生物医学分析中迅速发展起来。

2. 电喷雾质谱技术 电喷雾质谱技术（electrospray ionisation mass spectrometry，ESI-MS）是在毛细管的出口处施加高电压，所产生的高电场使从毛细管流出的液体雾化成细小的带电液滴，随着溶剂蒸发，液滴表面的电荷强度逐渐增大，最后液滴崩解为大量带一个或多个电荷的离子，致使分析物以单电荷或多电荷离子的形式进入气相。电喷雾离子化的特点是产生高电荷离子而不是碎片离子，使荷质比降低到多数分析仪器都能检测的范围内，因而提高了分子质量的分析范围。

由于采用常压电离源，因此电喷雾质谱的优势就是可以方便地与多种分离技术联合使用，如将液相色谱与质谱串联形成液–质联合质谱（LC-MS），达到检测生物大分子物质的目的。

3. 基质辅助激光解吸质谱技术 基质辅助激光解吸质谱技术（matrix assisted laserdesorption /ionization，MALDI）是基于基质辅助激光解吸电离方法的质谱分析技术。基本原理是将分析物分散在基质分子中并形成晶体，当用激光照射晶体时，由于基质分子经辐射所吸收的能量，导致能量蓄积并迅速产热，从而使基质晶体升华，致使基质和分析物膨胀并进入气相，通过质谱图对样品进行质量分析。

将基质辅助激光解吸电离方法与飞行时间（time-of-flight，TOF）质谱联合形成一种新的检测方法称为基质辅助激光解吸电离方法飞行时间质谱（MALDI-TOF），把测定分子量的范围扩大到了几十万道尔顿（Da），准确度达到 0.1%～0.01%的水平。因此 MALDI-TOF 质谱在蛋白质、多肽、核酸和多糖等生物大分子的研究领域应用越来越广泛。

三、质谱技术的应用

随着质谱技术的不断改进和完善，质谱技术在生命科学研究的领域，特别是在蛋白质、核酸分析、药物代谢及微生物鉴定等发挥着越来越重要的作用。

1. 质谱与蛋白质分析

（1）蛋白质分子量的测定：分子量是蛋白质、多肽的鉴定中最基本和首先需要测定的参数。生物质谱技术以其极高的灵敏度（400kDa）、精确度（0.1%～0.001%）在蛋白质分析中的应用远远高于目前常规应用的 SDS 电泳与高效凝胶色谱技术。除此之外，生物质谱技术不仅可直接测定蛋白质混合物的分子量，还可以测定经酶降解后混合物的分子量。

（2）蛋白质组研究：蛋白质组是指一个基因组、一个细胞或组织所表达的全部蛋白质成分。蛋白质组的研究是从整体水平上研究细胞或有机体内蛋白质的组成及其活动规律，包括细胞内所有蛋白质的分离、蛋白质表达模式的识别、蛋白质的鉴定、蛋白质翻译后修饰的分析及蛋白质组数据库的构建。质谱技术作为蛋白质组研究的三大支撑技术之一，除了用于多肽、蛋白质的质量测定外，还广泛地应用于肽指纹图谱测定以及氨基酸序列测定等。

(3) 肽序列结构测定：通过生物质谱技术可直接测定肽段的氨基酸序列，目前这项技术广泛应用于蛋白质组研究中的大规模筛选，相对于传统的 Edman 降解末端测序技术，生物质谱具有不受末端封闭的限制、灵敏度高、速度快的特点。

(4) 肽指纹图谱（peptide mass fingerprinting，PMF）测定：是对蛋白酶解或降解后所得多肽混合物进行质谱分析的方法，对质谱分析所得肽片与多肽蛋白数据库进行比对，实现对蛋白质的快速鉴别和高通量筛选。肽指纹图谱是基因工程重组蛋白结构确认的重要指标，也是蛋白质组研究中必不可少的一种手段。

此外，根据肽片段质量数变化，可对基因的插入、缺失、突变进行对比分析。串联质谱技术通过扫描模式可以快速选择被修饰片段，根据特征丢失确定修饰类型，是目前最有效的对蛋白质翻译后修饰进行识别与鉴定的分析手段。蛋白质-DNA 复合物、蛋白质-蛋白质复合物等多种类型的复合物的结构位点的以及相互作用的位点都可以通过生物质谱技术进行检测分析。

2. 质谱与核酸研究　ESI 和 MALDI 质谱技术在寡核苷酸及其类似物的结构和序列分析方面取得了良好的前景。1995 年，M.L.Vestal 等把离子延迟引出技术（ion delayed extraction，DE）应用于 MALDI-MS 中，不但提高了 MALDI-MS 的分辨率，而且也开创了质谱应用于 DNA 研究领域的新局面。国内邓慧敏等也应用 DE-MALDI-MS 法测定了混合碱基 DNA，获得了高分辨率的 DNA 质谱图。

3. 药物代谢　近年来质谱在药物代谢方面的研究进展迅速，其主要研究药物在体内过程中发生的变化，阐明药物作用的部位、强弱、时效及毒副作用，从而为药物设计、合理用药提供实验和理论基础。特别是采用生物技术获得的大分子药物的体内代谢研究，更是解决了传统的研究手段难以解决的难题。体内药物或代谢物浓度一般很低，且很多情况下需要实时检测，质谱的高灵敏度和高分辨率以及快速检测为代谢物鉴定提供了保证。

4. 微生物鉴定　由于微生物组分非常复杂，微生物的分类鉴定一直是微生物检测的重要方面。目前 ESI 和 MALDI 技术已可以在细胞水平开展对微生物全细胞蛋白成分的鉴定。

生物除污是利用微生物把污染物转换为低害或无害物。特异降解微生物的选择及其代谢性能的鉴定是该技术的关键。MALDI-TOF-MS 可以用于监测细菌的降解能力以及在外界刺激条件下细菌蛋白质组的变化。

除了应用于蛋白质和核酸研究以外，质谱还以其灵敏度和高分辨率在医学检验中得到了广泛的应用，如对药物代谢产物的动态分析，癌细胞蛋白质的鉴定，同位素标记物的检测等。随着新技术的出现，质谱技术也得到了快速的发展，特别是与生物技术的结合，开创了质谱应用的新领域，其研究成果也被逐步应用于医学各个领域的研究。

四、思 考 题

(1) 质谱技术用于蛋白质研究的策略有哪些？

(2) 质谱技术在医学上的应用有哪些？

（张　霞）

第四节　层 析 技 术

层析法是目前生物化学广泛应用的一种分离技术。1903 年，俄国植物学家 M.Tswett 发现并使用这一技术证明了植物的叶子中不仅有叶绿素还含有其他色素。层析法已成为生物化学、分子生物学及其他学科领域有效的分离分析工具之一。

一、层析技术的原理和分类

1. 层析技术的原理 层析技术是一种物理分离技术，是利用混合物中各组分的理化性质(吸附力、分子形状和大小、分子极性、分子亲和力、分配系数等)的差异，在各组分经过两相的过程中，不断地进行交换、分配而达到分离的目的。

所有的层析系统都具有两个相，即固定相和流动相。固定相，是固体物质或者是固定于固体物质上的成分；流动相，是可以流动的物质，如水或者各类溶剂。当待分离的混合物随溶剂(流动相)通过固定相时，由于各组分的理化性质存在差异，与两相发生相互作用的能力不同，在两相中的分配(含量对比)也不同，而且随溶剂向前移动，各组分不断地在两相中进行再分配。与固定相相互作用力越弱的组分，随流动相移动时受到的阻滞作用小，向前移动的速度快。反之，与固定相相互作用越强的组分，向前移动速度越慢。分部收集，即可得到单一组分样品，从而达到将各组分分离的目的。

2. 层析技术的分类 见表 8-1，表 8-2，表 8-3。

表8-1 按两相所处物理状态分类

名称	两相的物理状态
气相层析	气液层析：固定相为液体，流动相为气体
	气固层析：固定相为固体，流动相为气体
液相层析	液液层析：固定相、流动相均为液体
	液固层析：固定相为固体，流动相为液体

表8-2 按层析原理分类

名称	分离原理
吸附层析法	吸附剂是固定相，各组分与吸附剂之间吸附力不同
分配层析法	各组分在流动相和静止液相(固相)中的分配系数不同
离子交换层析法	固定相是离子交换剂，各组分与离子交换剂亲和力不同
凝胶层析法	固定相是多孔凝胶，各组分的分子大小不同，因而在凝胶上受阻滞的程度不同
亲和层析法	固定相只能与一种待分离组分专一结合，从而与无亲和力的其他组分分离

表8-3 按操作方式不同分类

名称	操作方式
柱层析法	固定相装于柱内，使样品沿着一个方向前移而达分离
薄层层析法	将适当黏度的固定相均匀涂铺在薄板上，点样后用流动相展开，使各组分分离
纸层析法	用滤纸作液体的载体，点样后用流动相展开，使各组分分离
薄膜层析法	将适当的高分子有机吸附剂制成薄膜，以类似纸层析方法进行物质的分离

二、层析法实验技术

1. 吸附层析法 固定相是固体吸附剂，通过对不同溶质吸附力强弱不同进行分离。

2. 分配层析法　利用两相中的分配系数不同而进行混合物分离的层析方法。

分配系数：当一种溶质在两种给定的互不相溶的溶剂中分配时，在一定温度下达到平衡后，溶质在两相中的浓度比值为一常数。

3. 凝胶层析法　凝胶层析又称凝胶过滤、分子筛。凝胶层析是以凝胶作为固定相，水或各类溶剂作为流动相，凝胶是一种不带电荷的具有三维空间多孔网状结构的物质，凝胶的每个颗粒内部都具有很多细微的小孔，如同筛子一样。凝胶层析分离的机理是混合物随流动相流经凝胶柱时，因各组分的分子大小不同在凝胶内受到的阻滞作用有差异，从而造成各组分在凝胶中的迁移速度不同而得到分离。

凝胶层析的突出优点是层析所用的凝胶属于惰性载体，不带电荷，吸附力弱，操作条件比较温和，可在相当广的温度范围下进行，不需要有机溶剂，并且对分离成分理化性质的保持有独到之处。对于高分子物质有很好的分离效果。常用凝胶有琼脂糖凝胶、聚丙烯酰胺凝胶、葡聚糖凝胶等。

凝胶层析主要应用于：①去除高分子(蛋白质、核酸、多糖等)溶液中的低分子量杂质，这个过程称为脱盐。用凝胶层析法脱盐操作简便、快速、蛋白质和酶类等不易变性。②用于酶、蛋白质、氨基酸、多糖、激素、生物碱等物质的分离提纯。③测定高分子物质的分子量。④高分子溶液的浓缩。

4. 离子交换层析法　离子交换层析是利用离子交换剂对各种离子亲和力的不同来分离混合物的一种层析技术。离子交换层析的固定相是负载有大量电荷的离子交换剂，流动相是具有一定 pH 和离子强度的电解质溶液。由于离子交换剂对各种离子的亲和力不同，当流动相中的离子化合物流经固定相的离子交换剂时，二者之间可以发生可逆的离子交换反应，从而分离混合物中的各种离子。

离子交换层析按其所带电荷性质分为：阴离子交换层析(带正电荷)和阳离子交换层析(带负电荷)。离子交换剂的种类有：离子交换树脂、离子交换纤维素、离子交换葡聚糖等。

离子交换层析技术在生物化学及临床生化检验中主要用于分离氨基酸、多肽及蛋白质，也可用于分离核酸、核苷酸及其他带电荷的生物分子。

5. 亲和层析法　亲和层析是根据带分离物质和其特异性配体间具有专一性的亲和力而达到分离的层析方法。其原理是将可亲和的一对分子中的一方以共价键形式与不溶性载体相连作为固定相吸附剂，当含混合组分的样品通过此固定相时，只有和固定相分子有特异亲和力的物质，才能被固定相吸附结合，无关组分随流动相流出。目前常用于检验的具有专一亲和力的生物分子对主要有：抗原与抗体，DNA 与互补 DNA 或 RNA，酶与底物，激素与受体等。

亲和层析可用于纯化生物大分子；稀溶液的浓缩；不稳定蛋白质的贮藏；从纯化的分子中除去残余的污染物；用免疫吸附剂吸附纯化尚无互补配体的生物大分子；分离核酸等。

6. 高效液相层析法　高效液相层析(high performance liquid chromatography，HPLC)是近二十年发展起来的一项新兴快速的分离技术。它是在经典液相层析法的基础上，引进了气相层析的理论而形成的一项分离技术。HPLC 具有分离能力强、测定灵敏度高、可在室温下进行、应用范围广等优点。因此 HPLC 的应用范围非常广泛，无论是极性还是非极性，小分子还是大分子，热稳定还是不稳定的化合物均可用测定，尤其是测定蛋白质、核酸、氨基酸、生物碱、类固醇和类脂等物质。

层析法是根据物质的理化性质不同而建立的分离分析方法，可以进行定性及定量的检测。由于层析法分辨率高、灵敏度高、选择性好，尤其适用于生物样品的分离分析。近年来，在生命科学、医药卫生、环境化学、高分子材料等方面得到了广泛的应用。

三、应 用 实 例

微柱法检测糖化血红蛋白(HbAlc)实验

(一)目的要求

(1)掌握糖化血红蛋白微柱法实验的原理。

(2)熟悉微柱法测定糖化血红蛋白的操作步骤。

(二)原理

带负电荷的 Bio-Rex70 阳离子交换树脂与带正电荷的 HbA 及 HbA1 有亲和力，由于 HbA1 的两个 p 链 N-末端正电荷被糖基清除，正电荷较 HbA 少。因此，两者对树脂的亲和力不同。用 pH 6.7 磷酸盐缓冲液可首先将带正电荷较少、吸附力较弱的 HbA1 洗脱下来，用分光光度计测定洗脱液中的 HbA1 占总 Hb 的百分数，可以计算出 HbA1 的量。

(三)材料、试剂与仪器

(1)分光光度计。

(2)玻璃试管。

(3)Bio-Rex70 阴离子交换树脂。

(4)玻璃或塑料层析柱。

(5)磷酸盐缓冲液(pH 6.7)：取 0.2mol/L $Na_2HPO_4$100ml，0.2mol/L $Na_2H_2PO_4$150ml，加蒸馏水定容至 1L。

(6)磷酸盐缓冲液(pH 6.4)：取 0.2mol/L $Na_2HPO_4$300ml，0.2mol/L $NaH_2PO_4$700ml，加蒸馏水 300ml。

(7)EDTA 抗凝静脉血。

(四)步骤与方法

(1)树脂处理：称取树脂 10g，加 0.1mol / L 氢氧化钠溶液 30ml，搅匀，置室温 30 分钟，搅拌 2～3 次。然后，加浓盐酸数滴，调 pH 至 6.7，弃去上清液。用蒸馏水约 50ml 洗 1 次，再用磷酸盐缓冲液(pH 6.4)洗 2 次，最后用磷酸盐缓冲液(pH 6.7)洗 4 次。

(2)装柱：将树脂加入磷酸盐缓冲液(pH 6.7)搅匀，用毛细滴管加入塑料微柱内，使树脂床高度达 3～4cm 即可，树脂床应均匀，无气泡无断层即可。

(3)收集 EDTA 抗凝的静脉血 20μl，加入生理盐水 2.0ml，摇匀，离心弃上清，仅留下细胞。

(4)加入 300μl 溶血剂，摇匀，于 37℃水浴中，15min 制成血红蛋白样本 A1。

(5)摇动微柱，使树脂混匀。去掉上下盖子，将微柱插入 1.5cm×1.5cm 的试管中，让微柱内的缓冲液完全流出。

(6)上样：吸取 A1 溶液 100μl，加入微柱的树脂上，待其完全进入树脂后，将微柱移至另一支试管中。

(7)洗脱：吸取 3.0ml 洗脱液，缓缓加入微柱树脂上。收集洗脱液，即为待测的 HbA1。

(8)对照：取 A1 溶液 50μl，加入蒸馏水 7.5ml，摇匀，即为总 Hb 管。

(9)比色：以蒸馏水作空白，在 415nm 测定各管的吸光度值。

(10)计算：

$$HbA_1 = \frac{\text{测定管吸光度}}{\text{对照管吸光度} \times 5} \times 100\%$$

(正常值范围 6%～8%)。

HPLC 法测定糖化血红蛋白(HbAlc)

糖化血红蛋白自动分析仪采用离子交换 HPLC 法测定 HbA1c。离子交换 HPLC 法，是利用能交换离子的材料为固定相来分离离子型化合物的方法。仪器使用阳离子交换柱进行 HbA1c 的百分比测定；当一定量的全血样品被取样针吸入到进样装置内，在稀释部分被溶血，释放出红细胞中的血红蛋白 Hb，并由稀释液稀释，稀释好的已经溶血的样品，由高压泵注入离子交换柱。柱内的固定相是最新开发的非多孔性，不溶和可渗透的交联高聚物，上面分布固定的带电荷基团和能游动的配衡离子；样品通过过滤器从交换柱顶端加入后，由三种不同浓度的盐洗脱缓冲液(流动相)洗脱，使样品向下移动。此时溶液中所含血红蛋白(Hb)的各种组分即与固定相上能移动的离子进行交换，样品中的血红蛋白多种组分在固定相上连续进行可逆的交换吸着和解吸作用，而 3 种不同离子浓度的盐液，形成线性梯度洗脱，洗脱液 No1 叫起始缓冲液，含低离子浓度的盐，洗脱液 No2、No3 缓冲液，其离子浓度依次增高很多，这种流动相离子浓度的改变对分离效果的影响非常明显，前面洗脱出来的组分分离效果好，色谱峰很窄，后面组分也能在很短时间内洗脱出来，大大缩短了分离时间；所以全自动血红蛋白分析仪，在 1 分多钟内、Hb 中的多种成分被分离成 6 个部分，其中的 HbA1c、HbF、HbA1 被有效、精确的分离；由交换柱流出的 Hb 成分到达仪器的检测器，检测器内装有发射单色光的发光二极管，通过双波长可见光比色法测定 HbA1c、HbF、HbA1 三个参数。仪器的检测器检测出分离后 HbA1c、HbF、HbA1 组分的吸光度值，与 HbA1c 标准品吸光度值比较，分析计算出结果，最后以百分率表示的 Hb 组分结果与色谱图一起打印出来。

四、思　考　题

(1)简述 HPLC 的检测原理。
(2)如何用柱层析的方法分离糖化血红蛋白？

(张　霞)

第五节　电 泳 技 术

在电场作用下，带电颗粒向着与其电性相反的电极移动，称为电泳(electrophoresis，EP)。利用带电粒子在电场中移动速度不同而进行分离的技术称为电泳技术。电泳技术最主要用于蛋白质、核酸等生物分子的分离、纯化、鉴定，已成为医学检验中常用的分析技术。

一、电泳技术的分类

电泳技术按分离原理的不同分 3 类：移动界面电泳、区带电泳和稳态电泳。

1. 移动界面电泳 目前已被区带电泳取代。

2. 区带电泳 有支持介质的电泳。如滤纸电泳、薄层电泳(薄膜)、凝胶电泳(琼脂糖、聚苯烯酰胺)、转移电泳和毛细管高压电泳等。

3. 稳态电泳 粒子的电泳迁移在一定时间后达到稳态，如等电聚焦电泳。

二、电泳分析仪的分类

电泳分析仪可分为两大类:一类是临床实验室常规类，如全自动荧光/可见光双系统电泳仪、全自动醋纤膜电泳仪、全自动琼脂糖电泳仪；另一类是科研为主兼做临床样本类，如高效毛细管电泳、高效毛细管芯片电泳及DNA测序系统。

1. 全自动荧光/可见光双系统电泳仪 荧光/可见光双系统，优点是荧光系统为全自动，灵敏度和准确度高，速度快。

2. 全自动醋纤膜电泳仪 可见光单系统。因检测灵敏度低，大多用于血清蛋白电泳分析，不能分析尿及脑脊液中的蛋白质。

3. 全自动琼脂糖电泳仪 可见光单系统。优点是灵敏度高，可检测低浓度标本中的蛋白质，如尿及脑脊液蛋白。缺点为仪器自动化差，操作繁琐。

4. 全自动电泳分析系统 可见光及荧光呈色双系统。是一种较理想的电泳分析仪。可采用各种电泳片，如琼脂片、醋酸片、聚丙烯酰胺等。

5. 高效毛细管电泳 采用弹性石英毛细管，代替平板凝胶，以高压直流电场为推动力，提高电泳效率。

6. 毛细管电泳芯片 可分析DNA长度、序列和基因分型等。样品体积小，高压推动力下，分离效果好。

7. DNA测序系统 凝胶毛细管的原理，阵列设计，4种不同的荧光染色标记4种核苷酸，在模板上合成DNA单链，在DNA外切酶的作用下，碱基的连续水解和释放，用激光识别和记录释放的碱基。

三、电泳技术的临床应用

1. 血清蛋白电泳 醋酸纤维薄膜或琼脂糖电泳将血清蛋白分为白蛋白、α_1、α_2、β和γ球蛋白5条带。血清蛋白质电泳图谱可了解患者血清蛋白质全貌，作为初筛实验。

2. 尿蛋白电泳 尿蛋白电泳辅助临床判断肾脏病变。

3. 脑脊液蛋白电泳 必须将患者血清和脑脊液在同步进行采样，以分析不同来源的免疫球蛋白。主要用于多发性硬化症、脊髓炎等中枢神经系统疾病的诊断和鉴别诊断。

4. 免疫固定电泳 可对各类免疫球蛋白及其轻链进行分型，最常用于临床常规M蛋白的分型与鉴定。

5. 同工酶电泳 临床上用于同工酶及亚型分析。

6. 脂蛋白电泳 主要用于高脂血症的分型、冠心病危险性估计，以及动脉粥样硬化的发生、发展、诊断和治疗的研究等。

四、电泳技术实验指导

对于电泳技术，国内一般以血清蛋白为主，而国外所做项目包括血清蛋白、尿蛋白、同工酶、各种脂蛋白等。下面重点介绍下醋酸纤维素膜电泳、琼脂糖电泳。

血清蛋白醋酸纤维素膜电泳实验

(一)目的要求

了解血清蛋白醋酸纤维素膜电泳的原理、方法及临床意义。

(二)原理

本实验以醋酸纤维素薄膜为支持物分离血清中的不同蛋白质。此膜为泡沫状疏松薄膜，具有一定的吸水性，利用带电粒子在电场中移动速度不同而进行分离。

(三)材料、试剂与仪器

(1)材料：健康人血清。

(2)仪器：电泳仪、电泳槽、光密度计。

(3)试剂

1)醋酸纤维素薄膜。

2)pH8.6 巴比妥缓冲液(离子强度 0.06～0.07)：取巴比妥 0.83g，巴比妥钠 6.38g，加蒸馏水加热溶解后，定容至 500ml。

3)氨基黑 10B 染色液：取氨基黑 10B 0.5g，溶于 50ml 甲醇中，再加冰乙酸 10ml，蒸馏水 40ml，混匀。

4)漂洗液：95%乙醇溶液 4.5ml，冰乙酸 5ml，蒸馏水 50ml 混合。

5)透明液：95%乙醇溶液 80ml，冰乙酸 20ml 混合。

(四)步骤与方法

(1)准备薄膜：将切割整齐的 2.5cm×6cm 的薄膜条，浸入巴比妥缓冲液后取出，用吸水纸吸去多余缓冲液。

(2)点样：在粗糙面距薄膜一端 1.5cm 处点样，应点在薄膜的粗糙面一侧。待血清完全渗入薄膜后，将膜面翻转，点样面(粗糙面)朝下，置电泳槽中，薄膜点样端放于负极一侧。

(3)电泳：打开电源，调节电压 120V，时间 60min，结束后，关闭电源。

(4)染色漂洗：取出薄膜，浸入染色液中 5min，再转入漂洗液中洗 3 次，直至背景颜色脱净为止。此时，正常血清蛋白在薄膜上显示出五条区带，从前端至点样处的方向分别为清蛋白、α_1-球蛋白、α_2-球蛋白、β-球蛋白及γ-球蛋白。

(5)定量测定：将干燥的电泳图谱膜条放入透明液中浸泡 2min 后，取出贴于洁净玻璃板上，干燥后，即为透明薄膜图谱，可用光密度计直接测定。

(五)结果分析及注意事项

(1)结果分析

正常人血清蛋白分为白蛋白、α_1、α_2、β和γ球蛋白 5 条带。

(2)注意事项

1)点样好坏是电泳图谱是否清晰的关键，点样量要适当。

2) 漂洗时应多漂洗几次，直至无蛋白区底色脱净为止。

琼脂糖凝胶电泳法分离 LDH 同工酶实验

（一）目的要求

了解琼脂糖凝胶电泳分离 LDH 同工酶实验的原理、方法及临床意义。

（二）原理

乳酸脱氢酶（lactatedehydrogenase，LDH）同工酶可以在不同的支持介质中电泳分离，最常用的是琼脂糖电泳。电泳后分离的同工酶应用染料着色，可以在电泳过程中观察分带情况。

（三）材料、试剂与仪器

(1) 材料：健康人血清。

(2) 仪器：电泳仪、电泳槽。

(3) 试剂

1) 巴比妥-HCl 缓冲液（pH8.4，0.1mol/L）：溶 17g 巴比妥钠于 600ml 水，加入 1mol/L HCl 溶液 23.5ml，再加蒸馏水至 1000ml。

2) 0.5mol/L 乳酸钠溶液：称乳酸钠 5.6g，溶于蒸馏水并稀释至 100ml。

3) 0.001mol/L 乙二胺四乙酸钠盐（$EDTA-Na_2$）溶液：称取 $EDTA-Na_2-H_2O$ 372mg，用蒸馏水溶解并稀释至 100ml。

4) 0.5%琼脂糖凝胶：溶 50mg 琼脂糖于 5ml 巴比妥-HCl 缓冲液（pH8.4，0.1mol/L），加蒸馏水 5ml，溶化后，再加 0.001mol/L $EDTA-Na_2$ 溶液 0.2ml，4℃保存。

5) 0.8%琼脂糖染色胶：溶 80mg 琼脂糖于 5ml 巴比妥-HCl 缓冲液（pH8.4，0.1mol/L），加蒸馏水 5ml，加 0.001mol/L $EDTA-Na_2$ 溶液 0.2ml，4℃保存。

6) 显色液：溶 50mg NBT（硝基蓝四唑）于 20ml 蒸馏水（棕色容量瓶），溶解后，加入 NAD（氧化型辅酶 I）125mg 及 PMS（吩嗪二甲酯硫酸盐）12.5mg，再加蒸馏水至 25ml。该溶液应避光低温保存，现用现配。

7) 2%乙酸缓冲液：2ml 乙酸（99.5%）加蒸馏水 98ml，混匀。

8) 电泳缓冲液（pH8.6，0.075mol/L）；巴比妥钠 15.45g、巴比妥 2.76g，蒸馏水溶解并稀释至 1000ml。

9) 0.1mol/L 甘氨酸溶液：甘氨酸 7.5g，氯化钠 5.85g，蒸馏水溶解并稀释至 1 000ml。

10) 乳酸钠缓冲基质液（pH10.0）：在乳酸钠溶液（65%～70%）10ml 中加入 0.1mol/L 甘氨酸溶液 125ml、0.1mol/L 氢氧化钠 75ml，混匀。

（四）步骤与方法

(1) 琼脂糖凝胶板的制备和电泳：将 0.5%琼脂糖凝胶水浴熔化。将熔化的凝胶液平浇于一洁净的载玻片上，装样品梳，小槽为点样槽，加入新鲜血清 20μl。将凝胶板放在电泳槽内，两端各以浸有电泳缓冲液的滤纸或纱布作盐桥，点样端靠近阴极。电泳 40～60min，电压约 100V。

(2) 显色：电泳终止前 10min，将 0.8%～0.9%琼脂糖染色胶在水浴中熔化。取此熔化的凝胶 0.67ml 与显色液 0.53ml 及 0.5mol/L 乳酸钠溶液 0.2ml 混匀，立即浇在凝胶板上，37℃避光

1h，显示出五条深浅不等的蓝紫色区带，从阳极端至阴极端方向依次为 LDH_1、LDH_2、LDH_3、LDH_4 和 LDH_5。

(3) 固定与干燥：将显色后的凝胶板浸于2%乙酸溶液中2h，取出用干净滤纸覆盖凝胶板，50℃烘1.5h，取下滤纸，背景即透明。可用凝胶成像分析系统或光密度计测定各区带，进行定量分析。

(五) 结果

用凝胶成像系统对LDH同工酶各组分进行定量。

五、案　　例

潍坊医学院附属医院一健康体检者，男性，69岁，无烟酒不良嗜好，有高血压病史十年，一直口服降压药，维持血压于正常水平。无其他病史，近日身体亦无明显不适，心电图结果正常。B超检测肝、胆、胰、脾、肾未发现明显异常。化验异常结果如下：红细胞：3.93×10^{12}/L，血红蛋白：113g/L，血沉：67mm/h，总蛋白：116.3g/L，白蛋白：29.2g/L，球蛋白：87.1g/L，白球比：0.3，钙：1.98mmol/L，无机磷：1.71mmol/L。请根据情况，分析患者为哪种临床疾病的可能性大？为明确诊断应建议患者进一步行哪些实验室检查？

六、思　考　题

(1) 缺铁性贫血、肾病和慢性肝病时血清蛋白醋酸纤维素膜电泳图谱会出现怎样的变化？

(2) 某肾病患者检测尿蛋白电泳可能会出现几种结果？请分别描述并分析。

七、小　　结

掌握电泳技术的概念，醋酸纤维素膜电泳、琼脂糖电泳的原理和影响因素。熟悉和了解电泳技术的分类及临床应用范围、检测项目及临床意义。

（耿会娟）

第六节　电化学分析技术

电化学分析法(electrochemical analysis)是利用物质的电学、电化学性质及其变化而建立的分析方法。根据测量的电化学参数不同，分为电位分析法、电导分析法和电容量分析法等。电位分析法是利用电极电位与离子浓度之间的关系测定离子浓度(活度)的方法，而离子选择电极分析法(Ion selective electrode，ISE)是电位分析法中发展最为迅速、最活跃的分支，本节重点介绍。

一、离子选择性电极

ISE是以敏感膜为基础的，对特定离子有选择性响应的电极，属于电化学分析中的电位分析法。

二、离子选择性电极法在临床生化检验中的应用

根据是否对检测标本进行稀释，可将ISE电位法分为直接电位法和间接电位法，直接电位法是指样品不经稀释直接作电位分析，目前临床实验室多采用。而间接电位法要用指定离子强度与pH值的稀释液作高比例稀释样品和标准液，再进行测量。ISE直接法和间接法均为钾、钠、氯离子检测最常用的方法。

三、离子选择性电极法测定血清钾、钠、氯、钙离子

1. 原理 电极溶液中被测离子接触电极时，在离子选择电极膜基质的含水层内发生离子迁移，在测量电极与参比电极间产生一个电位差。理想的离子选择性电极对溶液中测定的离子产生的电位差，符合能斯特(Nernst)方程，测得的电极电位和待测离子的活度的对数成比例，当活度系数保持恒定时，电极电位与离子浓度的对数也成比例，求出溶液中离子的活度或浓度。

2. 试剂与器材 高、低浓度斜率液，去蛋白液，电极活化液，电解质分析仪。

3. 步骤与方法 不同厂家的电解质分析仪，需按说明书进行操作。下面简单介绍一般操作步骤。

(1) 仪器开机进入系统自检，管道冲洗，自动提示。

(2) 进入主菜单，首先系统定标，用高、低斜率液进行定标(也可选择退出不定标，但不可直接检测标本)。

(3) 定标通过，检测质控物或标本。

(4) 自动生成、打印检测报告。

4. 注意事项

(1) 仪器吸入标本时不能吸入气泡。

(2) 不能吸入凝血块，以免管道堵塞。

(3) 环境温度的变化大于10℃时，重新校正。

(4) 不使用霉变和浑浊有沉淀的溶液。

(5) 结合临床，分析可能影响结果的因素。

四、思 考 题

(1) 离子选择电极法在生化检验中常用来测定哪几个离子？

(2) 离子选择电极法影响因素有哪些？

五、小 结

ISE是以敏感膜为基础的，对特定离子有选择性响应的电极。掌握离子选择性电极法测定血清钾、钠、氯、钙离子的原理和影响因素。

(耿会娟)

第七节　临床诊断酶学分析技术

一、临床诊断中常用的血清酶类及其同工酶

早在 1908 年尿液中淀粉酶(AMY)的测定就被用以诊断急性胰腺炎；20 世纪 30 年代碱性磷酸酶(ALP)的检测被用于诊断骨骼疾病。诊断酶学的真正发展是从 20 世纪 50 年代用分光光度法建立了连续监测酶活性浓度的方法开始。下面系统介绍常用的酶在临床诊断中的应用。

1. 肌酸激酶(CK)及其同工酶　CK 是由两种不同亚基(M、B)组成的二聚体：CK-BB、CK-MB 和 CK-MM。CK 主要存在于骨骼肌、心肌、脑组织中，主要用于早期诊断 AMI 和判断溶栓治疗的疗效以及判断疾病预后。CK-MB 是目前诊断 AMI 的一个极其可靠的生化指标。

2. 乳酸脱氢酶(LDH)及其同工酶　LDH 广泛存在各组织中，可分三类：一类以 LDH_1 为主，以心肌为代表。另一类以 LDH_5 为主，横纹肌为代表，此外有肝脏等。第三类以 LDH_3 为主，脾、肺为代表。

3. 氨基转移酶(ALT、AST)　丙氨酸氨基转移酶(ALT)，肝脏是含 ALT 最丰富的器官，且主要存在于肝细胞的胞质中，此酶是肝损伤的一个很灵敏指标；天冬氨酸氨基转移酶(AST)，主要存在于线粒体中，肝病较轻病变时血中 ALT 升高为主，但在慢性肝炎，特别是肝硬化时，累及线粒体，此时 AST 升高为主。

4. 碱性磷酸酶(ALP)　ALP 主要用于骨骼和肝胆系统疾病的诊断和鉴别诊断。

5. 淀粉酶(AMY)　AMY 主要用于诊断急性胰腺炎，测定血清 AMY 常在腹痛后 2～12h 升高。

二、酶测定方法的发展

酶测定方法大致经过三个发展阶段，第一阶段：“固定时间法”。第二阶段：“连续监测法”，也称“动态法”。第三阶段：利用酶的抗原性，通过抗原抗体反应测定酶的质量。

三、临床常用诊断酶学实验指导

1. 连续检测法测定血清 ALT

(1)原理：连续检测法测定 ALT 是由 IFCC(国际临床化学联合会)推荐的改良方法。ALT 从 *L*-丙氨酸上转氨基到 α-酮戊二酸，生成丙酮酸与 *L*-谷氨酸。丙酮酸的 NADH 被乳酸脱氢酶催化形成乳酸与 NAD，NADH 被消耗，在 340nm 处连续监测吸光度下降，计算出 ALT 的活性浓度。

(2)试剂

1)试剂 R1：Tris 缓冲液(pH 7.5)100mmol/L；酮戊二酸 15mmol/L；NADH 0.18mmol/L；乳酸脱氢酶 1200 U/L。

2)试剂 R2：*L*-谷氨酸 240mmol/L。

(3)操作步骤

1)将试剂 R1 与 R2 按 4∶1 混合成工作液。

2) 血清 40μl 加工作液 1 000μl，混匀，37°C 恒温 1min 后测初始吸光度，5min 内准确测定平均每 min 吸光度变化值 $-\Delta A$/min。

(4) 结果计算：ALT (U/L) = ($-\Delta A$/min × V × 1000) ÷ (6.22 × v) = $-\Delta A$/min × 4180，6.22 为 NADH 的毫摩尔吸光系数，V 为反应总体积，v 为血清体积，1000 为 U/ml 到 U/L 的转换系数。

(5) 注意事项

1) 血清不可反复冻融，置 4℃保存 1 周，酶活性无显著变化。

2) 避免溶血。

2. 免疫抑制法测定肌酸激酶同工酶 CK-MB

(1) 原理：用抗人 CK-M 抗体与血清反应，血清中的全部 CK-MM 活性和 50%的 CK-MB 活性被抑制，而 CK-MB 中 B 亚基的活性不受影响。将 CK-B 活性乘以 2 (CK-BB 含量略而不计) 即代表 CK-MB 活性。

(2) 试剂

1) R1：咪唑缓冲液 pH6.7 100mmol/L，*D*-葡萄糖 20mmol/L，乙酸镁 10mmol/L，五磷酸二腺苷 10 μmol/L，N-乙酰半胱氨酸 20mmol/L，己糖激酶 35 000 U/L。

2) R2：磷酸肌酸 30mmol/L。

(3) 操作步骤

1) 取 R1 试剂 2ml 与血清 100μl 混于测定管中，将测定管与 R2 试剂同时放入 37℃水浴 5min。

2) 加 R2 试剂 500μl，混匀，37℃比色。

3) 待延滞 150s 后。在 340nm 波长处，连续监测 150s，记录吸光度变化速率，以线性反应期吸光度的增加速率来计算肌酸激酶同工酶 CK-MB 的活性浓度。

(4) 结果计算：CK-MB 活性 (U/L) = ΔA/min × 8360。

四、思 考 题

(1) 连续检测法测定血清 ALT 的注意事项？

(2) 为什么有的实验室会出现 CK-MB 的检测结果高于 CK？请分析原因。

(耿会娟)

第八节 自动生化分析仪技术

自动生化分析仪是将生化分析中的取样、加试剂、去干扰物、混合、保温、比色、结果计算、书写报告和清理等步骤的部分或全部由模仿手工操作的仪器来完成。自动生化分析仪可进行连续监测法等各种反应类型的分析测定。除了一般的生化项目测定外，有的还可进行激素、免疫球蛋白、血药浓度等特殊化合物的测定以及应用酶免疫、荧光免疫等分析方法。

一、自动生化分析仪技术类型

自动生化分析仪是基于光电比色法原理进行工作的，其结构可看成是由光电比色计或分光光度计与微机两部分组成。自动生化分析仪按反应装置的结构分类，可分为连续流动式、离心式、分立式和干片式四类。大型自动生化分析仪均为多通道仪器，同时可测定多个项目，分析项目可自选或组合，不仅能进行临床生化检验，而且可进行药物监测及多种蛋白的测定。

1. 连续流动式自动生化分析仪　连续流动式自动生化分析仪是第一代自动分析仪，因为这种检测分析是一个标本接一个标本在连续流动状态下进行的，故称之为连续流动式自动生化分析仪。

2. 离心式自动生化分析仪　离心式生化分析仪安装有一特殊的离心转盘。在整个分析过程中的每一个步骤几乎是同时完成的，又称为“同步分析”。

3. 分立式自动生化分析仪　分立式自动生化分析仪操作过程中的各环节用传送带连接，按程序依次操作，其样品和试剂在各自的反应杯中独立进行，是目前国内外多采用的设计模式。

4. 干化学式自动生化分析仪　干化学式分析仪是采用干化学方法，将发生在液相反应物中的反应，转移到一个固相载体上，利用分光检测系统进行检测的一类新型仪器，完全脱离了传统的采用试管和吸管的分析方法，多层膜法是干化学方法最具代表性的方法。

二、自动生化分析仪常用分析方法

1. 终点分析法(平衡法)　终点分析法是基于反应达到平衡终点时反应产物的吸收光谱特征及其对光吸收强度的大小，对物质进行定量的一类分析方法。

(1)一点终点法：使用一种或两种试剂。当样品和试剂混合后，反应达到平衡终点时，测定吸光度，计算浓度。代表性实验有：总蛋白、白蛋白的测定。

(2)二点终点法：一般是双试剂，属于试剂启动法，加入样品后分别读取试剂 1 的 A_1 值，读取试剂 2 的 A_2 值。第一次相当于读取样品空白值，加入试剂 2 至第二次读数才是实际呈色反应，$\triangle A=A_2-A_1$。优点是可以消除原反应体系的颜色、浊度以及干扰物质的影响。代表性实验有：葡萄糖测定等。

2. 连续检测法　测定底物的消耗或产物生成的速度的化学方法称为连续监测法(又称速率法或动态分析法)。代表实验：连续检测法测定血清 ALT。

3. 比浊测定法　通过检测物质对光的散射或透射强度来测定物质的方法称比浊法，它不是比色测定，而是比浊测定。比浊法既可作终点法分析，也可作动态分析，既可为化学比浊，又可为免疫比浊。可分为透射比浊和散射比浊。全自动生化仪常用的为透射比浊法，如特种蛋白的测定。

三、思考题

(1)请简单概括自动生化分析仪的特点有哪些？

(2)自动生化分析仪常用分析方法有哪几种？并举例其代表性实验。

（耿会娟）

小　结

本章介绍了常用的生化检验技术有离心分离技术、光谱分析技术、质谱分析技术、层析技术、电泳技术、电化学分析技术、临床诊断酶学分析技术、自动生化分析仪技术等。

离心技术是分离生物大分子物质(蛋白质、酶、核酸)及细胞亚组分的最常用的方法之一。

光谱分析技术，利用化学物质所具有的发射、吸收或散射光谱系的特征，对物质进行定性、定量分析。光谱分析技术分为吸收光谱分析、散射光谱分析和发射光谱分析三大类。层析技术是利用混合物中各组分的理化性质的差异，在各组分经过两相的过程中，不断地进行交换、分配而达到分离的目的。微柱法测定糖化血红蛋白是临床上常见的利用层析交换原理进行蛋白分离的方法。临床诊断中常用的血清酶类及其同工酶，酶学发展的大致三个阶段，掌握连续检测法测定血清 ALT 和免疫抑制法测定肌酸激酶同工酶 CK-MB 的原理、注意事项和临床意义，熟悉其操作步骤。自动生化分析仪是基于光电比色法原理进行工作的，按反应装置的结构分类，可分为连续流动式、离心式、分立式和干片式四类。掌握自动生化分析仪技术类型及常用分析方法。

参 考 文 献

蔡培原. 2008. 电泳技术研究进展及应用. 生命科学仪器，6(4)：3-7.

范刚，冯念伦，刘春. 2006. 糖化血红蛋白(HbA1c)测定的原理方法与仪器解析及临床意义.中国医学装备，3：27-28.

府伟灵，徐克前. 2003. 临床生物化学检验. 北京：人民卫生出版社.

府伟灵，徐克前. 2014. 临床生物化学检验. 第 5 版. 北京：人民卫生出版社.

钱士匀. 2011. 临床生物化学检验实验指导. 第 4 版. 北京：人民卫生出版社.

陶义训. 2002. 现代医学检验仪器导论. 上海：上海科学技术出版社.

叶应妩，王毓三，申子瑜. 2006. 全国临床检验操作规程. 第 3 版. 南京：东南大学出版社.

于世林. 2005. 高效液相色谱方法及应用. 北京：化学工业出版社.

曾照芳，贺志安. 2012. 临床检验仪器学. 北京：人民卫生出版社.

赵晓光，薛燕，刘炳玉. 2003. MALDI-TOF 质谱仪关键技术及进展，现代仪器，9(4)：17-20.

仲其军，张淑芳. 2013. 生物化学检验技术. 武汉：华中科技大学出版社.

周剑涛. 2005. 生物化学检验技术. 北京：高等教育出版社.

周新，涂植光. 2012. 临床生物化学和生物化学检验. 北京：人民卫生出版社.

Domon B，Aebersold R. 2006. Mass spectrometry and protein analysis，Science，312(5771)：212-217.

第九章　临床免疫学检验技能

临床免疫学检验技能主要介绍的是利用免疫检测的原理与技术来检测抗原、抗体、免疫细胞、细胞因子等免疫物质，以及体液中的激素、微量元素、血浆微量蛋白、酶等微量物质。从而为临床诊断疾病、指导治疗等提供有效的实验依据。近些年随着免疫标记技术、单克隆抗体技术以及计算机技术的发展，酶联免疫、荧光免疫、化学发光、流式细胞仪、免疫印迹等技术得到了快速发展，因其具有敏感度高、特异性好、简单和快速等特点，在临床检验和研究等方面发挥着重要的作用。

第一节　凝 集 反 应

凝集反应(agglutination reaction)是一种血清学反应。颗粒性抗原(完整的病原微生物或红细胞等)与相应抗体结合，在有电解质存在的条件下，经过一定时间，出现肉眼可见的凝集块。参与凝集反应的抗原称为凝集原，抗体称为凝集素。分为直接凝集反应和间接凝集反应两类。

一、目 的 要 求

(1) 掌握凝集反应、直接凝集反应、间接凝集反应的概念；直接 Coombs 反应和间接 Coombs 反应的原理及区别。

(2) 熟悉直接 Coombs 反应和间接 Coombs 反应的临床应用。

(3) 了解凝集反应的优缺点及临床应用。

二、直接凝集反应

直接凝集反应(direct agglutination reaction)是指颗粒状抗原(如细菌、红细胞等)与相应抗体直接结合所出现的凝集现象。分为玻片法和试管法。

1. 玻片凝集实验　为定性实验方法，是指用已知抗体作为诊断血清、与受检颗粒抗原各加一滴在玻片上，混匀，数分钟后即可用肉眼观察凝集结果，出现颗粒凝集的为阳性反应。此方法简便、快速，适用于从患者标本中分离得到的菌种的诊断或分型，还用于红细胞 ABO 血型的鉴定(图 9-1)。

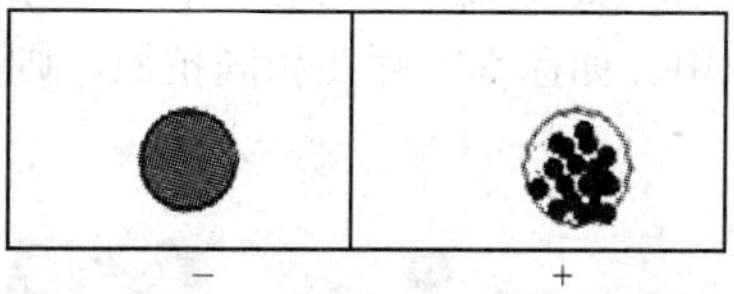

图 9-1　玻片凝集反应结果示意图

2. 试管凝集实验　为半定量实验方法，常用已知细菌作为抗原液与一系列稀释的受检血清混合，观察每管内抗原凝集程度，通常以产生明显凝集现象的最高稀释度作为血清中抗体的效价，也称为滴度。在实验中，由于电解质浓度和 pH 等原因，可引起抗原的非特异性凝集，出现假阳性反应，因此必须设不加抗体的稀释液作对照组。

临床上常用的直接试管凝集实验为肥达实验(Widal test)和外斐实验(Weil-Felix test)。在输血时也常用于受者和供者的红细胞和血清的交叉配血试验。

三、间接凝集反应

间接凝集反应(indirect agglutination reaction)将可溶性抗原(或抗体)先吸附于适当大小的载体颗粒表面，然后与相应抗体(或抗原)反应，在适宜的电解质存在的条件下，出现特异性凝集现象。其敏感度高于直接凝集反应和沉淀反应，适用于各种抗体和可溶性抗原的检测。

根据致敏载体用的是抗原或抗体以及凝集反应的方式，间接凝集反应可分为 4 类。

1. 正向间接凝集反应 用抗原致敏载体以检测标本中的相应抗体(图 9-2)。

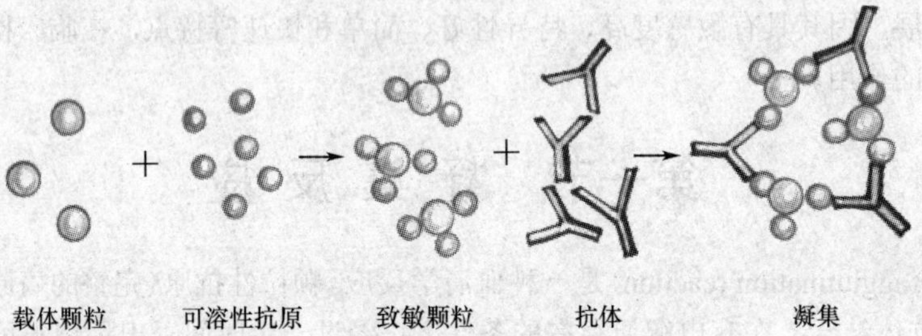

图 9-2 正向间接凝集反应原理示意图

2. 反向间接凝集反应 用特异性抗体致敏载体以检测标本中的相应抗原(图 9-3)。

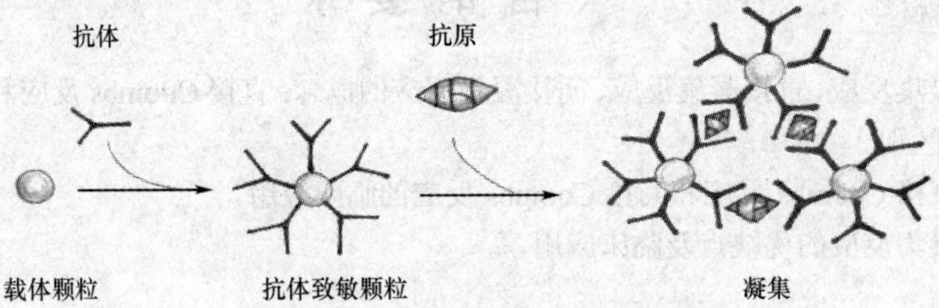

图 9-3 反向间接凝集反应原理示意图

3. 间接凝集抑制反应 诊断试剂为抗原致敏的颗粒载体及相应的抗体，用于检测标本中是否存在与致敏抗原相同的抗原。检测方法为将标本先与抗体试剂作用，然后再加入致敏的载体，若出现凝集现象，说明标本中不存在相同抗原，抗体试剂未被结合，因此仍与载体上的抗原起作用。如标本中存在相同抗原，则凝集反应被抑制(图 9-4)。

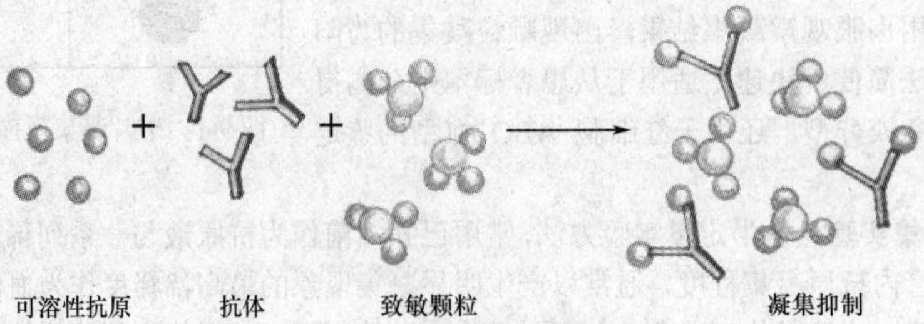

图 9-4 间接凝集抑制反应原理示意图

4. 协同凝集反应 与间接凝集反应的原理相类似，但所用载体既非天然的红细胞，也非人工合成的聚合物颗粒，而是一种金黄色葡萄球菌细胞壁中的 A 蛋白(staphylococcus protein A，SPA)。SPA 具有与 IgG 的 Fc 段结合的特性，因此当这种葡萄球菌与 IgG 抗体连接时，就成为抗体致敏的颗粒载体。如与相应抗原接触，即出现反向间接凝集反应。协同凝集反应也适用于细菌的直接检测。

除以上凝集反应的类型以外，还有间接血凝实验、胶乳凝集实验、明胶凝集实验等。

四、抗球蛋白参与的血凝实验

此实验由 Coombs 于 1945 年建立，故又称为 Coombs 实验，是检测抗红细胞不完全抗体的一种方法。所谓不完全抗体，多半是 7S 的 IgG 类抗体，能与相应的抗原牢固结合，但在一般条件下不出现可见反应。Coombs 利用抗球蛋白抗体作为第二抗体，连接与红细胞表面抗原结合的不完全抗体，使红细胞凝集。

经常用作实验的有两类方法：

1. 直接 Coombs 实验　用于检测吸附于红细胞表面的不完全抗体。将含抗人球蛋白的试剂直接加到红细胞表面结合有不完全抗体的细胞悬液中，即可见红细胞凝集(图 9-5)。此实验常用于新生儿溶血症、自身免疫性溶血症、特发性自身免疫性贫血和医源性溶血性疾病等的检测。

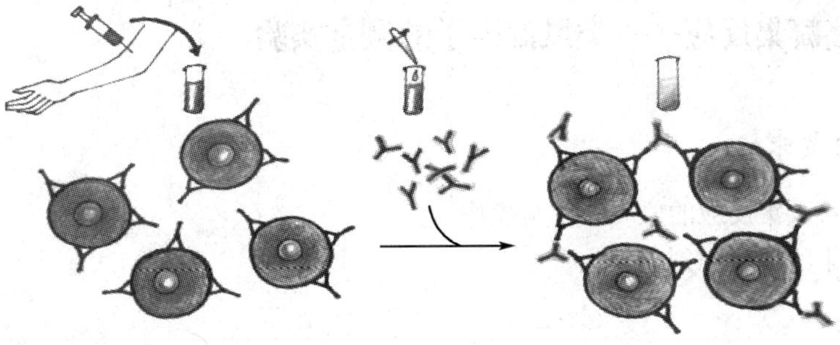

图 9-5　直接 **Coombs** 实验原理示意图

2. 间接 Coombs 实验　用以检测血清中游离的不完全抗体。将受检血清和具有相应抗原性的红细胞相结合。再加入抗球蛋白抗体就可出现可见的红细胞凝集(图 9-6)。此实验多用于检测母体 Rh(D)抗体，亦可对红细胞不相容的输血所产生的血型抗体进行检测。

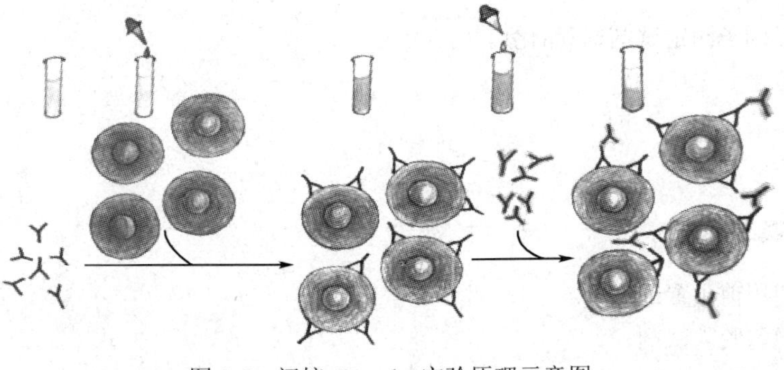

图 9-6　间接 Coombs 实验原理示意图

五、思 考 题

(1) 某血站急需O型血，一男子去献血，要想快速知道他是不是O型血，采血人员应怎样检测？

(2) 一婴儿出生两天后黄疸严重，怀疑是新生儿溶血症，应主要检测什么指标，怎样检测？

六、小 结

(1) 细菌、红细胞等颗粒性抗原或吸附在其他物体(乳胶、白陶土、离子交换树脂和红细胞等)的抗原，与相应的抗体结合，在有适当电解质存在下，经过一定时间，形成肉眼可见的凝集团块，称为凝集实验。

(2) 参与凝集反应的抗原为凝集原，抗体为凝集素。由于凝集反应的抗原为颗粒状，在单位体积内含量少，而抗体分子小，单位体积内含量多，易出现前带现象，所以通常固定抗原，稀释抗体。

(3) 常用的载体：红细胞(“O”型人红细胞、绵羊红细胞)、聚苯乙烯乳胶颗粒、白陶土、离子交换树脂、火棉胶等。

附：正向间接凝集反应——类风湿因子的测定实验

(一) 目的要求

(1) 掌握间接凝集反应的原理和实验操作。
(2) 掌握结果的观察和判定。

(二) 原理

类风湿因子(RF)是一种主要发生于类风湿性关节炎患者体内的抗人变性 IgG 抗体，可与 IgG 的 Fc 段结合。将变性 IgG 包被于聚苯乙烯胶乳颗粒上，此致敏胶乳在与待测血清中的 RF 相遇时，即可发生肉眼可见的凝集。

(三) 材料、试剂与仪器

(1) 类风湿因子测定试剂(商品化)。
(2) 生理盐水。
(3) 患者血清。
(4) 移液器。

(四) 步骤与方法

(1) 试剂使用前预置达室温。
(2) 轻轻混匀胶乳试剂。
(3) 将血清(阳性对照、阴性对照和待检)各 50μl 放至反应板中。
(4) 在每个反应板中各加入一滴胶乳试剂并混匀，将两者轻轻旋转，室温静置反应数分钟，观察凝集现象。

(5) 对阳性标本可进行倍比稀释，进行半定量测定。

(五) 结果分析及注意事项

1. 结果判断　有凝集出现可判断样本中 RF＞20U/ml 阳性；无凝集出现可判断样本中 RF＜20U/ml 阴性。

2. 注意事项

(1) 血清样品不能溶血，应为新鲜血清或 2～8℃条件保存不超过一周。

(2) 高脂血症血清不能使用。

(3) 加试剂和阴性、阳性对照，要用试剂盒配套的吸管保证滴液大小一致。

(4) 若阴阳性对照结果出现异常，则试剂不可使用。

第二节　沉 淀 反 应

沉淀反应(precipitation reaction)指可溶性抗原与相应抗体在一定条件下特异性结合，形成不溶性的、可见的沉淀物的过程。根据不同的介质和检测方法，沉淀反应又分为液体内沉淀实验和凝胶内的沉淀实验。液体内沉淀实验包括絮状沉淀实验、环状沉淀实验和免疫浊度技术。凝胶内的沉淀实验依据所用的实验方法不同又分为免疫扩散实验和免疫电泳技术两类。

一、目 的 要 求

(1) 掌握沉淀反应的概念、沉淀反应与凝集反应的异同；免疫浊度法的原理及类型。

(2) 熟悉双向扩散实验的原理及应用；免疫固定电泳的原理及临床应用。

(3) 了解沉淀反应的临床应用。

二、液体内沉淀实验

经典的液体内沉淀实验主要包括絮状沉淀实验、环状沉淀实验，由于两种实验敏感度低、样本需要量较大，现临床已基本不用。免疫浊度法的出现，使沉淀反应达到快速、微量、自动化的新阶段。

1. 絮状沉淀实验　将抗原与抗体溶液混合在一起，在电解质存在下，抗原与抗体结合，形成肉眼可见的絮状沉淀物。这种沉淀实验受到抗原和抗体比例的直接影响，因而产生了两种最适比例的基本测定方法：抗原稀释法和抗体稀释法。

2. 环状沉淀实验　先将抗血清加入小玻管中，再用细长滴管沿管壁缓慢滴加抗原溶液。因抗血清蛋白浓度高，比重较抗原大，所以在两液交界处可形成清晰的界面。且生成的沉淀在一定时间内不下沉。在两液交界处呈现白色环状沉淀则为阳性反应。此实验主要用于鉴定微量抗原，如法医学中鉴定血迹、检查媒介昆虫体内的微量抗原等，亦可用于鉴定细菌多糖抗原。

3. 免疫浊度技术

(1) 免疫浊度法基本原理：免疫浊度法是将现代光学测量仪器与自动分析检测系统相结合应用于沉淀反应的一种方法，当可溶性抗原、抗体在液相中特异结合，产生一定大小的复合物，就会形成光的折射或吸收，测定这种折射或吸收后的透射光或散射光作为计算单位，对各种液体介质中的微量抗原、抗体和药物及其他小分子半抗原物质进行定量测定。分为透射比浊法(transmission turbidimetry)和散射比浊法(nephelometry)(图 9-7)。

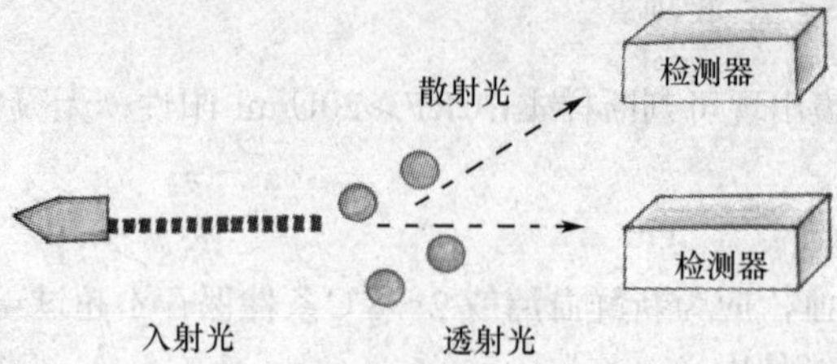

图 9-7　透射比浊法和散射比浊法原理示意图

(2) 免疫浊度法分类

1) 透射比浊法(transmission turbidimetry)：抗原抗体结合后形成的免疫复合物能引起液体介质出现浊度的改变，使光线的透过量减少，则光线被吸收的量与免疫复合物形成量呈正相关，根据所测吸光度值即可计算待测抗原的量。测定入射光因反射、吸收或散射后的衰减，以吸收光单位(A)或 OD 表示，A 值反映了入射光与透射光的比率。

$$A\,(\text{吸光度})=\text{Log}\,\frac{I_0(\text{入射光})}{I\,(\text{透光度})}=KC$$

C：溶液浓度　　K：常数或 cd(c：分子吸光系数　d：光路长)

2) 散射比浊法：散射比浊法(nephelometry)是利用光线照射在液相中的免疫复合物微粒上时部分光线发生散射的原理，通过测量散射光的强度来求得待测抗原的量，这种测定法称为散射比浊法。散射比浊的原理是根据雷利(Rayleigh)公式提出的，是指一定波长的光通过溶液遇到免疫复合物时，光线被折射，发生偏转。偏转角度可以从 0°～90°，这种偏转的角度可因光线的波长和复合物大小不同而有所区别。散射光的强度与复合物的含量成正比，即在抗体过量的前提下待测抗原越多，形成的免疫复合物也越多，散射光也越强，散射光的量代表复合物的量。同时也和散射夹角成正比，和波长呈反比。

1977 年 Sternberg 建立了速率散射比浊法(rate nephelometry)，是目前定量测定微量抗原物质的一种灵敏度高、检测速度快、使用广泛的自动化免疫比浊测定法。

速率散射比浊法是指在单位时间内，测定抗原抗体结合的最大反应速度，即反应达到峰值。所谓速率是抗原抗体在反应过程中，在单位时间内两者结合的速度。速率法是测定在抗原抗体反应达最高峰时，通常为数十秒钟，免疫复合物形成的量。峰值的高低在抗体过量情况下与抗原的量成正比。峰值出现的时间与抗体的浓度及其亲和力直接相关。不同含量的抗原其速率峰值也不同，该峰值的高低，即代表抗原的量。

抗原和抗体的比例是浊度形成的关键因素，当抗原和抗体的比例合适时，两者全部结合，既无过剩的抗原，也无过剩的抗体，这时免疫复合物的形成和解离相等(图 9-8)，当抗原过量时，形成的免疫复合物分子小，而且会发生再解离，浊度反而下降，光散射也会减少。当反应液中抗体过量时，免疫复合物的形成随着抗原量的增加而递增，当抗原、抗体在最适比例时达到最高峰，这就是经典的海德堡(Heidelberger)曲线理论。免疫比浊法的基本原则就是在反应体系中保持抗体过量，如抗原过量则造成测量失败。

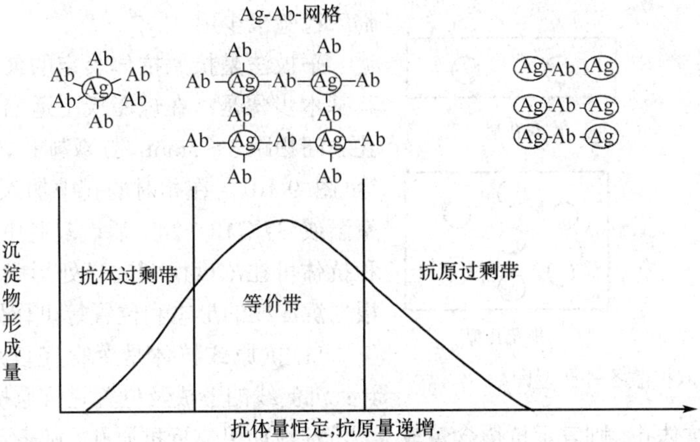

图 9-8　海德堡曲线

三、凝胶内的沉淀实验

凝胶内沉淀实验是指可溶性抗原和相应抗体在凝胶中扩散，形成浓度梯度，在抗原与抗体浓度比例合适的位置形成肉眼可见的沉淀线或沉淀环。凝胶内沉淀实验可根据抗原与抗体反应的方式和特性，分为单向扩散实验和双向扩散实验。后又把电泳分析与沉淀反应相结合，发展出了免疫电泳技术，并在科学研究及临床实验诊断中广泛应用。

1. 单向扩散实验　本实验是在琼脂凝胶中混入一定量抗体，使待测的抗原溶液从局部向琼脂内自由扩散，在一定区域内形成可见的沉淀环。根据实验形成可分为试管法和平板法两种。试管法因形成的沉淀环不易观察以及不能做定量检测，现已基本不用。

(1) 平板法是将抗体或抗血清混入琼脂凝胶内（约 50℃），未凝固前倾注成平板，凝固后在琼脂板上适当位置打孔（一般直径约 3～5mm），孔中加入抗原溶液，放室温或 37℃让其向四周扩散，在抗原和抗体比例合适处形成沉淀环，24～48h 后测量沉淀环的直径或计算面积，沉淀环直径或面积的大小与抗原量正相关（图 9-9）。

(2) 单向琼脂免疫扩散法作为抗原的定量方法，其重复性和线性皆是可信赖的，但敏感度稍差（不能测 μg/ml 以下含量），还受到多种因素的影响。现临床检验已少用。

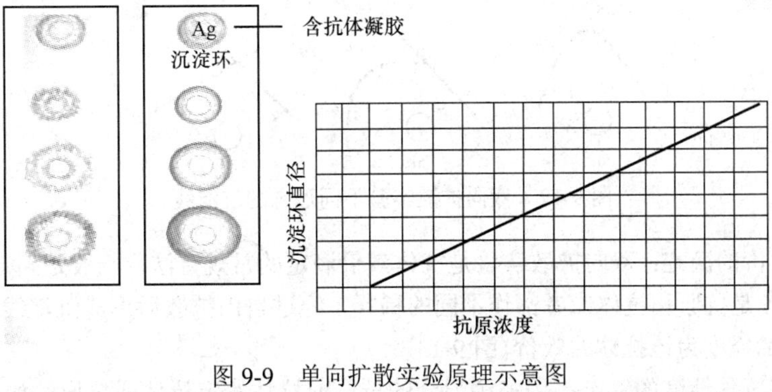

图 9-9　单向扩散实验原理示意图

2. 双向扩散实验　在琼脂凝胶内对应孔中，抗原和抗体各自向对方扩散，在最适当的比例处形成抗原抗体沉淀线，观察这种沉淀线的位置、形状以及对比关系，可作出对抗原或抗体的定性分析。双向扩散也可分为试管法和平板法两种方法。试管法的缺点同单向扩散试验试管法，临床检验极少用。

平板法是抗原抗体鉴定的最基本方法之一。其基本步骤是：在琼脂板上适当的位置打孔，两孔之间相距 3～5mm，打双排孔、三角孔、梅花孔等(图 9-10)。在相对的孔中加入抗原或抗体，置室温或 37℃18～24h 后，凝胶中各自扩散的抗原和抗体可在浓度比例适当处形成可见的沉淀线。根据沉淀线的形态和位置等可作如下分析。

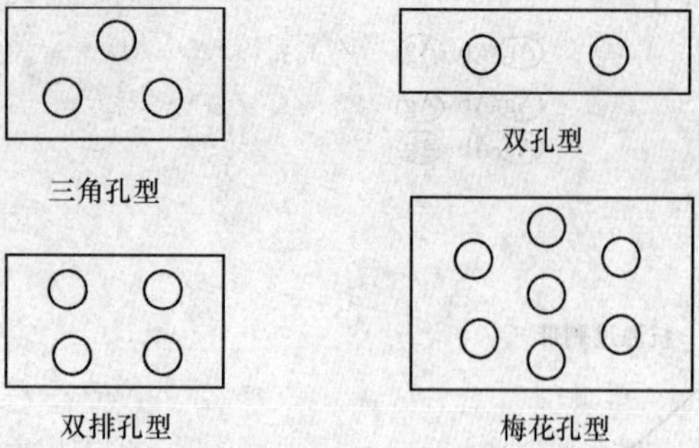

图 9-10　双扩散各种孔型图

(1)抗原或抗体是否存在以及相对含量的估计：沉淀线的形成及位置是抗原抗体的比例所致，沉淀线如果靠近抗体孔，则表示抗原含量较大；沉淀线如果靠近抗原孔，则表示抗体含量较大；不出现沉淀线则表明无对应的抗体或抗原或者抗原过量(图 9-11)。

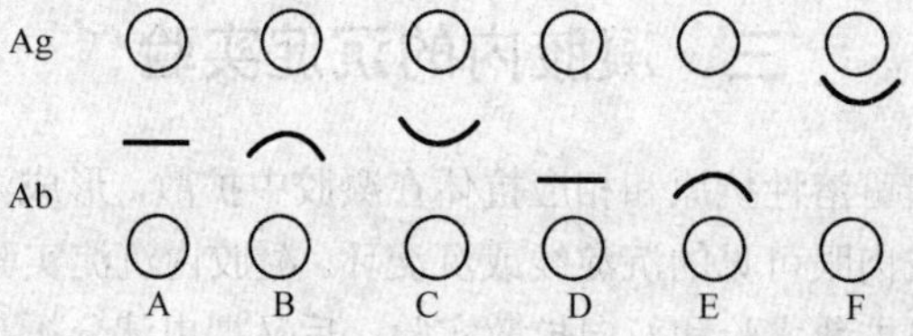

图 9-11　沉淀线形状、位置与抗原抗体分子量及浓度的关系

(2)抗原或抗体相对分子量的分析：当抗原或抗体在琼脂凝胶内自由扩散时，其速度会受到分子量的影响。分子量小者扩散快，反之则较慢。由于快者扩散圈大，局部浓度较低，形成的沉淀线弯向分子量大的一方；如果两者分子量大致相等，则形成直线(图 9-12)。

(3)抗原性质的分析：两种受检抗原的性质可完全相同、部分相同或完全不同。三种情况在双向扩散实验中表现如图9-12 所示，左图两条沉淀线互相吻合相连，表明抗体与两个抗原中的相同表位结合而沉淀，表明两种抗原完全相同；右图两条沉淀线交叉而过，说明两个抗原完全不同；中间图沉淀线呈部分相切，说明两个抗原之间有部分相同，因为两种抗原都有相同的 a 表位，又有不同的 b 和 c 表位，所以沉淀线呈部分融合的形状。

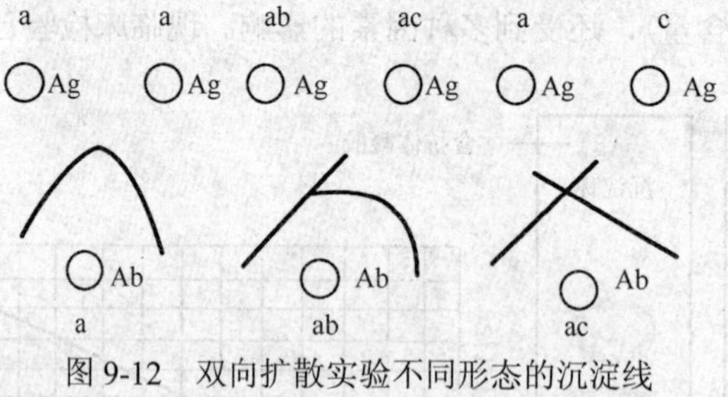

图 9-12　双向扩散实验不同形态的沉淀线

(4)抗体效价的滴定：双向扩散实验是抗体效价滴定的常规方法。一般是固定抗原的浓度，稀释抗体；或者是抗原和抗体二者都作不同的稀释，经过自由扩散后形成沉淀线，以出现沉淀线最高的抗体稀释度为该抗体的效价(图 9-13)。

(5)抗原或抗体纯度的鉴定：用多种混合的抗原或抗体鉴定抗体或抗原，如出现一条沉淀线，则说明待测抗原或抗体较纯，若出现多条沉淀线则说明不纯。

双向扩散实验操作简便，用途广泛，但该技术灵敏度低，出现结果比较慢，也不能精确定量，这些弱点在一定程度上限制了它的应用。

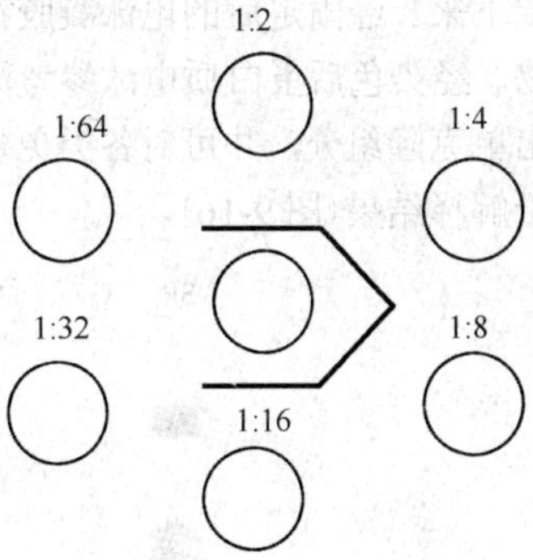

图 9-13　抗体效价结果

四、免疫电泳技术

免疫电泳技术是在直流电场作用下的凝胶扩散实验，其原理是将凝胶扩散置于直流电场中，在一定条件下，带正电或负电的抗原或抗体，在电场中向异相电荷的电极移动，所带的正电荷或负电荷量越多、颗粒越小，泳动速度越快，反之则慢。由于电流加速了抗原、抗体的运行速度，缩短了两者结合的时间，加快了沉淀现象的产生。当有多种带电荷的物质电泳时，由于所带电荷的多少和分子量的大小不同，而区分成不同区带，使不同的抗原成分得以区分。此技术既有抗原抗体反应的高度特异性，又有电泳分离技术的快速、灵敏和高分辨力，是广泛应用于生物医学领域的一项免疫学基本技术。

1. 对流免疫电泳　在 pH 8.6 的琼脂凝胶中，抗体只带有微弱的负电荷，而且分子较大，所以泳动慢，受电渗作用的影响也大，电渗力大于电场力，故在电泳时，反而向负极倒退。而一般抗原蛋白质在 pH 8.6 时带较多的负电荷，分子又较小，电场力大于电渗力，所以向正极泳动(图 9-14)。如将抗原置负极，抗体置正极，电泳时两种成分相对泳动，一定时间后在两孔间比例适当的地方形成肉眼可见的沉淀线(图 9-15)。由于电泳的作用，不仅帮助抗原抗体定向移动，加速了反应结果的出现，而且也限制了抗原抗体向四周自由扩散的倾向，因而也提高了敏感性，本法比琼脂扩散法的灵敏度要高 10～16 倍。

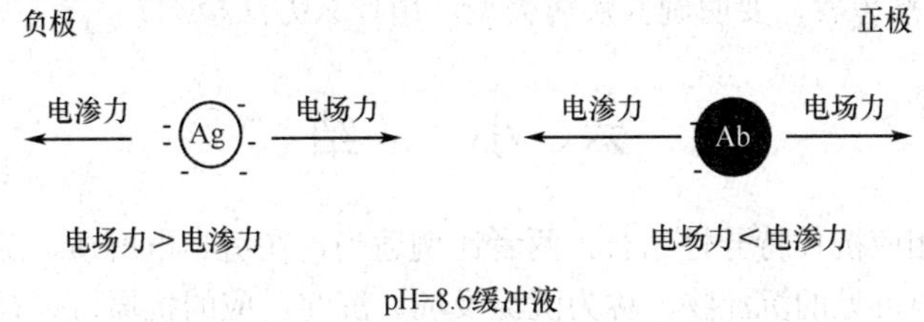

图 9-14　对流免疫电泳原理示意图

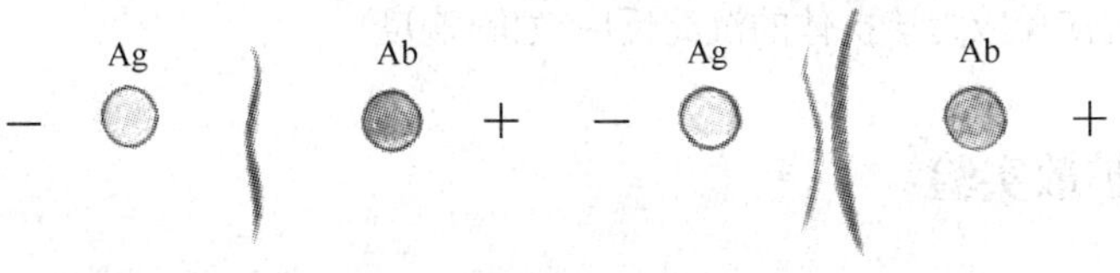

图 9-15　对流免疫电泳结果示意图

2. 免疫固定电泳　免疫固定电泳(immunofixation electrophoresis，IFE)是一种区带电泳技术和免疫沉淀反应相结合的免疫分析方法，主要用于分析样品中特异性抗原。即将抗原蛋白质混合物在固相载体上先进行区带电泳，再与特异性抗体反应，从而检出与抗体结合的相应抗原。是对 M 蛋白进行分类和鉴定最常用的方法。

血清中的蛋白质在琼脂凝胶上经电泳分离后，将抗血清加于已分离的蛋白质泳道上或将已加抗血清的薄膜贴于其上，通常选用抗 IgG、抗 IgA、抗 IgM 和抗 κ、抗 λ 轻链抗血清，参考泳道加蛋白质固定剂，用于区带对照。经孵育后，则抗原抗体在适当位置产生免疫复合物并沉淀下来。经固定后的电泳凝胶在洗脱液中漂洗，以除去未结合的蛋白质，仅保留抗原抗体复合物。经染色后蛋白质电泳参考泳道和抗原抗体沉淀区带被氨基黑着色，根据电泳移动距离分离出单克隆组分，并可对各类免疫球蛋白及其轻链进行分型。该技术简单、快速、图像清晰，易于解释结果(图 9-16)。

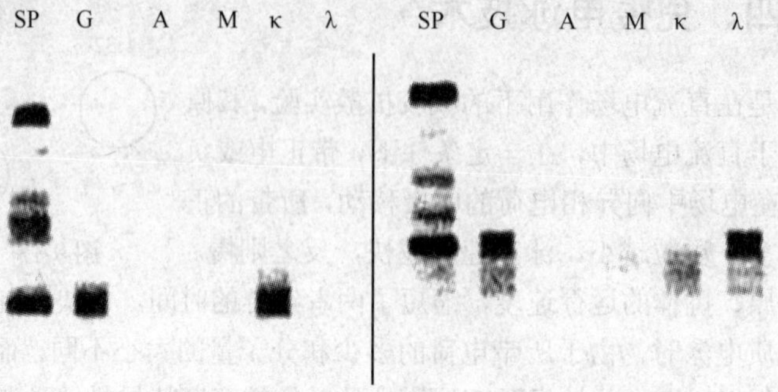

图 9-16 免疫固定电泳结果左图为 IgG κ 型，右图为 IgG λ 型

此外，免疫电泳技术还有免疫区带电泳、火箭免疫电泳、交叉免疫电泳、自动化免疫电泳等。

五、思 考 题

(1)一岁男婴反复感染，怀疑有免疫缺陷，需要测抗体的含量，用什么方法检测比较快速准确？

(2)多发性骨髓瘤患者，要明确其疾病类型，用什么方法检测？

六、小 结

可溶性抗原与相应抗体特异性结合，两者比例适当，在适当电解质、温度条件下，经一定的时间，可形成肉眼可见的沉淀物，称为沉淀反应。沉淀反应的抗原可以是多糖、蛋白质、类脂等。为了使抗原抗体之间比例适合，不使抗原过剩，一般应稀释抗原，并以抗原最高稀释度仍能与抗体出现沉淀反应为该抗体的沉淀反应效价(滴度)。

附：双向免疫扩散实验

(一)目的要求

(1)掌握双向免疫扩散的原理及操作。

(2)熟悉结果的判断。

(二)原理

琼脂扩散为可溶性抗原与抗体在琼脂凝胶中自由扩散时呈现的一种反应。当对应的抗原、抗体在半固体琼脂中相遇，且二者比例适当时，便出现可见的白色沉淀线，沉淀线是抗原、抗体的特异性复合物。当琼脂中有多组不同的抗原、抗体存在时，便各自依其扩散速度的差异，在适当的部位形成独立的沉淀线。

（三）材料、试剂与仪器

(1) 1.2%生理盐水琼脂、载玻片、琼脂板打孔器、加样器、微量加样器。

(2) 待检抗原血清、肝癌患者 AFP 阳性血清、AFP 诊断血清（含 AFP 抗体）。

(3) 恒温水浴箱。

（四）步骤与方法

(1) 配制：1.2%的生理盐水琼脂：将一定量的琼脂粉加入到生理盐水中，配成 1.2%的生理盐水琼脂，在微波炉中加热煮沸，至琼脂完全溶解。放在水浴箱中保温。

(2) 琼脂板的制备：将载玻片置于水平桌面上，取已溶化的盐水琼脂 4ml，倾注于载玻片上，使其自然流成水平面。

(3) 打孔：待琼脂板凝固后，将打孔模板置于琼脂板下，然后用打孔器打孔，孔径 3mm，每孔之间距离约 4～5mm。

(4) 加样：用微量加样器分别取抗原、抗体 10μl 加入各孔中。抗体置于中间孔（AFP 诊断血清）；1、3 孔是阳性对照（AFP 阳性血清）；2、4 孔加入相应待检抗原。

(5) 扩散：将加好样品的琼脂板做好标记，置湿盒中，37°C 温育 24h，观察沉淀线。

（五）结果分析及注意事项

1. 结果判断　抗原与抗体相对应，当两者相遇即发生特异性结合，并在比例适合处形成白色沉淀线。通过双向免疫扩散实验，用已知抗体（或抗原）检测未知抗原（或抗体），可鉴定抗原性物质或免疫血清的浓度、纯度及比较抗原之间的异同点。

2. 注意事项

(1) 加样时不要将琼脂划破，以免影响沉淀线的形成。

(2) 反应时间要适宜，时间过长，沉淀线可解离而导致假阴性、不出现或不清楚。

(3) 加样时不同浓度抗体和抗原不要混淆，影响试验结果。

(4) 试验前应做预试验，确定抗体的稀释度。

第三节　酶免疫技术

酶免疫技术（enzyme immunoassay，EIA）是将抗原抗体反应的特异性与酶的高效催化作用有机结合的一种方法。它以酶作为标记物，与抗体或抗原联结，与相应的抗原或抗体作用后，通过底物的颜色反应作抗原抗体的定性和定量检测，也可用于组织中抗原或抗体的定位研究，即酶免疫组织化学技术。酶免疫技术一般分成酶免疫组化技术和酶免疫测定两大类。酶免疫测定根据抗原抗体反应后是否需要分离结合的与游离的酶标记物而分为均相和异相两种类型，在异相法中，如果抗原和抗体在液体中反应，分离游离和结合的标记物的方法称为液相酶免疫分析。先将抗原或抗体结合在某种固相载体表面，再与待测的抗体或抗原以及用酶标记的抗体或抗原反应，洗涤后加入酶反应的底物，底物经酶催化变为有色产物，从而对抗原或抗体进行检测的方法为固相酶免疫分析，酶免疫技术的分类见图 9-17。

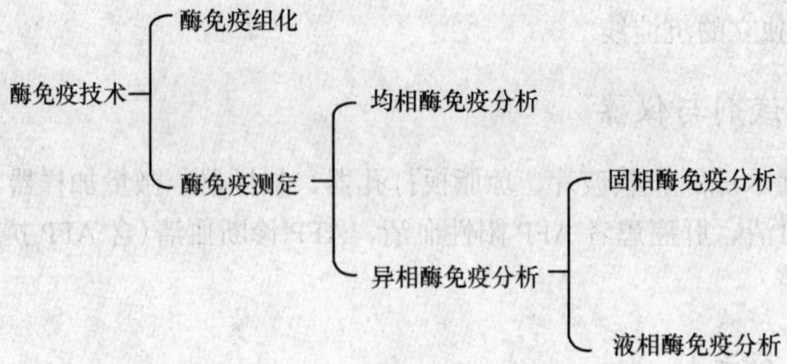

图 9-17 酶免疫技术的分类

目前应用最多的是以聚苯乙烯等材料作为固相载体的酶联免疫吸附实验。本节主要介绍此方法。

一、目 的 要 求

(1) 掌握酶联免疫吸附试验的基本原理及类型。

(2) 熟悉酶免疫测定技术的发展。

(3) 了解酶免疫技术的临床应用。

二、酶联免疫吸附实验

1. 基本原理 酶联免疫吸附实验（enzyme linked immunosorbent assay，ELISA）的基本原理是酶与抗体或抗原分子共价结合，此种结合不会改变抗体或抗原的免疫活性，也不影响酶的生物学活性。此种酶标记抗体或抗原可与吸附在固相载体上的抗原或抗体发生特异性结合。滴加底物溶液后出现颜色反应。因此，可通过底物的颜色反应来判定有无相应的待测抗原或抗体，颜色反应的深浅与标本中相应抗体或抗原的量呈正比。此种显色反应可通过 ELISA 检测仪进行定量测定，这样就将酶化学反应的敏感性和抗原抗体反应的特异性结合起来，使 ELISA 方法成为一种既特异又敏感的检测方法。

ELISA 既可用于测定抗原也可用于测定抗体。测定方法中有三个必要的试剂：①固相的抗原或抗体；②酶标记的抗原或抗体；③酶反应的底物。根据试剂的来源和标本的性状以及检测的具体条件，可设计出各种不同类型的检测方法。

2. 酶联免疫吸附实验的类型

(1) 双抗体夹心法：检测抗原最常用的方法（原理见图 9-18）。

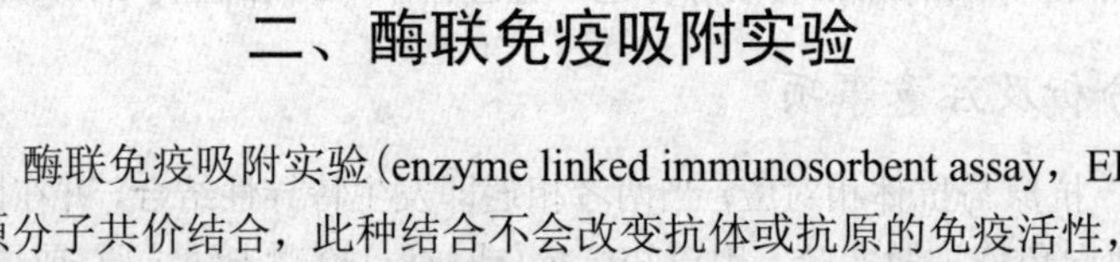

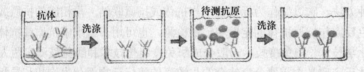

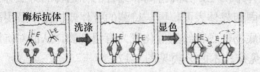

图 9-18 双抗体夹心法原理示意图

操作步骤：

1)将特异性抗体与固相载体联结，形成固相抗体，洗涤。

2)加待测标本，使标本中的抗原与固相抗体反应结合，形成固相抗原抗体复合物，洗涤。

3)加酶标抗体。固相免疫复合物上的抗原与酶标抗体结合。洗涤以除去未结合的酶标抗体。此时，固相载体上带有的酶量与标本中受检抗原的量正相关。

4)加酶底物显色。复合物中的酶催化其底物成为有色产物。根据颜色的深浅程度对该抗原进行定性或定量的判断。

在临床检验中，此种方法适用于检测各种大分子抗原，例如甲胎蛋白(AFP)、乙型肝炎病毒表面抗原(HBsAg)、促绒毛膜性腺激素(HCG)等二价或二价以上较大分子抗原的检出和定量分析，而不能用于半抗原等小分子抗原的测定。

(2)间接法测抗体：是检测抗体最常用的方法，其原理为利用酶标记的抗抗体来检测已与固相抗原结合的待测抗体，故称为间接法(原理见图 9-19)。

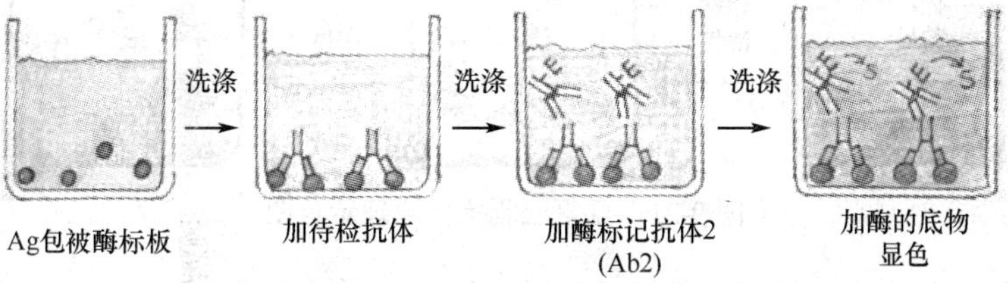

图 9-19　间接法测抗体原理示意图

操作步骤：

1)将特异性抗原与固相载体联结形成固相抗原，洗涤。

2)加稀释的待检血清。血清中的特异性抗体与固相抗原结合形成固相抗原抗体复合物，洗涤。

3)加酶标抗免疫球蛋白抗体(一般为酶标抗人 IgG)。它与固相复合物中的抗体相结合，从而使待检抗体间接地标记上酶。洗涤后，固相载体上酶的含量与待检抗体的量正相关。

4)加底物显色。颜色的深浅度与标本中待检抗体量相关。本法主要用于对病原体抗体的检测而进行传染病的诊断。但需注意的是待测血清须经稀释(1∶50～1∶20)后才能进行测定，否则血清中高浓度的非特异性 IgG 和其他干扰物质会影响结果的判断。

(3)双抗原夹心法：反应模式与双抗体夹心法类似(原理见图 9-20)。

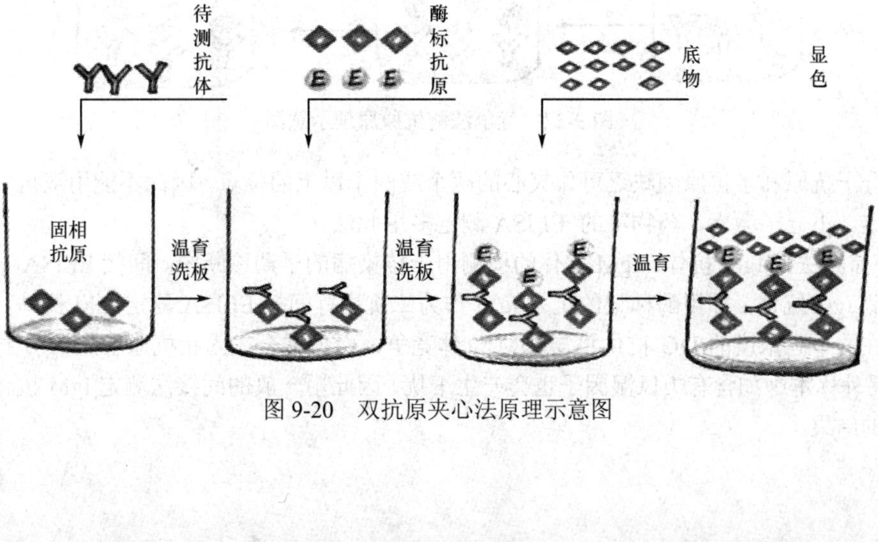

图 9-20　双抗原夹心法原理示意图

用特异性抗原进行包被和制备酶结合物，以检测相应的抗体。同属抗体检测，与间接法不同之处为以酶标抗原代替酶标抗体。在间接法不适用时(例如包被抗原中的杂质可与酶标记的抗人 IgG 反应)，可试用此法。此法中受检标本不需稀释，可直接用于测定，因此其敏感度相对高于间接法。在临床检验中，抗 HBs 的 ELISA 常采用本法。

(4)竞争法测抗体：其原理为标本中的抗体和一定量的酶标抗体竞争与固相抗原结合。标本中抗体量愈多，结合在固相上的酶标抗体愈少。因此阳性反应呈色较浅于阴性反应(原理见图 9-21)。

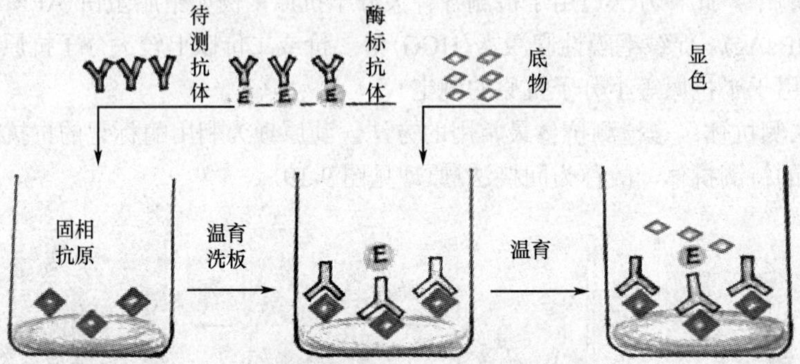

图 9-21　竞争法测抗体原理示意图

由于抗原的难得，在包被时多采用捕获法，即先包被与抗原相应的抗体，然后加入抗原，形成固相抗原。当相应抗原材料中含有与抗人 IgG 反应的物质，而且不易得到足够的纯化抗原进行包被时，可用此法检测特异性抗体。

(5)竞争法测抗原：竞争法的原理是标本中的抗原和一定量的酶标抗原竞争与固相抗体结合。标本中抗原量越多，结合在固相上的酶标抗原越少。因此标本中抗原含量较多的，反应呈色较含量少的为淡(原理见图 9-22)。

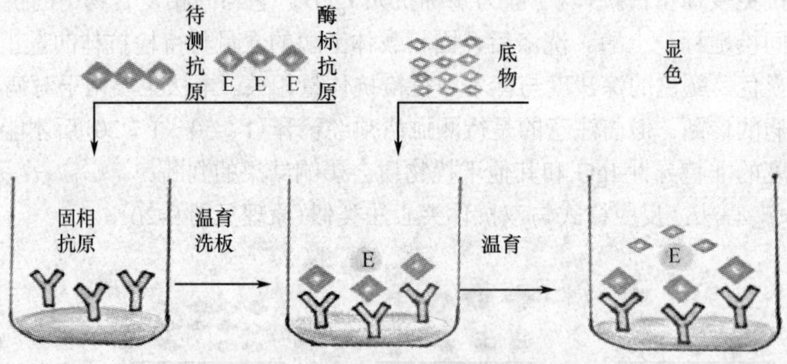

图 9-22　竞争法测抗原原理示意图

小分子抗原和半抗原因缺乏可作夹心的两个或两个以上的位点，因此不能用双抗体夹心法进行测定。小分子激素、药物等的 ELISA 测定多用此法。

(6)捕获法测 IgM 抗体：IgM 抗体的检测用于传染病的早期诊断中。间接 ELISA 一般仅适用于检测 IgG 抗体。如用酶标记的抗人 IgM 作为二抗进行间接 ELISA 测定 IgM 抗体，标本中同时存在的不同浓度的 IgG 抗体将与 IgM 抗体竞争，而使结合在固相抗原上的 IgM 抗体相应减少。另外标本中如含有类风湿因子也会产生干扰。因此用一般的间接法测定 IgM 抗体不能得到准确的结果。

在捕获法中，用抗人 IgM 抗体包被固相，以捕获血清标本中的 IgM(其中包括针对抗原的特异性 IgM 抗体和非特异性 IgM)。然后加入抗原，此抗原仅与特异性 IgM 相结合。继加酶标记针对抗原的特异性抗体，再与底物作用，呈色即与标本中的特异性 IgM 成正相关(原理见图 9-23)。

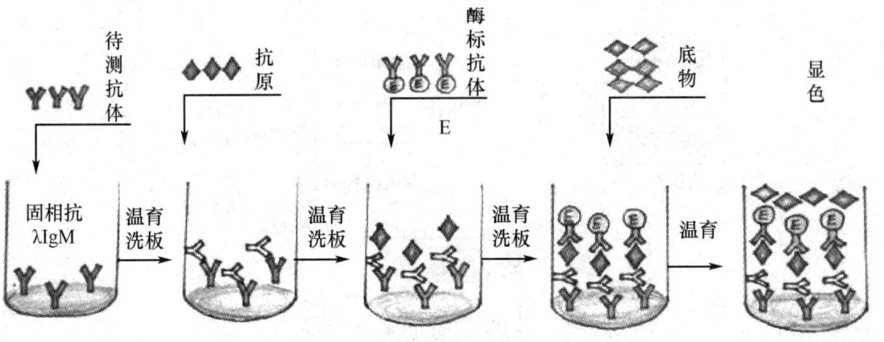

图 9-23　捕获法测 IgM 抗体原理示意图

此法常用于病毒性感染的早期诊断。

三、酶免疫测定技术的发展

1. ABC-ELISA　ABC 为亲和素(avidin)、生物素(biotin)、复合物(complex)的缩略语。亲和素是一种糖蛋白，有 4 个生物素分子结合部位。可与蛋白质、糖类和酶等多种类型的大小分子形成生物素化的产物。生物素与亲和素的结合，虽然不是免疫反应，但特异性强，亲和力大，二者一经结合就极为稳定，可提高标记免疫分析的敏感性(原理见图 9-24)。ABC- ELISA 已广泛用于细菌、病毒、寄生虫感染等的诊断中。

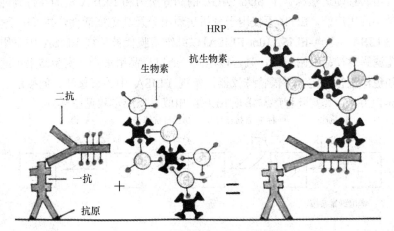

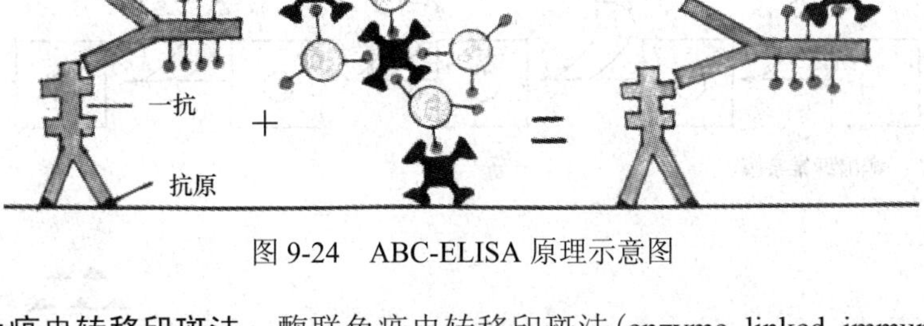

图 9-24　ABC-ELISA 原理示意图

2. 酶联免疫电转移印斑法　酶联免疫电转移印斑法(enzyme linked immunolectrotransfer blot，EITB)，又称西部印斑(western blot)。EITB 主要分三个阶段进行(图 9-25)。

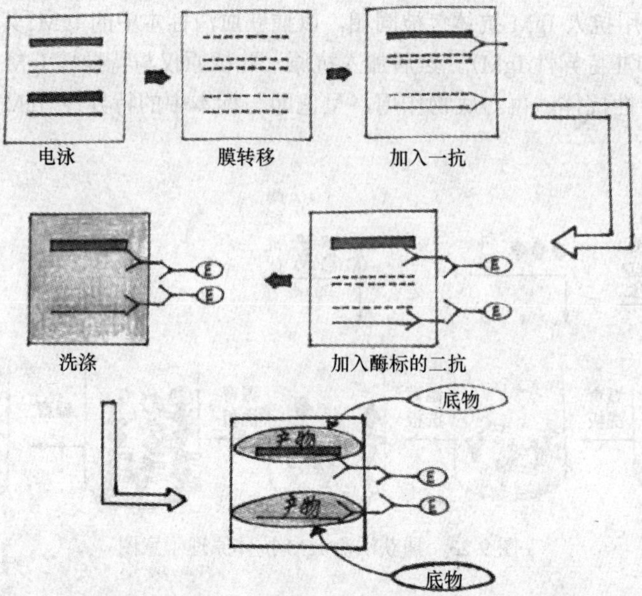

图 9-25　酶联免疫电转移印斑法（EITB）过程示意图

（1）第一阶段：SDS-聚丙烯酰胺凝胶电泳（SDS-PAGE）。抗原等蛋白样品经 SDS 处理后带负电荷，在聚丙烯酰胺凝胶中从阴极向阳极泳动。由于不同蛋白的分子量大小以及所带电荷多少不同，因此经电泳后，不同的蛋白被分成不同的条带。

（2）第二阶段：电 *S* 转移。将在凝胶中已经分离的蛋白条带转移至硝酸纤维素膜上。选用低电压（100V）强电流（1～2A），通电 45min 转移即可完成。

（3）第三阶段：酶免疫定位。将印有蛋白质条带的硝酸纤维素膜（相当于包被了抗原的固相载体）依次与特异性抗体和酶标记第二抗体作用后，加入酶反应底物，使阳性区带染色。

酶联免疫电转移印斑法综合了 SDS-PAGE 的高分辨力和 ELISA 法的高特异性和敏感性，在蛋白质化学中应用广泛。EITB 不仅用于分析抗原组分及其免疫活性，并可用于疾病的诊断。

3. 斑点-ELISA　斑点-ELISA（dot-ELISA）以纤维素膜代替常规 ELISA 中常用的聚苯乙烯板，这种微孔滤膜对样品吸附量大，且包被牢固，所以样品用量少，实验结果可通过颜色斑点的出现与否和色泽进行判定，不需特殊仪器。常规 ELISA 中的直接法、间接法、夹心法等均适合用于 Dot-ELISA。其实验程序与常规 ELISA 相似。反应步骤见图 9-26。

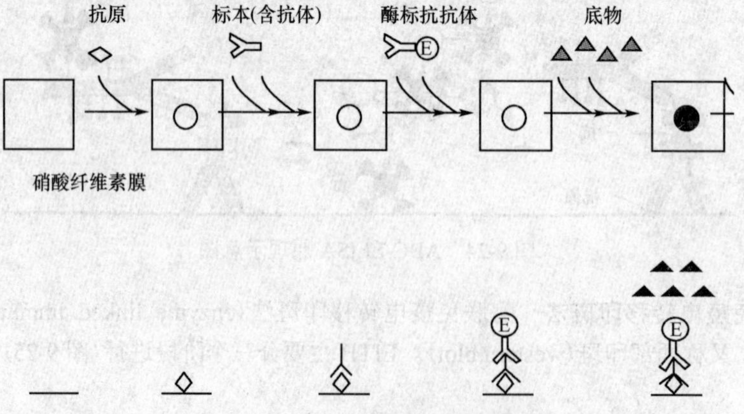

图 9-26　斑点-ELISA 过程示意图

四、酶免疫测定技术的应用

酶免疫测定具有高度的特异性和敏感性，绝大多数的可溶性抗原-抗体系统均可用以检测。最小可测值可达 ng 甚至 pg 水平。与放射免疫测定相比，酶免疫测定的优点是标记试剂比较稳定，且无放射性的危害。

酶免疫测定商品试剂检测项目最多的为 ELISA，可检测的项目有肝炎病毒、巨细胞病毒、风疹病毒、疱疹病毒、轮状病毒、艾滋病病毒、链球菌、布氏杆菌、阿米巴、弓形虫、锥虫等病原生物及其抗体等；各种免疫球蛋白、肿瘤标志物（如甲胎蛋白、癌胚抗原等）、激素（如 HCG，FSH，TSH 等）、酶（如肌酸激酶-MB）及其他蛋白等蛋白质的检测；非肽类激素如 T3、T4、雌二醇、皮质醇等；一些药物如地高辛、茶碱、庆大霉素等。

五、案　例

男性，15 岁，因发热、食欲减退、恶心 2 周，皮肤黄染 1 周来诊。

患者 2 周前无明显诱因发热达 38℃，无发冷和寒战，不咳嗽，但感全身不适、乏力、食欲减退、恶心、右上腹部不适，偶尔呕吐，曾按上感和胃病治疗无好转。1 周前皮肤出现黄染，尿色较黄，无皮肤瘙痒，大便正常，睡眠稍差，体重无明显变化。既往体健，无肝炎和胆石症史，无药物过敏史，无输血史，无疫区接触史。

查体：T 37.5℃，P 80 次/分，R 20 次/分，Bp 120/75mmHg，皮肤略黄，无出血点，浅表淋巴结未触及，巩膜黄染，咽（–），心肺（–），腹平软，肝肋下 2cm，质软，轻压痛和叩击痛，脾侧位刚及，腹水征（–），下肢不肿。

化验：血 Hb 126g/L，WBC 5.2×10^9/L，N 65%，L 30%，M 5%，plt 200×10^9/L，网织红细胞 1.0%，尿蛋白（–），尿胆红素（+），尿胆原（+），大便颜色加深，隐血（–）。

此患者初步诊断为肝炎，为明确病因，还需做哪些实验室检查？用什么检查方法？

六、思　考　题

（1）一般入职体检时要测 HIV 抗体，以排除是否有 HIV 感染，常用什么方法检测？具体怎么操作？

（2）对怀疑是甲型肝炎的患者，最常见检测什么指标？用什么方法检测？具体怎样操作？

七、小　结

将抗原或抗体结合到某种固相载体表面，并保持其免疫活性。将抗原或抗体与某种酶连接成酶标抗原或抗体，这种酶标抗原或抗体既保留其免疫活性，又保留酶的活性。结合在固相载体上的酶量与标本中受检物质的量成一定的比例。加入酶反应的底物后，底物被酶催化变为有色产物，产物的量与标本中受检物质的量直接相关。

包被：将已知抗原或抗体通过物理吸附到固相载体表面，使抗原或抗体固相化。

抗原抗体反应：先后加入被检标本和酶结合物，使之与固相抗原或抗体发生免疫反应而被结合固定。

酶促反应：在反应体系中加入酶作用的底物，使发生酶促反应而显色。

附：ELISA 间接法检测 HIV 抗体实验

（一）目的要求

⑴ 掌握实验原理及操作步骤。

⑵ 掌握实验结果的分析方法。

（二）原理

待测血清中的 HIV 抗体与固相抗原结合后，加入酶标记的抗体与待测 HIV 抗体结合，固相载体上酶的含量与待检抗体的量正相关。然后加入酶的底物显色，颜色的深浅度与标本中待检抗体量相关。

（三）材料、试剂与仪器

⑴ HIV 酶联免疫诊断试剂盒包含：预包被微孔板条，酶标记抗体，洗涤液（浓缩液），显色剂 A、B，终止液，阳性对照，阴性对照。

⑵ 微量加样器，酶标测定仪，恒温箱，吸水纸。

（四）步骤与方法

⑴ 加样：设阴性、阳性对照各两孔，分别加阴性、阳性对照血清 100μl；设空白对照一孔，加样品稀释液 100μl；样品孔加稀释液 90μl，血清 10μl。轻轻晃动混匀。

⑵ 温育：封板膜封板后 37℃温育 30min。

⑶ 洗板：小心揭开封板膜，扣去孔中液体，洗涤液注满各孔，静置 20s，甩干，重复 5 次后在吸水纸上拍干。

⑷ 加酶结合物：除空白孔外，每孔加酶结合物 100μl。

⑸ 温育：封板膜封板后 37℃温育 3min。

⑹ 洗板：洗板同步骤 3。

⑺ 显色：每孔加显色剂 A、B 各 50μl，混匀，37℃避光显色 15min。

⑻ 终止：每孔加终止液 50μl，终止反应（此时蓝色立转黄色）。

⑼ 比色：以空白孔调零，450nm 波长，酶标仪检测各孔 OD 值。

（五）结果分析及注意事项

1. 判断结果

⑴ 目测：在白色背景下观察各孔显色情况，注意观察质控血清的测定结果是否在控。空白对照和阴性对照不显色，阳性对照出现明显颜色变化，说明实验成立。

1）若待检孔显色浅于或等于阴性对照孔判定为阴性。

2）若待检孔显色深于或等于阳性对照孔判定为阳性。

3）若待检孔显色介于阴性和阳性对照孔之间判定为弱阳性。

(2)酶标仪判定结果

1)试验有效性：阳性对照孔平均值=1.00，阴性对照平均值=0.10。

2)临界值(CUT OFF)计算：临界值=阴性对照孔平均值+0.15。

3)阴性判定：样品 OD 值<临界值(CUT OFF)者为人抗 HIV 阴性。

4)阳性判定：样品 OD 值=临界值(CUT OFF)者为人抗 HIV 阳性。

2. 注意事项

(1)血浆和血清可同等应用，血浆除含有纤维蛋白原和抗凝剂外，其他成分同血清。

(2)血清标本应避免溶血，RBC 溶解会释放出具有过氧化物酶活性的物质，以 HRP 为标记的 ELISA 测定中，可能会增加非特异性显色。

(3)加样应加在板孔的底部，避免产生气泡并迅速完成。

(4)洗涤必须彻底，防止产生假阳性。加洗涤液时要小心，勿使洗涤液溢出，流入周围孔中，造成交叉污染。洗涤后应尽量甩干孔内残液。

(5)取出试剂盒务必要平衡至室温，温浴的时间要严格控制。

第四节　免疫荧光标记技术

免疫荧光标记技术(immunofluorescence technique)是将抗原抗体反应的特异性和敏感性与显微示踪的精确性相结合的一种检测技术，以荧光素(常用异硫氰基荧光黄、罗丹明、藻红蛋白等)作为标记物，与已知的抗体(或抗原，但较少用)结合，但不影响其免疫学活性。然后用荧光素标记的抗体检测和鉴定未知的抗原。在荧光显微镜下，荧光素受激发光的照射而发出明亮的荧光，可以直接观察呈特异荧光的抗原抗体复合物及其存在部位。该法可用于检测抗原或抗体，待测标本可以是血清、细胞涂片、组织切片，可进行定性、定量和定位分析。此法已在传染病的诊断、自身免疫性疾病的诊断、肿瘤相关抗原的鉴定、淋巴细胞及其亚群的鉴定等方面得到广泛应用，尤对于尚不能培养的病毒的鉴定更具有实际意义。

一、目 的 要 求

(1)掌握免疫荧光标记技术的基本原理及类型。

(2)熟悉免疫荧光标记技术的临床应用。

二、免疫荧光标记技术基本类型

主要有直接法、间接法和补体法。

1. 直接法　利用荧光素标记的特异性抗体直接与相应的抗原结合，以此来鉴定未知抗原(图 9-27)。此方法优点是简单快速，特异性高，非特异性反应少。缺点是一种荧光标记抗体只能针对一种抗原，敏感性较差和不能检查未知抗体。

2. 间接法　此法是利用荧光素标记抗免疫球蛋白抗体(二抗)，来鉴定未知抗原或抗体(图 9-28)。此方法优点是，只需要标记一种抗体，就能与所有免疫球蛋白对应的待测抗原或抗体反应，敏感性高，缺点是如果抗原或抗体纯度不高，实验可受非特异性荧光干扰。

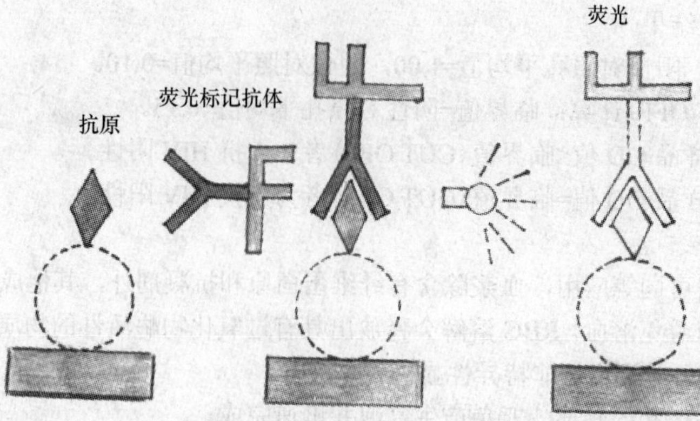

图 9-27　直接免疫荧光法原理示意图

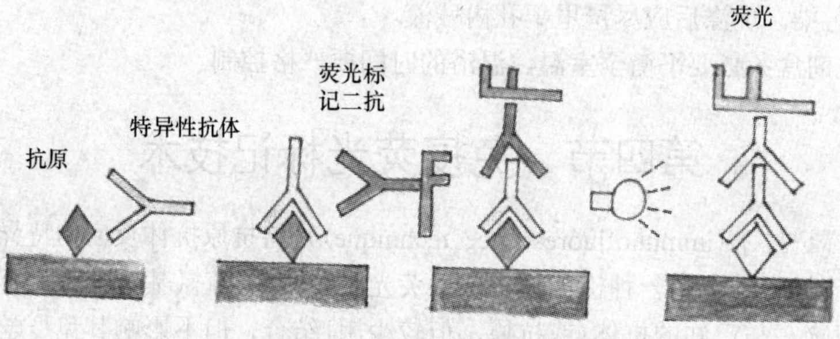

图 9-28　间接免疫荧光法原理示意图

3. 补体法　利用荧光素标记抗补体抗体，以鉴定未知抗原或抗体，利用补体结合反应的原理(图 9-29)。此方法的优点是，只需要一种荧光素来标记抗补体抗体，就可以检查所有种系的抗原抗体系统。因为补体可被任何哺乳类的抗体抗原系统所固定，敏感性高。缺点是补体不稳定，荧光素标记的抗补体抗体不能与固定的补体结合，使试验失败，其次是非特异性荧光强。

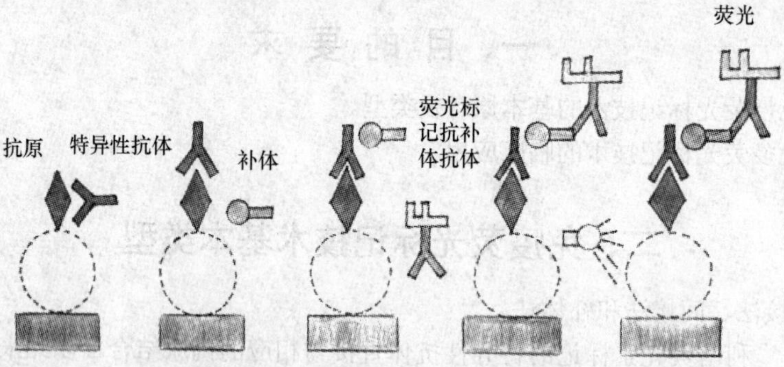

图 9-29　免疫荧光补体法原理示意图

三、免疫荧光标记技术的临床应用

免疫荧光标记技术在医学和生物学的很多方面都有应用，在临床免疫学检测中主要用于：鉴定细菌和对细菌抗原结构的研究、寄生虫病的诊断和流行病学调查以及寄生虫感染的免疫学和发病机理等方面的研究、病毒抗原在器官细胞内的定位和病毒感染过程的研究以及用来检查血清中的抗病毒抗体、血液中 B 及 T 细胞的鉴定、激素和酶的局部组织定位、诊断自身免疫病等方面有着广泛的应用，特别是在病毒领域应用最广泛，并且取得很大成就。

免疫荧光技术除了荧光显微镜技术外，还包括免疫荧光分析技术，如时间分辨荧光免疫测定、荧光偏振免疫测定、荧光酶免疫测定等，并且都有全自动化分析仪器，检测时间短、结果准确、灵敏度高。另外还可将免疫荧光分析技术同芯片技术相结合，这种“芯片上的实验室”的微分析系统具有高效性、设计容易、用样量少、可以进行批量分析以及小型化和自动化等特点，具有较大的发展潜力。

四、案　例

患者女性，32 岁。因出现面部红斑，伴脱发、发热、关节痛、四肢肌肉疼痛无力 2 周就诊。入院体检：T 39.8℃，颈部与腋下可触及蚕豆大小淋巴结，面部可见蝶形红斑和上胸部、手臂暗红色水肿红斑，手指尖可见暗红色丘疹与结痂。

(1) 该患者初步诊断为系统性红斑狼疮，要确诊还需进行哪些实验室检查？分别有何临床意义？

(2) 为了与风湿性关节炎进行鉴别诊断，需要开具哪项实验室检查？该实验室检查有几种检测方法，意义如何？

五、思 考 题

(1) 一女性患者，初步怀疑系统性红斑狼疮，为明确诊断，需检测患者外周血中的抗核抗体，选用什么方法检测？怎么判断？

(2) 如用免疫荧光法检测淋病患者分泌物标本中有没有淋球菌，怎么设计实验？

六、小　结

间接免疫荧光技术是抗原与抗体(一抗)结合之后，带有荧光抗体的二抗与一抗抗原抗体复合物结合，进行抗体的检验。抗体阳性时，二抗所携带的荧光在荧光显微镜下就会发出绿色荧光。直接免疫荧光法检测的是抗原，间接免疫荧光法检测的是抗体。

核型的确定对临床诊断有进一步的参考价值：周边型表示抗 DNA 抗体存在，均质型表示有抗 DNP 抗体，斑点(颗粒)型多为抗 ENA 抗体，核仁型多为抗核小体抗体。SLE 患者常出现周边型、均质型或混合型，斑点型多见于混合性结缔组织病，而硬皮病多为核仁型，周边型对 SLE 有较高的特异性。

附：间接免疫荧光技术检测抗核抗体(antinuclear antibody，ANA)实验

(一) 目的要求

(1) 掌握实验原理及操作步骤。

(2) 熟悉常见荧光类型的特点。

(二) 原理

将患者血清加到抗原片上。如果血清中含有 ANA，就会与细胞核成分特异性结合。加入

荧光素标记的抗人 IgG 抗体又可与 ANA 结合，在荧光显微镜下可见细胞核部位呈现荧光。

(三) 材料、试剂与仪器

(1) ANA 间接荧光测定试剂盒、无水乙醇、PBS。

(2) 试管、湿盒、漂洗缸、荧光显微镜。

(四) 步骤与方法

(1) 将鼠肝片从冰箱中取出，风干，无水乙醇固定 10min，吹干后，用油性记号笔划成两行，每行 6 个孔。

(1)	(2)	(3)	(4)	(5)	(6)
(7)	(8)	(9)	(10)	(11)	(12)

(2) 取 9 只试管，第 1～3 管各加 180μl PBS，第 4～9 管各加 100μl PBS。

(3) 取阴性、阳性血清各 20μl 分别加入第 1 管和第 2 管中混匀，并分别加至 1 和 7 孔，2 和 8 孔。

(4) 取待测血清 20μl 加入到第 3 管，混匀后吸 100μl 加入到第 4 管，如此连续倍比稀释至第 9 管，这样待测血清的稀释度为 1∶10，1∶20，1∶40，1∶80，1∶160，1∶320，1∶640。

(5) 在 3 和 9，4 和 10，5 和 11，6 和 12 孔分别加入 1∶10，1∶40，1∶160，1∶640 稀释后血清 20～30μl，放湿盒内加盖，室温 30min。

(6) 用 PBS 冲掉玻片上的血清后，放漂洗缸内用 PBS 浸泡 5min，共 3 次。

(7) 取出玻片用吸水纸吸干鼠肝组织周围水分后，每孔加荧光抗体应用液 20～30μl，放湿盒内加盖，室温 30min。

(8) 重复步骤 6 操作。

(9) 取出玻片，空干水分，荧光显微镜下观察(物镜 20 倍)。

(五) 结果分析及注意事项

1. 结果判断

(1) 阴性：视野暗，无荧光出现。

(2) 阳性：在肝细胞核上出现绿色荧光(也可出现在细胞质上)。

阳性细胞核常可出现下列 5 种荧光类型：斑点型、周边型(核模型)、均质型、核仁型、混合型。

2. 注意事项

(1) 对于 ANA 阳性的血清(标本)，要做滴度，只报阴性或阳性而不做滴度，临床价值不大。

(2) ANA 敏感性高，特异性差。ANA 阳性见于多种疾病，如系统性红斑狼疮(SLE)、药物性狼疮、干燥综合征、混合性结缔组织病(MCTD)等，还要做确认实验，进一步确定为何种疾病。

(3) ANA 阴性，一般可以排除自身免疫性疾病，但也并不是绝对排除。

(4) 抗原底物为鼠肝，如果滴度超过 1∶40 则提示有自身免疫性疾病的可能。

第五节　化学发光免疫分析技术

化学发光免疫分析(chemiluminescence immunoassay，CLIA)，是将具有高灵敏度的化学发光测定技术与高特异性的抗原抗体反应相结合，用于各种抗原、抗体、激素、酶和药物等的检测分析技术。是继放免分析、酶免分析、荧光免疫分析之后发展起来的一项新的免疫测定技术。也是目前最先进的标记免疫测定技术，灵敏度和精确度比酶免法、荧光法高几个数量级，具有灵敏度高、特异性强、试剂价格低廉、试剂稳定且有效期长、方法稳定快速、检测范围宽、操作简单、自动化程度高等优点。

一、目 的 要 求

(1) 掌握化学发光免疫分析的概念以及基本原理。

(2) 熟悉化学发光免疫分析的类型及临床应用。

二、化学发光免疫分析的基本原理

化学发光免疫分析有免疫分析系统和化学发光分析系统两部分。免疫分析系统是将化学发光物质或酶作为标记物，直接标记在抗原或抗体上，经过抗原与抗体反应形成抗原-抗体-化学发光物质或酶的复合物。化学发光分析系统是在抗原抗体反应结束后，加入氧化剂或酶的底物(发光剂)。化学发光物质经氧化剂的氧化或催化剂的催化后，形成一个处于激发态的中间体，会发射光子释放能量以回到稳定的基态。发光强度可以利用发光信号测量仪器进行检测。根据化学发光标记物与发光强度的关系，可利用标准曲线计算出被测物的含量。

三、化学发光免疫分析技术的类型

化学发光免疫分析技术根据标记物的不同主要分为直接化学发光免疫分析、化学发光酶免疫分析和电化学发光免疫分析三大类。

1. 直接化学发光免疫分析　直接化学发光免疫分析是用化学发光剂直接标记抗体或抗原的一类免疫测定方法。目前常见的标记物主要为吖啶酯类和鲁米诺类化学发光剂。吖啶酯类化合物在 H_2O_2 和 OH^- 条件下，能迅速发光，量子产率很高(图 9-30)。吖啶酯作为标记物用于免疫分析，发光体系简单、快速，不需要加入催化剂，且标记效率高，本底低。鲁米诺类物质的发光为氧化反应发光，在碱性溶液中，鲁米诺可被许多氧化剂氧化发光，其中 H_2O_2 最为常用。

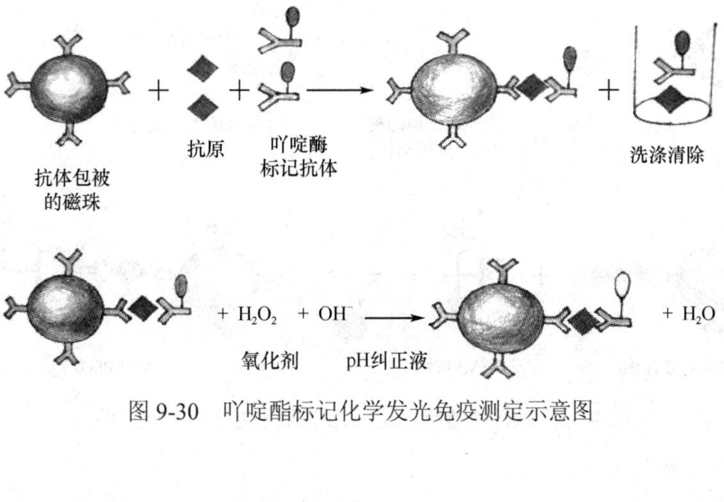

图 9-30　吖啶酯标记化学发光免疫测定示意图

因发光反应速度较慢，需添加某些酶类(辣根过氧化物酶，HRP)或无机催化剂。如在发光体系中加入发光增强剂，对体系的发光有显著增强作用。

2. 化学发光酶免疫分析 化学发光酶免疫分析(chemiluminescent enzyme immunoassay，CLEIA)是用化学发光剂作为酶反应底物的酶标记免疫测定，操作步骤与酶免分析完全相同，以酶标记抗体(或抗原)进行免疫反应，形成固相抗体-待测抗原-酶标记抗体复合物，复合物上的酶再作用于发光底物，酶催化和分解底物发光，用发光信号测定仪进行发光测定。目前常用的标记酶为辣根过氧化物酶(HRP)和碱性磷酸酶(ALP)，它们有各自的发光底物。

(1)辣根过氧化物酶标记的化学发光免疫分析：用辣根过氧化物酶(HRP)标记抗体，与待测抗原和固相载体进行免疫反应后，加入鲁米诺、H_2O_2和发光增强剂，在辣根过氧化物酶作用下鲁米诺发光，酶的浓度决定了化学发光的强度(图 9-31)。

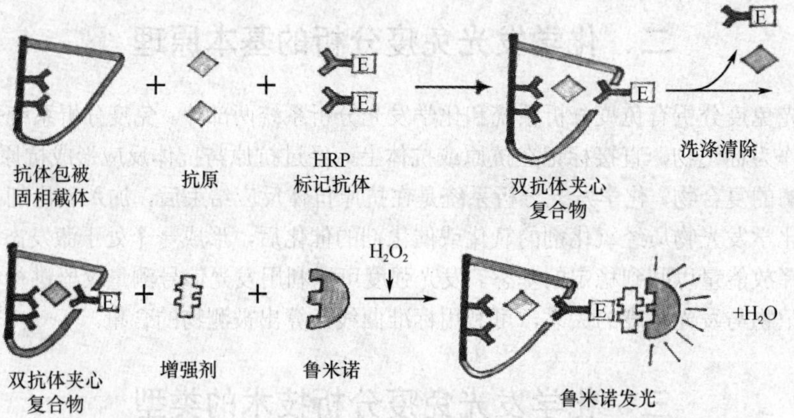

图 9-31 辣根过氧化物酶标记的化学发光免疫测定示意图

(2)碱性磷酸酶标记的化学发光免疫分析：用碱性磷酸酶(ALP)标记抗体(或抗原)，与待测标本和固相载体进行免疫反应形成免疫复合物后，加入 3-(2′-螺旋金刚烷-4-甲氧基-4-甲基-4-(3″-磷酸氧基)-苯基-1，2-二氧杂环丁烷(AMPPD)发光剂，碱性磷酸酶使 AMPPD 脱去磷酸根基团而发光(图 9-32)。

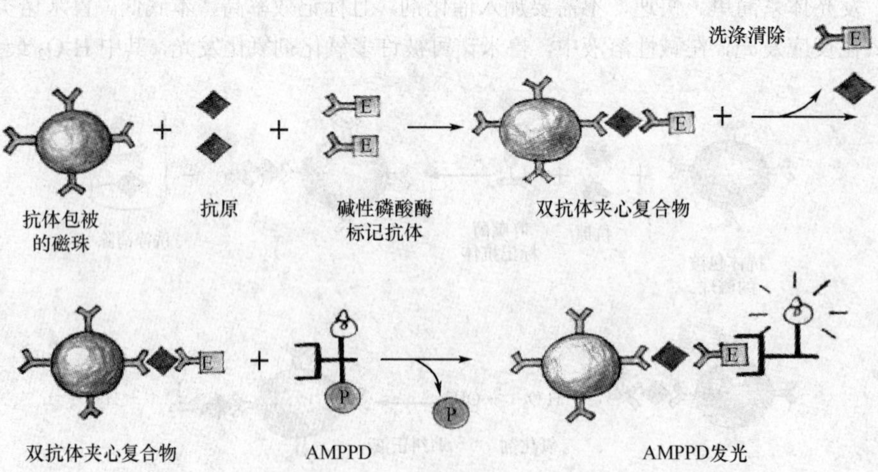

图 9-32 碱性磷酸酶标记的化学发光免疫测定示意图

3. 电化学发光免疫分析　电化学发光免疫分析(electrochemiluminescence，ECL)是一种在电极表面由电化学引发的特异性化学发光反应，它包括电化学和化学发光两个过程。以顺磁性微粒为固相载体，用三联吡啶钌 $Ru(bpy)_3^{2+}$标记抗原或抗体，三丙胺(TPA)为电子供体，反应体系内待测标本与相应的抗原(或抗体)以及三联吡啶钌标记抗原(或抗体)形成复合物。复合物被吸入流动室，同时引入三丙胺缓冲液。当磁性微粒流经电极表面时，被安装在电极下面的电磁铁吸住，未结合的标记抗原(或抗体)和待测标本被缓冲液冲走。同时电极加压，启动电化学发光反应，使三联吡啶钌和三丙胺在电极表面发生电子转移而产生电化学发光。发光的强度与待测的抗原(或抗体)的含量成正比(图 9-33)。

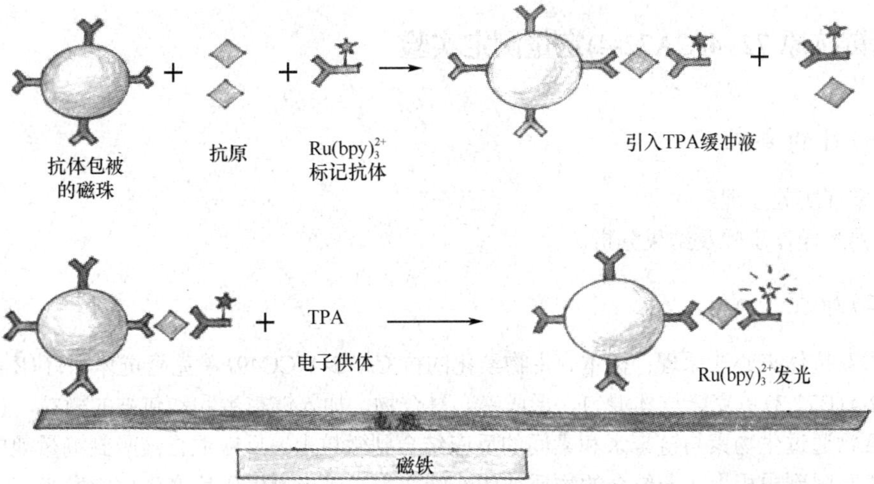

图 9-33　电化学发光免疫分析示意图

电化学发光免疫分析可用于内分泌激素类、肿瘤标志物类、心肌标志物类、病毒标志物类、治疗性药物浓度、骨代谢指标和贫血类等方面的检测，因其具有发光时间长、灵敏度高、标记物稳定、光信号线性好、动力学范围宽、检测速度快、可实现全自动化等优点，是目前免疫化学应用最为广泛的新技术。

四、案　　例

女性，32 岁，多食、多汗、易怒 6 个月，劳累后心慌、气短 1 个月。

半年前与家人生气后，感心慌，易饥，食量明显增加，同时怕热多汗，说话多，易怒、失眠，逐渐发现双眼突出，梳头困难，蹲下站起时困难，劳累后心慌、气短明显，夜间有时憋醒。病后大便每日两次，成形便，体重减轻 8kg。既往体健，无药物过敏史，月经初潮 14 岁，4～6d/30d，近一年闭经，家中无类似患者。

查体：T 37℃，P 110 次/分，R 26 次/分，Bp 110/60mmHg，发育正常，消瘦，自动体位，皮肤潮湿，浅表淋巴结不大，眼球突出，闭合障碍，唇无发绀，甲状腺肿大，质软，无结节，两上极可及震颤，可闻血管杂音，无颈静脉怒张，双肺正常，心界稍向左扩大，心率 150 次/分，律不齐，心尖部可闻及Ⅱ/6 级收缩期杂音，腹软，无压痛，肝脾肋下未及，无移动性浊音，肠鸣音正常，双下肢不肿，双膝、跟腱反射亢进，双 Babinski 征(–)。

初步诊断此患者为甲状腺功能亢进，为明确诊断，需要检查哪些重要的项目？有什么方法检测比较好？

五、思 考 题

(1) 对原发性肝癌患者的诊断，甲胎蛋白的检测是一个非常重要的指标，怎样用化学发光法检测甲胎蛋白？

(2) 近年来在体检中发现甲状腺结节的患者越来越多，要确定甲状腺结节的性质及对机体的影响，常需要测患者的甲状腺激素的含量，请问怎么用化学发光法检测？

附：糖链抗原 72–4(CA72-4)定量测定实验

(一) 目的要求

(1) 掌握实验原理。

(2) 熟悉操作步骤及结果分析。

(二) 原理

采用双抗体夹心法原理：标本、生物素化的抗 CA72-4(CC49) 单克隆抗体和钌(Ru)标记的抗 CA72-4(B72.3) 单克隆抗体混匀，形成夹心复合物。加入链霉亲和素包被的微粒，让上述形成的复合物通过生物素与链霉亲和素间的反应结合到微粒上。反应混合液吸到测量池中，微粒通过磁铁吸附到电极上，未结合的物质被清洗液洗去，电极加电压后产生化学发光，通过光电倍增管进行测定。

(三) 材料、试剂与仪器

(1) CA72-4 诊断试剂盒包含：链霉亲和素包被的微粒、生物素化的抗 CA72-4 单克隆抗体、$Ru(bpy)_3^{2+}$标记的抗 CA72-4 单克隆抗体。

(2) 受检者空腹血清或血浆。

(3) Roche cobase 601 化学发光仪。

(四) 步骤与方法

(1) 血清应经过正确前处理，目视无凝块和气泡，有足够的量盛置于罗氏推荐的标准样品管。

(2) 将待测样本放在样本盘(盘式，末位后加放终止管)或样本架上。

(3) 进入 Workplace > Test Selection，输入样本盘号/架号、位置号、样本号，选择检测项目，点击“Save”保存命令。

(4) 重复步骤 2 输入所有样本检测命令。

(5) 点击“Start”按钮，在弹出窗口将 Host Communication 设置为 ON，再次点击“Start”按钮，仪器初始化，开始检测。

(五) 结果分析及注意事项

1. 结果分析

(1) 仪器分析灵敏度：<0.2U/ml。

(2) 仪器检测范围：0.200～300U/ml。

(3) 抗干扰能力：该方法不受黄疸(胆红素<65mg/dl)、溶血(血红蛋白<2.2g/dl)、脂血(脂质<1500mg/dl)和生物素<60 ng/ml 等干扰。接受高剂量生物素(>5mg/d)治疗的患者，至少要等最后一次摄入生物素 8h 后才能采血。不受类风湿因子干扰(1 500 U/ml)。

(4) 超出范围结果处理：检测样本值在 300 U/ml 范围内可直接报告，如结果大于 300 U/ml，可做相应的稀释后重测。

(5) 参考范围：0～6.9U/ml。

2. 注意事项

(1) 标本离心要彻底，不能反复冻融。细菌污染、严重溶血或严重脂血标本不能作测定。

(2) 仪器必须严格按保养和维护进行。

(3) 所有质控水平必须控制在 2SD 范围内。检测值应落在确定的范围内，如出现质控值落在范围以外，应采取校正措施。

(4) 所有废品应进行相应的处理后装在专用塑料袋中，丢弃在指定地点。

(六) 小结

良性疾病：血清 CA72-4 升高可见于以下几种疾病：胰腺炎，肝硬化，肺病，风湿病，妇科病，卵巢良性疾病，卵巢囊肿，乳腺病和胃肠道良性功能紊乱等。与其他标志物相比，CA72-4 最主要的优势是其对良性病变的鉴别诊断有极高特异性。胃癌：诊断敏感性为 28%～80%，通常为 40%～46%。而对良性胃肠疾病的诊断特异性达 95%以上。CA72-4 升高与疾病的分期有关系。外科手术后，CA72-4 水平可迅速下降至正常值。

如果肿瘤组织完全切除，CA72-4 可持续维持在正常水平。在 70%的复发病例中，CA72-4 浓度首先升高，或在临床诊断为复发时也已升高。有研究结果提示，术前的 CA72-4 水平可作为预后判断的参考值。卵巢癌：诊断敏感性为 47%～80%。对黏液样卵巢癌的诊断敏感性高于 CA125。二指标结合起来可使首次诊断敏感性提高到 73%(CA125 单指标：60%)；动态监测的诊断敏感性可提高到 67%(CA125 单指标：60%)。结直肠癌：诊断敏感性为 20%～41%。而对良性结肠疾病的诊断特异性是 98%。完全切除后 CA72-4 可显著下降。当体内存留癌组织时 CA72-4 持续升高。CA72-4 与癌胚抗原(carcino embryonic antigen，CEA)结合起来可使术后监测的诊断敏感性从 78%提高到 87%。

第六节　胶体金技术

胶体金技术是 20 世纪 70 年代推出的一门检测技术，广泛应用于生物学和医学等领域，目前已成为一种最常用的快速的检测技术。胶体金也称金溶胶，是由金盐被还原成原子金后形成的金颗粒悬液。胶体金具有胶体性质、呈色性及光吸收性。因此肉眼观察结果是最简单、方便的检测方法。

一、目 的 要 求

(1) 掌握胶体金技术的基本原理及类型。

(2) 掌握斑点金免疫渗滤实验和免疫层析实验的原理。

(3) 熟悉胶体金技术的临床应用。

二、基本原理及类型

胶体金技术以微孔膜(常用硝酸纤维素膜)作为固相，微孔膜像滤纸一样有很多孔，液体可以穿过流出，也可以通过毛细管作用在膜上向前移动。根据这两种性能建立了两种不同类型的快速检测方法，前者叫免疫渗滤实验，后者叫免疫层析实验。

1. 斑点金免疫渗滤实验 斑点金免疫渗滤实验(dot immunogold filtration assay，DIGFA)以硝酸纤维素膜为载体，利用微孔滤膜的可滤过性，使抗原抗体反应和洗涤在一特殊的渗滤装置上，以液体渗滤过膜的方式迅速完成。

渗滤装置由塑料小盒、吸水垫和点加了抗原或抗体的硝酸纤维素膜片三部分组成。塑料小盒形状多样，盒盖的中央有一直径约 0.4～0.8cm 的小圆孔，圆孔下依次为硝酸纤维素膜片和吸水垫料，硝酸纤维素膜片紧贴吸水垫料。在小孔内依次滴加待测标本、胶体金标记物和洗涤液，最后在膜中央出现清晰的红色斑点者为阳性反应，反之为阴性反应。斑点呈色的深浅相应地提示阳性强度。整个反应过程都在渗滤装置上进行(图 9-34)。

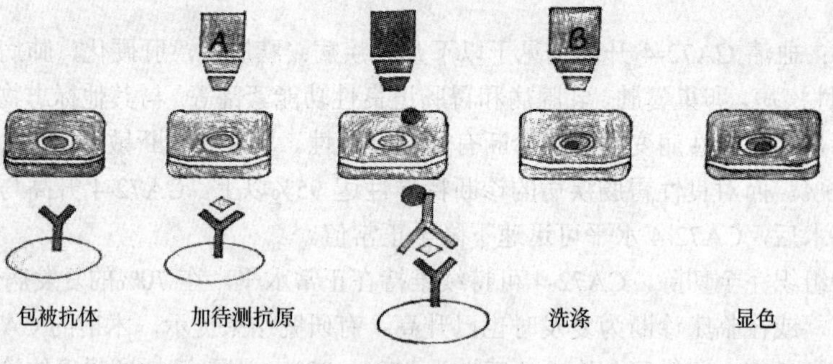

图 9-34 斑点金免疫渗滤实验过程示意图

2. 免疫层析试验 免疫层析实验(immuno chromatographic assay，ICA)是将特异的抗体先固定于硝酸纤维素膜的某一区带，当该干燥的硝酸纤维素一端浸入样品(尿液或血清)后，由于毛细管作用，样品将沿着该膜向前移动，当移动至固定有抗体的区域时，样品中相应的抗原即与该抗体发生特异性结合，无关物则越过该区域而被分离，然后通过标记物的显色来判定实验结果。以胶体金为标记物的实验称为金免疫层析实验(GICA)。

ICA 中所用的试剂全部被组合在一试纸条上。试剂条的底板为一单面胶塑料片，两端粘贴有吸水材料。样品垫为加样端，可用的材料有滤纸、玻璃纤维和多孔聚乙烯等，按分析物和试剂的不同选择合适的。另一端为吸水垫，材料是吸水性强的滤纸。结合物垫处为胶体金标记的特异性抗体干燥固定位置。硝酸纤维素膜上不同位置包被有特异性抗体和抗抗体，分别为测试区和质控区(图 9-35)。

测定时将试纸条样品垫端浸入待测液体标本中，吸水材料即吸取液体向上端移动，流经结合物垫处时使干片上的胶体金标记的特异性抗体复溶，并带动其向膜条渗移。若标本中有待测特异抗原，其可与胶体金标记的特异性抗体结合，此抗原抗体复合物流至测试区即被固相特异性抗体所获，在膜上显出红色反应线条。过剩的免疫金复合物继续前行，至质控区与固相二抗结合，而显出红色质控线条。如待测液体中无特异性抗原，则测试区无反应线条，而仅显示质控线条(图 9-36)。

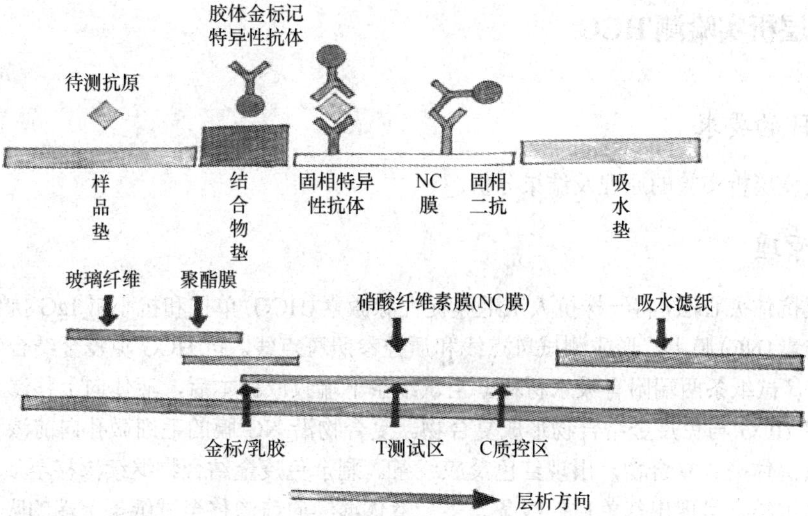

图 9-35　免疫层析实验双抗体夹心法检测试纸条结构示意图

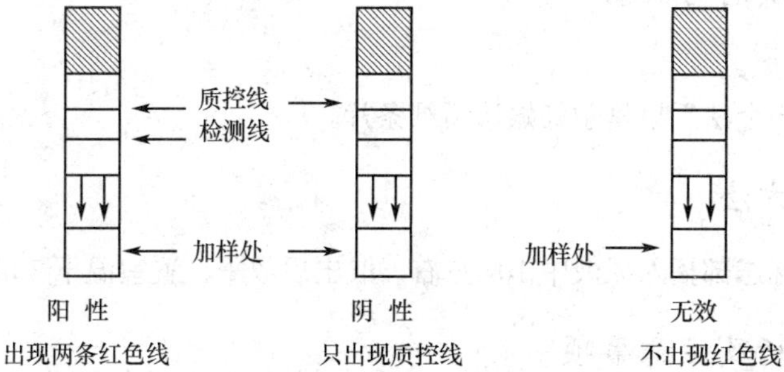

图 9-36　免疫层析实验结果示意图

三、胶体金技术的临床应用

胶体金技术由于检测简单、快速，标记物的制备简便、方法敏感、特异，不需要特殊设备，不需要使用放射性同位素，或有潜在致癌物质的酶显色底物，也不要荧光显微镜，因此它的应用范围较广，成为目前床旁检测(point-of-care testing，POCT)中广为应用的方法。可用于感染性疾病的抗原、抗体的检测：如 HBsAg、HBeAg、抗结核杆菌抗体、抗 HBs、抗 HIV、梅毒抗体等；某些蛋白质的检测：如甲胎蛋白、癌胚抗原、肌红蛋白、尿蛋白等；部分激素的检测：如 HCG、LH、FSH、TSH 等；以及一些毒品类的检测：如吗啡，可卡因等。

四、思　考　题

(1)在偏远的山区，怎样快速的筛选易感人群中的 HIV 感染者？怎么判断结果？

(2)已婚后妇女买了早早孕检测试纸，在家自己检测是否怀孕，她应该怎么操作？结果怎么判断？

附：免疫层析实验测 HCG

(一) 目的要求

掌握免疫层析实验的原理及结果分析。

(二) 原理

采用双抗体夹心法，将一株抗人绒毛膜促性腺激素（HCG）单抗和抗小鼠 IgG 抗体分别固化于硝酸纤维素（NC）膜上，形成测试斑点线和质控参照斑点线。抗 HCG 免疫金结合物干片紧贴 NC 膜下端，试纸条两端附有吸水材料。当试纸条下端吸取标本后，液体向上移渗，流经干片时，标本中 HCG 与免疫金结合物形成复合物。复合物沿 NC 膜的毛细微孔向前渗移至测试线时，形成双抗体夹心复合物，出现红色反应线条。剩余免疫金结合物继续渗移至质控参照线，与抗小鼠单抗结合呈现出红色质控线条。多余液体继续向前渗移至试纸条上端的吸水物内。

(三) 材料、试剂与仪器

(1) 标本：孕妇尿。

(2) 试剂："一步金法"早早孕妊娠诊断纸条片。

(四) 步骤与方法

将试纸条下端标志部插入尿液中 10s 左右，取出后放平，置室温下 3min，目测观察结果。

(五) 结果分析及注意事项

1. 结果　若出现两条紫红色线为 HCG 阳性（妊娠），若只出现质控参照线显示紫红色为阴性（未妊娠）。

2. 注意事项

(1) 强阳性尿液中 HCG 含量较多，因此质控线可能不出现或极浅淡，而仅在反应区显示淡紫色条带。

(2) 应避免试纸条一端插入尿液过深或过浅，插入时间过长或过短也会影响实验结果。

(3) 若质控点与测定点均不呈现红色，表示试剂失效。

(4) 市售金标早早孕检测试剂盒有薄膜渗滤法（呈现二个红色斑点）和试带法（呈现二条红杠）。

(5) HCG 的检测方法很多，如酶免疫法（双位点一步法）、斑点金免疫渗滤实验（滴金法）、胶乳凝集抑制实验、放射免疫快速测定法等。均有成套商品试剂盒出售，依据需要可自有关生物制品单位购买。

(六) 小结

(1) 妊娠早期诊断：正常未妊娠妇女尿中不含 HCG，HCG 由胎盘滋养层细胞分泌，孕妇妊娠 1 周后，尿中 HCG 迅速升高，呈阳性反应。停经后 8 周左右尿内激素含量达到最高，以后逐渐减低，直至转为阴性。

(2) 用于与妊娠相关疾病和肿瘤的诊断及鉴别诊断：绒毛膜上皮癌、水泡状胎块和睾丸畸胎瘤患者的尿中 HCG 可呈强阳性反应，但结合临床予以鉴别。

(3)用敏感的方法，在受孕 2～6d 即呈现阳性。

(4)其他：过期流产或不完全流产，子宫内仍有活胎盘组织时，本试验仍呈阳性；人工流产后，如果仍呈阳性，提示宫内尚有残存胚胎组织；宫外孕时 HCG 低于正常妊娠，仅有 60% 阳性。

第七节　流式细胞术

流式细胞术(flow cytometry，FCM)是以流式细胞仪为检测手段的一项能快速、精确的对单细胞或其他生物粒子膜表面以及内部的化学成分进行定量分析和分选的检测手段。它可以每秒分析几万个细胞，并能同时从一个细胞中测得有关物理、化学特性的多个参数，并具有明显的统计学意义。它综合了激光技术、计算机技术、流体力学、细胞化学、图像技术等从多领域的知识和成果，是一门综合性的高科技方法。目前，流式细胞术已普遍应用于免疫学、血液学、细胞生物学、细胞遗传学、生物化学及肿瘤学等临床医学和基础医学领域。

一、目 的 要 求

(1)掌握流式细胞仪的检测原理。

(2)熟悉流式细胞仪的检测范围。

(3)了解流式细胞仪的临床应用。

二、流式细胞仪的组成及工作原理

1. 流式细胞仪的组成　由流动室及液流驱动系统，激光光源及光束成形系统，光学系统，信号检测与存储、显示、分析系统和细胞分选系统五部分组成。

2. 流式细胞仪基本工作原理(见图 9-37)

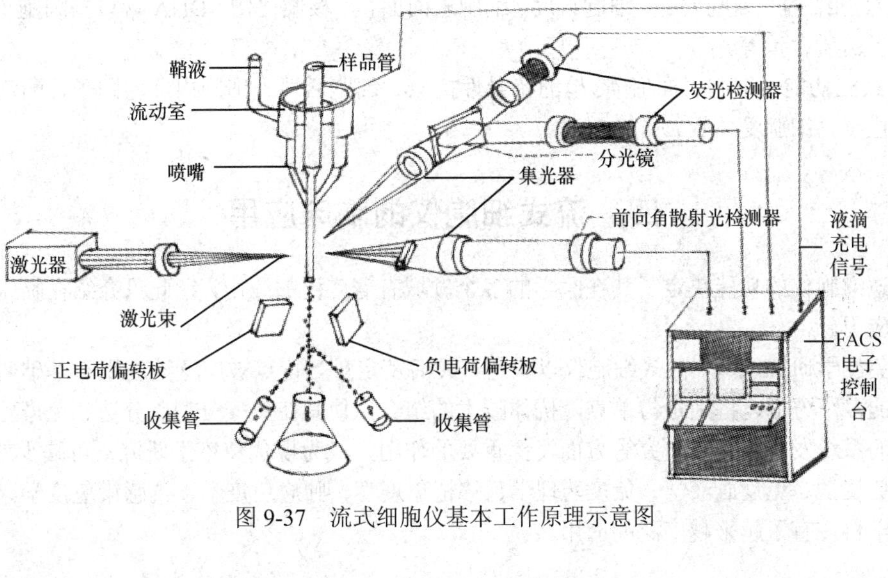

图 9-37　流式细胞仪基本工作原理示意图

(1)流动室及液流驱动系统：流动室是仪器核心部件，被测样品在此与激光相交。流动室中央有一长方形小孔，供单个细胞通过。流动室内充满了鞘液，其作用是将样品环形包绕。

将待测细胞染色后制成单细胞悬液。在一定压力下待测样品进入流动室，不含细胞的磷酸缓冲液在高压下从鞘液管喷出，鞘液管入口方向与待测样品流成一定角度，使鞘液能够绕着样品高速流动，组成一个圆形的流束，待测细胞在鞘液的包被下单行排列，依次通过检测区域。

(2)激光光源及光束成形系统：流式细胞仪通常以激光作为激发光源。激光光束在到达流动室前，先经过透镜聚焦，形成约 22μm×66μm 的光斑，这样激光能量较强，以激发荧光染料。经过聚焦整形后的光束，垂直照射在样品流上，被荧光染色的细胞在激光束的照射下产生散射光和激发荧光。这两种信号同时被光电二极管和光电倍增管接收，光散射信号基本上反映了细胞体积大小；荧光信号的强度代表了所测细胞膜表面抗原的强度或其核内物质的浓度，经光电倍增管接收后可转换为电信号，再通过转换器转换为可被计算机识别的数字信号。

(3)光学系统：由若干组透镜、滤光片和小孔组成，主要光学元件是滤光片，分为长通滤片(longpass filter，LP)、短通滤片(shortpass filter，SP)、带通滤片(bandpass filter，BP)它们将不同波长的荧光信号分别送入到不同的电子测控器。

(4)信号检测与存储、显示、分析系统：当细胞携带荧光素标记物，通过激光照射时，产生代表细胞内不同物质、不同波长的荧光信号，这些信号以细胞为中心，向空间 360 度立体角发射，产生散射光和荧光信号。散射光信号不依赖任何样品的制备技术(如染色)，因此称为细胞的物理参数。通过对荧光信号的检测和定量就能了解所研究细胞参数的存在与定量。

目前流式细胞仪所采用的都是多参数指标，数据的存储采用列表排队方式，可节省存储空间。数据的显示常用直方图、散点图、等高线图、密度图、三维图等几种方式。

(5)细胞的分选系统：是通过分离含有单细胞的液滴而实现的。在流动室的喷口上配有一个超高频的电晶体，充电后振动，使喷出的液流断裂为均匀的液滴，待测细胞就分散在液滴之中。将这些液滴充以正负不同的电荷，当液滴流经带有几千伏的偏转板时发生偏转，落入各自的收集容器中，不带电的液滴落入中间的废液容器，从而实现细胞的分离。

三、流式细胞术的检测范围

1. 细胞结构　细胞大小、细胞粒度、细胞表面面积、核浆比例、DNA 含量与细胞周、RNA 含量、蛋白质含量等。

2. 细胞功能　细胞表面/胞浆/核的特异性抗原、细胞活性、细胞内细胞因子、酶活性、激素结合位点、细胞受体等。

四、流式细胞仪的临床应用

流式细胞仪的功能决定了其在医学的多个领域有着广泛的应用，在此只介绍在临床免疫学方面的应用。

在免疫学研究领域，流式细胞仪以快速、灵活及定量等特点被广泛地应用于基础研究和临床治疗的多个方面，特别是与单克隆抗体技术的结合，使其在免疫分型、分选、免疫监测、免疫细胞的系统发生及特性研究等方面发挥重要的作用，成为现代免疫学研究不可缺少的工具。在分子免疫学、免疫血液学、免疫药理学、移植免疫学、肿瘤免疫学、抗感染免疫学、临床免疫学等学科，有了越来越广泛的应用。

1. 测定外周血 T 淋巴细胞亚群 研究表明，T 淋巴细胞亚群在多种疾病中均有异常改变。因此，通过检测相应疾病患者体内 T 淋巴细胞亚群的变化，对了解疾病的机制、控制疾病的发生发展以及指导临床治疗都有极其重要的意义。由于流式细胞仪灵敏度高、速度快和多参数分析等特点，使其对血液淋巴细胞亚群的检测较其他方法更精确，被认为是血液淋巴细胞亚群分析的标准方法。

2. 细胞内染色和细胞因子的测定 细胞因子（cytokine，CK）参与调节多种生理功能和细胞功能。通过对细胞因子的研究，有助于在分子水平阐明免疫调节机制，对一些疾病的预防、诊断和治疗都有重要的意义，特别是利用相应的细胞因子，在治疗肿瘤、感染、造血功能障碍、自身免疫疾病等方面已取得令人满意的效果。

3. 白血病免疫分型 利用白细胞不同分化阶段出现的细胞表面标志不同，可以对白血病进行免疫分型，以指导其临床治疗。因流式细胞仪在对细胞表面标志的检测时具有快速、客观、准确、特异性强、重复性好等优点，使其在对白血病进行免疫分型诊断时具有极其重要的临床意义。

4. 血小板膜表面受体检测 血小板发挥其功能的物质基础是其膜上丰富的糖蛋白受体，不同时期的血小板膜糖蛋白受体的种类、含量、结构和功能显著不同。应用流式细胞仪检测血小板膜上受体，可以从分子水平上诊断血小板功能和数量的异常。流式细胞仪可直接、灵敏、特异地分析血小板的活化程度和功能状态，因此使用流式细胞仪测定血小板膜表面受体是目前公认的快捷而灵敏的方法之一。

5. 在艾滋病监测中的应用 由于人类免疫缺陷病毒（HIV）的感染，患者体内 CD4+T 细胞数量显著下降，造成全身免疫功能降低，最终因各种继发性感染和肿瘤而死亡。由此可见，CD4+T 细胞绝对计数及其在淋巴细胞中所占的比例对艾滋病的检测起着至关重要的作用。

五、思 考 题

（1）HIV 患者体内 CD4+T 细胞的数量及其在淋巴细胞中所占的比例对患者的预后起着至关重要的作用，怎样用流式细胞仪检测 CD4+T 细胞？

（2）HLA-B27 与强直性脊柱炎密切相关，怎样用流式细胞仪检测 HLA-B27？

附：自然杀伤(NK)细胞检测实验

（一）目的要求

（1）掌握实验原理。

（2）熟悉操作步骤及结果分析。

（二）原理

利用荧光技术，将荧光素标记的各种单克隆抗体加入到全血中，与白细胞膜上相应的抗原结合，经过溶血、洗涤等步骤后，在流式细胞仪上进行分析，从而得到自然杀伤细胞占淋巴细胞的百分数。

（三）材料、试剂与仪器

（1）受检者空腹>8h 以上的 EDTA 抗凝静脉全血 1ml、CD3/CD16+56 双色荧光抗体、FACS Lysing Solution、PBS。

（2）流式细胞检测系统、移液器、专用试管、漩涡振荡器。

（四）步骤与方法

（1）将 5μl CD3/CD16+56 荧光抗体加入流式细胞仪专用试管底部。

（2）用反向加样法在试管中加入 100μl 充分混匀的抗凝全血，注意血不要碰到试管底部的荧光抗体。涡旋混匀，室温避光放置 15min。

（3）取出加入 2ml 1×FACS 溶血素，充分混匀，避光放置 10min。1100r/min 离心 5min，弃去上清并吸干。

（4）加入 2ml 的 PBS，涡旋混匀，1100 r/min 离心 5min，弃去上清。加入 0.5ml PBS 混匀，4℃避光 1h 内上机检测。

（5）软件获取操作

1）进入 D 盘 MOBAN 文件夹，打开 2CLYMPH-ACQ 文件进行获取。

2）依次点击任务栏的 Acquire-Connect to Cytometer 进行联机。现将弹出来的 Browser 最小化。

3）依次打开任务栏的 Cytometer-Instrument-Settings-Open-FACStation-BDFiles-Instrument settings Files-Calib file-Open-set-Done。进行获取条件的调出。

4）将任务栏中 Cytometer 下的 Detectors/Voltage（电压），Threshold（阈值），Compensation（补偿），Status（仪器状态）打开。

5）打开最小化的 Browser 窗口，在 Directory 中改写文件需储存位置：change-D-NK-2S-report-YYMM-Open。

6）在 File 中改写文件名：change-Custom Prefix 中输入患者姓名点击 OK。

7）在 Untitled Acquisition Tube List 中点击 Load Tubes from panel-NK-cell，进行试验管 panel 的调取。设置完毕后将其最小化。

8）在 Set up 勾选的情况下进行样品混匀上样 RUN-LOW-Acquire。

9）将 R1 门圈中淋巴细胞，看图二四个细胞团是否"横平竖直"若不是需以双阴性（左下角）细胞团为对照进行下列调节：在 Compensation 下调节补偿。

a. FL2-FL1：增大，FITC 单阳性（右下）细胞团向 X 轴移动。

b. FL1-FL2：增大，PE 单阳性（左上）细胞团向 Y 轴移动。

10）调好后点击 Pause-Stand by-Abort。

11）在 Set up 不勾选的情况下可顺序上样。上样时可点击 Acquire-Counters 进行获取细胞数的观察。

12）Run HI-Acquire 上样 Counters 中收集 10 000 个细胞后系统自动停止 Standby，关闭-Don't Save。退出软件。

（6）软件分析操作

1）打开 D 盘 MOBAN 文件夹 2CLYMPH-ANA 文件进行数据分析。

2）在任务栏中依次点击 Edit-Select All-Plots-change Data File-D-NK-2S-report-YYMM-选中刚收集的标本-open。进行数据调取。

3) 将 R1 门圈好，选中图二在任务栏中点击 Windows-Show inspector 在弹出的对话框中将 X 设置成 FL1，Y 设置成 FL2。

4) 画“十”字象限门将四团细胞分开。

5) 在任务栏中点击 Stats-Quadrant Stats 在弹出的窗口中观察 UL(左上象限) 所占 Gate 的百分比即为 NK 细胞占淋巴细胞的百分比。退出软件。

(五) 结果分析及注意事项

1. 结果分析 正常人参考范围 NK 为 8.1%~25.6%。

2. 注意事项

(1) 样本处理时应充分混匀。

(2) 取血时要采用反向加样法，即加样枪吸取血样时，打到第二档，放时打到第一档，保证血量的准确，减少误差。

(3) 染色和溶血步骤应在室温避光进行，并充分均匀过程中，尽量防止血样飞溅，以免血样留在管壁上。

(六) 小结

NK 细胞不需 MHC 参与，亦不需抗原致敏或抗体辅助，即可直接杀伤肿瘤细胞或溶解被病毒和胞内寄生菌感染的细胞，在机体免疫监视、抗肿瘤和早期抗感染过程中起重要作用。NK 细胞测定可反映机体免疫功能状况。

NK 活性降低：恶性肿瘤患者、再生障碍性贫血和白血病前期、酒精性肝硬化、慢性肝炎、AIDS 和使用免疫抑制剂患者外周血中 NK 细胞活性都可降低，它反映了患者机体免疫应答功能的受损程度，还有助于观察治疗的效果及预后判断。妊娠期间 NK 细胞活性也可下降。

NK 活性升高：在病毒感染早期、Down 综合征、器官或骨髓移植受者，以及免疫增强剂治疗的患者可出现 NK 活性升高。

（彭效祥 宋 伟）

参考文献

刘辉. 2011. 临床免疫学检验实验指导. 第 4 版. 北京：人民卫生出版社.

王兰兰，许化溪. 2012. 临床免疫学检验. 第 5 版. 北京：人民卫生出版社.

中华人民共和国卫生部医政司. 2006. 全国检验操作规程. 第 3 版. 南京：东南大学出版社.

第十章　临床微生物检验技能

第一节　标本的采集与运送

一、血液标本采集

对疑为菌血症或败血症者，临床应进行急症处理，尽快采集血液进行培养，已发现识别病原微生物。血培养结果对感染性疾病的诊断、治疗和预后都有极为重要的临床意义。

1. 采集方法

(1)皮肤消毒与防止血培养污染：使用聚维酮碘、碘酊、次氯酸或氯己定作为血培养的皮肤消毒剂，碘酊的作用不能少于30s，聚维酮碘的作用时间则需要1.5～2min。

(2)标本采集部位：从两侧上肢静脉采血，“双侧双瓶”采血培养。必要时从下肢采血做第三套血培养。

(3)减少血培养污染的注意事项：采血之前，血培养的橡皮塞需使用 70%乙醇溶液消毒干燥，然后进行穿刺部位的皮肤消毒。严格无菌操作，不允许皮肤消毒后用手接触待穿刺部位，除非带有无菌手套。采用真空采血装置能降低污染率。

2. 标本运送　采血后应立即送检，如不能立即送检，需室温保存，切勿冷藏。标本接种到血培养瓶后，需轻轻颠倒混匀以防止血液凝固。接种后的培养瓶应及时送实验室，最迟不能超过2h。自动化连续监测系统虽有允许延迟上机监测微生物生长的功能，还是应该尽量减少延长上机时间，否则导致检测时间延长甚至出现假阴性结果。

二、尿液标本采集

选择在抗菌药物应用之前采集尿液，注意避免消毒剂污染标本。通常应收集晨起第一次尿液送检，以确保尿液在膀胱内停留 4h 以上。疑似沙门菌感染、钩端螺旋体感染时，一般在发病2周采集尿液标本培养。

1. 采集方法

(1)清洁中段尿：最好留取早晨清洁中段尿标本，嘱患者睡前少饮水，清晨起床后用清水洗会阴部，开始排尿，将10～20ml中段尿直接排入专用的无菌容器中，立即送检，2h内接种。该方法简单易行，是最常用的尿培养标本收集方法，但很容易受到会阴部细菌污染，应在医务人员指导下由患者正确留取。

(2)耻骨上膀胱穿刺：在膀胱充盈的情况下，先用碘酊或 70%乙醇溶液做局部消毒，然后使用无菌注射器穿刺抽取尿液，进行细菌的分离培养，是评估膀胱内细菌感染的“金标准”，但有一定痛苦，患者难以接受。耻骨上膀胱穿刺主要用于厌氧菌培养或留取标本困难的婴儿尿标本的采集。

(3)直接导尿：按常规方法对会阴部进行消毒，将导尿管经尿道插入膀胱，直接获取膀胱尿液，可减少尿液标本的污染，准确反映膀胱感染情况。但有可能将下尿道细菌引入膀胱，导致继发感染，一般不提倡使用。

(4)留置导尿管收集尿液：利用留置导尿管收集尿液时，应先消毒导尿管外部，按无菌操作方法用注射器穿刺导尿管吸取尿液，操作时应防止混入消毒剂，注意不能从尿液收集袋中采集尿液。

(5)小儿收集包：对于无控制能力的小儿可应用收集包收集尿液，由于这种装置很难避免会阴部菌群污染而产生假阳性，所以只有在检验结果为阴性时才有意义。如果检验结果为阳性，应结合临床进行分析，必要时可使用耻骨上膀胱穿刺或导尿法留取尿液进行复查。

(6)集尿法：检查抗酸杆菌时，留取 24h 尿液于洁净容器内，取其沉渣 10ml 送检。

2. 标本运送　标本采集后应及时送检与接种，室温下保存时间不得超过 2h(夏季保存时间应适当缩短或冷藏保存)，4℃保存不得超过 8h，但应注意冷藏保存的标本不能用于淋病奈瑟菌的培养。

三、粪便标本采集

1. 采集方法

(1)自然排便法：自然排便后，挑取有脓血、黏液部位的粪便 2～3g，液状粪便取絮状物 1～3ml 盛于无菌容器中送检。

(2)直肠拭子法：适于排便困难者和婴幼儿。可用肥皂水将肛门周围洗净，用无菌盐水、保存液或增菌液湿润的无菌棉拭子插入肛门，成人为 4～5cm，儿童为 2～3cm，与直肠黏膜表面接触，可在拭子上见到明显的粪便或黏液，放入无菌试管或 Cary-Blair 保存运送系统中运送，患者不能自行采集。

2. 标本运送　粪便标本应立即送检，室温保存不得超过 2h，如不能及时送检可以放入磷酸盐甘油(pH 7.0)或转运培养基当中，但保存不能超过 24h。培养艰难梭菌标本于−20℃以下保存。培养沙门菌和志贺菌的阿标本应放置于磷酸盐甘油溶液中保存。保存弯曲杆菌和弧菌的标本，需加 $CaCl_2$(100mg/L)试剂。

四、呼吸道标本采集

1. 采集方法

(1)下呼吸道标本的采集(痰)

1)自然咳痰法：以晨痰为佳，用温开水漱口数次（为减少口腔正常菌群污染标本），深咳呼吸道深部痰(非后鼻部分泌物、非唾液)留于无菌容器内。对于痰量少或无痰患者可采取雾化吸入 45℃10% NaCl 溶液，使痰液易于排出。对于咳痰少的幼儿，可轻轻压迫胸骨上部的气管，使其咳嗽。

2)支气管镜采集法：用支气管镜在肺内病灶附近用导管吸引或用支气管刷直接取。

3)胃内采痰法：无自觉症状的肺结核患者尤其是婴幼儿不会咳嗽，有时将痰误咽入胃中，可采取胃内容物做结核分枝杆菌培养。

4)气管或环甲膜穿刺法：主要用于厌氧菌培养。

5)小儿取痰法：用压舌板向后压舌，将拭子伸入咽部，小儿经压舌刺激咳嗽，可喷出肺部或气管分泌物黏在拭子上送检。对于幼儿还可用手指轻叩其胸骨柄上方，以诱发咳痰。

(2) 上呼吸道标本的采集(咽拭子)：嘱患者先用清水漱口，由检查者将其舌外拉，使悬雍垂尽可能向外牵引，用压舌板向上向外压，用无菌棉拭子越过舌根到咽后壁或悬雍垂的后侧，反复擦拭数次，然后送检，拭子应避免触及舌、口腔黏膜或唾液。

2. 标本运送 应立即送检。

五、脓液标本采集

1. 采集方法

(1) 开放性脓肿和脓性分泌物的采集：用无菌生理盐水清洗病灶表面的杂菌。去除表面渗出物，将无菌拭子先用生理盐水湿润，然后伸入溃疡深处采集部分脓液以及病灶深部的分泌物，最好从脓肿底部新近产生的脓液取样，一般取 2 支拭子，1 支用于涂片检查，另 1 支用于培养接种。

(2) 大面积烧伤创面分泌物的采集：用无菌棉拭子取多部位创面的脓液或分泌物，置无菌试管送检。

(3) 封闭型脓肿：消毒局部皮肤或黏膜表面后，用注射器抽取，将脓液注入多功能培养瓶或无菌试管内送检。疑为厌氧菌感染时，应做床边接种或放置于厌氧运送培养基内送检。

2. 标本运送 标本采集后立即送检，最多不超过 2h，但随着时间的延长，有些细菌的活性会降低，影响培养阳性率。确实不能及时送检的标本可放在 4℃环境中暂时保存，但不应超过 24h。由于淋病奈瑟菌、脑膜炎奈瑟菌和嗜血杆菌不耐低温，不能及时送检时应在保暖环境中暂时保存。厌氧菌培养标本最好在床边接种，如不能及时送检，需在厌氧条件下室温保存，或用运送培养基运送，但不应超过 24h。

六、其他临床标本的采集

1. 脑脊液标本采集

(1) 标本采集：由临床医生以无菌要求做腰椎穿刺，抽取脑脊液 2～3ml，盛于无菌容器中送检。脑膜炎奈瑟菌离体后能产生自溶酶，易迅速自溶，肺炎链球菌及流感嗜血杆菌离体后也容易死亡。因此，脑脊液无论涂片或培养，必须采集后立即送检。

(2) 标本保存：采集标本后立即送实验室，不能及时送检时可置于室温下保存，放置时间不应超过 2h，切勿放入冰箱中，否则会影响检出率。

2. 穿刺液标本采集

(1) 标本采集：采用无菌方法采集体内可疑感染部位的液体，约 2ml，注入无菌试管中，或抽取穿刺液 1～2ml 注入多功能液体培养瓶，或抽取穿刺液 2～5ml 注入血培养瓶，混匀，立即送检。如怀疑被厌氧菌感染，应做床边接种或接种于运送培养基中。

(2) 标本保存：采集标本后立即送实验室，能及时送检时可置于室温下保存，放置时间不应超过 2h。

3. 生殖道标本采集

(1) 标本采集

1) 女性标本：由临床医生用无菌棉拭子采集阴道、宫颈分泌物。成年妇女自宫颈采取标本，应在窥阴器的支持下选取有炎症或分泌物的部位，先以无菌棉拭子拭去表浅层分泌物，再用另一支拭子取分泌物送检，如做厌氧或真菌培养应另外采取标本。怀疑盆腔厌氧菌感染时，由医生用注射器从阴道后穹穿刺抽取标本，立即在床边接种于厌氧培养基中。如未成年幼女疑患性传播疾病时不应使用窥阴器，应以无菌拭子在阴道口处采取分泌物送检。

2）男性标本：如疑为急性淋病奈瑟菌或其他化脓性细菌感染，应在清洗龟头部后，以聚维酮碘或其他非黏膜刺激性消毒剂消毒，挤出分泌物以无菌棉拭子采取，立即送检，或以专用的细拭子插入尿道口 1～2cm，旋转采取。如疑为前列腺炎、精囊炎或慢性淋病奈瑟菌感染，应由临床医生按摩前列腺，以无菌操作自尿道口采取前列腺液送检。

3）梅毒螺旋体标本：从外生殖器的硬下疳处蘸取渗出物，置于玻片上，加盖玻片立即送检。

（2）标本保存：采集标本后立即送实验室，不能及时送检时可置于室温下保存，放置时间不应超过 2h。

第二节　细菌形态结构检查

一、显微镜的使用

1. 普通光学显微镜　普通光学显微镜主要用于观察细菌菌体染色性、形态、大小，细胞形态学以及寄生虫等。操作基本步骤如下。

（1）取镜和放置：一般右手紧握镜臂，左手托住镜座，将显微镜放于实验台上，距离实验台边缘 5～10cm，并以自己感觉舒适为宜。

（2）光线调整：低倍镜对准通光孔，打开并调节光栅，根据需要调节至适宜的光线强度。

（3）放置标本：将制备好的玻片放在载物台上，并用弹簧夹卡住玻片，然后调整至最佳位置。

（4）调节焦距：先用粗螺旋调整至能看见物像，在用细螺旋调焦使物像清晰。

（5）物镜的使用：先从低倍镜开始，将位置固定好，放置标本玻片，调节亮度、焦距至成像清晰。显微镜设计一般是共焦点，使用高倍镜时，仅需要调节光线强度即可呈现清晰图像。观察细菌一般使用油镜，从低倍镜、高倍镜到油镜依次转动物镜，滴少许香柏油至载玻片上，先将油镜头浸入香柏油中并轻轻接触到载玻片，注意不要压破载玻片，然后慢慢调节粗、细螺旋升起油镜，直到观察到清晰物像为止。

2. 暗视野显微镜　主要用于未染色的活体标本的观察，如观察未染色活螺旋体的形态和动力等。

3. 荧光显微镜　主要用于组织细胞学，微生物学、免疫学、寄生虫学、病理学以及自身免疫病的观察诊断。

4. 相差显微镜　适用于活体细胞生活状态下的生长、运动、增殖情况以及细微结构的观察。

5. 倒置显微镜　主要用于微生物、细胞、组织培养、悬浮体、沉淀物等的观察，可以连续观察细胞、细菌等在培养液中繁殖分裂的过程，在微生物学、细胞学、寄生虫学、免疫学、遗传工程学等领域广泛应用。

6. 电子显微镜　简称电镜，是以电子束作为光源来展示物体表面的显微镜。电子显微镜可用于细胞、微生物等表面及内部结构的观察。在医学、微生物学、细胞学、肿瘤学等领域有广泛应用。

二、不染色检查

不染色标本的检查主要用于观察标本中的各种有形成分，如观察细菌在生活状态下的形态、动力和运动状况等，可用普通光学显微镜、暗视野显微镜或相差显微镜进行观察。常用的观察方法主要有悬滴法、湿片法和毛细管法。

1. 悬滴法 取洁净的凹形载物片以及盖玻片一张，在凹孔四周的平面上涂布一层薄薄的凡士林，用接种环挑取细菌培养液或生理盐水 1～2 环放置盖玻片中央，将凹窝载玻片的凹面向下对准盖玻片上的液滴轻轻按压，然后迅速翻转载玻片，将四周轻轻压实，使凡士林密封紧密，菌液不至于挥发，放于镜下观察。先用低倍镜调成暗光，对准焦距后以高倍镜观察，不可压破盖玻片，有动力的细菌可见从一处移到另一处，无动力的细菌呈布朗运动而无位置的改变，螺旋体由于菌体纤细、透明，需用暗视野显微镜或相差显微镜观察其形态和动力。

2. 湿片法 又称压片法。用接种环挑取菌悬液或培养物 2 环，置于洁净载玻片中央，轻轻压上盖玻片，于油镜下观察。制片时菌液要适量以防外溢，并避免产生气泡。

3. 毛细管法 主要用于检查厌氧菌的动力。先将待检菌接种在适宜的液体培养基中，经厌氧培养过夜后，以毛细管吸取培养物，菌液进入毛细管后，用火焰密封毛细管两端。将毛细管固定在载玻片上，镜检。

三、染色检查

1. 染色的基本步骤

(1)涂片：从肉汤增菌液、半固体斜面、平板上取菌液、菌苔或菌落，滴加一小滴生理盐水于洁净载玻片上，然后将菌落或菌苔轻轻涂布散开，菌液标本可直接涂在载玻片上，有的标本或培养液在载玻片上不易附着，可用少量的无菌血清或蛋白溶液一起涂片。涂片时动作要轻柔，动作过大的操作会改变细菌的排列形式，或使细菌鞭毛脱落。

(2)干燥：制备好的玻片应在室温自然干燥。

(3)固定：在酒精火焰上快速通过 3 次加热固定(温度不宜过高)。固定的目的如下。

1)杀死细菌。

2)使染料易于着色。

3)使细菌牢固地附着于玻片上不易被水冲掉。

(4)染色：染液多为水溶性，一般用低浓度染液(<10g/L)为佳。染色分为单染色和复染色。为了促使染料与细菌结合，染液中可加入酚、明矾、碘液等，起到媒染作用，也可加热促进着色。

(5)脱色：常用的脱色剂有醇类、丙酮、氯仿等。酸类溶剂可作为碱性染料的脱色剂，而碱类溶剂可作为酸性染料的脱色剂。乙醇是常用的脱色剂，95%乙醇溶液和无机酸混合脱色能力强，常用于抗酸染液的脱色剂，95%乙醇溶液常用做革兰染色的脱色剂。

(6)复染：复染又称对比染色，起到反衬作用。复染液应与初染液的颜色不同，并可形成鲜明对比。复染可使脱色后的细菌重新着色。

(7)冲洗：将残余的染料用水冲洗干净。

2. 革兰染色法

(1)初染：第一液初染剂(结晶紫)染色 1min，水洗。

(2) 媒染：第二液媒染剂(碘液)染色 1min，水洗。

(3) 脱色：第三液脱色剂(95%乙醇溶液)脱色约 30s，水洗。

(4) 复染：第四液复染剂(稀释石炭酸品红或沙黄)染色 30s，水洗，自然干燥后镜检。

(5) 结果：油镜下观察，革兰阳性菌呈紫色，革兰阴性菌呈红色。

(6) 注意事项：染色结果常受到操作者技术的影响尤其容易脱色过度，使阳性菌染成阴性，应经常用已知标准菌株金黄色葡萄球菌和大肠埃希菌作为阳性对照和阴性对照。染色的关键在于涂片和脱色，涂片不宜太厚，固定不宜过热，脱色不宜过度。

3. 抗酸染色法 主要用于检查临床标本中的结核分枝杆菌等具有抗酸性的细菌。常用的有以下两种方法。

(1) 齐-尼(Ziehl-Neelsen)染色法

1) 涂片、加热固定后滴加 2～3 滴石炭酸品红液，用火焰微微加热至出现蒸汽，维持至少 5min(可补充染液，勿使蒸汽发干)，水洗。

2) 用第二液盐酸乙醇脱色约 1min，至涂片无色或呈淡红色为止，水洗。

3) 滴加第三液亚甲蓝复染液复染 1min，水洗，自然干燥后镜检。

4) 结果：抗酸菌呈红色，背景及其他细菌呈蓝色。

(2) 金永(kinyoun)染色法

1) 用接种环挑取待检标本涂片、自然干燥。

2) 滴加石炭酸品红染 5～10min，不用加热，水洗。

3) 滴加盐酸乙醇脱色至无色为止，水洗。

4) 滴加亚甲蓝复染 30 s，水洗待干燥后镜检。

5) 结果：抗酸菌染成红色，其他细菌、细胞等为蓝色。

4. 鞭毛染色法

(1) 将细菌在肉汤培养基中传代 6～7 次。在斜面培养基中加入无菌生理盐水 2ml。将已传代的肉汤培养基接种于斜面琼脂与液体交界处，置 35℃孵育 7～16h(变形杆菌放置于 22～25℃条件下)。

(2) 用接种环自交界处挑取一环菌液，轻轻放在盛有 3～4ml 无菌蒸馏水的小碟表面，使细菌自由分散，浮在表面，静置于孵箱中 4～5min。

(3) 从该菌液内取一环菌液，置于洁净的玻片上，在 37℃孵育箱内自行干燥，不能用火焰固定。

(4) 滴加鞭毛染液染色 10～15min，轻轻水洗，自然干燥后镜检。

(5) 镜检从边缘开始，逐渐移至中心。细菌分布少的地方，鞭毛容易观察，细菌密集的地方，鞭毛可被菌体挡住，不易观察。

(6) 结果：菌体和鞭毛均被染成红色。

5. 墨汁荚膜染色法

(1) 标本(脑脊液)离心沉淀涂片，标本与墨汁的比例为 1∶1 或 2∶1，滴加一滴国产(质优)或印度墨汁混匀。

(2) 小心放上盖玻片，勿产生气泡，轻轻按压一下后镜检。

(3) 先在低倍镜下寻找有荚膜的细菌，然后用高倍镜或油镜确认。新型隐球菌可以见到宽厚透亮的荚膜，背景为黑色。

6. 异染颗粒染色法

(1) 初染：在已固定的涂片上滴加染液(甲苯胺蓝和孔雀绿的乙醇溶液)，染 3～5min，水洗。

⑵复染：用碘化钾溶液染 1min，水洗。自然干燥后镜检。

⑶结果：菌体呈绿色，异染颗粒呈蓝黑色。

⑷注意事项：玻片高度洁净，染液新鲜配制、无沉淀物。

7. 芽孢染色（石炭酸品红法）

⑴细菌涂片、自然干燥后用火焰固定。

⑵滴加石炭酸品红染液于玻片上，并用微火加热，使染液冒蒸汽约 5min，冷却后水洗。

⑶用 95%乙醇溶液脱色 2min，水洗。

⑷用碱性亚甲蓝复染 0.5min，水洗，干燥后镜检。

⑸结果：芽孢呈红色，芽孢囊和菌体呈蓝色。

8. 瑞氏染色法

⑴涂片、自然干燥。

⑵滴加瑞氏染液染 1min。

⑶加等量 pH 6.4 的磷酸盐缓冲液（或等量重蒸水）后轻轻摇动玻片，室温静置 5～10min，水洗、干燥、镜检。

⑷结果：细菌被染成蓝色，组织细胞的细胞质呈红色，细胞核呈蓝色，嗜酸颗粒被染成橘红色。常用于血培养报警后涂片镜检，可以提高阳性检出率。

⑸瑞氏染色法常用于细胞染色，近来发现用于血培养阳性报警标本的涂片染色效果很好，可以作为革兰染色的有效补充。

9. 荧光染料（吖啶橙）染色法

⑴染色原理：吖啶橙与细菌或真菌的 DNA 结合后菌体发绿色荧光，与细菌或真菌的 RNA 结合后菌体发橙色荧光。

⑵染色方法：标本涂片经甲醇固定后风干，滴加吖啶橙染液染 2min 后水洗、干燥。用荧光显微镜观察（波长 515nm 激发、光镜检查）。

10. 乳酸酚棉蓝染色法

⑴在玻片上滴加一滴乳酸酚棉蓝染液，用无菌接种环或手术刀片取一小块真菌菌落与乳酸酚棉蓝染液混合，其上加盖玻片并轻轻按压即可制成。

⑵使用普通光学显微镜，分别在低倍镜、高倍镜或油镜下观察真菌形态。

第三节　细菌的分离培养

一、细菌的接种方法

1. 平板划线分离法

⑴连续划线分离法：连续划线分离法主要用于细菌含量较少的标本（如尿液等），划线时的起始点在平板的 1/5 处，边缘留有 5mm 的空白，以防污染的细菌被划线进入分离区，接种环灭菌、取标本后连续不断地呈密集的“Z”形划线直至划满平板。

⑵分区划线分离法：分区划线分离法主要用于细菌含量较多的标本（如粪便、脓液、痰液等）的分离培养。将标本接种于第一区并划线，在第二区、第三区、第四区依次用接种环划线，每区划线完毕均应烧灼接种环，待凉后再划下一区，划线时只接触上一区 2～3 次，使细菌逐渐减少以便分离出单个菌落。

(3)棋盘划线分离法：棋盘划线分离法试用于具有重要意义且细菌含量多的标本的分离培养，标本划线时的起始点在平板的1/5处，先平行划线6～8条，然后垂直划线6～8条呈方格状，形似棋盘。

2. 倾注接种法　本法主要用于牛乳、饮用水、尿液等液体的细菌计数。用无菌生理盐水将标本做适度稀释后，取1ml注入已溶化并冷却至50℃左右的培养基(15ml)混匀，待冷却后放入35～37℃孵箱中。培养24h后计数平板上菌落数，在乘以稀释倍数，即可计算出每毫升标本中细菌数量。

3. 穿刺接种法　此法用于保存菌种、观察动力及某些生化反应。用接种针挑取细菌培养物，在半固体培养基中央垂直穿刺至培养基3/4处，然后沿原路小心拔出接种针。

4. 液体接种法　用无菌接种环挑取菌落或标本，在试管内壁与液面交界处轻轻研磨，在细菌混匀与液体培养基内。

5. 斜面接种法　此法主要用于细菌鉴定、保存。观察动力及某些生化反应。用左手握住菌种管和斜面培养基，右手持接种针，右手小指与手掌、小指与无名指分别拔出两管的棉签，将管口通过火焰灭菌，用接种针挑取菌落，插入斜面培养基3/4处，拔出接种针在斜面上面来回蜿蜒划线。管口用火焰灭菌，塞上棉签，将斜面培养基放入35～37℃孵箱孵育。

6. 涂布法　目前该法主要用于纸片扩散法细菌药敏试验时的细菌接种。用无菌棉拭子蘸取一定浓度的菌液在平板上反复涂抹，尽可能使细菌均匀分布于琼脂表面，稍晾干后放置药敏纸片。

二、细菌的培养方法

1. 需氧培养法　需氧培养法又称普通培养法，是指需氧或兼性厌氧菌等在普通大气环境下的培养方法，也是目前微生物实验室最常用的方法。将标本接种于相应的培养基如血平板、巧克力琼脂、斜面琼脂、液体培养基等，然后放置于35～37℃培养箱内，孵育18～24h，满足需氧菌和兼性厌氧菌的生长需要。

2. CO_2培养法

(1)CO_2培养箱法：通过CO_2培养箱自动调节CO_2的进入量，可控制培养箱内CO_2的浓度。设定温度、湿度后实现自动控制。根据需要选择气套和水套等加热方式及箱体大小等。

(2)烛缸法：接种好的培养基放入烛缸内，缸口磨砂面涂以适量凡士林，缸内靠近中心位置放入点燃的蜡烛，并轻轻转动上盖使之密封，蜡烛燃烧消耗氧气产生CO_2，1min左右蜡烛自行熄灭，此时CO_2浓度为5%～10%。将烛缸放入35～37℃培养箱中即可。

(3)化学法：常用碳酸氢钠-盐酸法。按每升体积加入碳酸氢钠0.4g与浓盐酸0.35ml的比例配制，分别置于容器内，将接种好的培养基放入其中，盖紧缸盖后慢慢倾斜，当浓盐酸与碳酸氢钠接触后即发生化学反应，产生CO_2。将干燥器放在35～37℃培养箱中即可。

(4)气袋法：选择无毒无害的带封口的洁净塑料袋，可采用抽气换气法，将接种好的培养基和CO_2产生管放入其中，尽量去除袋内空气后密封口袋。打开CO_2产生管开始产生CO_2。将干燥器放在35～37℃培养箱中即可。

3. 微需氧培养法　微需氧如弯曲菌在大气中和无氧环境中均不能生长，需要在5% O_2+10% CO_2+85% N_2的环境才能生长。可用"三气"培养箱进行培养。

4. 厌氧培养法

(1)疱肉培养基法：先将疱肉培养基在水浴中煮沸10min，冷却后将标本接种于疱肉培养基内，然后在培养基表面加无菌液体石蜡或凡士林，37℃孵育24～48h，观察厌氧菌生长情况。

(2)焦性没食子酸法：焦性没食子酸加入碱性溶液后能迅速吸收大量的氧，生成深棕色的没食子橙，它能在任何封闭容器内有效地吸收氧而形成利于厌氧菌生长的条件。

(3)厌氧缸法：将冷触媒靶粒10～20颗，煮沸去氧的亚甲蓝指示剂1管，以及接种标本的厌氧琼脂平板一起置于密封缸内。用真空泵抽出缸内空气，充入N_2，反复2～3次后，再充入5% O_2+10% CO_2+85% N_2的混合气体。37℃孵育24～48h，观察厌氧菌生长情况。

(4)厌氧手套箱法：用透明硬质塑料制成密封性能良好的厌氧手套箱，外接厌氧气瓶，箱内用抽气换气法保持厌氧状态。整个过程通过箱体上的橡皮手套在箱内的操作和处理，使培养物不与空气接触，始终保持厌氧环境。

(5)厌氧培养箱法：将标本接种于培养基后放入厌氧培养箱内，通过抽气换气法去除氧，形成厌氧环境。厌氧培养箱首先外接含厌氧气体的气瓶，此气瓶需装有真空表、真空泵、温控器、指示灯、气阀等。

第四节　细菌的生化反应鉴定

1. 糖(醇、苷)类发酵实验

(1)原理：不同细菌发酵糖类的酶不同，故分解糖的能力不同，所产生的代谢产物也随细菌种类而异。观察细菌能否分解各类单糖(如葡萄糖等)、双糖(乳糖等)、多糖(如淀粉)、醇类(如甘露醇等)和糖苷(如水杨苷等)，是否产酸或产气。

(2)方法：将纯培养的细菌接种到含各种糖的培养管中，放置于一定条件下孵育后取出，观察结果。

(3)结果判断：若细菌能分解此种糖产酸，则指示剂呈酸性变化：不产酸，则培养基颜色无变化。产气可使液体培养基中倒置的小管内出现气泡，或在半固体培养基内出现气泡或裂隙。

2. 葡萄糖代谢类型鉴别实验　该实验又称氧化/发酵(O/F)实验。

(1)原理：观察细菌对葡萄糖分解过程中利用分子氧(氧化型)，还是无氧降解(发酵型)，或不分解葡萄糖(产碱型)。

(2)方法：从平板上或斜面上挑取少量细菌，同时穿刺接种于2支O/F管，其中1支滴加无菌液体石蜡覆盖液面0.3～0.5cm，经37℃培养48h后，观察结果。

(3)结果判断：仅开放管产酸为氧化型，两管都产酸为发酵型，两管均不变为产碱型。

3. 甲基红实验

(1)原理：某些细菌分解葡萄糖产生丙酮酸，丙酮酸可进一步分解甲酸、乙酸等酸性物质，不再继续分解，故在培养基pH在4.5以下，加入甲基红指示剂后呈紫红色(阳性)。有些细菌将分解葡萄糖产生的酸进一步转化为醇、酮等非酸性物质，使培养基pH在6.2以上，加入甲基红试剂呈橘黄色(阴性)。本实验一般用于肠杆菌科各菌属的鉴别。

(2)方法：无菌操作将待检菌接种葡萄糖蛋白胨水培养基中，35℃培养18～24h，加入甲基红试剂2滴，立即观察结果。

(3)结果判断：呈红色者为阳性，呈黄色者为阴性。

4. VP(Voges-Proskauer)实验　VP实验亦称伏普实验。

(1)原理：某些细菌分解葡萄糖产生丙酮酸，丙酮酸可进一步将丙酮酸脱羧成为乙酰甲基甲醇，后者在碱性环境中被空气中的氧氧化成二乙酰，进而与培养基的精氨酸等所含的胍基结合，形成红色的化合物，即为VP试验阳性。

(2)方法：将待检细菌接种于葡萄糖蛋白胨水培养基中，35℃孵育1～2d。观察时按每2ml培养物加入甲液1ml、乙液0.4ml混匀，置35℃15～30min，出现红色者为阳性。若无红色，应置37℃ 4h后再判断，本法较奥氏法敏感。

(3)结果判断：红色者为阳性。

5. 吲哚(靛基质)实验

(1)原理：某些细菌(如大肠杆菌)能产生色氨酸酶，分解蛋白胨中的色氨酸，产生吲哚，吲哚与二甲基苯甲醛结合，形成玫瑰色吲哚。

(2)方法：将待检菌接种于胰蛋白胨水培养基中，35℃培养24h后，沿着试管壁缓慢滴加数滴吲哚试剂于培养物液面上，不能摇动，静置后使其分为两层，然后观察结果。

(3)结果判断：两层液面间出现红色玫瑰环者为阳性，不变色者为阳性。

6. 硫化氢实验

(1)原理：某些细菌能分解含硫的氨基酸，产生硫化氢，硫化氢与培养基中的铁离子结合，形成黑色的硫化亚铁沉淀，为硫化氢实验阳性。

(2)方法：将培养物接种于醋酸铅培养基或克氏铁琼脂培养基，35℃培养24h后，观察结果。

(3)结果判断：呈黑色者为阳性。

7. 脲酶实验

(1)原理：某些细菌能产生脲酶，分解尿素形成氨，使培养基变为碱性，酚红指示剂变为红色。

(2)方法：将待检菌接种于尿素培养基中，35℃培养1～4d后，观察结果。

(3)结果判断：呈红色者为脲酶实验阳性。

8. 枸橼酸盐利用实验

(1)原理：在枸橼酸盐培养基中，细菌能利用的唯一碳源只有枸橼酸盐。当某种细菌能利用枸橼酸盐时，可将其分解为碳酸钠，使培养基变为碱性，pH指示剂溴麝香草酚蓝由淡绿色变为深蓝色。

(2)方法：将待检菌接种于枸橼酸盐培养基斜面，于35℃孵育1～4d，观察结果。

(3)结果判断：培养基由淡绿色变为深蓝色者为阳性。

9. 苯丙氨酸脱氨酶实验

(1)原理：有些细菌产生苯丙氨酸脱氨酶，使苯丙氨酸脱去氨基产生苯丙酮酸，与三氯化铁作用形成绿色的化合物。

(2)方法：将待检菌接种于苯丙氨酸培养基斜面，于35℃孵育18～24h，在生长的菌苔上滴加三氯化铁试剂，立即观察结果。

(3)结果判断：斜面呈绿色者为阳性。

10. 氨基酸脱羧酶实验

(1)原理：有些细菌产生某种氨基酸脱羧酶，使该种氨基酸脱去羧基，产生胺(如赖氨酸、尸胺、鸟氨酸、腐胺、精氨酸、精胺)，从而使培养基变为碱性，使指示剂变色。

(2)方法：挑取纯菌落接种于含有氨基酸及不含氨基酸的对照培养基中，加无菌液体石蜡覆盖，35℃孵育4d，每日观察结果。

(3)结果判断：若仅发酵葡萄糖显黄色，为阴性；由黄色变为紫色，为阳性。对照管(不含氨基酸)为黄色。

11. 硝酸盐还原实验

(1) 原理：硝酸盐培养基中硝酸盐可被某些细菌还原为亚硝酸盐，后者与乙酸作用产生亚硝酸。亚硝酸与苯氨基苯磺酸作用，形成偶氮苯磺酸，再与α-萘胺结合生成红色的N-α-萘胺偶氮苯磺酸。

(2) 方法：将待检菌接种于硝酸盐培养基，于35℃孵育1～4d。

(3) 结果判断：呈红色者为阳性。若不呈红色，再加入少量锌粉，如仍不变为红色者为阳性，表示培养基中的硝酸盐已被还原为亚硝酸盐，进而分解为氨和氮。加锌粉后变为红色者为阴性，表示硝酸盐未被细菌还原，红色反应是由于锌粉还原所致。

12. 氧化酶实验

(1) 原理：氧化酶(细胞色素氧化酶)是细胞色素呼吸酶系统的酶。具有氧化酶的细菌，首先使细胞色素C氧化，再用氧化型细胞色素C使苯二铵氧化，生成具有颜色的醌类化合物。

(2) 方法：取洁净的滤纸一小片，蘸取菌苔少许，加一滴 10g/L 盐酸对苯二胺溶液于菌落上，观察颜色变化。

(3) 结果判断：立即呈粉色并迅速转为紫红色者为阳性。

13. 触酶实验

(1) 原理：具有触酶(过氧化氢酶)的细菌，能催化过氧化氢酶释放新生态氧，继而形成气泡。

(2) 方法：取3%过氧化氢溶液0.5ml，滴加于不含血液的细菌培养基上，或取1～3ml滴加于盐水悬浮液中。

(3) 结果判断：培养物出现气泡者为阳性。

14. DNA酶实验

(1) 原理：某些细菌可产生细胞外DNA酶。DNA酶可水解DNA长链，形成数个寡核苷酸链，后者可溶于酸。在平板上加入酸后，若菌落周围出现透明环，表示该菌具有DNA酶。

(2) 方法：将待检细菌点种于DNA琼脂平板上，35℃培养18～24h，在细菌生长物上加一层1mol/L盐酸(使菌落浸润)。

(3) 结果判断：菌落周围出现透明环为阳性，无透明环为阴性。

15. 葡萄糖酸盐实验

(1) 原理：某些细菌利用培养基中的葡萄糖酸盐作为唯一碳源，将葡萄糖酸钾分解成α-酮基葡萄糖，α-酮基葡萄糖为一种还原性物质，可与班氏试剂起反应，出现棕红色或砖红色的氧化亚铜沉淀。主要用于假单胞菌的鉴定和肠杆菌科的分群。

(2) 方法：将待检菌接种于葡萄糖酸盐培养基中，35℃培养 18～24h 后，往培养基中加入等量班氏试剂约10滴，于沸水中水浴10min，观察结果。

(3) 结果判断：产生黄-橙色或砖红色沉淀为阳性，没有颜色变化或蓝色为阴性。

16. 动力、吲哚、脲酶(MIU)实验

(1) 原理：培养基为含尿素、蛋白胨的半固体培养基，指示剂为酚红。具色氨酸酶的细菌能分解色氨酸产生吲哚，加入吲哚试剂后，培养基上层的吲哚会变红；具脲酶的细菌能分解尿素产氨，使整个培养基变碱呈红色；有动力的细菌沿穿刺线扩散生长。

(2) 方法：将待检菌穿刺接种于MIU培养基，35℃培养18～24h，观察动力和脲酶反应后，再滴加吲哚试剂。

(3) 结果判断：扩散生长为动力阳性；滴加吲哚试剂后呈玫瑰红色，为吲哚阳性；培养基变红，为脲酶阳性。

17. 三糖铁实验（TSI）

（1）原理：能发酵葡萄糖和乳糖的细菌产酸产气，使三糖铁的斜面均呈黄色，并有气泡产生；只能发酵葡萄糖，不发酵乳糖的细菌，使斜面呈红色，而底层呈橙黄色；有些细菌能分解培养基中的含硫氨基酸，产生硫化氢，硫化氢遇到铅或铁离子形成黑色的硫化铅或硫化铁沉淀物。

（2）方法：挑取纯菌落接种于三糖铁琼脂上，经35℃培养18～24h。

（3）结果判断：出现黑色沉淀物表示产生硫化氢。

18. 玻片凝集实验

（1）原理：已知抗血清直接与待检细菌悬液混合，在电解质参与下，若出现肉眼可见的凝集块为阳性，用此法可鉴定细菌的种类，此试验简单易行且特异性强，可以鉴定菌种及菌型，一般用于沙门菌属、志贺菌属、布鲁菌属、致病性大肠杆菌、霍乱弧菌、脑膜炎奈瑟菌、流感嗜血杆菌、肺炎克雷伯菌、链球菌属等细菌的鉴定。

（2）方法：取一张洁净玻片，用蜡笔划分二等分。在玻片一端放1～2环沙门菌的多价O（A～F）抗血清，另一端放1～2环生理盐水作对照。用接种环取待检培养物少许分别于抗血清及盐水中混匀，反复倾斜玻片，1～3min后观察结果。

（3）结果判断：阳性显示抗血清为明显凝集，盐水对照为均匀混浊。阴性显示多价抗血清及盐水对照皆为均匀混浊。

第五节 抗菌药物敏感实验

一、纸片扩散法

（一）原理

将含有定量抗菌药物的纸片贴在已接种测试菌的琼脂平板上，纸片中所含的药物吸收琼脂中水分溶解后不断向纸片周围扩散形成递减的梯度浓度，在纸片周围抑菌浓度范围内测试菌的生长被抑制，从而形成无菌生长的透明圈及抑菌圈。抑菌圈的大小反映测试菌对测定药物的敏感程度，并与该药对测试菌的MIC呈负相关关系。

（二）器材与试剂

（1）菌种：临床非苛养分离株和标准菌株，如金黄色葡萄球菌ATCC25923、大肠埃希菌ATCC25922、铜绿假单胞菌ATCC27853。

（2）试剂：水解酪蛋白琼脂（MH琼脂）、无菌生理盐水、药敏纸片。

（3）器材：无菌生理盐水、0.5麦氏比浊管、比浊仪、无菌棉签、镊子、刻度尺、接种环、直径为9mm的无菌平板。

（三）步骤与方法

（1）菌悬液配制：挑取孵育16～24h的血平板上4～5个菌落置于无菌生理盐水中，校正其浊度为0.5麦氏标准。

（2）用无菌棉签浸入细菌悬液中，将拭子在试管壁上轻轻挤压过多的菌液。棉签在三个方向均匀涂抹琼脂表面(每次转 60°)使菌液均匀分布，最后沿平板内缘涂抹一周。

(3) 盖上平板的盖子，放置 3～10min 后贴上标准抗生素纸片，放置培养箱孵育。

(4) 根据选择的菌株挑选相应的抗菌纸片。用无菌的镊子将抗菌纸片贴于 MH 琼脂的表面，一旦纸片贴上，不能移动；各抗菌纸片中心距离应大与 24mm，纸片距平板的边缘大于 15mm。经过 35℃ 16～24h 孵育后，量取抑菌圈直径。个别菌培养温度、时间及条件应按照 CLSI 规定。平板在培养时最好单独摆放，不应数个叠在一起，否则影响温度的均衡，从而影响结果判断。

二、稀 释 法

(一) 原理

(1) 肉汤稀释法原理：以 MH 液体培养基将抗生素进行不同浓度的稀释，然后接种待检菌落。定量测定抗菌药物对被测菌的最低抑菌浓度。

(2) 琼脂稀释法原理：将不同剂量的抗生素加入融化并冷却至 50℃左右的定量 MH 琼脂中，制成含药物浓度递减的平板。接种待检菌，35℃培养 16～24h，无细菌生长的最低药物浓度为待测菌的 MIC。

(二) 器材与试剂

(1) 菌种：金黄色葡萄球菌、大肠埃希菌或铜绿假单胞菌任一临床分离株。

(2) 试剂：无菌生理盐水、蒸馏水、0.1mol/L 磷酸盐缓冲液(pH 值为 6.0)、0.5 麦氏标准比浊管、离子校正的 MH 肉汤、MH 琼脂、抗菌药物。

(3) 器材：试管、接种环、吸头、微量加样器、无菌 96 孔聚苯乙烯 U 型微量板、比浊仪、灭菌平皿(内径 90mm)、多头接种器、湿盒、胶布等。

(三) 步骤与方法

1. 抗菌药物储存液的配置 抗菌药物要使用标准品，直接购自厂商或相关机构，一般先配置抗菌药物原液，或成储存液。一般原液浓度为测定最高浓度的 10 倍。肉汤稀释法常用的原液浓度为 1280μg/ml，琼脂稀释法常用的原液浓度为 5120μg/ml，药物称量用以下公式计算：

药物称量(mg)=溶剂量(ml)×原液浓度(μg/ml)/药物效价(μg/mg)；

加入溶剂量(ml)=实称药物量(mg)×药物效价(μg/mg)/原液浓度(μg/ml)。

2. 抗生素的稀释 微量液体稀释法可将抗生素原液直接稀释至 2 倍终末所需各浓度梯度，备用；琼脂稀释法将原液稀释至 10 倍终末所需各浓度梯度，备用。

3. 接种物的制备 挑取孵育 18～24h 菌落接种于 MH 肉汤增菌 4～6h，制成 0.5 麦氏浊度的菌悬液，再用 MH 肉汤做 1∶10 稀释，使含菌量达到 10^7 CFU/ml。

4. 接种

(1) 微量液体稀释法：在微量聚苯乙烯微孔板一排各孔中加入某种递减浓度的抗菌药物，每一排抗菌药物或一个浓度的抗菌药物，每孔 100μl。后等量加入 100μl 10^7 CFU/ml 菌悬液。为防止蒸发，接种好的微孔板盖好盖子，置于 35℃培养 16～20h，对可能的甲氧西林耐药的葡萄球菌、万古霉素耐药的肠球菌培养时间应满 24h。

(2) 琼脂稀释法

1) 含药琼脂的制备及储存：将已倍比稀释的不同浓度的抗菌药物 2ml 分别加入已加热融化，

并在 45～50℃水浴中平衡的 18ml MH 琼脂中，充分混匀后倾入 9cm 的灭菌平皿中，边加边摇晃平板，使药物和培养基充分混匀。配置好的含药琼脂平板应装入塑料袋内，2～8℃可储存 5d。

2) 接种及培养：使用多头接种器依次可接种 36～52 个菌株，接种量为 1～2μl，最终接种量为每个接种点含 10^4 个菌；接种前平板必须相当干燥，接种顺序是从最低浓度的琼脂平板种起，再种高浓度琼脂平板。同时接种标准对照株。为了核对每个待测菌株的生长或污染状况，最后还需点种一个不含抗菌药物的对照平板。接种好的琼脂平板，室温下放置让接种液充分吸收后，置于 35℃培养箱内培养 16～20h，观察结果。

(四) 结果判定

1. 微量液体稀释法 以抑制待检菌肉眼可见生长的最低抑菌药物浓度为该药对检测菌的 MIC。在读取和报告所测菌株的 MIC 前，应检查生长质控管或孔(不含抗菌药物)的细菌生长情况，同时还应检查接种物的传代培养情况，以确定其是否被污染及接种量是否合适，质控菌株的 MIC 值应处于合适的质控范围。

2. 琼脂稀释法 平皿置于暗色、无反光物体表面判定实验终点，以抑制细菌生长的最低药物浓度为 MIC。接种处出现单个菌落或模糊薄雾状可忽略不计。在含甲氧苄啶或磺胺琼脂平板上可见轻微细菌生长，与生长对照比较抑制 80%以上细菌生长的最低药物浓度作为 MIC。MIC 单位为 μg/ml，根据 CLSI 规定报告相应的敏感、中介或耐药。

三、E 实验(epsilometer test，E-test)

(一) 原理

E 试验(E-test)是一种较为先进的检测细菌对抗菌药物体外敏感性的定量药敏方法。E 试条是一条宽 5mm，长 50mm，内含有干化、稳定的、浓度由高到低呈指数梯度分布的一种抗菌药物的商品化塑料试条，试条上面用数字标出所含药物的浓度(μg/ml)，浓度梯度范围一般为 15 个自然对数。E-test 结合了稀释法和扩散法的原理和特点，操作简便同扩散法，但可以像稀释法一样直接定量测出抗菌药物对测试菌的最低抑菌浓度(MIC)，结果准确，重复性好。

(二) 材料、试剂与仪器

(1) 菌种：金黄色葡萄球菌、大肠埃希菌或铜绿假单胞菌任一临床分离株。

(2) 试剂：无菌生理盐水、MH 琼脂、E-test 条。

(3) 器材：无菌棉拭子、接种环、药条置放器或镊子、比浊仪。

(三) 步骤与方法

(1) 方法：菌液制备及接种均同 K-B 纸片扩散法，90mm M-H 平板可放 E-test 条 1～2 条，140mm 的 M-H 平板内可放 6 条。孵育温度及时间同纸片扩散法。质量控制同稀释法药敏试验方法。

(2) 结果判定：经 16～24h 孵育后围绕试条可形成一个椭圆形的抑菌环，抑菌环和 E-test 试条的横向相交处的刻度读数即是该抗菌药物对测试菌的 MIC。MIC 单位为 μg/ml，根据 MIC 值参照 CLSI 规定，报告相应的敏感或耐药。

第六节　菌株保存和管理

一、菌 种 类 型

1. 参考菌株　参考菌株主要用于临床微生物实验室室内质量控制，也可作为实验室培训的示教材料，实验室必须长期保存一定种类和数量的参考菌株，以满足工作需要。参考菌株的基本特性如下。

(1) 形态、生理、生化及血清学特征典型，并相当稳定。

(2) 菌株对所测定抗菌药物的抑菌环直径或 MIC 值稳定一致。

(3) 对测试项目反应敏感。如测试在巧克力琼脂平板的分离能力，应选择流感嗜血杆菌或脑膜炎奈瑟菌。

2. 临床菌株　根据临床检验、教学、科研的需要，从临床各类标本中分离的典型菌株或比较少见菌株，也可做短期或长期保存。

二、各类菌种的保藏方法

保存菌株所采用的培养基必须能使微生物长期维持生存与稳定，不出现生长或新陈代谢过于旺盛的情况，使菌株较长时间存活而保持性状稳定。

1. 培养基直接保存法

(1) 将菌种接种在适宜的固体斜面培养基上，待菌充分生长后，棉塞部分用油纸包扎好，移至 4℃的冰箱保藏。

(2) 保藏时间依微生物的种类而有所不同，放线菌及有芽孢的细菌保存 2～4 个月移种一次。一般细菌每月移种一次。

此法为临床微生物实验室和教学实验室常用的保藏法，优点是操作简单，使用方便，不需特殊设备，能随时检查所保藏的菌株是否死亡、变异与污染杂菌，缺点是屡次传代易使微生物发生变异，表现为代谢等生物学性状的改变，且污染杂菌的机会亦较多。

2. 液体石蜡保藏法

(1) 将液体石蜡分装于三角烧瓶内，塞上棉塞，并用牛皮纸包扎，1.05kgf/cm^2(1.05 kgf/cm^2=0.098MPa)、121.3℃高压蒸汽灭菌 20min，然后放在 40℃温箱中，使水汽蒸发掉，备用。

(2) 将需要保藏的菌种在最适宜的斜面培养基中培养，以得到健壮的菌体。

(3) 用无菌吸取灭菌的液体石蜡，注入已长好菌的斜面上，其用量以高出斜面顶端 1cm 为准，使菌种与空气隔绝。

(4) 将试管直立，置于低温或室温下保存(有的微生物在室温下比冰箱中保存的时间还要长)。

3. 滤纸保藏法

(1) 将滤纸剪成 0.5cm×1.2cm 的小条，装入 0.6cm×8cm 的安瓿管中，每管 1～2 张，塞以棉塞，1.05kgf/cm^2、121.3℃高压蒸汽灭菌 20min。

(2) 将需要保存的菌种，在适宜的斜面培养基上培养，使其充分生长。

(3) 取灭菌脱脂牛乳 1～2ml 滴加在灭菌平皿或试管内，取数环菌苔在牛乳内混匀，制成浓悬液。

(4) 用灭菌镊子自安瓿管取滤纸条浸入菌悬液中，使其吸饱后再放回至安瓿管中，塞上棉塞。

(5) 将安瓿管放入内有五氧化二磷作吸水剂的干燥器中，用真空泵抽气至干。

(6) 将棉花塞入管内，用火焰熔封，保存于低温下。

(7) 需要使用菌种进行复活培养时，可将安瓿管口在火焰上烧热，滴一滴冷水在烧热的部位，使玻璃破裂，待安瓿管开启后，取出滤纸将其放入液体培养基内，置于温箱中培养。

细菌可保存 2 年左右，此法较液氮、冷冻干燥法简便，不需要特殊设备。

4. 冷冻真空干燥保藏法

(1) 准备安瓿管：用于冷冻干燥菌种保藏的安瓿管宜采用中性玻璃制造，形状可用长颈球形底，亦称泪滴形安瓿，大小要求外径 6～7.5mm，长 105mm，球形直径 9～11mm，壁厚 0.6～1.2mm。也可以用没有球部的管状安瓿管。塞好棉塞，1.05 kgf/cm^2、121.3℃高压蒸汽灭菌 20min，备用。

(2) 准备菌种：用冷冻真空干燥法保藏的菌种，其保藏期可达数年至十余年，为了在许多年后不出差错，故所用菌种要特别注意其纯度，不能有杂菌污染，然后在最适培养基中以最适温度培养。菌龄要求超过对数生长期，若用对数生长期的菌种进行保藏，其存活率反而降低。一般要求 24～48h 培养物；放线菌则培养 7～10d。

(3) 制备菌悬液与分装：以细菌斜面为例，用脱脂牛乳 2ml 左右加入斜面试管中，制成浓菌液，每支安瓿管分装 0.2ml。

(4) 冷冻真空干燥：将分装好的安瓿管放入低温冰箱中冷冻，无低温冰箱时可用冷冻剂如干冰（固体 CO_2）乙醇液或干冰丙酮液。将安瓿管插入冷冻剂，只需冷冻 4～5min，悬液即可结冰。为在真空干燥时使样品保持冻结状态，需准备冷冻槽，槽内放碎冰块与食盐，混合均匀，可冷至−15℃。抽气一般在 30min 内能达到 93.3Pa（0.7mmHg）真空度时，则干燥物不致熔化，急需抽气至肉眼观察被干燥物已趋干燥，一般抽到真空度 26.7Pa（0.2mmHg），保持压力 6～8h 即可。

(5) 封口：真空干燥后取出安瓿管，接在封口用的玻璃管上，用 L 形五通管继续抽气，约 10min 即可达到 26.7Pa。于真空状态下以煤气或酒精喷灯的细火焰的在安瓿管颈中央进行封口。封口后保存于冰箱或室温暗处。

三、案　　例

(1) 某 30 岁男子因尿频、尿急、尿痛，尿道有黄色脓性分泌物而入院就诊。经实验室检查脓性分泌物涂片镜检显示有大量分叶核白细胞，其内有革兰阴性双球菌。

1) 患者采集脓性分泌物时应注意什么？

采集脓性分泌物时首先用无菌生理盐水清洗表面的杂菌，将无菌拭子先用生理盐水湿润，然后采集部分脓性分泌物。

2) 患者可能感染的病原体是什么？

患者感染的病原体为淋病奈瑟菌，尿频、尿急、尿痛，尿道有脓性分泌物为尿道炎症状，脓性分泌物细胞内存在革兰染色阴性双球菌支持淋球菌感染。

3) 确诊还需要进行哪些检查？

淋病的诊断需通过分泌物细菌培养出淋球菌或采用 PCR 技术检测淋球菌。

(2) 患者男性，46 岁，某地区养羊农民，以反复发热、乏力、多汗、关节疼痛五个月为主诉入院。血培养三天报阳性结果，涂片镜检为革兰阴性短小杆菌。

1) 血培养标本采集过程中有哪些注意事项？

采血之前，血培养的橡皮塞需使用 75%乙醇消毒干燥，然后进行穿刺部位的皮肤消毒。严格无菌操作，不允许皮肤消毒后用手接触待穿刺部位，除非带有无菌手套。采用真空采血装置能降低污染率。

2) 该病例可能感染的病原菌是什么？

该病例可能感染的病原菌为布鲁菌。

(3) 患者女性，40 岁。半月前在一次事故中上肢皮肤碰伤，未做特殊处理。3 天前出现高烧、头痛、全身肌肉疼痛而入院就诊。查体：体温 39.0℃，下肢有化脓性感染，病灶局限。临床疑为败血症。实验室检查：病灶脓液涂片镜检为革兰阳性球菌。

1) 病原学检查应采集哪些标本？

该患者在病原学检查中应采集血液标本以及病灶的脓液进行细菌培养。

2) 如何确定脓液中的革兰阳性球菌为金黄色葡萄球菌？

涂片为革兰阳性球菌需进行触酶实验阳性及血浆凝固酶实验阳性来确定为金黄色葡萄球菌。

思考题

(1) 你认为革兰染色中，哪一个步骤可以省去而不影响最终结果？在什么情况下可以采用？

(2) 细菌的药物敏感试验分为哪几种？如何评价实验结果？

(3) 微生物实验室保存菌种的方法有哪几种？如何评价这些方法的优劣？

小结

准确的微生物的检验始自正确的标本采集与运送，标本规范化的采集、运送直接关系到致病菌培养的正确性与阳性率的高低，是临床细菌检验成功的关键。标本质量的好坏直接影响诊断结果的正误，不当的标本可导致假阴性，假阳性结果的出现。因此，标本的采集与处理的规范化是准确、及时地向临床提供重要的临床感染信息的基础。好的微生物检验标本可提升实验室工作效率及病患照顾质量，降低医疗成本。熟知显微镜的使用方法和各种染色方法是认识细菌的基本形态和特殊结构的前提条件。细菌的各种生化反应鉴定是准确鉴定细菌的必备要素。细菌的药物敏感实验主要分为稀释法、纸片扩散法、E-test 法。菌株保藏是微生物学检验中的一项常规技术，菌种的科学保藏和管理直接关系到检验结果的准确性。保存菌株所采用的培养基必须能使微生物长期维持生存与稳定，不出现生长或新陈代谢过于旺盛的情况，使菌株较长时间存活而保持性状稳定。

（陶元勇　孙铭艳）

参考文献

倪语星，尚红. 2012. 临床微生物学检验. 第 5 版. 北京：人民卫生出版社.

叶应抚，王毓三，申子瑜. 2006. 全国临床检验操作规程. 第 3 版. 南京：东南大学出版社.

第十一章　临床寄生虫检验技能

第一节　粪便中寄生虫的检查

一、生理盐水直接涂片法

(一) 目的要求

(1) 掌握生理盐水直接涂片法原理及其操作技术。

(2) 熟悉生理盐水直接涂片法应用的条件和范围及其注意事项。

(二) 原理

用生理盐水作为粪便的稀释剂，既不改变渗透压，又能保持视野透光度，且能暴露病原体形态结构，便于在镜检中识别它们。

(三) 材料、试剂与仪器

显微镜、生理盐水、载玻片、盖玻片、竹签、新鲜粪便。

(四) 步骤与方法

(1) 取洁净载玻片一张，在玻片中央滴 1~2 滴生理盐水。

(2) 用小木棒挑取黄豆大小的粪便少许，在载玻片的生理盐水中涂匀成粪膜，加盖玻片、镜检。加盖玻片时先将盖玻片的一端接触液面，然后轻轻放下，若盖玻片一端还有多余的液体，可在加盖一个盖玻片。加盖片时注意避免空泡。

(3) 粪膜的厚度以透过粪膜可以看到载玻片下的教材上的字迹为准。

(4) 镜检前，调节亮度，线虫卵色彩较淡，镜检时视野宜稍暗一些(聚光器下移)。观察时，先在低倍镜下观察，为了避免遗漏，可以按一定的方向推进搜寻。遇到疑似的虫卵结构再转换成高倍镜仔细辨认。

(5) 检查完毕将涂片放到指定的收集盆里。

(五) 结果分析及注意事项

(1) 蠕虫卵：根据虫卵的形状、大小、颜色、卵壳的厚薄、卵内容物及有无特殊结构等方面对虫卵作出鉴别。大多数虫卵表面光滑整齐，具固有的色泽和形状，卵内含卵细胞或幼虫。应注意虫卵与粪便中异物的鉴别。

(2) 原虫滋养体：方法同查蠕虫卵，但涂片应较薄，注意保温，环境愈接近人的体温，滋养体的活动愈明显，温度较低时可用保温台保持温度。

(3) 检查的粪便要新鲜。制备好的涂片不能干燥，否则不易观察虫卵。

(4) 在挑取粪便时要适量，太少可能检查不出虫卵，太多则可能影响观察视野的光线也不易看出虫卵。

⑸检查过程中注意不要污染实验台或是其他设施，检查完的涂片标本要放在指定的地方集中处理。

⑹注意虫卵与粪便异物的区别。虫卵都具有一定形状和大小，大部分卵壳表面光滑整齐，具固有的色泽；卵内含卵细胞或幼虫。

（六）小结

生理盐水直接涂片法是一种检查蠕虫虫卵和原虫滋养体的方法。优点是简便、易行、快速、适合于虫卵量大的粪便检查；缺点是对虫卵含量低的粪便检出率低。因此在实际工作中，为了提高镜检的检出率，一般相同的粪便标本连续做三张涂片。

二、碘液涂片染色法

（一）目的要求

⑴掌握碘液涂片染色法的原理和方法。

⑵熟悉碘液涂片染色法应用的条件和范围及其注意事项。

（二）原理

碘液染色能清楚的显示原虫包囊的核、拟染色体、糖原泡的形态。

（三）材料、试剂与仪器

显微镜、碘液、载玻片、盖玻片、竹签、新鲜粪便。

（四）步骤与方法

⑴步骤与方法同生理盐水直接涂片法，不同的是在干净的载玻片上滴加 1 滴卢戈氏碘液取代生理盐水，加盖玻片，一般用高倍镜观察。包囊呈小圆球状，棕黄色，可见细胞核。

⑵卢戈碘液配方：碘化钾 4g，碘 2g，溶于蒸馏水 100ml 中，储存于棕色瓶中。

（五）结果分析及注意事项

⑴染色后，包囊呈黄色或浅棕色，糖原泡为棕红色，囊壁、核仁和拟染色体不着色。

⑵注意：碘液的量不宜太多、太浓，否则着色过深，粪便凝成团块，包囊折光降低，结构看不清，不利于观察。

（六）小结

此法用于原虫包囊检查，其优点是简便、经济，应用广泛，但因不宜使用油镜观察细微结构，且当包囊太小，或包囊发育成熟后，囊内细胞核变多变小，拟染色体消失后，不易鉴别虫种。

三、定量厚涂片透明法(改良加藤法，modified Kato's thick smear)

(一)目的要求

(1)掌握定量厚涂片透明法原理及其操作技术。

(2)熟悉定量厚涂片透明法应用的条件和范围及其注意事项。

(二)原理

利用粪便定量或定性厚涂片，以增加视野中虫卵数，可作虫卵定量检查。经甘油和孔雀绿处理，使粪膜透明，从而使粪渣与虫卵产生鲜明的对比，便于光线透过和镜检。孔雀绿则使视野光线变得柔和，以减少眼睛的疲劳。

(三)材料、试剂与仪器

(1)甘油-孔雀绿透明液：甘油 100 ml，3%孔雀绿溶液 1 ml，蒸馏水 100ml。

(2)亲水玻璃纸：将亲水玻璃纸剪成约为载玻片的 2/3 大小，在甘油-孔雀绿透明液中浸泡 24h 后即可使用。

(3)尼龙绢片：将 40～60 目尼龙绢剪成 5cm×5cm 大小。

(4)塑料定量板：聚苯乙烯塑料板，大小为 40mm×30mm×1.37mm，定量板中央有一长圆孔，大小为 8mm×4mm，两端呈半圆形，填满圆孔所需的粪便量平均为 41.7mg(图 11-1)。

(5)塑料刮片：两头刮片型(图 11-1)。

(6)显微镜。

(7)新鲜粪便。

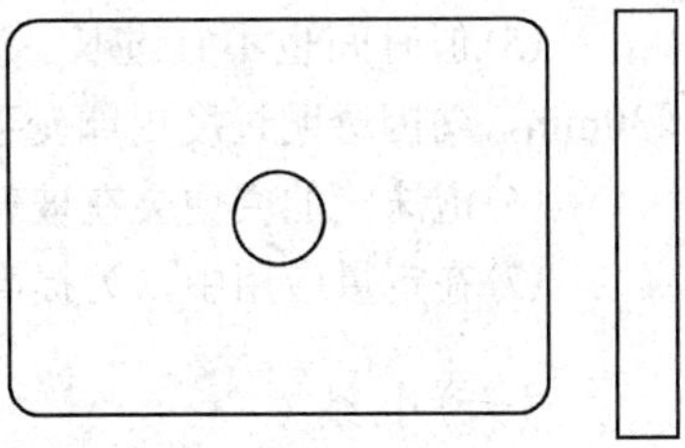

图 11-1　塑料定量板和塑料刮板

(四)步骤与方法

(1)将尼龙绢片置于待检粪便标本上，按住绢片的两侧，用塑料刮片从尼龙绢上刮取细粪渣，填充于底衬载玻片的塑料定量板的圆孔中，填满后刮平，小心移去定量板，使粪样留在载玻片上。

(2)在粪样上覆盖浸透甘油-孔雀绿溶液的玻璃纸一片，另取一载玻片放在玻璃纸上面并轻压，使粪样均匀铺开至载玻片的边缘，一手压住玻璃纸一端，另一只手抽去压片。

(3)室温下放置 0.5～1h 后镜检。粪膜透明的时间受温度影响，低温时应将标本置温箱内透明。粪膜过厚或透明时间短，难以发现虫卵。但时间也不宜过长。对钩虫卵等薄壳虫卵，则应控制透明温度和时间，一般不超过 30min，勿因透明过度虫卵变形而难以辨认。

(4)将透明后的加藤片置于光学显微镜的载物台上在低倍(10×)镜下进行镜检，镜检时仔细检查每一视野，并特别注意受精蛔虫卵与未受精蛔虫卵的鉴别。

(五)结果分析及注意事项

(1)每张涂片发现的鞭虫卵、钩虫卵全片计数。

(2)每张涂片发现的蛔虫卵、肝吸虫卵原则上全片计数，如果一张涂片虫卵数达数千甚至数万个，计数蛔虫卵、肝吸虫卵比较费时，为此蛔虫卵、肝吸虫卵计数作以下规定：随意粗查几个视野，若每个视野蛔虫卵(肝吸虫卵)少于 10 个，蛔虫卵、肝吸虫卵全片计数；若每个视野蛔虫卵(肝吸虫卵)多于 10 个，先读完全片的各视野钩虫卵数和鞭虫卵数，再用定视野抽查法推算全片蛔虫卵、肝吸虫卵数。具体步骤是：

按图 11-2 分布固定抽查 10 个视野，并算出抽查的 10 个视野蛔虫卵(肝吸虫卵)总数。

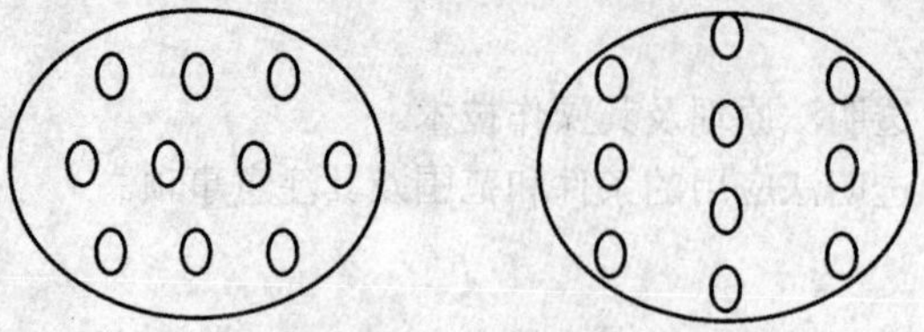

图 11-2　10 个视野分布

计算出该涂片粪膜视野数，再推算出全片蛔虫卵(肝吸虫卵)数。按一定的规律，如自左而右，自上而下，再自右而左，一行接一行，一个视野接一个视野地用推行器移动涂片，数出全片粪膜视野数，则：全片粪膜蛔虫卵(肝吸虫卵)总数＝抽查的 10 个视野蛔虫卵(肝吸虫卵)数之和×全片粪膜视野÷10。

(3) 检查前不要吃抗寄生虫的药物，以免影响结果。

(4) 粪膜过厚或透明时间短，难以发现虫卵。

(5) 但时间也不宜过长。对钩虫卵等薄壳虫卵，则应控制透明温度和时间，一般不超过 30min，勿因透明过度虫卵变形而难以辨认。

(6) 泡沫状的粪便会在玻璃纸下形成许多微小气泡，妨碍镜检。

(7) 在定量应用中，为提高检出率，要求每一样本做 3 张加藤片。

(六) 小结

定量厚涂片透明法适用于检查各种蠕虫卵，因取细粪渣并适当透明，故能获得较好结果。方法简便，操作过程中虫卵不会散失，效果较好；过硬和过稀的粪便不宜使用本法；并可作虫卵定量检查。

四、沉 淀 法

(一) 目的要求

(1) 掌握自然沉淀法原理及其操作技术。

(2) 熟悉不同沉淀法应用的条件和范围及其注意事项。

(二) 原理

蠕虫卵的比重一般比水重，可沉积于水底，使虫卵浓集，再经多次水洗后，视野清晰，易于检查，可提高检出率。但检查比重较小的钩虫卵和某些原虫包囊则效果较差。

(三) 材料、试剂与仪器

显微镜、离心管、载玻片、盖玻片、竹签、新鲜粪便、金属筛(100 目)或 2～3 层湿纱布、锥形量筒、汞醛液(1/1000 硫柳汞酊 200ml，甲醛 25ml，甘油 50ml，蒸馏水 200ml)、5%卢戈液(碘化钾 10g，碘 5g，溶于蒸馏水 100ml)、10%甲醛溶液 7ml、乙醚 3 ml。

(四)步骤与方法

1. 自然沉淀法 取粪便20～30g，加水制成混悬液，用金属筛或2～3层湿纱布过滤至锥形量筒中，再加清水冲洗残渣。过滤后的粪液在量筒中静置25min，轻轻倾去上层液，留沉渣重新加满清水沉淀，以后每隔15～20min换水1次，直至上层液清晰为止(约3～4次)。最后倒去上层液体，取沉渣作涂片镜检。如检查原虫包囊，换水时间间隔宜延长至约6h(图11-3)。

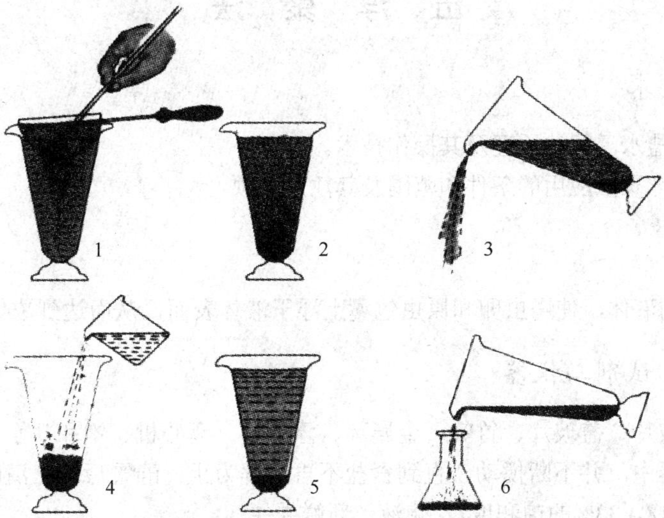

图11-3 自然沉淀法

2. 离心沉淀法 将上述去粗渣的粪便滤液置离心管中1500～2000r/min离心1～2min，倒去上层液，注入清水，再离心，如此反复离心沉淀3～4次，直至上层液体澄清，最后倾去上层液，取沉渣镜检。

3. 汞碘醛离心沉淀法 本法既能浓集，又可固定及染色，因此可用于蠕虫卵、蠕虫幼虫、原虫包囊和滋养体的检查。临使用前取汞醛液23.5ml，5%卢戈液1.5ml混合备用，混合后的保存时间不能超过8h。取粪便约1g，加汞碘醛液约10ml，充分调匀，经2层纱布或金属筛过滤入离心管，再加入乙醚4ml，1000r/min离心1～2min。管内液体分为乙醚、粪渣、汞碘醛和沉淀物4层。吸去上面3层，留沉渣涂片镜检。

4. 醛醚沉淀法 本法可用于蠕虫卵和原虫包囊的检查。取粪便约1g，加水约10ml，充分调匀，经2层纱布或100目金属筛过滤入离心管，200r/min离心2min，倾去上清液，加10%甲醛7ml，5min后加入乙醚3ml，用橡皮塞塞紧管口并充分摇匀，取下橡皮塞，离心2min。管内液体分为4层，吸去上面3层，留沉渣涂片镜检。

(五)结果分析及注意事项

自然沉淀法优点：多适用于检查吸虫卵、棘头虫卵和绦虫节片，特别是在同一种粪样收集量较多的时候，多采用该方法，该方法操作简便。缺点：对比重较小的虫卵检出率则非常低，如线虫、球虫卵囊等。

(六) 小结

蠕虫卵及原虫包囊的比重大于水，因而沉积于水底，同时沉淀法检测所用的粪便量较多，将其中的蠕虫卵或原虫包囊浓集于小范围内，使易于检出，故检出率较直接涂片法高。自然沉淀法检测粪便，虽然存在操作繁琐、需时间长的缺点，应视具体情况，作为一种常规的粪检方法，以提高寄生虫病的诊断率，减少漏诊率。

五、浮 聚 法

(一) 目的要求

(1) 掌握饱和盐水浮聚法原理及其操作技术。

(2) 熟悉不同浮聚法应用的条件和范围及其注意事项。

(二) 原理

选用比重大的液体，使蠕虫卵和原虫包囊上浮于液体表面，从而达到浓集的目的。

(三) 材料、试剂与仪器

显微镜、载玻片、盖玻片、竹签、金属环、浮聚管、离心机、饱和盐水(将食盐缓缓加入至盛有沸水的容器中，并不断搅动，直到食盐不再溶解为止，静置后的上清即为饱和盐水)、硫酸锌液(比重 1.18，33%的饱和度)、碘液、新鲜粪便。

(四) 步骤与方法

1. 饱和盐水浮聚法 该法可用于检查隐孢子虫卵囊、线虫卵和圆叶目绦虫卵，以检查钩虫卵效果最好，但不适用于原虫包囊和吸虫卵的检查。在浮聚管(高 3.5cm，直径 2cm 的玻璃管或塑料管)中加入少量饱和盐水，挑取花生米大小粪便置于管中调匀，再缓缓加入饱和盐水，直到液面略高出管口，但不溢出。在管口覆盖一洁净载玻片，静置 15min。垂直提起载玻片并迅速翻转(防止液体脱落)镜检(图 11-4)。

2. 硫酸锌离心浮聚法 该法可用于检查原虫包囊、球虫卵囊、线虫卵和微小膜壳绦虫卵。挑取花生米大小粪便加水 10ml 调匀过滤，将过滤后的粪液离心 3～4 次，至水清。倾去上清液，加适量硫酸锌液(比重1.18，33%的饱和度)调匀，然后再加硫酸锌液至管口约 1cm 处，离心 1min。用金属环挑取表面粪液涂于载玻片上镜检，如检查原虫包囊可加碘液 1 滴。取标本时，金属环应轻轻接触液面，切勿搅动。离心后应立即镜检，放置时间不要超过 1h。

卵囊透明无色，囊壁光滑，内含一小暗点和呈蛋黄色的子孢子。隐孢子虫的卵囊在漂浮液中浮力较大，常紧贴于盖片之下。鉴于 1h 后卵囊脱水变形不易辨认，故应立即镜检。

(五) 结果分析及注意事项

(1) 浮聚法正常值：未发现寄生虫卵或其他病原体。

(2) 常见蠕虫卵、原虫包囊的比重见表 11-1。

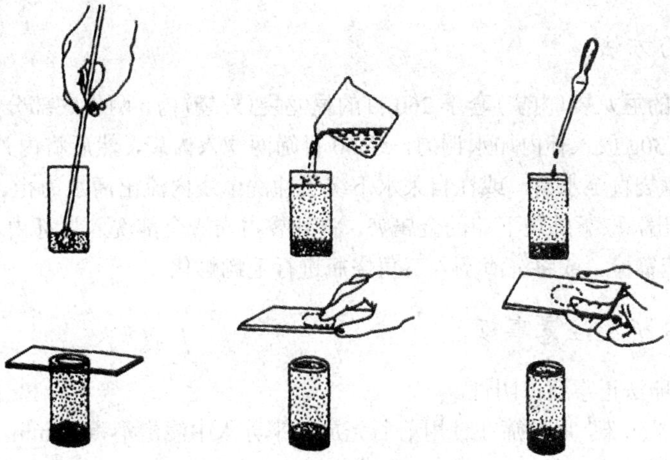

图 11-4　饱和盐水浮聚法

表11-1　常见蠕虫卵和原虫包囊的比重

名称	比重	名称	比重
华支睾吸虫卵	1.170～1.190	蛲虫卵	1.105～1.115
姜片吸虫卵	1.190	受精蛔虫卵	1.110～1.130
肝片形吸虫卵	1.200	未受精蛔虫卵	1.210～1.230
日本血吸虫卵	1.200	毛圆线虫卵	1.115～1.130
带绦虫卵	1.140	溶组织内阿米巴包囊	1.060～1.070
微小膜壳绦虫卵	1.050	结肠内阿米巴包囊	1.070
钩虫卵	1.055～1.080	微小内蜒阿米巴包囊	1.065～1.070
鞭虫卵	1.150	蓝氏贾第鞭毛虫包囊	1.040～1.060

(六) 小结

饱和盐水浮聚法适用于检查各种线虫卵，尤以检查钩虫卵的效果最好，也可检查带绦虫卵和微小膜壳绦虫卵，但不适宜检查吸虫卵和原虫包囊。而硫酸锌离心浮聚法可用于检查原虫包囊、球虫卵囊、线虫卵和微小膜壳绦虫卵。在一定程度上起到了互补的作用。

六、尼龙袋集卵法

(一) 目的要求

(1) 掌握尼龙袋集卵法原理及其操作技术。
(2) 熟悉尼龙袋集卵法应用的条件和范围及其注意事项。

(二) 原理

利用虫卵的比重大于水的特点，使虫卵沉于水底，从而达到浓集的目的。

(三) 材料、试剂与仪器

显微镜、载玻片、盖玻片、120 目的尼龙袋、260 目的尼龙袋、60 目筛网、新鲜粪便。

（四）步骤与方法

⑴将120目的尼龙袋（内袋）套于260目的尼龙袋（外袋）内，两袋底部分别用金属夹夹住。

⑵取粪便约30g放入杯内加水调匀，经60目筛网滤入内袋，然后将内外袋一起在清水内缓慢上下提动洗滤袋直至水清，或在自来水下缓缓冲洗至袋内流出清水为止。

⑶将内袋提出，取下外袋下端的金属夹，将外袋内粪渣全部洗入量杯内，静置15min。倾去上清液，吸沉渣镜检。或将沉渣倒入三角烧瓶进行毛蚴孵化。

（五）结果分析及注意事项

⑴尼龙袋集卵法正常值：阴性。

⑵为避免交叉污染，尼龙筛在使用前后先放入来苏水中浸泡消毒30min，然后均应充分冲洗干净。

⑶清洗筛时，不得用刷子刷洗或揉搓，不能用开水烫，以免孔径增大或缩小，影响对集卵的效果。筛应晾干保存。

（六）小结

本法主要用于血吸虫卵的浓集。该方法操作迅速、简便，并可避免在自然沉淀中血吸虫卵孵出的毛蚴因换水而被倒掉。若选用合适规格的尼龙绢做袋，也可浓集其他虫卵。

七、毛蚴孵化法

（一）目的要求

⑴掌握毛蚴孵化法原理及其操作技术。

⑵熟悉毛蚴孵化法应用的条件和范围及其注意事项。

（二）原理

用于检查血吸虫卵的专用方法，是依据血吸虫卵内毛蚴在适宜温度的清水中，在短时间内可孵出的特点而设计。血吸虫卵内毛蚴在温度25～28℃，pH 7.5～8.0的清水中，能在短时间内孵化，孵出后毛蚴接近水面呈直线运动。

（三）材料、试剂与仪器

三角烧瓶、1.2%食盐水或冰水、新鲜粪便。

（四）步骤与方法

⑴取粪便约30g，经前述自然沉淀法至水清后，倾去上清液，将粪便沉渣倒入三角烧瓶内，加清水或去氯自来水至瓶口1cm处，在20～30℃，有一定光线的条件下孵化，

⑵2～6h后，在光线明亮处，衬以黑色背景，用肉眼或放大镜观察结果。

（五）结果分析及注意事项

⑴毛蚴孵化法正常值：阴性。

(2) 毛蚴为白色点状物，在水面下作直线来往游动，碰到瓶壁后返回。

(3) 必要时也可以用吸管将毛蚴吸出镜检。如无毛蚴，每隔 4～6h (24h 内) 观察 1 次。如气温过高，毛蚴可能在水洗沉淀的过程中孵出，在夏季最好用 1.2%食盐水或冰水冲洗沉淀粪便，最后 1 次才改用清水。

(4) 在孵化前应先吸取沉淀的粪渣涂片镜检虫卵，如发现虫卵，则不必再进行毛蚴孵化。

(六) 小结

毛蚴孵化法是一项用于检查寄生虫的辅助检查方法。血吸虫病患者粪便中虫卵较少，直接涂片法不易检出，毛蚴孵化法最常与自然沉淀法或尼龙筛集卵法联用于血吸虫感染的诊断。由于此法将较大量粪便经水洗自然沉淀法或用尼龙绢筛集卵法浓集，再行毛蚴孵化，使之检出率较一般方法显著提高。

八、钩蚴培养法

(一) 目的要求

(1) 掌握钩蚴培养法原理及其操作技术。

(2) 熟悉钩蚴培养法应用的条件和范围及其注意事项。

(二) 原理

因钩虫卵在适宜条件下可快速发育，在短时间内孵出卵内幼虫，一般在 3～5d 后，可用肉眼或放大镜观察，故该法仅用于钩虫的检查。

(三) 材料、试剂与仪器

1cm×10cm 的试管、滤纸、铅笔、放大镜、显微镜、新鲜粪便。

(四) 步骤与方法

(1) 培养管可采用 1cm×10cm 的试管，将滤纸剪成与试管等宽但较试管稍长的“T”字形，在横头用铅笔标记受检者姓名和检查日期。

(2) 用棉签挑取粪样约 0.4g，均匀地涂抹于滤纸条上 2/3 区域，将滤纸条插进试管，用吸管沿管壁缓缓加入冷开水 2ml，使滤纸条的下端浸入水中，勿使水面接触粪膜。

(3) 将试管放置 25～30℃温度下培养，培养期间每天注意补充冷开水。

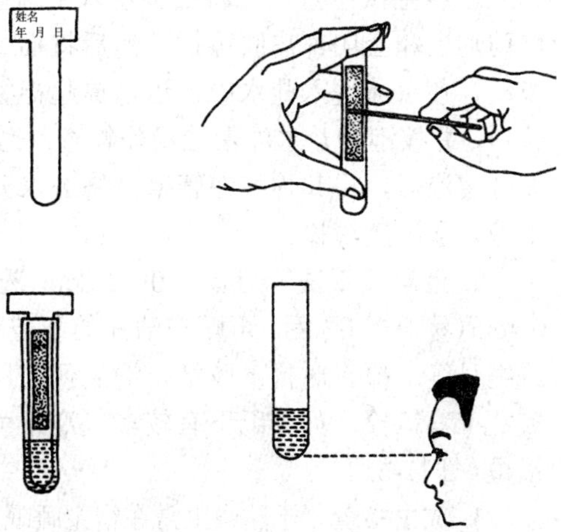

图 11-5　钩蚴培养法

(4) 72 h 后肉眼或放大镜观察试管底部有无钩蚴活动 (图 11-5)。

(五) 结果分析及注意事项

(1) 钩蚴培养法正常值：检查时未发现钩蚴。

(2)钩蚴体细长透明，在水中呈蛇样游动。

(3)若未发现钩蚴，应继续培养 48h；如发现钩蚴，可吸出置显微镜下进行虫种鉴定。

(六)小结

钩蚴培养法是一项用于检查寄生虫的辅助检查方法。亦称试管滤纸培养法。在适宜的温度和湿度的条件下，钩虫卵在数日内发育并孵出幼虫，检出率为直接涂片法的 7 倍，也优于饱和盐水浮聚法，孵出的丝状蚴可作虫种鉴定。此相检查可以用于判断相应的病征。

九、肛门拭子法

(一)目的要求

(1)掌握肛门拭子法原理及其操作技术。

(2)熟悉肛门拭子法应用的条件和范围及其注意事项。

(二)原理

此法是根据雌性蛲虫在人体肛门周围及会阴部皮肤产卵，带绦虫孕节从肛门排出或主动逸出过程中破裂、虫卵黏附于肛门周围皮肤上的特性而设计的，对这种虫体的检出率远比其他粪便检查为高。

(三)材料、试剂与仪器

棉签、生理盐水、小瓶、显微镜、载玻片、盖玻片、透明胶纸、镊子、70%乙醇溶液。

(四)步骤与方法

1. 棉签拭子法 先将棉签浸入生理盐水中，取出后挤去过多的盐水，用棉签在受检者肛门周围和会阴部皮肤擦拭，然后将棉签放入盛有饱和盐水的试管或青霉素小瓶中，充分搅动，使虫卵洗入盐水中，迅速提起棉签，在试管内壁挤去盐水后弃之。再加饱和盐水至管口，并按饱和盐水浮聚法操作检查。也可将擦拭肛周皮肤的棉签放人盛有清水的试管中，充分浸泡后，提起棉签在管壁内挤去水分后弃之。试小瓶管静置 10min，或离心后，倒去上液，取沉渣镜检。

2. 透明胶纸法 用宽 1.0～1.8cm 透明胶纸剪成长约 6cm 的小段，一端向胶面折叠约 0.4cm(易于揭开)后，再贴在洁净的载玻片上。载玻片的一端贴上标签，并注明受检者姓名或编号等。检查时揭下胶纸，清晨便前用胶面粘贴患者肛周皮肤，然后将胶纸复位贴在载玻片上、镜检。如胶纸下有较多气泡，可揭开胶纸加一滴生理盐水或二甲苯，覆盖胶纸后镜检(图 11-6)。

3. 成虫检查 雌性蛲虫常在宿主睡眠期间爬出肛门产卵，可在肛门周围被检获。对于儿童，可在睡眠 1h 后或肛门瘙痒惊醒时，暴露其肛门，仔细观察肛门周围皮肤，若发现白色小虫，可用透明胶纸黏附后贴于载玻片上镜检。也可用镊子夹入有生理盐水的小瓶内，蛲虫会产卵于生理盐水中再将此虫转入有 70%乙醇溶液的小瓶内，虫体被固定后作进一步鉴定，虫卵形态更有助于虫种鉴定。对疑有蛲虫感染的成人，可在晨醒后、便前，或肛门有异物瘙痒感时，暴露肛门，按上述方法进行检查。

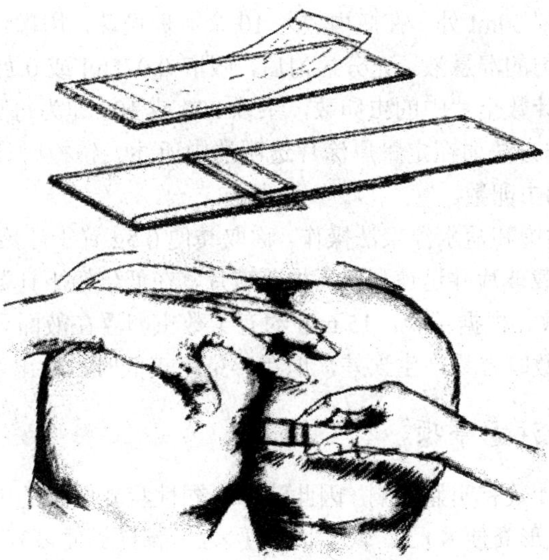

图 11-6　透明胶带法

(五)结果分析及注意事项

(1)肛门拭子检查法正常值：检查时未发现寄生虫卵或其他病原体。

(2)检查前禁忌：检查前不要吃抗寄生虫的药物，以免影响结果。

(3)检查时要求：一般在清晨醒后或午睡后、便前、洗澡前进行检查，如首次检查阴性，可连续检查 2～3d。

(六)小结

本法可用于检查蛲虫卵或带绦虫卵，该法简便快速，现多用。

十、虫卵计数法

(一)目的要求

(1)掌握虫卵计数法原理及其操作技术。

(2)熟悉不同虫卵计数法应用的条件和范围及其注意事项。

(二)原理

通过对粪便中虫卵的计数，可以估计人体内寄生虫的感染度。

(三)材料、试剂与仪器

三角烧瓶、0.1 mol/L NaOH 溶液、玻璃珠、橡皮塞、载玻片、盖玻片、显微镜、新鲜粪便。

(四)步骤与方法

(1)司徒尔(Stool)法特制的容量为 65ml 三角烧瓶，烧瓶的颈部相当于 56ml 和 60ml 处有两个刻度，也可用普通三角烧瓶代替。先把 0.1 mol/L NaOH 溶液倒入瓶内至 56ml 处，再慢慢地加入粪便，使液面上升到 60ml 处。在瓶内放入 10 余颗玻璃珠，用橡皮塞塞紧瓶口，然后充分摇动使瓶内液体成为均匀的混悬液。充分摇匀后，吸取 0.075ml 或 0.15ml 粪液置于载玻片上，加盖玻片，在低倍镜下计数全片中的虫卵数，乘以 200 或 100 即为每克粪便的虫卵数。

(2) 定量透明法操作方法如在定量厚涂片透明法中所述。镜检时计数粪膜内全部虫卵数，乘以 24 即为每克粪便的虫卵数。

(3) 浮聚管法按前述饱和盐水浮聚法操作，称取粪便 0.5g 置于浮聚管中，以后的步骤不变。静置 15min 后垂直提起载玻片并迅速翻转，加盖玻片，在低倍镜下计数全片中的虫卵数。乘以 4 即为每克粪便的虫卵数。根据试验，15 min 约有半数虫卵浮在液面。该法在感染度重的情况下，虫卵密度太大，计数时容易产生误差，但在感染度较低时，检出率高，计数准确。

(五) 结果分析及注意事项

粪便的性状对虫卵计数有明显影响，因此计算不同性状粪便中的虫卵数应乘以粪便性状系数，成形粪便×1，半成形粪便×1.5，软湿状粪便×2，粥样粪便×3，水泻粪便×4。

通过虫卵计数，也可间接推算出人体内寄生的虫数。常见寄生虫排卵数见表 11-2。

公式(1)：$雌虫数=\dfrac{每克粪便含虫卵数\times 24h粪便量(g)}{每条雌虫每天排卵数}$

公式(2)：成虫总数=雌虫数×2

吸虫成虫数推算直接用公式(1)。

表11-2　常见寄生虫的排卵量

虫种	排卵量/日/虫	虫种	排卵量/日/虫
华支睾吸虫	1600～4000	牛带绦虫	97 000～124 000/孕节
布氏姜片虫	15 000～48 000	十二指肠钩虫	10 000～30 000
卫氏并殖吸虫	10 000～20 000	美洲钩虫	5000～10 000
日本血吸虫	1000～3000	蛔虫	234 000～245 000
猪带绦虫	30 000～50 000/孕节	鞭虫	1000～7000

(六) 小结

本法可用于检查蛲虫卵或带绦虫卵，该法简便快速，现多用。

十一、淘虫检查法

(一) 目的要求

(1) 掌握淘虫检查法原理及其操作技术。

(2) 熟悉淘虫检查法的条件和范围及其注意事项。

(二) 原理

虫体的大小无法通过 40 目的筛网，可以淘洗到相应寄生虫虫体。了解和考核药物的驱虫效果和进行虫种鉴定与计数。

（三）材料、试剂与仪器

大玻璃皿、40 目的筛网、黑纸、放大镜、新鲜粪便。

（四）步骤与方法

(1) 取患者服药后 24～72h 的全部粪便，加水轻轻搅拌，倒入 40 目的筛网内，用清水反复冲洗筛淘，直至水清、无臭味，筛网内仅剩无法过滤的粪渣。

(2) 将粪渣倒在盛有清水的大玻璃皿内，在下衬以黑纸，仔细检查挑取混杂在粪渣中的虫体。在玻璃皿必要时可借助放大镜检查。

（五）小结

该法可了解和考核药物的驱虫效果和进行虫种鉴定与计数。

十二、带绦虫孕节检查法

（一）目的要求

掌握带绦虫孕节检查法操作技术。

（二）材料、试剂与仪器

载玻片、碳素墨水或卡红、注射器、绦虫节片。

（三）步骤与方法

(1) 卡红染液配制：钾明矾饱和液 100ml，卡红 3g，冰乙酸 10ml，溶解混匀置于 37℃温箱内过夜，过滤后即可使用。

(2) 将绦虫节片用清水洗净，置于两张载玻片之间，轻轻压平，对光观察节片内部结构，依据子宫分支情况即可鉴定虫种。

(3) 可将碳素墨水或卡红用注射器注入孕节后端正中部的子宫内，子宫分支清晰可数。

（四）小结

该法可进行虫种鉴定。

十三、思　考　题

(1) 常用的粪检方法有哪些？分别适用于哪些寄生虫病的诊断？

(2) 一次粪检结果阴性，能否确认该人体内有无寄生虫寄生？为什么？

(3) 线虫卵、绦虫卵和吸虫卵的不同点有哪些？

(4) 在所学过的虫卵中，哪个最大，哪个最小，哪些有卵盖，哪些有小棘？哪些含有幼虫？

第二节　体液、排泄物与分泌物、皮肤、器官组织中的寄生虫检查

一、厚、薄血片制作和吉氏染液(Giemsa stain)染色法

检查疟原虫涂制血膜用的载玻片要求必须干净、无油脂、无水渍，用前需要经洗涤液处理，再用自来水或蒸馏水冲洗，并在95%乙醇溶液中浸泡，擦干或烤干后使用。

(一)目的要求

(1)掌握厚、薄血片制作及其操作技术。

(2)熟悉厚、薄血片的染色及其注意事项；吉氏染液的配制及其注意事项。

(二)原理

吉氏染液中的主要染剂包含亚甲蓝、伊红和由亚甲蓝氧化所成的天青，所以称为多色性染剂。红、白细胞和疟原虫的蛋白质均由氨基酸组成，每个氨基酸电离出一个带正电荷的—NH_3^+和一个带负电荷的—COO^-。多色性染剂的碱性染料亚甲蓝，它的有色基团带阳离子，可与细胞中带负电荷的—COO^-部分结合，使之变成为蓝色。疟原虫、淋巴和大单核细胞的胞浆、嗜碱性粒细胞的颗粒等酸性蛋白质，可被染成蓝色。酸性染料伊红的有色基团带阴离子，可与细胞中带正电荷的—NH_3^+部分结合，使之变成红色；但亚甲蓝与伊红都不能使疟原虫和白细胞的核着色，可亚甲蓝氧化后产生的天青具有媒染作用，于是，在媒染物与染料的共同作用下，疟原虫和白细胞核均被染成紫红色。

(三)材料、试剂与仪器

显微镜、电子天平、蒸馏水、载玻片、吉氏染剂粉、甘油、甲醇、研钵、量筒、吸管、新鲜血液。

(四)步骤与方法

(1)吉氏染液的配制

吉氏染剂粉	1g
甘油(中性)	50ml
甲醇(纯)	50ml

将吉氏染剂粉置于小研钵内，加入少量甘油充分研磨，边加边磨，至所需甘油加完为止，倒入棕色瓶内；在研钵中加入少量甲醇，洗掉剩余部分甘油染剂，倒入瓶中，再次加甲醇洗后倒入瓶中，至洗净研钵为止，将所需甲醇全部倒入瓶中，塞紧瓶塞，充分摇匀，置于55～65℃水浴中或温箱内24h或室温条件下3～5d，每天用力摇动5min，即成原液，配制2周后过滤即可使用。吉氏染液是目前较优良的疟原虫血膜染色剂，能长期保存而不变质。

(2)薄血片制作步骤(图11-7)

1)用75%乙醇溶液棉球消毒被检者耳垂或无名指指尖，待干后，用左手拇指与食指捏着耳垂或无名指指尖下方，并使耳垂下侧方皮肤绷紧，右手以消毒的刺血针迅速刺入皮下1～2mm

深，挤出血滴(注意：薄、厚血膜需涂片在同一张载玻片上)。

2)以左手拇指与食指握此载玻片两短边端，右手取一边缘平滑的载玻片为推片，握其长边中部，以推片短边的一端与载玻片上的血滴接触。

3)待血液沿推片展开后，将两载玻片的位置使成25°～35°夹角，待血液向两侧扩展约2～2.5cm宽时，均匀而迅速地从右向左推成舌状薄血膜(约2.5cm长)，放置待干。最理想的薄血膜应是一层红细胞，分布均匀，无裂隙，无空隙，血膜的末端呈舌尖形(注意：推制时速度要均匀，血滴大小、推片与载玻片之间夹角大小及展开血膜的速度快慢等常影响血膜的厚薄)。

(3)厚血片的制作步骤(图11-7)

1)涂毕薄血膜后，即再挤耳垂，使得较大的血滴渗出，于同一载玻片的另一端蘸取适量血液。血滴的距离与左边的薄血膜不宜太远，在蘸取血液时勿使载玻片表面触及耳垂的皮肤。

2)取血后，以推片的一角将血滴由中央向周围旋转2～4圈，涂成直径0.8～1.0cm的圆形厚血膜。厚血膜不宜太厚或太薄，应当为多层细胞重叠，约等于20倍的薄血膜密度。

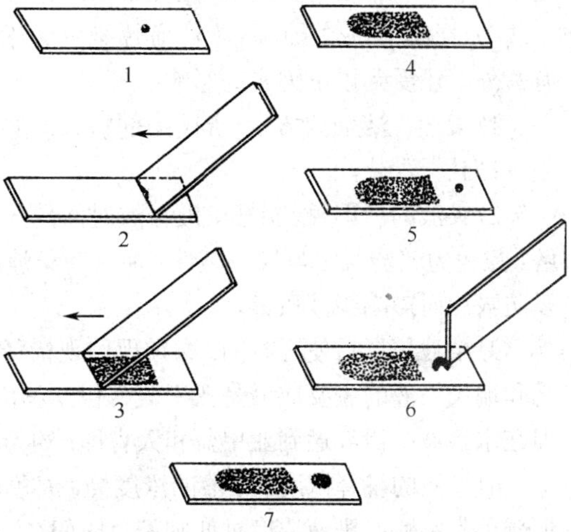

图11-7　厚、薄血片制作步骤

(4)吉氏染液染色法

1)用特种铅笔在厚、薄血膜间划线。

2)用pH7.0～7.2的PBS缓冲液，也可以使用新鲜的蒸馏水或过滤的冷开水对吉氏染液进行稀释，比例约为10份缓冲液加1份吉氏染液。

3)染色前先用甲醇对薄血膜进行固定，晾干；厚血膜用蒸馏水进行溶血(制备的新鲜血膜可直接进行染色)。

4)用吸管吸取稀释好的吉氏染液，滴适量于薄血膜和厚血膜上，使其盖满全部薄血膜和厚血膜。

5)室温下染色20～30min后，水平拿取玻片放到静水中轻轻水平移动玻片，将染液轻轻漂去。

6)血片斜置，室温晾干后镜检。

(5)检查疟原虫的血涂片(图11-8)：一张玻片上同时制作厚、薄两种血膜。

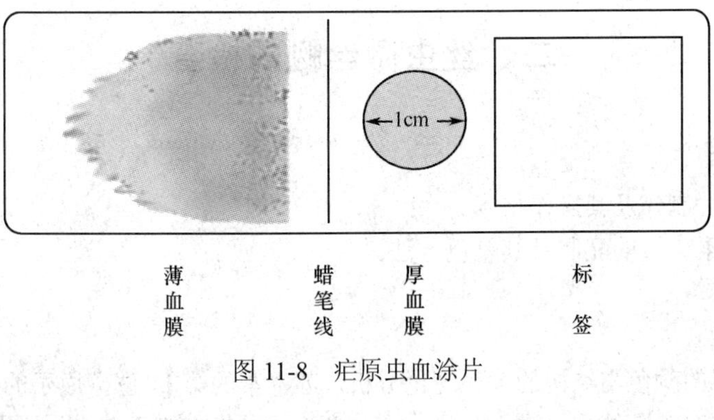

图11-8　疟原虫血涂片

(6)制作血膜注意事项

1)清洗玻片时，且勿碰撞或磨损；载玻片必须完全清洁而无油渍或污垢。制片时，手指勿接触玻片表面，以免油污使薄血膜产生空白区或使厚血膜易脱落。作为推片的玻片边缘一定要平滑、无缺口，才能使推出的血膜均匀一致。

2)刚涂制的血膜要平放在标本盒内，厚血膜未干前勿使标本盒倾斜，以免血膜倾向一侧，造成厚血膜厚薄不均，使厚处不易溶血和着色而影响检查结果；晾干血膜时应注意防尘，防止苍蝇、蟑螂等昆虫吮吸血膜；晾干后应及时装入标本盒并盖严。

3)血膜应自然干燥，切忌在毒太阳下晒或火烤，加快其干燥可采用手背上或衣服摩擦、风吹，干透后才能用甲醇固定薄血膜。夏天标本尽可能24～48h内固定染色；冬天也不应超过72h。放置时间越久，厚血膜越不易溶血，染色效果也越差。若不能及时染色，薄血膜宜先用甲醇固定1～3min，然后用过滤清水或蒸馏水对厚血膜溶血，晾干后装入标本盒内盖严，待以后染色。

(7)影响染色效果的因素：血片染色好坏除了与玻片清洁度、血片制作质量和染色技术等有关外，还受到以下因素的影响：

1)染剂、溶剂的质量:吉氏染剂粉、甲醇和甘油必须用分析纯，且在配制时所用的器具必须干净且无水分。

2)染液的新旧:配制好染液存放时间越久，染色力越强。新配制的染液因色素尚未充分溶解，染色力较弱且常呈现偏碱性。通常在染液配制2周后才使用，盛装染液的瓶子应加塞盖密，以防吸潮而影响染液质量。

3)染液稀释后使用时间：必须现用现稀释染液，当时使用，一般在0.5 h内染色力最强。吉氏和瑞氏染液的主要成分是亚甲蓝、伊红和由亚甲蓝氧化产生的天青，三者能在甲醇中溶解，但在水溶液中伊红遇到亚甲蓝和天青即产生沉淀。

4)染液的稀释浓度：染液的浓度高，着色就快而深，疟原虫寄生红细胞的薛氏点粗大显著，但颜色常偏碱；染液浓度过低则染色时间久，颜色偏酸，薛氏点不明显或消失。

5)染色时间：染色时间应根据染液的质量、新旧、稀释浓度和气温而适当增减和调整。染色时间长染色效果好，反之较差。室温高则着色快，染色时间可略缩短，气温低时可适当延长染色时间。

6)染色用水:染液的稀释用水和染色后冲洗用水应选择pH 7.0～7.2的PBS缓冲液(Na_2HPO_4，KH_2PO_4)；也可以使用新鲜的蒸馏水或过滤的冷开水，在现场无上述条件时也可用井水、河水、泉水或雨水，注意调节稀释用水的pH。

7)冲洗方法：水平拿取玻片放到静水中轻轻水平移动玻片，将染液轻轻漂去，并防止染液色素颗粒附着于血膜。

二、丝虫微丝蚴的检查

(一)目的要求

(1)掌握厚血片制作及其操作技术。

(2)熟悉苏木素染液的配制及其染色方法。

(二)原理

根据现代染料的颜色与结构的关系理论分析，苏木素的第11位碳原子的羟基(—OH)可氧化成为羰基而形成对苯醌结构，进而与另一个苯环形成共轭双键系统(发色团)，其中3、4位碳原子连接的羟基供电子共轭基(助色团)，共轭双键体系与供电子共轭基共同构成了氧化苏木素的发生体系。

(三)材料、试剂与仪器

显微镜、电子天平、蒸馏水、载玻片、盖玻片、苏木素、无水乙醇、硫酸铝钾、氧化汞、柠檬酸、摄氏温度计、吸管、烧杯、量筒、玻璃棒、酒精灯、新鲜血液。

(四)步骤与方法

1. Harris 苏木素染液的配制 现用的苏木素染液配方虽然很多，但仍以 Harris 配方最为经典和常用。

(1) 将 2.5g 苏木素放入 25ml 无水乙醇中，搅拌至完全溶解。

(2) 将 22g 硫酸铝钾加入 500ml 蒸馏水内，加热溶解，然后加入苏木素无水乙醇液，使溶液尽快沸腾后，移离火焰。

(3) 搅拌溶液，待温度下降至 91℃左右时，将氧化汞缓缓加入。此时，烧瓶内液体变成紫红色，但不会沸腾溅出；继续搅拌至看不到氧化汞的黄颜色为止，迅速将烧瓶放置于冷水中，用纱布置于瓶口处盖之。注意，瓶口不能用橡皮塞，否则会有氢氧化铝凝胶形成。

(4) 次日，将配制好的苏木素液进行过滤，加入 2g 柠檬酸搅匀，此时的 Harris 液为绛红色；配制好的染液即可使用。

2. 新鲜血片的检查 根据微丝蚴的夜现周期性，在晚间 10 时至次日 2 时期间取耳垂或手指末梢血 2～3 滴于载玻片上，加盖玻片，在低倍镜下观察，看是否有蛇形游动的幼虫；如果有游动的幼虫存在，可做染色检查，用以确定虫种。

3. 厚血膜检查 厚血膜的制作、溶血等与疟原虫的吉氏染色法相同。也可用苏木素-伊红染色，将配制好的 Harris 苏木素染液稀释，将溶血的厚血膜滴适量苏木素染液于厚血膜上，使其全部覆盖，染色 15～20min，在 1%的酸乙醇溶液中分色 2min，用蒸馏水漂洗，至血膜呈蓝色，再用 1%的伊红染液染色 1min，用蒸馏水漂洗干净，室温自然晾干后镜检。

4. 试管浓集法

1) 自静脉采血 1～2ml，立即放入含 109mmol/L 枸橼酸钠 0.4ml 的试管中，混合抗凝。

2) 加入 8～10ml 蒸馏水，颠倒混合，使红细胞全部溶解，然后以 1500r/min 离心 3～5min。

3) 倒去上清液，取沉渣镜检，寻找微丝蚴。如需鉴定虫种，可干燥固定后染色。

(五)注意事项

未染色标本要与棉花纤维相鉴别，棉花纤维长短、大小不一致，其中无体柱细胞，当然也不活动。

三、脑脊液中的寄生虫检查

脑脊液涂片检查 抽取脑脊液 2～3ml 于试管中，1500～2000r/min 离心 5～10min，取沉淀涂片镜检；可发现血吸虫卵、肺吸虫卵、弓形虫滋养体、溶组织内阿米巴滋养体等。

四、排泄物与分泌物中的寄生虫检查

1. 痰液 痰中可能查见肺吸虫卵、溶组织内阿米巴滋养体、棘球蚴的原头蚴、粪类圆线虫幼虫、蛔蚴、钩蚴、尘螨等；卡氏肺孢子虫的包囊也可出现于痰中，但检出率很低。

(1)肺吸虫卵检查

1)直接涂片法：在洁净载玻片上先加 1～2 滴生理盐水，挑取少许痰液，最好选带铁锈色的痰液，涂成痰膜，加盖玻片镜检。如未发现肺吸虫卵，但见有夏科–雷登晶体，提示可能是肺吸虫患者，可多次涂片镜检。

2)浓集法：收集 24h 痰液，置于玻璃杯内，加入等量 10%NaOH 溶液，放入 37℃温箱内使痰液消化成稀液状。以 1500～2000r/min 离心 5～10min 分钟，弃去上清液，取沉渣涂片镜检。

(2)溶组织内阿米巴大滋养体检查：取新鲜痰液作涂片镜检，天冷时应注意给镜台上的载玻片保温，高倍镜观察。如为阿米巴滋养体，可见其伸出的不规则伪足并作定向运动。

2. 十二指肠液和胆汁 用十二指肠引流管抽取十二指肠液及胆汁，以直接涂片法进行镜检；也可经离心浓集后，吸取沉渣镜检。可检查蓝氏贾第鞭毛虫滋养体、肝吸虫卵、肝片形吸血卵和肺吸虫卵等；在急性阿米巴肝脓肿患者中，可偶在胆汁中发现大滋养体。

3. 尿 一般取尿液 5ml 先离心，后取沉渣镜检；如果是乳糜尿，需加等量乙醚用力振荡，使脂肪溶于乙醚，然后吸除脂肪层，离心，取沉渣镜检。

4. 鞘膜积液 主要用于检查班氏微丝蚴；阴囊皮肤需经碘酒精消毒后，以无菌注射器抽取鞘膜积液作直接涂片检查，也可加适量生理盐水稀释离心，取沉渣镜检。

5. 阴道分泌物 可用于检查阴道毛滴虫。

五、其他器官组织的寄生虫检查

1. 骨髓穿刺 主要用于检查杜氏利什曼原虫的无鞭毛体；一般常作髂骨穿刺，抽取少许骨髓液作涂片，甲醇固定，同疟原虫薄血膜染色法染色，油镜镜检。

2. 淋巴结穿刺

(1)杜氏利什曼原虫：检出率低于骨髓穿刺，但方法简便、安全，并且有一定疗效考核价值。抽取淋巴结组织液于载玻片上，作涂片染色检查；也可用摘除的淋巴结的切面做涂片，染色后镜检。

(2)丝虫成虫：可用无菌注射器从可疑的淋巴结节中抽取成虫，或剖检摘除的结节寻找成虫，亦可作病理组织切片检查。

3. 肌肉活检

(1)旋毛虫幼虫：从患者的腓肠肌、肱或股二头肌上取米粒大小的肌肉组织一块，置于载玻片上，加 50%甘油一滴，盖上另一载玻片，均匀用力压紧，低倍镜下观察；取下的肌肉组织须立即镜检，否则幼虫会变得模糊，不易检查出。

(2)猪囊尾蚴、裂头蚴：摘取所取肌肉内的结节，剥除其外层纤维被膜，在 2 张洁净的载玻片间压平、镜检；亦可经组织固定后作切片染色检查。

4. 皮肤 检查利什曼原虫、疥螨，蠕形螨等。

(1)皮肤利什曼原虫：皮肤利什曼原虫病也称为黑热病，或后皮肤利什曼病，患者皮肤损伤除少数为褪色型外，多数为结节型。结节呈大小不等的肉芽肿，或呈暗色丘疹状，常见于面部及颈部，用无菌注射器刺破皮肤，抽取结节组织液做涂片，做瑞氏染色或吉氏染色，在结节内可查到皮肤利什曼原虫的无鞭毛体。

(2)疥螨：疥螨寄生在宿主的角质层的深处，以角质层和淋巴液为食物。常寄生于人体皮肤较柔嫩的地方，引起疥疮；用无菌针尖挑破皮肤，在疥螨的挖掘的隧道尽端取出虫体，放到滴有甘油或 10%KOH 溶液的洁净载玻片上镜检；亦可用无菌矿物油滴于皮肤患处，用消毒过的刀片轻轻刮皮肤患处，将刮取物涂片镜检。

5. 直肠黏膜　用直肠镜从直肠黏膜病变组织内可查见日本血吸虫卵及溶组织阿米巴滋养体。

(1) 日本血吸虫卵：用直肠镜自直肠取米粒大小的可疑病变黏膜一块，经水洗后，放在 2 张洁净的载玻片间，轻轻压平，镜检。

(2) 溶组织阿米巴：用乙状结肠镜观察溃疡的形状，从溃疡边缘或深层刮取溃疡组织，置于洁净的载玻片上，加少量生理盐水，盖上盖玻片，轻轻压平，立即镜检。亦可取一小块病变的黏膜组织，固定后做切片，染色检查。

六、思　考　题

(1) 怎样配制吉氏染液？

(2) 疟疾片厚、薄血膜的制作过程及其注意事项？

(3) 案例分析：患者，男，26 岁，山东省××县居民。2010 年夏天曾因公司业务原因去非洲出差 1 个月，于当年 9 月下旬每天发冷，发热、伴头痛、全身酸痛，当地县医院拟诊“感冒”，给予服速效伤风胶囊、银翘解毒片、肌注青霉素等三天，无效，收治入院。入院后体检：体温 39.5℃，贫血貌，RBC：2.10×10^{12}/L[正常值(3.50～5.50)$\times10^{12}$/L]，脾肋下 3cm，血涂片镜检查到红细胞内有恶性疟原虫环状体及配子体，氯喹+伯氨喹治疗，症状很快消失，患者自我感觉良好，治疗三天后患者要求出院。11 月下旬，患者又出现前述症状，并有恶心、呕吐、剧烈疼痛，连续 6 d 后，因昏厥、神志不清、抽搐而送往县医院抢救。入院检查：体温 40℃，贫血貌，瞳孔对光反射迟钝，颈强直，RBC：2.10×10^{12}/L，WBC：3.6×10^{10}/L[正常值(4.0～10.0)$\times10^{9}$/L]，血涂片查见红细胞内有某种寄生虫。经抗寄生虫治疗及连续抢救两天无效，在送省医院途中死亡。

思考讨论

1) 患者被诊断为何种疾病？

诊断为：临床表现为脑型的凶险型疟疾。血涂片镜检查到红细胞内有恶性疟原虫环状及配子体，红细胞数目降低 RBC：2.10×10^{12}/L，白细胞数目增多 WBC：3.6×10^{10}/L，且伴有发冷、发热、贫血、头痛、昏厥、神志不清、抽搐，故诊断为脑型疟疾。

2) 患者 11 月下旬发病是否与其 9 月下旬的疾病有关联？为什么？

是因为初次发作后治疗不彻底，致使疟疾初发停止后，若患者无再次感染，仅由体内残存有少量的红细胞内期疟原虫在一定条件下重新大量繁殖又引起的疟疾重新发作，又称疟疾的再燃。

3) 患者每天发热发冷是什么原因引起的？

a. 恶性疟疾感染会造成低血压和外周循环障碍，引起体温降低，故发冷。

b. 恶性疟疾感染，裂殖子在红细胞内发育为成熟裂殖体，胀破红细胞，其代谢产物及虫体功能或结构蛋白质等在血流中被巨噬细胞、中性粒细胞吞噬，并刺激其产生内源性热原质，刺激下丘脑体调中枢引起发热、出汗；等代谢物降解，体温恢复正常。

4) 患者死亡的原因是什么？从中应吸取什么教训？

凶险型疟疾的致病机理是聚集在脑血管内被疟原虫寄生的红细胞和血管内皮细胞发生粘连，造成微血管阻塞及局部缺氧和营养耗竭，出现中枢神经系统功能紊乱而引起脑部并发症。脑型疟疾是儿童和无免疫力成人患者的主要死亡原因，临床上中枢神经系统紊乱症状明显，如头痛、昏厥、神志不清、抽搐、体温高达 40～41℃，常因昏迷并发严重感染而死亡。我们应该用知识和技能维护生命。

七、小　结

(1)厚薄血膜涂片染色法即可确定疟疾的感染，亦可进行虫种的鉴定。

(2)苏木素-伊红染色可用于丝虫微丝蚴的虫种鉴定。

（李洪军　杨斌斌）

参 考 文 献

何延专，黄重敏. 2002. 自然沉淀法检测粪便在寄生虫病诊断中的应用. 华夏医学， 15(2)：187-188.

沈继龙，张进顺. 2012. 临床寄生虫学检验 第 4 版. 北京：人民卫生出版社.

沈继龙. 2011. 临床寄生虫学检验实验指导与习题集. 第 4 版. 北京：人民卫生出版社.

周本江，郑葵阳. 2007. 医学寄生虫学(案例版). 北京：科学出版社.

诸欣平，苏川. 2013. 人体寄生虫学. 第 8 版. 北京：人民卫生出版社.

第十二章　临床分子诊断技能

第一节　人外周血基因组 DNA 的分离与纯化

人类外周血基因组 DNA 的分离与纯化是研究人类基因组结构的基础，而酚抽提法是目前最常用的全血基因组 DNA 分离与纯化方法。市售的试剂盒多基于此原理。该法可从新鲜或冷冻全血、血浆、血清、骨髓、血沉棕黄层、无细胞体液等样本中提取总 DNA，包括基因组 DNA，线粒体 DNA 及病毒 DNA。本品可以处理 1～5ml 的全血，可纯化获得大小为 100 bp 到 50 kb 的 DNA，纯化的 DNA 产量高、质量好，最大限度去除蛋白、色素、脂类及其他抑制性杂质污染，可直接用于 PCR、荧光定量 PCR、Southern Blot 等实验。

(一) 目的要求

(1) 掌握人外周血基因组 DNA 提取的基本原理。

(2) 熟悉人外周血基因组 DNA 提取的基本操作过程。

(3) 了解人外周血基因组 DNA 提取的应用和意义。

(二) 原理

本实验通过乙二胺四乙酸 (ethylene diamine tetraacetic acid，EDTA) 与十二烷基硫酸钠 (sodium dodecyl sulfate，SDS) 的作用裂解细胞，通过 RNA 酶的作用降解 RNA；然后用 Tris 饱和酚 (pH 8.0) 抽提，酚使蛋白质变性，经离心分层后，有机相与水相的界面存在变性蛋白质，DNA 则溶于水相中。重复抽提 3 次后，移出含有 DNA 的水相，以乙醇胺作为沉淀用盐，经无水乙醇沉淀，并用 70%乙醇溶液洗涤，可得到较纯净的基因组 DNA。

(三) 材料、试剂与仪器

(1) 材料：吸头、Eppendorf 管、吸附柱、收集管。

(2) 试剂

1) 人外周血基因组 DNA 提取试剂盒，室温 (15～25℃) 干燥保存，2～8℃保存时间更长。试剂包括：RNase A、蛋白酶 K、红细胞裂解液、溶液 1、溶液 2、漂洗液、洗脱液。

2) 无水乙醇。

3) 琼脂糖。

(3) 仪器：台式高速离心机、振荡器、水平电泳装置、低温冰箱、加样器、紫外透射系统。

(四) 步骤与方法

(1) 抽取新鲜血液标本 1～5 ml，以 EDTA 抗凝。

(2) 加入 3 倍血液体积的红细胞裂解液，充分颠倒混匀，12 000 r/min 离心 1min，小心吸去上清，沉淀应为白色或淡红色，如果裂解不彻底，可重复以上述步骤一次。向沉淀中加 200μl 溶液 1，振荡至彻底混匀。

(3) 向悬浮液中加入 20μl(10mg/ml) 的 RNase A，充分颠倒混匀，室温放置 10min。

(4) 加入 20μl(10mg/ml) 的蛋白酶 K，充分颠倒混匀，65℃水浴消化 30～60min，消化期间可颠倒离心管混匀数次，直至样品消化完全为止。

(5) 加入 2 倍体积溶液 2(使用前请先检查是否已加入无水乙醇)，充分颠倒混匀，此时可能会出现絮状沉淀，不影响 DNA 的提取，可将溶液和絮状沉淀都加入吸附柱中，室温放置 2min。

(6) 12 000 r/min 离心 2min，弃废液，将吸附柱放入收集管中。

(7) 向吸附柱中加入 700μl 漂洗液(使用前请先检查是否已加入无水乙醇)，12 000r/min 离心 1min，弃废液，将吸附柱放入收集管中。

(8) 向吸附柱中加入 500μl 漂洗液，12 000 r/min 离心 1min，弃废液，将吸附柱放入收集管中。

(9) 12 000 r/min 离心 2min，将吸附柱敞口置于室温放置数分钟，目的是将吸附柱中残余的漂洗液去除，否则漂洗液中的乙醇会影响后续的实验如酶切、PCR 等。

(10) 将吸附柱放入一个干净的离心管中，向吸附膜中央悬空滴加 50～200μl 经 65℃水浴预热的洗脱液，室温放置 5min，12 000 r/min 离心 1min。

(11) 离心所得洗脱液再加入吸附柱中，12 000r/min 离心 2min，即可得到高质量的基因组 DNA，−20℃保存。

(五) 结果分析及注意事项

1. 实验结果及分析 提取产物经琼脂糖凝胶电泳分离、溴化乙锭染色后，在紫外线灯下可以观察到 1 个条带。

2. 注意事项

(1) 本试剂盒置于室温(15～25℃)干燥条件下可保存 12 个月，更长时间的保存可置于 2～8℃。

(2) 常用的血液抗凝剂有 EDTA、ACD 和肝素等，需注意的是，如欲制备大分子量血液基因组 DNA，可优先考虑使用 ACD 抗凝。一般不使用肝素抗凝，因为用肝素抗凝的血液提取的基因组 DNA 进行 PCR 扩增时，有 PCR 扩增抑制现象。

(3) 样品应避免反复冻融，否则会导致提取的 DNA 片段偏小且提取量下降。

(4) 如果试剂盒中的溶液出现沉淀，可在 65℃水浴中重新溶解后再使用，不影响提取效果。

(六) 思考题

(1) 人外周血基因组 DNA 提取试剂盒是否适用于组织基因组 DNA 的提取？为什么？

(2) 人外周血基因组 DNA 提取的注意事项有哪些？

(孙艳丽)

第二节 人外周血总 RNA 的分离与纯化

TRIzol 试剂和各类 RNA 抽提与纯化试剂盒的广泛应用使得 RNA 抽提和纯化比较简便。

无论是人、动物、植物还是细菌组织，TRIzol 法对少量的组织（50～100mg）和细胞（5×10^6）以及大量的组织（=1g）和细胞（$>10^7$）均有较好的分离效果。TRIzol 试剂操作上的简单性允许同时处理多个的样品。所有的操作可以在 1h 内完成。TRIzol 抽提的总 RNA 能够避免 DNA 和蛋白的污染，故而能够作 RNA 印迹分析、斑点杂交、体外翻译、RNA 酶保护分析和分子克隆。如果是用于 PCR，当两条引物位于单一外显子内时，建议用级联扩大的 DNase I 来处理抽提的总 RNA。

TRIzol 试剂能促进不同种属、不同分子量大小的多种 RNA 的析出。例如，从大鼠肝脏抽提的 RNA 琼脂糖凝胶电泳并用溴化乙啶染色，可见许多介于 7kb 和 15kb 之间不连续的高分子量条带，两条优势核糖体 RNA 条带位于～5kb（28S）和～2kb（18S），低分子量 RNA 介于 0.1kb 和 0.3kb 之间（tRNA，5S）。

（一）目的要求

（1）掌握总 RNA 提取和纯化的方法。

（2）熟悉 TRIzol 法分离总 RNA 的原理。

（二）原理

TRIzol 的主要成分是异硫氰酸胍，是一类强力的蛋白质变性剂，可溶解蛋白质，并使蛋白质二级结构消失，细胞结构降解，核蛋白迅速与核酸分离。加入氯仿虽然有变性蛋白质的作用，但是其主要作用是使样品分成水样层和有机层。RNA 存在于水样层中，收集上面的水样层后，RNA 可以通过异丙醇沉淀来还原。异丙醇沉淀，优点是容积小且速度快，主要沉淀 DNA 和大分子 rRNA 和 mRNA，对 5sRNA、tRNA 及多糖不产生沉淀。最后的乙醇主要是洗涤异丙醇，也可以溶解一部分蛋白，痕量的乙醇很容易挥发掉。

（三）材料、试剂与仪器

（1）材料：吸头、离心管。

（2）试剂：TRIzol、异丙醇、乙醇、去离子水、氯仿、DEPC（diethylpyrocarbonate，焦碳酸二乙酯）水。

（3）仪器：台式高速离心机、混匀器、电泳装置、低温冰箱、加样器、紫外分光光度计、化学通风橱、高压蒸汽灭菌器。

（四）步骤与方法

（1）用淋巴细胞分离液分离获得白细胞。

（2）向上述已分离的细胞中加入 1ml TRIzol，混匀，室温下静置 5min。

（3）加入 0.2ml 氯仿，震荡混匀 30s，室温下静置 5min。

（4）于 4℃，12 000r/min 离心 15min（此时会看到液体分为三相：上层：RNA；中间层：DNA；下层：蛋白质）。

（5）小心吸取上清液，转移到新的 EP 管中。1ml TRIzol 产生的上清液体积为 0.4～0.6ml。

（6）向吸取的上清液中加入等体积的异丙醇，振荡混匀 30s，室温下静置 10min。

（7）于 4℃，12 000r/min 离心 10min。

（8）弃上清，在离心管中加入 1ml 预冷的 75%乙醇溶液，振荡混匀 30s，使沉淀振荡起来，于室温，12 000r/min 离心 2min。

(9) 重复步骤 8。

(10) 将离心管置于室温数分钟，以彻底晾干。

(11) 用 15μl DEPC 水溶解沉淀，测定 OD 值，将样品置于−80℃保存。

(五) 结果分析及注意事项

1. 结果分析

(1) RNA 浓度的计算：于 260nm 处检测 RNA 的浓度，用此浓度×稀释倍数即得最终的 RNA 浓度。

(2) RNA 纯度的检测：分离得到的 RNA 的理想效果是 OD_{260}/OD_{280}=1.8～2.0，其中 OD_{260} 为 RNA 的 OD 值；OD_{280} 为蛋白的 OD 值。

(3) RNA 产量：1 mg 组织或 1×10^6 培养细胞预期的 RNA 产量为 5～10μg。

(4) 电泳检测：甲醛变性，1%琼脂糖凝胶快速电泳，检测 RNA 分子完整性。

2. 注意事项

(1) 在吸取上清液时，不要触及有机相和中间层，因二者含有 DNA 和蛋白质。

(2) 用于 RNA 提取的样品，必须是新鲜的细胞，如采样后不能立即用于提取，则样品应用液氮速冻并于−80℃的冰箱中保存。

(3) RNA 酶很难灭活，所以在操作过程中，用到的所有试剂必须用 DEPC 处理过的水配制，离心管及吸头都要用 DEPC 水浸泡过夜、高压蒸汽灭菌处理。操作过程中应戴一次性手套，并经常更换，以防止 RNA 酶的污染。

(六) 思考题

(1) 现有一患者为 HIV 携带者，其想知道体内病毒复制情况，可用什么实验来确定？该实验中提取 RNA 可用什么方法？

(2) 提取 RNA 时用到的 DEPC 的作用是什么？

(3) RNA 提取过程中有哪些注意事项？

(4) RNA 的鉴定方法有哪些？

（孙艳丽）

第三节　聚合酶链反应

PCR 的发明具有划时代的意义。利用 PCR 技术可在 2～3h 之内将所研究的目的 DNA 片段扩增至数十万乃至百万倍，具有高效、敏感、特异、操作简单、实用性强并可自动化的特点，因而在分子生物学、基因工程研究以及对遗传病、传染性疾病和恶性肿瘤等基因诊断和研究中得到广泛应用。

(一) 目的要求

(1) 掌握聚合酶链反应(polymerase chain reaction，PCR)的基本原理。

(2) 熟悉 PCR 操作流程。

(3) 了解设计引物的注意事项。

(二)原理

PCR 类似于 DNA 的天然复制过程，即在反应管中模拟细胞内 DNA 的复制过程。PCR 由变性-退火-延伸三个基本反应步骤构成。

(1)模板 DNA 的变性：模板 DNA 经加热至 93℃左右一定时间后，使模板 DNA 双链或经 PCR 扩增形成的双链 DNA 解离，使之成为单链，以便它与引物结合，为下轮反应作准备。

(2)模板 DNA 与引物的退火(复性)：模板 DNA 经加热变性成单链后，温度降至 55℃左右，引物与模板 DNA 单链的互补序列配对结合。

(3)引物的延伸：DNA 模板-引物结合物在 Taq DNA 聚合酶的作用下，以 dNTP 为反应原料，靶序列为模板，按碱基配对与半保留复制原理，合成一条新的与模板 DNA 链互补的半保留复制链。

重复循环变性—退火—延伸三过程，就可获得更多的“半保留复制链”，而且这种新链又可成为下次循环的模板。每完成一个循环需 2～4min，2～3h 就能将待扩目的基因扩增放大几百万倍。到达平台期所需循环次数取决于样品中模板的拷贝。

(三)材料、试剂与仪器

(1)材料：吸头、EP 管(0.2ml)。

(2)试剂：DNA、DNA 聚合酶(5U/μl)、10×PCR 缓冲液、dNTP、上下游引物(10μmol/L)灭菌去离子水、溴化乙锭：10mg/ml、10×上样缓冲液：10mmol/L EDTA，50%(*V*/*V*)甘油，0.25%(*W*/*V*)溴酚蓝。

(3)仪器：PCR 扩增仪、台式高速离心机、移液器、水平式凝胶电泳设备、凝胶成像系统等。

(四)步骤与方法

1. 引物设计及稀释 引物设计时应遵循下列原则。

(1)引物的长度一般为 15～30bp，一般不大于 38bp，因为过长会导致其延伸温度大于 74℃，不适于 Taq DNA 聚合酶进行反应。

(2)引物序列在模板内应当没有相似性较高，尤其是 3′端相似性较高的序列，否则容易导致错配。引物 3′端出现 3 个以上的连续碱基，如 GGG 或 CCC，也会使错误引发机率增加。

(3)引物 3′端的末位碱基对 Taq 酶的 DNA 合成效率有较大的影响。不同的末位碱基在错配位置导致不同的扩增效率，末位碱基为 A 的错配效率明显高于其他 3 个碱基，因此应当避免在引物的 3′端使用碱基 A。另外，引物二聚体或发夹结构也可能导致 PCR 反应失败。5′端序列对 PCR 影响不太大，因此常用来引进修饰位点或标记物。

(4)引物序列的 GC 含量一般为 40%～60%，过高或过低都不利于引发反应。上下游引物的 GC 含量不能相差太大。

(5)引物所对应模板位置序列的 T_m 值在 72℃左右可使复性条件最佳。

(6)对引物的修饰一般是在 5′端增加酶切位点，应根据下一步实验中要插入 PCR 产物的载体的相应序列而确定。

公司合成的引物通常为干粉，使用前应先离心，然后再打开管盖用去离子水溶解。通常配成的储存液浓度为 100μmol/L，–20℃保存，工作浓度一般为 10μmol/L，PCR 反应终浓度一般为 0.2～1μmol/L。

2. 模板准备 PCR 技术对模板 DNA 的数量和质量要求较低，血、尿、便、痰、体腔积液、漱口水等各种来源的样本经过适当处理均可用作模板 DNA。

3. 配制 PCR 反应液 为确保结果的可靠性，每次反应都应设有阳性对照、阴性对照或空白对照。阳性对照：以阳性模板作阳性对照。

阴性对照：以不含有被扩增核酸的样品作阴性对照。

空白对照(试剂对照)：以一管不加模板的试剂作空白对照。

(1)把准备好的模板、缓冲液、引物等依次加入 0.2ml 灭菌 EP 管中：10×PCR 缓冲液 5μl、dNTP 混合物 1μ、上游引物(10μmol/L)1μ、下游引物(10μmol/L)1μ、模板 DNA1μ、Taq DNA 聚合酶(5U/μl)0.5μ，加水至 50μl。

(2)用手指轻弹 EP 管底部，使溶液混匀。

(3)PCR 扩增反应：设置 PCR 反应程序如下。

1)预变性：94℃，3～5min。

2)进入循环扩增阶段(30 个循环)：94℃，30s；55℃，30s；72℃，1min/kb。

3)延伸阶段：72℃，4～10min。

(4)检测和保存：结束反应，PCR 产物放置于 4℃待电泳检测或−20℃长期保存。

(5)琼脂糖凝胶电泳检测：直接取 5～10μl PCR 产物进行电泳检测，用 DNA marker 来判断 DNA 片段的大小。

(五)结果分析及注意事项

1. 结果分析

(1)根据电泳结果有无目标条带出现以及目标条带的分子质量大小，判断阳性与阴性结果。

(2)根据条带的宽度和亮度，判断 PCR 产物扩增量。

(3)假阳性、假阴性、非特异性扩增及引物二聚体的分析。

1)假阳性：出现的 PCR 扩增条带与目的靶序列条带一致，有时其条带更整齐，亮度更高。假阳性的出现多是由污染引起的。

2)假阴性：电泳结果不出现扩增条带。可从以下几个方面分析原因：模板的制备、引物的质量与特异性、酶的质量与活性、PCR 反应条件、PCR 产物鉴定。

3)非特异性扩增产物：PCR 扩增后出现的条带与预测的大小不一致，或者同时出现特异性扩增带与非特异性扩增带，甚至出现片状带或弥散带。

4)引物二聚体：引物二聚体分子质量较小，一般小于 100 bp，条带较模糊，在电泳图中位置靠前。

2. 注意事项

(1)PCR 反应应该在没有 DNA 污染的干净环境中进行。最好设立一个专用的 PCR 实验室。实验室应进行分区，分别为试剂准备区、标本处理区、扩增区及产物分析区。

(2)PCR 结果若同时出现特异性和非特异性的扩增条带，有必要进一步优化 PCR 反应条件，如改变退火温度和延伸时间，调整 Mg^{2+}浓度等。

(3)PCR 反应中引物浓度、Taq DNA 聚合酶和 dNTP 的量不宜过多。

(4)所有试剂要避免核酸酶的污染。操作过程中均应戴手套。

(5)PCR 试剂配制应使用去离子水。

(六)思考题

(1)PCR 反应包括哪些步骤？

(2)影响退火温度的因素有哪些？

(3)目前检验科哪些项目需要用到 PCR 技术？请列举 3 例。

(孙艳丽)

第四节　荧光定量 PCR

荧光实时定量 PCR 技术目前被广泛应用于基因表达水平的定量分析，其已被应用于人类及动物疾病、食品安全以及科学研究的多个领域。

1. 临床疾病诊断　包括各型肝炎、艾滋病、禽流感、结核、性病等传染病诊断和疗效评价；地中海贫血、血友病、性别发育异常、智力低下综合症、胎儿畸形等优生优育检测；肿瘤标志物及瘤基因检测实现肿瘤病诊断；遗传基因检测实现遗传病诊断。

2. 动物疾病检测　如禽流感、新城疫、口蹄疫、猪瘟、沙门菌、大肠埃希菌、胸膜肺炎放线杆菌、寄生虫病等、炭疽芽孢杆菌等的检测。

3. 食品安全　如食源微生物、食品过敏源、转基因、乳品企业阪崎肠杆菌等的检测。

4. 科学研究　包括医学、农牧、生物相关分子生物学定量研究等领域。

(一)目的要求

(1)掌握荧光定量 PCR 扩增 DNA 的技术及原理。

(2)学会使用荧光实时定量 PCR 扩增仪。

(二)原理

实时荧光定量 PCR 技术是在 PCR 反应体系中加入荧光基团，利用荧光信号积累实时监测整个 PCR 进程，最后通过标准曲线对未知模板进行定量分析的方法。

实时荧光定量 PCR 常用的荧光探针是 TaqMan 探针。TaqMan 荧光探针是一种寡核苷酸探针，荧光基团连接在探针的 5′末端，而淬灭基团则在 3′末端。探针完整时，报告基团发射的荧光信号被淬灭基团吸收；PCR 扩增时，Taq 酶的 5′-3′外切酶活性将探针酶切降解，使报告荧光基团和淬灭荧光基团分离，从而荧光监测系统可接收到荧光信号，即每扩增一条 DNA 链，就有一个荧光分子形成，实现了荧光信号的累积与 PCR 产物的形成完全同步。PCR 扩增时在加入一对引物的同时加入一个特异性的荧光探针，探针完整时，报告基团发射的荧光信号被淬灭基团吸收；PCR 扩增时，Taq 酶的 5′-3′外切酶活性将探针酶切降解，使报告荧光基团和淬灭荧光基团分离，从而荧光监测系统可接收到荧光信号，即每扩增一条 DNA 链，就有一个荧光分子形成，实现了荧光信号的累积与 PCR 产物形成完全同步。常用的荧光基团是 FAM，TET，VIC，HEX。而新型 TaqMan-MGB 探针使该技术既可进行基因定量分析，又可分析基因突变(SNP)，有望成为基因诊断和个体化用药分析的首选技术平台。

(三)材料、试剂与仪器

(1)材料：EP 管、吸头。

(2) 试剂：第一链 cDNA 合成试剂盒、荧光定量试剂盒(SYBR Green)。

(3) 仪器：紫外分光光度计、荧光定量 PCR 仪、高速低温离心机、超低温冰箱、凝胶成像系统、移液器等。

(四) 步骤与方法

(1) RNA 提取。

(2) 逆转录实验(以大连宝生物第一链合成试剂盒为例)。

1) 向 0.2ml PCR 反应 EP 管内依次加入如下成分(以下操作在冰上完成)

a. 模板：总 RNA1～5μg。

b. 引物：随机引物 1μl 或特异性引物 15～20pmol。

c. dNTP mixture：1μl。

d. DEPC 水：补足体积到 10μl。

用手指轻弹 EP 管底部，使溶液混匀。在台式离心机中瞬时离心以集中溶液于管底。

2) 65℃保温 5min 后，冰上迅速冷却。

3) 然后加入下列试剂：5×反应缓冲液 4μ、RNase 抑制剂(40U/μl) 0.5μl、逆转录酶 1μl、DEPC 水补足体积到 20μl。

4) 于 42℃孵育 60min 进行反转录反应。

5) 95℃保温 5min，使酶失活，冰上放置。

(3) 荧光定量 PCR 反应(以大连宝生物 SYBR Premix Ex TaqⅡ为例)

1) 按下列组分配制 PCR 反应液(反应液配制请在冰上进行)：SYBR Premix Ex TaqⅡ(2×) 12.5 μl、上游引物 1μl、下游引物 1μl、DNA 模板 2μl、ddH_2O 8.5μl，共计 25μl。

2) 进行 Real Time PCR 反应

a. 设置反应程序(以 ABI 公司的仪器操作为例)：打开仪器，设置 PCR 反应条件及循环数：

预变性：95℃，10s
PCR 反应：95℃，5s
60℃，30s } 35~40 个循环。

b. 运行程序。

3) 结果分析：反应结束后确认 Real Time PCR 的扩增曲线和融解曲线，进行 PCR 定量时制作标准曲线等。

(五) 结果分析及注意事项

1. 结果分析 循环阈值(cycle threshold, *Ct*) 指每个反应管内的荧光信号到达设定阈值时所经历的循环数。

(1) 荧光阈值(threshold)的设定：PCR 反应的前 15 个循环的荧光信号作为荧光本底信号，荧光阈值的缺省(默认)设置是 3~15 个循环的荧光信号的标准偏差的 10 倍，即：threshold = $10 \times SD_{cycle\ 3\text{-}15}$。

(2) *Ct* 值与起始模板的关系：每个模板的 *Ct* 值与该模板的起始拷贝数的对数存在线性关系，公式如下：$Ct = -\lg X_0 / \lg(1+Ex) + \lg N / \lg(1+Ex)$

X_0 为初始模板量，*Ex* 为扩增效率，*N* 为荧光扩增信号达到阈值强度时扩增产物的量。

起始拷贝数越多，*Ct* 值越小。利用已知起始拷贝数的标准品可作出标准曲线，其中横坐标代表起始拷贝数的对数，纵坐标代 *Ct* 值。因此，只要获得未知样品的 *Ct* 值，即可从标准曲线上计算出该样品的起始拷贝数。

(3) 标准曲线的制作：绝对定量和相对定量的标准曲线在赋值时不同，绝对定量应赋予稀释浓度的绝对拷贝数。完成后，运行软件预设的标准程序，得到各稀释点的 *Ct* 值，点击标准曲线按钮，就可得到样品的标准曲线。

拷贝数的计算方法如下：待测样本浓度(ng/μl)=OD_{260}×50×稀释倍数；样本分子质量=碱基数×324；待测样本拷贝数(copies/μl)=待测样本浓度/样本分子质量×6×10^{14}。

2. 注意事项

(1) 要防止 RNase 的污染。

(2) 操作时，应使用不含荧光物质的一次性手套(经常更换)、一次性移液器吸头。

(3) 最好使用高质量的 PCR 管，低质量管的管间差可能较大，不要在管盖上进行标记，可以在试管架或离心管架上进行标记。

(4) 配制反应体系时，要注意移液器的使用方法，要准确吸取液体。

(5) 每次实验要设阳性与阴性对照，以免出现问题时找不到原因。

(6) 在样本很珍贵时，可以采用对样本进行稀释的方式进行定量，只要浓度不是太低，理论上是不会影响实验结果的。

(7) 仪器操作注意事项：仪器运行过程请勿打开盖子，仪器运行过程请勿进行任何设置操作，请勿将实验样本泄露在仪器的样本室，以免腐蚀仪器。热盖时要小心，勿用力旋转热盖。

(六) 思考题

(1) 荧光定量 PCR 中 Ct 的含义是什么？

(2) 荧光定量 PCR 结果如何分析？

(3) 目前检验科有哪些检测项目的检测方法是荧光定量 PCR？请列举 3 例。

(孙艳丽)

第五节　核酸分子杂交技术——Southern 印迹杂交

Southern 印迹杂交(Southern blot)是研究 DNA 图谱的基本技术，在遗传病诊断、DNA 图谱分析、PCR 产物分析及检测样品中的 DNA 及其含量分析、基因编码区的大小和位置分析等方面有重要价值，并可用于判断是否有点突变、扩增重排等基因突变。

Southern 印迹杂交

(一) 目的要求

(1) 掌握 Southern 印迹杂交的原理。

(2) 熟悉 Southern 印迹杂交的操作和注意事项。

(3) 了解 Southern 印迹杂交的应用。

(二) 原理

Southern 印迹杂交是进行基因组 DNA 特定序列定位的通用方法，其基本原理是：具有一定同源性的两条核酸单链在一定的条件下，可按碱基互补的原则特异性地杂交形成双链。Southern 印迹杂交技术包括两个主要过程：一是将待测定核酸分子通过一定的方法转移并结合到一定的固相支持物（硝酸纤维素膜或尼龙膜）上，即印迹（blotting）；二是固定于膜上的核酸与同位素标记的探针在一定的温度和离子强度下退火，即分子杂交过程。该技术是 1975 年英国爱丁堡大学的 E.M.Southern 首创的，Southern 印迹杂交故因此而得名。

（三）材料、试剂与仪器

⑴ 材料：硝酸纤维素膜或尼龙膜、吸头。

⑵ 试剂：以人乳头瘤病毒基因分型检测试剂盒（PCR-反向点杂交法）为例。

1）试剂盒分为Ⅰ与Ⅱ两部分，其中试剂盒Ⅰ为含 PCR 反应液的 PCR 反应管；试剂盒Ⅱ包括 POD、TMB、裂解液、30 % H_2O_2。

2）转移液（20×SSC）：在 800ml 水中加入 175.3g 氯化钠和 88.2g 枸橼酸钠，充分溶解，用 HCl 调节 pH 至 7.0，加水定容至 1L，高压灭菌后分装保存。

3）10% SDS（pH7.0）：用 180 ml 蒸馏水溶解 20g SDS，用 1mol/L HCl 调 pH 至 7.0，最后定容至 200ml。

4）1mol/L 枸橼酸钠（pH5.0）：用 700ml 蒸馏水溶解 294.1g 枸橼酸钠，用 1mol/L HCl 调 pH 至 5.0，最后定容至 1 000ml。

5）A 液（2×SSC，0.1% SDS）：取 25ml 20×SSC 与 10ml 10% SDS 混合，加蒸馏水定容至 1000ml。

6）B 液（0.5×SSC，0.1% SDS）：取 100ml 20×SSC 与 10ml 10% SDS 混合，加蒸馏水定容至 1 000ml。

7）C 液（0.1mol/L 枸橼酸钠）：取 100ml 1mol/L 枸橼酸钠，加蒸馏水定容至 1000ml。

8）显色液（现用现配）：C 液 19ml、TMB1ml、30% $H_2O_2$2μl。

⑶ 仪器：基因扩增仪、分子杂交箱。

（四）步骤与方法

⑴ HPV DNA 的提取

1）充分洗脱宫颈刷，并在管壁上沥干。取 1ml 洗脱液转移到 1.5ml 离心管中，1300r/min 离心 10min，弃去上清液，保留管底的细胞沉淀。

2）加入 50μl 裂解液悬浮沉淀，沸水浴加热 10min，1300r/min 离心 10min，保留上清液待用。

⑵ PCR 扩增：从试剂盒中取出 PCR 反应管，在管盖上做好标记，低速离心数秒，分别加入已提取的待测样品 DNA 5μl，反应总体系为 25μl，低俗离心数秒，每次实验要设置一阴性对照和一阳性对照。

PCR 按以下条件进行扩增：

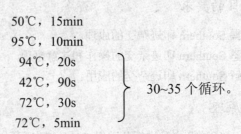

50℃，15min
95℃，10min
94℃，20s
42℃，90s
72℃，30s
72℃，5min
（94℃、42℃、72℃ 三步：30~35 个循环。）

(3)杂交

1)取 15 ml 塑料离心管，放入标有样本编号的膜条(应在膜条编号处用中性笔标记)，加入 A 液 5～6 ml 及所有的 PCR 产物，将盖拧紧，将离心管放入沸水浴中加热 10 min(确保 A 液液面完全位于沸水浴液面之下)，取出，拧紧管盖，放入杂交箱 51℃杂交至少 1.5 h。

2)取 50ml 塑料离心管，加入 50ml B 液，于杂交箱或水浴箱中预热至 51℃。阴、阳性质控品同步处理。

(4)洗膜：取出膜条，移至装有预热 B 液的 50 ml 离心管中，于 51℃轻摇洗涤 5 min。

(5)显色：按 A 液∶POD=2000∶1 配制孵育液(2 张膜需 4μl POD，配制成 8ml 孵育液，4 张膜可用 6μl POD，配制成 12ml 孵育液)，室温轻摇孵育 30min，弃去孵育液，用 A 液室温轻摇洗数次，每次 5min，用 C 液室温洗膜 1～2min，同时配制显色液，将膜条浸泡于显色液中避光显色至少 30min，转移至去离子水中浸泡即可观察结果。

(五)结果分析及注意事项

1. 结果分析　当满足下列所有条件时表明实验结果有效。

(1)实验的每张膜条在 PC 位点必须出现蓝色显色信号；

(2)阴性质控品除 PC 位点出现显色信号外，其余位点均不出现显色信号；

(3)阳性质控品除 PC 位点出现显色信号外，必须在相应的 HPV 基因型位点出现显色信号。

在确定实验结果有效后，依据斑点显现的有无判读结果，依据蓝色斑点显现的位置即可判定 HPV 基因型。

2. 注意事项

(1)在使用 PCR 反应管之前先离心，以保证 PCR 反应体系的体积及防止潜在的污染。

(2)杂交全过程禁止用手接触膜条。

(3)显色液需现用现配，配制时应按顺序加入 C 液、TMB 和 H_2O_2 溶液。显色过程应避光，可放入暗盒中操作，显色时间不能低于 30 min。

(4)样本处理必须做好安全防护措施，防止感染。

(5)室温低于−20 ℃时，A、B 液中可能会有结晶析出，使用前应先温浴使之溶解。

(六)思考题

(1)什么是 Southern 印迹？

(2)当前检验科 HPV 检测最常用的方法是什么？

(孙艳丽)

第六节　HLA 基因分型

HLA 基因位于第 6 号染色体短臂 6p21.3 区，是已知人体内最复杂的遗传多态性系统，至少包括 239 个基因座，全长约 4Mb。HLA 是机体内特异性免疫识别和免疫应答的主要成分，已广泛应用于组织配型、器官移植、疾病相关性研究、人类学和法医学等领域。HLA 基因分型过去主要采用血清学和细胞学方法，随着 PCR 技术、基因芯片技术等分子生物学技术的发展，大部分实验室已建立了从 DNA 水平上进行分型的 HLA 基因分型技术。

HLA 基因分型的分辨率可根据不同实验要求达到不同数量级，通常肾移植、肝移植只需要中分辨率分型，即达到等位基因后 2 位，而骨髓移植配型则需要高分辨率分型，即等位基因后 4 位。高分辨分型和中分辨分型实验原理基本上一致，不同之处在于高分辨分型的引物设计更加严格，并且通常是在中分辨分型的基础上进一步实验。

(一)目的要求

(1) 掌握 HLA(human leukocyte antigen，人白细胞抗原)基因分型基本原理。

(2) 熟悉 HLA 基因分型的应用范围。

(3) 了解 HLA 基因分型的实验流程。

(二)原理

聚合酶链反应-单链构象多态性(polymerase chain reaction-single strand conformation polymorphism，PCR-SSCP)技术是目前应用较广泛的 HLA 分型技术，其分辨率高、特异性强、扩增后处理过程简单快捷，其原理是依据人类 HLA 基因不同亚型之间的碱基序列差异，设计出一系列的序列特异性引物。PCR 扩增之后只需要用琼脂糖凝胶电泳得到的产物及产物片段大小来判断结果。由于 Taq DNA 聚合酶没有 3’-5’核酸内切酶活性，引物的 3’端最后一个碱基是否与模板配对决定着能否扩增出产物，如果将引物的 3’端最后一个碱基设计在各特异性产物之间正好有差异的那个碱基序列上，则只要根据特异产物是否存在即可直接对 HLA 基因进行分型。该技术的关键在于特异引物的设计和 PCR 体系的配制，通常可以通过提高退火温度或者加入内源性阳性对照等措施确保产物和反应体系的特异性。下面以 PCR-SSCP 技术分型 DQB1 基因为例，介绍 HLA 分型方法。

(三)材料、试剂与仪器

(1) 材料：EP 管、吸头。

(2) 试剂

1) DNA 抽提试剂

a. 10×RBC 裂解液：用 NH_4Cl 82.9g、$KHCO_3$ 10g 以及 EDTA 0.37g，加双蒸水至 1000ml，高压灭菌后 4℃保存。

b. 1×细胞核裂解液：2mol/L Tris-HCl(pH8.2) 0.5ml，4mol/L NaCl10ml、2mmol/L EDTA0.4 ml 加双蒸水至 1000ml，高压灭菌后 4℃保存。

c. 20mg/ml 蛋白酶 K：用 5mmol/L EDTA，10mmol/L Tris 缓冲液(pH7.8)稀释，-20℃保存。

2) PCR 试剂:灭菌超纯水、20×dNTP、10×PCR 缓冲液、Taq DNA 聚合酶、DNA 样本、HLA-SSP 分型试剂盒。

3) 凝胶电泳试剂

a. 5×TBE：取 Tris 54g，硼酸 27.5g，0.5mol/L EDTA(pH8.0) 20ml，加双蒸水至 1000ml，室温保存。

b. 6×上样缓冲液：取溴酚蓝 50mg，蔗糖 8g，二甲苯氰 FF 50mg，加双蒸水至 20ml，4℃保存。

c. 100～1000bp DNA marker。

(3) 仪器：微量加样器、高速台式离心机、紫外分光光度计、溶液混合器、PCR 扩增仪、涡旋混匀器。

(四)步骤与方法

(1)基因组 DNA 的准备方法和流程请见人体外周血细胞基因组 DNA 的分离与纯化。

(2)PCR 扩增:取基因组 DNA50～100ng 补双蒸水至 2μl,反应体系如下:灭菌超纯水 37.5μl、10×PCR 缓冲液 5.0μl、20×dNTP 2.5μl、试剂盒提供的引物各 1.0μl、Taq DNA 聚合酶 1U、DNA 样品 2.0μl。在 PCR 仪上 98℃变性 5 min，95℃，30s；57℃，1min；72℃，1min，35 个循环，最后 72℃孵育 10min。

(3)PCR 产物电泳检测:用 1×TBE 和琼脂糖粉配制 2%琼脂糖凝胶，加入染色剂 Goldview。取 5μl 与 1μl 的上样缓冲液混匀，点于琼脂糖凝胶孔内，恒压 120V 电泳约 10min，在紫外灯下观察鉴定结果。

(五)结果分析及注意事项

1. 结果分析

(1)凝胶内的阴性对照孔应该没有条带出现，否则应考虑 PCR 反应体系被污染的可能。

(2)根据 DNA 样品孔内是否出现目的条带，判断 HLA-DQB1 型别。

2. 注意事项

(1)DNA 样品的上样浓度/纯度需要严格控制，否则应考虑 PCR 反应体系被污染的可能。

(2)电泳缓冲液可重复使用 2～3 次。

(六)思考题

(1)HLA 基因分型的临床意义有哪些?

(2)PCR-SSCP 的原理是什么?

(孙艳丽)

第七节 基因芯片技术

生物芯片(biochip)具有自动化程度高、体积微小、并行高通量等特点，模仿计算机芯片，采用光导原位合成或微量点样等方法，将大量生物样品有序地固定于支持物的表面，检测时芯片表面样品与已标记的待测生物样品中的靶分子进行特异性反应，然后对杂交信号的强度进行检测，进而对样品中的靶分子进行定性或定量的分析。按照不同的分类标准，生物芯片可以有多种不同的分类方式。根据芯片上固定的生物样品的性质，可分为 DNA 芯片、蛋白质芯片、细胞芯片、组织芯片等。其中，DNA 芯片是发明最早，使用最广泛，技术最成熟的芯片类型。

(一)目的要求

(1)掌握生物芯片技术的原理和分类。

(2)熟悉基因芯片法进行人乳头瘤病毒分型检测的原理、流程和结果分析。

(3)了解生物芯片技术在临床诊断方面的应用。

(二)原理

DNA 芯片表面固定的是寡核苷酸片段，可与待测样品中的靶核酸分子根据碱基互补配对的原则进行杂交反应。临床上常用的 DNA 芯片有单核苷酸多态性(single nucleotide polymorphism，SNP)芯片、表达谱芯片、DNA 甲基化芯片、微小 RNA(MicroRNA，miRNA)芯片等。

本节将以人乳头瘤病毒分型检测试剂盒(基因芯片法)为例，介绍如何使用基因芯片对临床病原体进行高效快速地检测和分型。该芯片含有 26 种 HPV 型特异性探针，通过对样品中的 DNA 进行 PCR 扩增、杂交和显色，最后通过图像扫描和结果分析来一次性检测 26 种 HPV 亚型。

基因芯片法进行 HPV 分型操作简便，迅速，特异性和敏感性高，非常适合临床使用。结合细胞学检测能够对患者宫颈病变风险进行更加准确的判断和分析。

(三) 材料、试剂与仪器

人乳头瘤病毒分型检测试剂盒(基因芯片法)，15 cm 棉拭子，宫颈刷，eppendorf 管，生理盐水，HPV 分型基因芯片检测阅读系统(HPV-GenoCam-9600)，高速离心机，温箱，移液器，涡旋振荡器等。

(四) 步骤与方法

1. 标本采集和保存 对可疑生殖道 HPV 感染者，采样前拭去宫颈口或尿道口过多的分泌物。将棉拭子(或宫颈刷)于子宫颈外口或尿道口处，轻压并依顺时针方向旋转 3～4 周，取得脱落细胞。对尖锐湿疣患者，将棉拭子(或宫颈刷)于疣体表面反复擦拭以取得脱落细胞。将采样棉拭子(或宫颈刷)浸入盛有 1ml 无菌生理盐水的样本管中，充分漂洗。将棉拭子(或宫颈刷)贴壁挤干后丢弃，立即送检。

2. 样品处理

(1) 样品于 13 000 r/min 离心 5min，弃去上清，加入 50μl DNA 提取液震荡混匀。同时取阳性和阴性对照各 5μl 做相同的处理。接下来的步骤对照品与标本均同时进行相同处理。

(2) 混匀后于 100℃加热 10min，13 000r/min 离心 10 min，留取上清备用。

3. PCR 扩增 PCR 反应混合液的配制：2μl 提取样品液(或对照)，27.6μl HPV PCR 反应液，0.4μl Taq。混匀并短暂离心。将待检测反应管小心置于 PCR 扩增仪中，进行 PCR 反应。PCR 扩增参数设置参照表 12-1。

表12-1 PCR扩增参数设置

步骤	循环数	温度/℃	时间
1	1	50	2min
2	1	95	10min
3	40	95	30s
		52	45s
		65	30s
4	1	65	5min

4. 杂交和显色

(1) 杂交

1) 杂交中和液、洗液 B 提前于 55℃预热。

2) 准备湿盒：用适当大小(不小于 20 cm×15 cm×10 cm)的带盖塑料盒，内置吸水纸，加水浸湿，以无流动水为宜，55℃预热。在基因芯片的温育操作中必须用湿盒保湿，切忌湿盒干燥。

3）小心转移基因芯片至96孔板内，按正位摆放在芯片孔内。（正位指芯片水平放置、黑色定位点面朝上，定位点正对孔内左下角。芯片孔指已定位芯片的孔位）。

4）预杂交：向各芯片孔中加入100μl洗液B，55℃温育15 min；吸干孔内液体。

5）变性：向PCR产物中加入30μl变性液，轻微摇动混匀，静置10min。

6）中和与杂交：向各芯片孔中分别加入100μl杂交中和液和变性的PCR产物（约60μl），轻微摇动混匀。55℃温育30min，吸干孔内液体。

7）向各芯片孔中加入150μl洗液B，轻微摇动漂洗3min，吸干孔内液体；重复清洗2次。

（2）显色

1）将芯片降温至37℃，同时37℃预热洗液A、显色液B。

2）配制酶标工作液：1μl酶标原液和 100μl洗液A混匀。

3）向芯片孔中加入100μl酶标工作液，37℃温浴30min，吸干孔内液体。

4）清洗：加入150μl洗液A，轻微摇动漂洗3min，吸干孔内液体；重复1次。加入150μl洗液C，轻微摇动漂洗3min，吸干孔内液体。

5）分别加入50μl显色液A和50μl显色液B，轻微摇动混匀，室温显色5min。吸干孔内液体，加入150μl洗液C，静置约1min，吸干孔内液体。45℃风干。

5. 图像扫描和结果分析　使用基因芯片阅读仪进行芯片的扫描和检测，通过HPV分型基因芯片软件进行自动分析和报告。

（五）结果分析及注意事项

1. 结果分析

（1）可能结果示意图如图12-1。基因芯片型别分布对照图如图12-2所示。可检测的HPV型包括：①高危型：HPV16，18，31，33，35，39，45，51，52，53，56，58，59，66，67，68，73。②低危型：HPV6，11，40，42，43，44，54，55，57。对应位置出现显色意味着该型别HPV DNA呈阳性反应。基因芯片点阵说明如表12-2。

（2）HPV分型基因芯片检测阅读系统可自动检测并分析和报告结果。

2. 注意事项

（1）标本采集应在非月经期进行，被采集对48h内不应有性行为，48h内不应进行阴道冲洗或使用避孕药膏等阴道内用药物。

（2）采集的标本应尽快送检，建议标本4℃保存不超过24h，−20℃保存不超过6个月，需要长期保存的标本应置于−70℃保存，避免多次冻融。在低温条件下（加生物冰或干冰等）运输标本，运输过程中应避免剧烈冲击、震动，运输时间不宜超48h。

（3）建议提取后的样本立即用于PCR检测，否则4℃保存；当天不检测的样品，−20℃保存。需要长期保存应置于−70℃，避免反复冻融。

（4）清洗时应使芯片孔内温度不低于20℃，否则影响清洗效果。

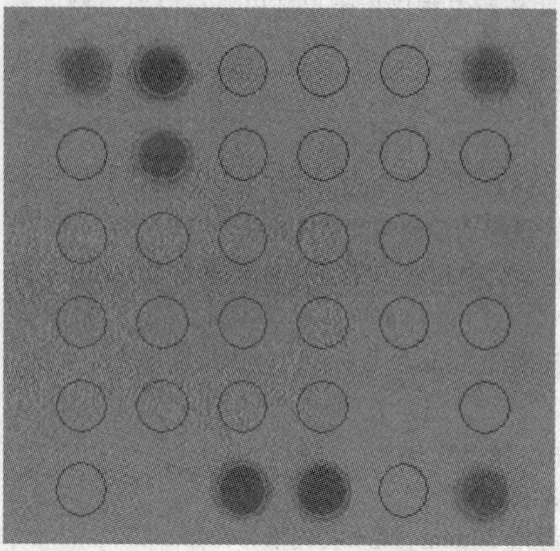

图 12-1 HPV 分型基因芯片的可能结果

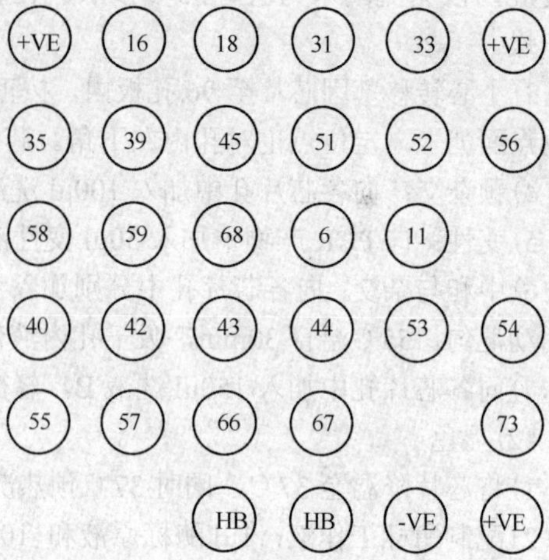

图 12-2 HPV 分型基因芯片型别分布对照图

表12-2 基因芯片点阵说明

符号	名称	数量/个	功能
+VE	阳性定位点	3	质控点，杂交显色后显色
−VE	阴性定位点	1	质控点，杂交显色后不显色
HB	内对照点	2	质控点，对人 DNA 检测显色
16、18 等	26 种 HPV 型检测点	26	对 26 种 HPV 型 DNA 检测显色

(5) 本试剂盒可以快速检测妇女宫颈细胞样本中 26 种 HPV 病毒 DNA 的存在及其型别。高危型 HPV 病毒持续性感染是导致子宫颈癌发生的必要因素，HPV 分型检测是宫颈癌病变及宫颈癌筛查的重要手段。低危型 HPV 感染能引起宫颈上皮低度病变和良性湿疣。

(6) 质控品异常分析及处理：①3 个阳性定位点中一个或多个缺失或者不显色，检测结果无效，应重新检测。②临床标本的检测结果中，定位点正常而 HB 点和所有 HPV 检测点均为阴性，表明样本中可能含有 PCR 抑制成分，应将原 DNA 样品适当稀释后再检测。③阴性对照或阳性对照结果不符合质控要求，应检查操作或试剂是否正常。

(六) 案例

患者女性，38 岁，常规妇科检查显示为宫颈轻度炎症，性生活后经常出血，一直定期检测观察，未采取任何前期干预治疗。2 年后检查宫颈为高度鳞状上皮内病变(high-grade squamous intraepithelial lesion，HSIL)，采用宫颈锥切术(LEEP 刀)治疗，锥切后半年均显示正常。2013 年 7 月体检中再次发现宫颈轻度慢性炎症，HPV31 阳性，HC-2 阳性。经过 4 个月的密集治疗，2013 年 12 月 HC-2 检测结果为阴性。

(七) 思考题

(1) HPV 分型的重要性是什么？

(2) 基因芯片有哪些优点？

（李　倩）

第八节　核酸测序技术

核酸序列分析技术简称核酸测序技术，用来测定核酸链上碱基的排列顺序，并以此为基础研究核酸序列的结构、功能、变异等情况，并进一步研究和改造目的基因。DNA 测序的优点在于它具有准确性和完整性，从 DNA 序列水平上揭示基因结构、功能和变异情况，揭示疾病的发生和发展。

（一）目的要求

(1) 掌握测序技术的原理和分类。

(2) 熟悉 DNA 测序法进行乙肝病毒 P 区变异的原理、流程和结果分析。

(3) 了解 DNA 测序技术在临床个体化治疗和耐药基因检测方面的应用。

（二）原理

DNA 测序技术于 20 世纪 70 年代建立以来，经过了第一代测序技术，第二代测序技术，并发展为现在的第三代测序技术。第一代测序技术指的是以双脱氧核苷酸末端终止测序法（Sanger 法）为基石的一系列测序技术。目前仍然在使用的是以 Sanger 法为基础，采用荧光标记取代放射性标记，并结合自动化电泳及数据收集和处理分析的全自动 DNA 测序仪。应用最广泛的是 ABI（美国应用生物系统公司）的全自动 DNA 测序仪。

本节将以乙型肝炎病毒耐药及分型基因检测项目为例，介绍如何使用 DNA 测序法对耐药性基因进行检测。采用测序技术可一次检测乙型肝炎病毒（HBV）6 种核苷（酸）类抗病毒药物相关的 11 个耐药位点的变异信息，并区分 A～H 8 种 HBV 基因型别，为科学用药提供参考依据，有助于制定个体化的抗病毒治疗方案。

（三）材料、试剂与仪器

常规采血管或含有促凝剂分离胶采血管，采血针，螺口冻存管，封口膜，高速离心机，温箱，移液器，涡旋振荡器等。

（四）步骤与方法

1. 标本采集　可采集乙肝患者血清或血浆 1ml 以上，并且要求样品 HBV DNA=1000U/ml。

(1) 血清

1) 采集患者静脉血 3～4ml 于常规采血管或含有促凝剂分离胶采血管中，注意避免溶血。如使用含有促凝剂分离胶采血管，采血后需立即轻轻颠倒混匀 5～8 次。

2) 将所采集全血于室温下静置 3～5min 后，4000 r/min 离心 15min。

3) 准备无菌、干燥、洁净螺口冻存管，用记号笔在管壁上填写患者姓名等信息，字迹清晰，不易涂擦。

4) 用移液器吸取上清（即血清）1ml 以上，转入螺口冻存管中，切勿吸入红细胞。拧紧管盖，检查无漏液后，用封口膜封好，核对患者信息。

(2) 血浆

1) 采集患者静脉血 3～4ml 于 EDTA 抗凝剂采血管中，注意避免溶血，立即轻轻颠倒混匀 5～8 次。

2) 将所采集全血于室温下静置 3～5min 后，4000r/min 离心 15min。

3) 准备无菌、干燥、洁净螺口冻存管，用记号笔在管壁上填写患者姓名等信息，字迹清晰，不易涂擦。

4)用移液器吸取上清(即血浆)1ml 以上，转入螺口冻存管中，切勿吸入红细胞。拧紧管盖，检查无漏液后，用封口膜封好，核对患者信息。

2. 标本保存 准备好的血清或血浆于 2～8℃保存，不可超过 48h；于–20℃保存，不可超过 3 个月。

3. 标本寄送 样品应随测序申请单，样品列表等使用冰袋和泡沫箱进行包装，包装前应核对样品管信息，是否漏液，是否密封，有无破损、渗漏。冰袋低温运输应在 4 h 内进行检测。

(五)结果分析及注意事项

1. 结果分析

(1)对样品进行耐药位点的 PCR 和产物测序分析，分析包括的药物及耐药位点如下。

1)拉米夫定(LAM)：rtL80I、rtL80V、rtV173L、rtL180M、rtM204V、rtM204I。

2)阿德福韦酯(ADV)：rtA181T、rtA181V、rtN236T。

3)恩曲他滨(FTC)：rtV173L、rtL180M、rtM204V、rtM204I。

4)替诺福韦酯(TDF)：rtA194T。

5)恩替卡韦(ETV)：rtI169T、rtL180M、rtM204V、rtS202I、rtS202G、rtT184G、rtT184S、rtT184A、rtT184I、rtT184L、rtT184F、rtM250V、rtM250I、rtM25。

6)替比夫定(LdT)：rtM204I。

结果以阳性(+)或阴性(–)表示。

(2)还将对样品进行 HBV 基因分型，包括 A～H 8 种基因性别。

2. 注意事项

(1)所有样品均不可使用肝素抗凝采血管。

(2)用于分离血浆/血清的全血切勿冷冻保存，转运时勿使用干冰，以防冻融产生溶血。

(3)禁止将样品在常温下长期放置，样品反复冻融不超过 3 次。

(4)所有样品在包装前，均应仔细检查其是否漏液，并用封口膜密封。单个样品需独立包装和标记，再将同批次样品放入大号封口袋中，以避免交叉污染，便于明确区分。

(5)常见耐药相关变异：①LAM：rtM204I/V±rtL180M 变异，其中 rtM204V 多与 rtL180M 变异联合出现，rtM204I 变异可单独出现；②ADV：rtN236T 与 rtA181V/T 变异，2 个位点变异可单独或联合出现；③ETV：rtM204V+rtL180M 变异基础上，再联合 rtT184、rtS202 或 rtM250 3 个位点中至少 1 个位点的氨基酸替代变异；④FTC：rtM204I/v±rtL180M±V173L；⑤TDF：rtA194T；⑥LdT：rtM204I。

(六)思考题

(1)为什么 HBV 极易产生耐药性？

(2)测序法检测耐药位点有什么优点？

(李 倩)

第九节 质谱技术

质谱技术可以通过测量离子的质荷比(m/z)进而进行各种化学物质的性质分析。质谱在临床上具有广泛的应用。应用质谱技术可以对寡聚核苷酸序列进行测序，还可以分析 DNA 的特征谱图；在蛋白质分析中，质谱技术可以用于蛋白质的序列分析，蛋白质的修饰和结构分析等；质谱技术还可以用于研究多糖结构。应用质谱技术，可以快速准确地进行代谢组学的研究，从而进行疾病的诊断和分析。

新生儿遗传代谢病是由于遗传物质的变化而导致的一系列带些相关疾病，发病急，症状严重。及时进行筛选和干预控制是治疗的关键。使用串联质谱技术对新生儿体内代谢产物进行鉴定和分析，进而判断遗传代谢病的有无是目前筛选新生儿遗传代谢病的有利途径，也为后续治疗提供了基础。

(一)目的要求

(1)掌握质谱技术的原理和分类。

(2)熟悉质谱法进行新生儿遗传代谢病检测的原理、流程和结果分析。

(3)了解质谱技术在临床检测方面的应用。

(二)原理

新生儿筛查的一项主要核心技术是高通量液质联用串联质谱技术(LC-MS/MS)。LC-MS/MS 技术是将液相色谱与两个质谱仪相连接，在样品通过液相色谱进行分离之后，先进入一级质谱进行测定，在经过破碎后进入二级质谱，最终将得到样品中待测化合物的详细信息。

本节将以新生儿遗传代谢病质谱检测项目为例，介绍如何使用质谱技术进行新生儿代谢遗传病筛查。采用 LC-MS/MS 技术可一次检测 48 种遗传代谢疾病对应代谢物指标，假阳性率低，速度快，花费低，有助于进一步降低出生缺陷。同时还可为阳型患儿提供基因检测来辅助确诊。

(三)材料、试剂与仪器

常规采血管或含有促凝剂分离胶采血管、采血针、螺口冻存管、封口膜、高速离心机、温箱、移液器、涡旋振荡器等。

(四)步骤与方法

(1)采血时间：出生 72h 后，7d 之内，并充分哺乳。对于其他各种原因没有采血最迟不宜超过生后 20d。

(2)采集过程

1)采血人员清洗双手并佩戴手套，按摩或热敷新生儿足跟，并用 75%乙醇消毒皮肤。

2)使用一次性采血针刺足跟内或外侧，针刺深度小于 2mm，不要挤压，使血自然流出，用干棉球拭去第一滴血。

3)将滤纸片接触血滴，使自然渗透至滤纸背面，不可使足跟皮肤接触滤纸，至少采集 3 个血斑。用消毒棉轻压取血部位止血。将滤纸片做好标记，放置于清洁空气中、避免阳光直射、自然晾干呈深褐色。

4)将检查合格的滤纸干血片置于塑料袋内保存在 4℃冰箱中，并在规定时间内送至检测实验室，血片应当在采集后及时递送，最迟不宜超过 5 个工作日。

（五）结果分析及注意事项

1. 结果分析 对样品进行代谢产物的质谱检测分析多种氨基酸类、肉碱类及脂肪酸类代谢产物，用于以下 48 种遗传代谢疾病的检测。

（1）氨基酸代谢缺陷病（21 种）：枫糖尿症；苯丙酮尿症；酪氨酸血症Ⅰ型；酪氨酸血症Ⅱ型；酪氨酸血症Ⅲ型；瓜氨酸血症Ⅰ型；瓜氨酸血症Ⅱ型；精氨酸血症；四氢生物蝶呤缺乏症；高苯丙氨酸血症；鸟氨酸氨甲酰基转移酶缺乏症；氨甲酰磷酸合成酶缺乏症；N-乙酰谷氨酸合成酶缺乏症；同型半胱氨酸血症；高甲硫氨酸血症；高鸟氨酸血症-高氨血症-高瓜氨酸血症综合征；精氨琥珀酸血症；高鸟氨酸血症；非酮性高甘氨酸血症；组氨酸血症；高缬氨酸血症。

（2）有机酸代谢缺陷病（12 种）：3-甲基巴豆酰辅酶 A 羧化酶缺乏症；2-甲基丁酰基辅酶 A 脱氢酶缺乏症；丙酸血症；异戊酸血症；3-甲基戊烯二酸血症；2-甲基-3-羟丁酰辅酶 A 脱氢酶缺乏症；甲基丙二酸血症；戊二酸血症Ⅰ型；异丁酰基辅酶 A 脱氢酶缺乏症；多发性羧化酶缺乏症；β-酮硫酶缺乏症；3-羟-3-甲基戊二酰辅酶 A 裂解酶缺乏症。

（3）脂肪酸氧化缺陷病（15 种）：肉毒碱棕榈酰基转移酶缺乏症Ⅰ型；肉毒碱棕榈酰基转移酶缺乏症Ⅱ型；短链酰基辅酶 A 脱氢酶缺乏症；中链酰基辅酶 A 脱氢酶缺乏症；长链-3-羟酰基辅酶 A 脱氢酶缺乏症；丙二酰基辅酶 A 脱羧酶缺乏症；肉碱转运缺乏症；乙基丙二酸脑病变；肉碱/酰基肉碱移位酶缺陷；中/短链羟酰基辅酶 A 脱氢酶缺乏症；极长链酰基辅酶 A 脱氢酶缺乏症；三功能蛋白缺陷病；戊二酸血症Ⅱ型；中链-3-酮酰基辅酶 A 硫解酶缺乏症；2，4-二烯酰辅酶 A 还原酶缺乏症。

2. 注意事项

（1）血片采集是最重要的环节，其质量直接影响实验室检测结果，因此必须按规范要求完成。采血机构需是取得《医疗机构执业许可证》并设有产科或儿科的医疗保健机构。采血人员需具有中专以上学历，从事临床工作 2 年以上。并接受过新生儿疾病检测相关知识和技能的培训。

（2）合格的滤纸干血片应为血斑直径大于 8mm，血滴自然渗透，滤纸正反面血斑一致，无污染。采血时将滤纸翻面检查血液是否渗透到背面，若有不饱和的现象渗透血点时，应由滤纸正面补足血点，使圆圈内正反都达到饱和。由滤纸正面补足血点，使圆圈内正反都达到饱和。

（3）切勿从滤纸两面重复或从背面渗透血点，否则会造成血液浓度不一；如采血不良造成凝血，切勿将血块涂在血片上，否则将影响检验的正确性。

（4）检测完成后的样本需长期保存备案，应装于密封袋中，–20℃保存，袋内含有干燥剂和湿度计，当必要时及时更换干燥剂或者对干燥剂进行除水。

（六）思考题

（1）质谱技术的原理和分类？

（2）新生儿遗传代谢病的主要检测方法？

（李　倩）

第十节　蛋白质印迹技术

免疫印迹（immunoblotting）又称蛋白质印迹（Western blotting），是生物医药领域最常用的蛋白质检测方法之一，操作简便，具有较高的灵敏度和特异性。免疫印迹常用于蛋白质的定性和半定量分析，可以同时对多个样品进行多种蛋白质的检测，在生命科学和临床检测、研究方面具有广泛的用途。

自身免疫性疾病患者体内可出现一种或多种抗 ENA 抗体，包括抗 Sm、抗 U1-RNP、抗 SSA、抗 SSB、抗 Scl-70、抗 Jo-1、抗 rRNP、抗 DE、抗 DM-53 和抗 RA-54 等。不同的抗 ENA 抗体存在于不同的自身免疫疾病患者体内，且相关性不同，特异性、灵敏性较高，对于临床诊断具有很高的指导意义。

(一)目的要求

(1)掌握免疫印迹技术的原理和操作流程。

(2)熟悉免疫印迹法进行可提取性核抗原(ENA)自身抗体谱检测的原理、流程和结果分析。

(3)了解免疫印迹技术在临床诊断方面的应用。

(二)原理

免疫印迹方法检测蛋白质的主要原理是：首先对制备好的蛋白质样品进行电泳分离，然后将电泳凝胶上的蛋白质转移至固相膜上，然后利用抗原-抗体的特异性结合反应，是目标蛋白进行显色，从而分析其存在和含量程度。免疫印迹的基本步骤包括：样品制备，蛋白电泳，转膜，抗体杂交和显色。

本节将以 ENA 自身抗体谱检测试剂盒(免疫印迹法)为例，介绍如何使用免疫印迹法对抗 ENA 抗体进行快速特异性的检测。该试剂盒检测的抗体谱包括抗 Sm、抗 U1-RNP、抗 SSA、抗 SSB、抗 Scl-70、抗 Jo-1、抗 rRNP、抗 DE、抗 DM-53 和抗 RA-54。已将多种 ENA 经凝胶电泳分离后，转印于硝酸纤维素膜上，操作时加入待测血清，进行显色后即可根据条带数量和分子量检测 ENA 抗体。

(三)材料、试剂与仪器

ENA 自身抗体谱检测试剂盒(免疫印迹法)，常规采血管或含有促凝剂分离胶采血管、采血针、eppendorf 管、蒸馏水、高速离心机、温箱、移液器等。

(四)步骤与方法

1. 标本采集和保存　采集患者静脉血于常规采血管或含有促凝剂分离胶采血管中，避免溶血。如使用含有促凝剂分离胶采血管，采血后需立即轻轻颠倒混匀 5～8 次。将所采集全血于室温下静置 3～5min 后，4000 r/min 离心 15 min，立即送检。

2. 准备

(1)所有使用试剂需提前恢复至室温，并在室温下进行操作。

(2)按所需量(大约每人 10ml)将浓缩洗涤液稀释为洗涤液，稀释比例为 1 份浓缩洗涤液加入 9 份蒸馏水。

3. 杂交

(1)取出反应槽，每槽内加入 0.5ml 洗涤液，再加入 10μl 待测血清并充分混匀，37℃孵育 30min 并缓慢摇动。

(2)弃去槽内液体，在吸水纸上轻拍去除多余液体，再用洗涤液清洗 4 次，每槽每次 1ml，洗涤 1min。

(3) 每槽加入洗涤液 0.5ml，酶结合物 20μl，充分混匀，37℃孵育 30min 并缓慢摇动。

(4) 按照 (2) 所示再次洗涤。

4. 显色

(1) 每槽加入显色液 A 0.5ml，显色液 B 0.5ml，混匀后反应 10min。

(2) 每槽加入终止液 0.5ml 终止反应，1min 后弃去液体，用自来水轻轻洗涤数次，取出膜条并用吸水纸轻轻吸干水分。

5. 结果分析 对照 ENA 自身抗体谱标准带进行结果判读。

(五) 结果分析及注意事项

1. 结果分析 将膜条与抗体谱区带进行比对。零位线下方 2mm 处为质控带，正常情况下为阳性，若无则反应无效。相关区带与疾病的对照参照表 12-3。

表12-3 ENA抗体谱结果判断

显色区带	检测抗体	相关疾病及阳性率
60 kD	抗 SSA，任意一条即可	SS (65%)
52 kD	抗 SSB，同时出现	SLE (35%)
47 kD		SS (40%)
45 kD	抗 Jo-1	PM/DM (25%)
55 kD		
38 kD	抗 rRNP，38 kD 出现，其余两条或很浅	SLE (10%)
16.5 kD	抗 Sm，同时出现	SLE (30%)
15 kD		
29 kD		
28 kD	抗 U1-RNP，70 kD 或 32 kD 应任意出现一条	MCTD (95%)
13.5 kD		
70 kD		
32 kD	抗 Scl-70，86 kD 和 67 kD 同时出现，之间可见 2～3 条较弱区带	SLE (32%)
29 kD		其他自身免疫疾病
28 kD		PSS (43%～70%)
22 kD		
86～67 kD		
28.5～11.5 kD	抗 DE，28.5 kD，18.5 kD，11.5 kD 同时出现，之间可出现 20 kD，18 kD，13.4 kD 区带	MCTD (19%)
53 kD	抗 DM-53	DM (20%)
54 kD	抗 RA-54	RA (14%)

注：此表来自万孚生物技术股份有限公司资料，后 3 种抗体仅供参考。

抗 Scl-70 常出现 4 条区带；抗 SSB 常出现 2 条，且与 SSA 同时出现；抗 Sm 常出现 2～3 条；抗 DE 常出现 5～6 条。定位时相差 1 mm 属允许范围。

2. 注意事项

(1) 标本可在 4℃储存，若超过 3d 应加入 0.1%硫柳汞防腐并于–20℃保存，测试前需恢复至室温。避免反复冻融，溶血、黄疸、高血脂标本不干扰测定。

(2)不同标本显色强度不同，应仔细观察。

(3)阳性结果应进一步结合患者病史并以医师诊断为准。

(六)思考题

(1)免疫印迹技术的原理和流程是什么？

(2)常用的抗 ENA 抗体有哪些？

(李 倩)

第十一节 产前诊断

根据获取胎儿标本的不同方法来分类，产前检查分为有创伤性和无创伤性两种。目前，有创性产前诊断是诊断胎儿染色体疾病的金标准，主要是指通过绒毛活检术、羊水穿刺术和脐静脉穿刺术采集胎儿细胞或组织，来获取胎儿染色体信息。有创检测的准确率为 98%～99%，但伴有 0.5%～1%的流产风险，同时也会伴有羊水渗漏、宫内感染等风险，因此有创产前诊断目前仅应用于筛查高风险、高龄妊娠或家庭中生育过遗传病患儿等情况。

自身免疫性疾病患者体内可出现一种或多种抗 ENA 抗体，包括抗 Sm、抗 U1-RNP、抗 SSA、抗 SSB、抗 Scl-70、抗 Jo-1、抗 rRNP、抗 D`E、抗 DM-53、抗 RA-54 等。不同的抗 ENA 抗体存在于不同的自身免疫疾病患者体内，且相关性不同，特异性、灵敏性较高，对于临床诊断具有很高的指导意义。

近年来，随着新一代高通量测序技术的发展，出现了基于第二代测序技术的无创产前基因检测(noninvasive prenatal testing，NIPT)技术，简称无创产前基因检测。无创产前 DNA 检测技术是一项新型的、针对胎儿染色体非整倍体疾病的产前检测新技术。该技术仅需抽取孕妇静脉血，即可判断胎儿是否患有唐氏综合征(T21)、爱德华氏综合征(T18)、帕陶氏综合征(T13)三大染色体非整倍体疾病。业内专家在 2012 年召开的专家座谈会上，明确将该技术定位为“近似于产前诊断水平的”、“目标疾病指向精确”的产前筛查技术。该方法最佳检测时间为孕早、中期，具有无创取样、无流产风险、高灵敏度，准确性高的特点。

(一)目的要求

熟悉无创产前 DNA 检测技术的原理和程序。

(二)原理

研究发现，从孕 4 周开始，在孕妇外周血中即可检测到胎儿的游离 DNA。随着孕周增大，胎儿游离 DNA 含量也随之增加。孕 12 周后，通过抽取孕妇外周血并从中提取出胎儿游离 DNA，利用新一代基因测序技术并结合生物信息学分析手段，便可准确判断胎儿是否患有染色体病(21-三体又称唐氏综合征，18-三体，13-三体)。

(三)材料、试剂与仪器

(1)样本：全血：3～5ml EDTA 抗凝全血；血浆：1.2～2ml(按照孕妇外周血血浆分离标准操作流程进行)。

(2)材料：吸头、Eppendorf 管、微量加样器。

(3) 试剂：Chelex-100、胎儿染色体非整倍体（T21、T18、T13）检测试剂盒（联合探针锚定连接测序法或半导体测序法）。

(4) 仪器：基因测序仪、PCR 仪、高速离心机、金属浴、涡旋振荡器。

（四）步骤与方法

1. 临床标本的采集

(1) 采用唯一编号对采血管进行编号。建议采血管采用条形码作为编号标示，该编号应当与知情同意书和送检单上的编号一致。

(2) 按照无菌操作要求，采取孕妇静脉血。采血不需要空腹、不需事前检查，只要正常饮食、作息即可。样本处理按试剂盒说明书要求进行。采集孕妇外周血 3～5ml 于 EDTA 抗凝管中，轻摇、充分混匀。采血当天 4h 内进行以下操作。

1) 于 4℃条件下以 12 000r/min 离心 10min，将上清（血浆）分装到多个 1.5ml 或 2.0ml 离心管中。注意：吸取血浆过程中不要吸到中间层的白细胞。

2) 再次 4℃以 12 000r/min 离心 10min 去除残余细胞，将上清转入新的 1.5ml 或 2.0ml 离心管中，即得所需血浆。将样品保存到−20℃或者−70℃冰箱中，避免反复冻融。注意：血浆在−20℃冰箱中最多只能储存 1 个星期。

(3) 标本的储存和运输

1) 已分离的血浆标本运输：在 4～8℃冷藏条件，冷链运输，运输时间不得超过 4h；在 0℃以下的冷冻运输不应超过 72h。

2) 已分离的血浆标本长期保存应在−70℃，保存过程中避免反复冻融。

2. DNA 提取 采用高盐低 pH 值条件下通过硅胶膜特异吸附，将裂解液中的 DNA 吸附到硅胶膜上，去除杂质后用低盐洗脱液洗脱，得到吸附在膜上的 DNA。具体操作步骤按照试剂盒说明书进行操作。

3. 文库构建 从母体血浆中提取的游离 DNA，通过酶反应作用将 DNA 片段末端修复平整；在 3′端加碱基“A”，使 DNA 片段能与带有“T”碱基的特殊接头连接；通过 PCR 扩增技术引入带有特定序列标签的 DNA 片段，并对各阶段产物进行纯化。具体操作步骤按照试剂盒说明书进行操作。

4. 结果 文库峰图分析，得出检测结果。

（五）结果分析及注意事项

1. 检测后的临床咨询及高风险孕妇的后续处理

(1) 对结果为低风险的孕妇，应当提示此检测并非最终诊断，不排除漏检的可能，且不能排除其他染色体疾病。

(2) 对结果为高风险的孕妇，应当建议其进行后续介入性产前诊断；不应当仅根据本检测高风险的结果做终止妊娠的建议和处理。

(3) 试点产前诊断机构应当负责高风险病例的后续临床咨询和产前诊断，临床咨询率应达 100%，产前诊断率应达 95%以上。

(4) 如果存在胎儿影像学检查异常，无论该检测结果是低风险还是高风险，都应当对其进行专业的遗传咨询及后续相应诊断服务。

2. 注意事项

(1) 适用时间：高通量基因测序产前筛查与诊断时间应当为（12+0）～（26+6）周，最佳检测时间应当为(12+0)～(26+6)周。

(2)适用人群

1)血清学筛查、影像学检查显示为常见染色体非整倍体临界风险(即 1/1000≤唐氏综合征风险值<1/270，1/1000≤18 三体综合征风险值<1/350)的孕妇。

2)有介入性产前诊断禁忌证者(先兆流产、发热、有出血倾向、感染未愈等)。

3)就诊时，患者为孕(20+6)周以上，错过血清学筛查最佳时间，或错过常规产前诊断时机，但要求降低 21-三体综合征、18-三体综合征、13-三体综合征风险的孕妇。

(3)慎用人群：有以下几种情形的孕妇属于慎用人群，即在该人群中本检测的筛查效果较适用人群有一定程度下降，即筛查的检出率下降，假阳性及假阴性率上升，或已符合介入性产前诊断的指征，知情后拒绝直接选择介入性产前诊断的孕妇。包括：

1)产前筛查高风险，预产期年龄≥35 岁的高龄孕妇，以及有其他直接产前诊断指征的孕妇。

2)孕周<12 周的孕妇。

3)高体重(体重>100kg)孕妇。

4)通过体外受精-胚胎移植(以下简称 IVF-ET)方式受孕的孕妇。

5)双胎妊娠的孕妇。

6)合并恶性肿瘤的孕妇。

(4)不适用人群

1)染色体异常胎儿分娩史，夫妇一方有明确染色体异常的孕妇。

2)孕妇 1 年内接受过异体输血、移植手术、细胞治疗或接受过免疫治疗等对高通量基因测序产前筛查与诊断结果将造成干扰者。

3)胎儿影像学检查怀疑胎儿有微缺失微重复综合征或其他染色体异常可能者。

4)各种基因病的高风险人群。

(六)案例

2008 年 7 月，原告张某怀孕至第 32 周时到被告医院进行产前检查。该院出具的 B 超检查报告单结论为：“脊柱连续好、胎儿发育未见异常”。同年 9 月，张某生育。婴儿出生后体征异常，后经 X 线检查为：①脊柱侧弯；②半椎体(13～L5)；③脊椎裂。张某及其家属遂以该医院工作人员严重不负责任，漏诊了极易查出的胎儿残疾，并出具了错误的报告单为由将其告至法院。

法院判决：被告医院在 B 超检查时，未能遵循医学规范发现胎儿异常，并出具了胎儿“脊柱连续好、发育未见异常”结论，导致身体残疾的患儿出生，系侵害行为和结果的延续。判决医院赔偿张某 3.26 万元。

评析：按照我国《母婴保健法》等相关法规，怀孕 32 周的胎儿存在脊椎裂等严重缺陷的，应能在超声检查中诊知；接受产前检查的夫妻双方享有母婴保健的知情选择权，在真实了解胎儿的生长发育情况之后，可采取合理的孕期保健措施或者决定中止妊娠。然而被告医院未能在 B 超检查中诊知，主观上具有重大过失，也侵犯了孕妇知情同意权。尽管胎儿脊柱畸形系先天性身体残障，非因 B 超检查所致，但原告因为信赖 B 超检查结果才决定分娩，产下有严重缺陷的患儿，客观上增加了今后治疗、护理患儿的财产和精神负担，存在实际损失；该项实际损失与产前医学检查的错误结果具有因果关系，故被告应当承担相应的民事责任。

(七)思考题

(1)什么时候可以做无创产前基因检测?

(2)无创产前基因检测能检测什么疾病?

小　结

分子诊断主要是指通过对编码与疾病相关的各种结构蛋白、酶、抗原抗体、免疫活性分子基因的检测，为临床提供疾病诊断的依据。分子诊断是当代医学发展的重要前沿领域之一，其核心技术是基因诊断，常规技术有聚合酶链反应(PCR)等。这些技术各有特点，其中以 PCR 技术在临床实验室的应用最为广泛。

PCR 产品占据目前分子诊断的主要市场，基因芯片是分子诊断市场发展的主要趋势。PCR 产品灵敏度高、特异性强、诊断窗口期短，可进行定性、定量检测，可广泛用于肝炎、性病、肺感染性疾病、优生优育、遗传病基因、肿瘤等，填补了早期免疫检测窗口期的检测空白，为早期诊断、早期治疗、安全用血提供了有效的帮助。

基因芯片是分子生物学、微电子、计算机等多学科结合的结晶，综合了多种现代高精尖技术，被专家誉为诊断行业的终极产品。但其成本高，开发难度大，目前产品种类很少，多用于科研和药物筛选方面等。

分子诊断技术经历近 20 年的快速发展，已经形成了主要以杂交、扩增和测序三种反应模式为主的测试技术群，并且在临床诊断获得了广泛的应用。但是不同的技术平台有不同的应用范围，原位杂交为主的技术对于检测基因表达异常的遗传性疾病具有明显的优势，已成为细胞遗传学实验室最有力的检测工具之一。生物芯片技术由于高通量、自动的发展，以及越来越多的相关基因、蛋白及代谢分子与特定疾病的关系认识的建立，逐渐成熟的生物芯片用于基因的表达、突变以及变异的分析，但是 DNA 芯片也可能受到新一代测序技术的影响。因为全基因组测序技术的快速发展，使得高通的测序方式来检测全基因的表达差异或突变检测的成本均大大降低，而且测试速度将逐渐适合临床的需求，因此对于大量基因的表达和突变检测，高通量测序技术的优势较芯片技术为高。另一方面，多重 PCR、MPLA 等 PCR 技术对于低突变位点或变异的检测，在成本上也明显优于芯片技术，因此芯片技术可能对 100～1000 个点突变或变异的检测拥有更好的应用空间。高通量 NGS 的出现将为临床实验室的分子检测带来革命性的变化，但是如何处理和分析天量的数据也将再次为临床应用提出新的挑战。

(李　猛)

参 考 文 献

病毒性肝炎基因检测样品采集手册. 华大基因医学(深圳)有限公司.
陈宏. 2004. 基因工程原理与应用. 北京：中国农业出版社.
董浙清，黄永禄，范剑. 2010. PCR-SSP 技术在 HLA 分型中的应用. 中国高等医学教育，(5)：136.
府伟灵，徐克前. 2014. 临床生物化学检验 第 5 版. 北京：人民卫生出版社.
付玉荣，张文玲. 2013. 临床微生物学检验实验. 武汉：华中科技大学出版社.
何光源. 2007. 植物基因工程实验手册. 北京：清华大学出版社.
胡海利. 2015. 新生儿遗传代谢病筛查与进展. 中国妇幼保健，6(30)：977-980.
可提取性核抗原(ENA)自身抗体谱检测试剂盒(免疫印迹法)使用说明书. 2012. 广州万孚生物技术股份有限公司.
李月华，周巍，杨岚，等. 2015. 葡糖杆菌的 SYBR Green I 荧光定量 PCR 方法的建立. 现代食品科技，31(4)：272-276.
梁建琴，李洪敏，高华方，等 2013. 应用 PCR-荧光探针法快速检测耐多药结核分枝杆菌基因型. 中华医院感染学杂志，23(21)：

5140-5142.
刘川，宁安. 2011. HLA 基因分型方法的进展. 实验与检验医学，29(3)：20.
刘宇，王潇潇，宋冬梅，等. 2014. TaqMan MGB 探针实时定量 PCR 检测 Vero 细胞残余 DNA 方法的适用性验证及应用. 中国生物制品学杂志，27(11)：1443-1447.
刘志敏，唐双阳，万艳平. 2014. 人乳头瘤病毒感染与肿瘤的相关性研究进展. 微生物学免疫学进展，42(2)：54-58.
卢圣栋. 1999. 现代分子生物学实验技术 第 2 版. 北京：中国协和医科大学出版社.
卢意光. 2012-12-08. 警惕三种常见产前诊断纠纷. 医师报.
吕厚东，赵玉玲. 2013. 临床微生物学检验. 武汉：华中科技大学出版社.
吕建新，樊绮诗. 2012. 临床分子生物学检验 第 3 版. 北京：人民卫生出版社.
罗小平，金圣娟. 2015. 新生儿遗传代谢性疾病筛查的进展与挑战. 中国儿童保健杂志，23(5)：449-450.
马海燕，方彧聃，张敬之. 2009. 应用荧光实时定量 PCR 方法检测重组慢病毒滴度及其感染效率. 生命科学研究，13(5)：394-398.
马文丽. 2011. 分子生物学实验手册. 北京：人民军医出版社.
人乳头瘤病毒分型检测试剂盒(基因芯片法)说明书. 2011. 港龙生物技术(深圳)有限公司.
覃仕锋，李春美. 2015. 自身抗体检测在自身免疫性疾病中的价值. 中国免疫学杂志，31(3)：401-403.
唐秋民，申卫东，何保仁，等. 2008. ABO 血型遗传异常的亲子鉴定案例分析. 广西医学，30(7)：986-988.
王兰兰，许化溪. 2012. 临床免疫学检验. 第 5 版. 北京：人民卫生出版社.
王晓春. 2012. 临床分子生物学检验实验指导 第 3 版. 北京：人民卫生出版社.
卫计委妇幼司. 2015. 高通量基因测序产前筛查与诊断技术规范(试行). 北京：卫计委妇幼司.
温进坤，韩梅. 2002. 医学分子生物学理论与研究技术. 北京：科学出版社.
吴斌，于晓红. 2015. HPV 与宫颈腺癌研究进展. 江西医药，50(2)：180-182.
新生儿遗传代谢病检测样本(血片)采集手册. 华大基因医学(深圳)有限公司.
熊俊彪. 2015. 抗可提取核抗原抗体与体液免疫联合检测在系统性红斑狼疮诊断中的应用价值. 检验医学与临床，12(1)：96-97.
徐克前，吕建新. 2007. 分子生物学检验技术实验指导第 2 版. 北京：人民卫生出版社.
严提珍，钟青燕，唐宁，等. 2015. PCR-荧光探针法在缺失型 α-地中海贫血基因诊断中的应用.中国妇幼保健，30(13)：2036-2039.
杨柳，余伍忠. 2015. 乙肝病毒基因型及基因变异特征分析的研究. 中国优生与遗传杂志，23(5)：9-19.
杨曼琼. 2007. 荧光实时定量 PCR 检测铜绿假单胞菌 oprI 基因方法学的建立及运用. 中南大学.
伊正君，张红艳. 2014. 临床分子诊断学实验. 武汉：华中科技大学出版社.
应倩，夏庆民，郑荣寿，等. 2013. 中国 2009 年宫颈癌发病与死亡分析. 中国肿瘤，22(8)：612-616.
袁明利，汪彬，李彬，等. 2014. 乙肝患者 HBV 基因型及 P 区耐药突变研究. 宁夏医学杂志，36(12)：1098-1100.
张东华，于德敏，金根娣，等. 2011. PCR-荧光探针法检测乙型肝炎病毒 YMDD 变异与 DNA 序列分析法的比较. 检验医学，26(1)：5-8.
张海芳，邓玲，黄马燕，等. 2006. 荧光实时定量 PCR 检测肺癌组织表皮生长因子受体基因突变的临床应用价值——附 71 例分析. 新医学，37(9)：581-584.
张锐，徐峰，李启杰，等. 2010. BCR/ABL 融合基因表达检测技术建立及其初步应用. 四川医学，31(11)：1597-1599.
张惟材，朱力，王玉飞. 2013. 实时荧光定量 PCR.北京：化学工业出版社.
张晓威. 2005. RT-PCR 检测慢粒 bcr/abl 融合基因 mRNA 及临床应用价值的究. 吉林大学.
章印红. 2007. 实时定量逆转录聚合酶链反应检测慢粒 bcr/abl 融合基因的研究. 昆明医学院.
郑芳，陈昌杰. 2013. 临床分子诊断学. 武汉：华中科技大学出版社.
中华人民共和国司法部司法鉴定科学技术研究所. 2010. SF/Z JD0105001-2010 司法鉴定技术规范--亲权鉴定技术规范. 北京：中华人民共和国司法部司法鉴定管理局.
Ausubel F M，et al. 2007. Short protocols in Molecular Biology 4th ed. USA：John Wiley & Sons，Inc.
Prince HE，Hogrefe WR. 1998. Evaluation of a line immunoblot assay for detection of antibodies recognizing extractable nuclear antigens. J Clin Lab Anal，112(5)：320–324.
Sambrook J，Russell D W. 2011. Molecular cloning：a laboratory manual. 4th ed. USA：Cold Spring Harbor Laboratory Press.

第十三章 临床输血检验技能

第一节 临床输血相关免疫学技术基础

临床输血医学检验技术是一门涉及、应用多门相关学科理论和技能的综合性技术，其中免疫血液学技术在临床输血工作中的应用尤其广泛，是输血前相容性检测试验中常用技术的基础。

实验一 红细胞悬液的配制

(一) 目的要求

掌握不同浓度红细胞悬液的配制具体操作方法及步骤。

(二) 原理

临床输血血清学技术遵循抗原(antigen，Ag)与抗体(antibody，Ab)特异性结合需要适当的量比关系的规律；用一定量的稀释液(如生理盐水)将压积红细胞稀释成不同浓度的悬液，以便在不同实验中达到最佳反应结果。常用浓度：10%、5%、3%、2%、1%。

(三) 标本、试剂与器材

(1) 标本：待检血液。

(2) 试剂：生理盐水。

(3) 器材：台式离心机、10~100μl 微量移液器、1.0cm×6.0cm 试管、1.2cm×15.0cm 试管、试管架、记号笔、可调加液器等。

(四) 步骤与方法

(1) 取 1.2cm×15cm 试管 1 支，加抗凝全血 1ml(根据不同实验，量可不同)，3000r/min(1000g)离心 5min，弃去上层血浆。

(2) 加入生理盐水 5ml，混匀，3000r/min(1000g) 离心 3min，弃去上清液，重复操作 3 次，末次离心时间 5min。

(3) 不同浓度红细胞悬液配制

1) 10%红细胞悬液：取 1.0cm×6.0cm 试管 1 支，用可调加液器加生理盐水 1ml，用微量移液器加 100μl 洗涤后的压积红细胞，混匀，即为 10%红细胞悬液。

2) 5%红细胞悬液：取 1.0cm×6.0cm 试管 1 支，加生理盐水 1ml，用微量移液器加 50μl 洗涤后的压积红细胞，混匀，即为 5%红细胞悬液。

3) 1%红细胞悬液：取 1.0cm×6.0cm 试管 1 支，加生理盐水 1ml，用微量移液器加 10μl 洗涤后的压积红细胞，混匀，即为 1 %红细胞悬液。

（五）质量控制

(1) 自配红细胞悬液最好现用现配。

(2) 红细胞悬液的浓度不需要特别精确，无刻度滴管亦可满足实验要求。

（六）临床意义

10%红细胞悬液适用于玻片法实验，2%～5%红细胞悬液常用于试管法实验，如血型鉴定、交叉配血；1%红细胞悬液适用于微柱凝胶卡检测血型、交叉配血等。

实验二　血型抗体效价测定

（一）目的要求

(1) 掌握血型抗体效价测定原理。

(2) 熟悉血型抗体效价测定具体操作方法及步骤。

（二）原理

血型抗体效价测定是测定血清中血型抗体浓度的半定量方法。将待检血浆或血清进行连续倍比稀释，与选定的红细胞反应，以肉眼可观察到 1+凝集强度的最高稀释倍数的倒数来表示效价，如最高稀释倍数为 1∶128，则抗体效价即为 128。

（三）标本、试剂与器材

(1) 标本：待检血清(浆)。

(2) 试剂：5%A 或 B 抗原的红细胞悬液、生理盐水。

(3) 器材：移液管、台式离心机、试管、试管架。

（四）步骤与方法

(1) 标记 10 支小试管(如 1，2，3…10)，除第 1 管外，其他试管各加 1ml 生理盐水。

(2) 在第 1、第 2 试管中各加 1ml 待检血清。

(3) 将第 2 管混匀后，移出 1ml 血清稀释液至后一管。

(4) 用相同的方法继续倍比稀释直至最后一管，从最后一管中取出 1ml 血清稀释液丢弃。最后获得血清稀释度分别为：1∶1，1∶2，1∶4…1∶512。

(5) 另标记 10 支小试管，将每一个稀释度的血清分别加 100μl 在标记的试管中，各加 1 滴 5%A 或 B 抗原的红细胞悬液。

(6) 混匀，3000r/min(1000g) 离心 15s，肉眼观察结果。

（五）实验结果

肉眼观察凝集为 1+的最高稀释度的倒数就是效价。如果最高稀释度的凝集强度仍＞1+，需继续稀释。

(六)质量控制

(1)效价测定是半定量技术，技术不稳定会影响结果，因此，实验操作应尽量统一，孵育时间、温度以及离心时间和速度要统一。

(2)在效价对比实验中，技术上的差异或内在生物变异性可使两次实验的结果产生正负一个稀释倍数的差异，如抗体效价为 32 时，重复实验的最高稀释度可能是 1∶32，也可能是 1∶64 或 1∶16，故至少应有 3 个或 3 个以上稀释倍数的差异才具有意义。

(3)前带现象可以引起第 1 管的反应比稀释度更高的反应弱一些，看结果时最好从最高稀释度开始。

(4)稀释液的体积越小，可能产生的误差越大。如果可能，可以增大稀释液体积；如果一种血清要分别和几种红细胞进行实验，要将血清做总稀释，然后吸等量稀释液到所需的不同试管中，以缩小实验误差。

(5)效价和评分有时也用来评价抗原的强弱和不同实验方法的差异。

(6)血型抗体在同一个体中可以有 IgM 和 IgG 同时存在，需先将 IgM 破坏，辅以抗球蛋白实验，就可以进行 IgG 抗体效价测定。

(七)临床意义

临床输血中，抗体效价测定主要应用于：孕妇血清同种免疫性抗体效价测定、抗体鉴定、血型试剂质控等。

(八)思考题

临床输血做抗体效价测定有哪些作用？

实验三　吸收、放散实验

血型抗原在适当条件下吸附相应抗体在红细胞上发生凝集(致敏)反应。如果改变相应条件，抗体抗原分开，可以从红细胞上释放出来，据此用于鉴定抗体的方法即为吸收、放散实验。根据实验目的的不同，吸收、放散实验可以作为一次实验，也可以分别作为两次实验。

一、吸收实验(absorption test)

(一)目的要求

(1)掌握吸收实验原理。

(2)熟悉吸收实验具体操作方法及步骤。

(3)了解冷自身抗体和温自身抗体的吸收方法及步骤。

(二)原理

在已知抗体效价的抗血清中加入受检红细胞，再以已知相应抗原的红细胞滴定，比较吸收前后血清中抗体的效价，便可证明受检红细胞上有无相应抗原以及强度。用此方法可以检测红细胞上弱表达的血型抗原。

（三）标本、试剂与器材

(1)标本：待检红细胞。

(2)试剂：抗 A 及抗 B 分型血清、2%A 型及 B 型试剂红细胞。

(3)器材：恒温水浴箱、台式离心机、试管、试管架、移液器。

（四）步骤与方法

(1)将待检红细胞用生理盐水洗涤 3 次，末次洗涤后将盐水倒尽吸干。取 1 份压积红细胞，与等量抗 A 血清混合，另取 1 份与等量抗 B 血清混合，放置 4℃冰箱中，每 10min 将试管摇动 1 次，使红细胞充分吸收抗体，1h 后 3000r/min 离心 1min，上层血清即为吸收液；

(2)排列 1.0cm×6.0cm 试管 4 排，每排 5 支，每管各加生理盐水 0.2ml，第 1、3 两排试管的第 1 管分别加已吸收的抗 A 及抗 B 的血清 0.2ml。第 2、4 两排第 1 管分别各加未吸收的抗 A 及抗 B 血清 0.2ml，分别作 1∶2～1∶32 稀释；

(3)第 1、2 两排每管各加 2%A 型红细胞盐水悬液 0.2ml，第 3、4 两排每管各加 2%B 型红细胞盐水悬液 0.2ml。

(4)将试管振摇使红细胞充分混匀，放置室温 1h(或 3000r/min(1000g)离心 15s，观察凝集反应，记录效价结果。

（五）结果判断

(1)A 型：吸收后，抗 A 效价较未吸收前显著降低或消失者。

(2)B 型：吸收后，抗 B 效价较未吸收前显著降低或消失者。

(3)AB 型：吸收后，抗 A 及抗 B 效价都显著下降者。

(4)O 型：吸收后，抗 A 及抗 B 效价都无明显差异者。

（六）质量控制

(1)实验中所用的抗 A 和抗 B 血清效价不宜过高，应先将抗血清进行标化，一般效价稀释到 32 或稀释到与检测细胞呈+++凝集反应程度的最大稀释倍数为宜。避免因血清效价太高，抗血清被 A 亚型细胞吸收后效价下降不明显，难以判断结果。

(2)红细胞经洗涤压积后，盐水应尽量去尽，以免抗血清被稀释。

(3)吸收实验的温度，根据抗原、抗体反应的最适温度来决定。ABO 系统以 4℃为宜，Rh 系统以 37℃为宜。

(4)如试验的目的是鉴定 A 亚型，则按待检红细胞的吸收强度，即 $A_1>A_3>A_x>A_m$ 规律来判定。

如果待检血清中含有红细胞自身抗体，会干扰血型检测以及不规则抗体筛选或鉴定，可采用自身红细胞吸收血清中的自身抗体后进行检测。

二、放散实验(elution test)

抗体与相应的红细胞结合后，无论是引起红细胞凝集还是体内致敏，其结合都是可逆的，都可以通过改变某些条件将抗体从红细胞上放散下来，其特异性不变。在血清学实验技术中，抗体放散技术主要用在抗体特异性鉴定、红细胞弱抗原的鉴定以及新生儿溶血病的诊断等。

根据放散实验条件不同，将放散实验分为物理放散和化学放散。热放散和冰冻放散多用于

ABO 血型系统抗体放散，属物理放散；乙醚放散用于 Rh 血型系统(Rh blood groups system)抗体放散，属化学放散。

热放散实验

(一)目的要求

(1)掌握热放散实验原理。

(2)熟悉热放散实验具体操作方法及步骤。

(二)原理

在 56℃环境下结合在红细胞膜上的抗体被放散下来，特异性不变，可被相应的标准红细胞检测和鉴定。

(三)标本、试剂与器材

(1)标本：待检红细胞(直抗阳性的红细胞)。

(2)试剂：5% O 型红细胞悬液、5% A 型红细胞悬液、5% B 型红细胞悬液、生理盐水、3% w/v 牛血清白蛋白缓冲盐水溶液。

(3)器材：试管、试管架、移液管、台式离心机、低速振荡器、56℃恒温水浴箱。

(四)步骤与方法

(1)用生理盐水洗涤待放散的红细胞至少 6 次，制备压积红细胞，保留最后一次上清作为对照。

(2)1ml 压积红细胞中加入 1ml 的 3%w/v 牛血清白蛋白缓冲盐水溶液，56℃条件下置低速振荡器上，水浴 10min。

(3)孵育完毕，尽快以 3000r/min(1000g)离心 3min，将红细胞和上清液完全分开，并立即将上清移至一个洁净的试管中。

(4)检测放散液：用末次上清作对照，取 5 只试管编号，按表 13-1 加样，混匀，3000r/min(1000g)离心 15s，观察凝集，如仍无凝集，用间接抗球蛋白法检测。

表13-1　热放散试验加样量

试管编号	放散液	末次洗涤上清	5%A 型红细胞	5%B 型红细胞	5%O 型红细胞	5%AB^{+}型红细胞
1	100μl	–	50μl	–	–	–
2	100μl	–	–	50μl	–	–
3	100μl	–	–	–	50μl	–
4	–	100μl	–	–	50μl	–
5	–	100μl	–	–	–	50μl

(五)结果

(1)放散液与 A 型红细胞凝集，与 B 型红细胞不凝集，与 O 型红细胞不凝集，则放散液中有 A 抗体，待检红细胞上有 A 抗原。

(2) 放散液与 B 型红细胞凝集，与 A 型红细胞不凝集，与 O 型红细胞不凝集，则放散液中有 B 抗体，待检红细胞上有 B 抗原。

(3) 放散液与 A、B 型红细胞凝集，与 O 型红细胞不凝集，则放散液中有 AB 抗体，为 AB 型；反之为 O 型。

(4) 末次洗涤液与 O 型红细胞凝集，放散试验失败。原因是放散前，ABO 以外的抗体未被清洗干净。

(5) 末次洗涤液与 AB 型红细胞凝集，放散实验失败。原因是放散前，游离抗体未洗涤干净。

(六) 质量控制

(1) 为保证有足够量的抗体，压积红细胞量应足够。

(2) 实验前待放散细胞必须彻底清洗干净，有些抗体如 IgM 类抗体，在红细胞洗涤过程中可能会解体而失去抗体活性，可用 4℃冷盐水洗涤或低温低离子介质洗涤。

(3) 放散时严格注意温度和时间，过高红细胞容易破裂，过低抗体从红细胞上放散不完全。

(4) 放散完成后尽快分离放散液，否则温度降低，放散出来的抗体可与红细胞再次结合。

(5) 直接抗球蛋白阳性的红细胞，如新生儿溶血患儿或自身免疫性溶贫的患者，经洗涤后可直接做抗体释放试验。

(6) 放散液中抗体容易变性，应尽早进行鉴定。若需保存，可用 AB 型血清或牛白蛋白液保存。

(7) 若检测放散后红细胞的血型，需用 45℃代替 56℃，放散时间可延长至 15 min。

冷冻放散实验

(一) 目的要求

熟悉冷冻放散实验具体操作方法及步骤。

(二) 标本、试剂与器材

(1) 标本：待检红细胞(直抗阳性的红细胞)。

(2) 试剂：5% O 型红细胞悬液、5% A 型红细胞悬液(检测红细胞上是否含有抗 A 抗体)、生理盐水。

(3) 器材：试管、试管架、移液管、台式离心机、–70～–20℃冷冻冰箱。

(三) 步骤与方法

(1) 用生理盐水洗涤待放散的红细胞至少 6 次，制备压积红细胞，保留最后一次上清作为对照。

(2) 向标记好的试管中加入 500μl 压积红细胞，再加入 150μl 生理盐水，混匀，塞住试管，转动试管，使细胞悬液在试管内壁形成薄膜层，水平放置于–70～–20℃冷冻冰箱中，速冻 10min。

(3) 取出用流动自来水冲洗外壁，使红细胞快速溶化。3000r/min(1000g) 离心 2min，立即将放散液移至另一个洁净的试管中。

(4) 检测放散液同热放散实验。

(四) 结果

同热放散实验。

(五) 质量控制

冷冻放散法一般仅用于 ABO 血型系统的分析。

乙醚放散法(以 Rh 血型抗体抗 D 为例)

(一) 目的要求

熟悉乙醚放散实验具体操作方法及步骤。

(二) 标本、试剂与器材

(1) 标本：待放散红细胞。

(2) 试剂：乙醚(分析纯)、生理盐水、AB 型血清。

(3) 器材：普通试管、带帽试管、试管架、移液管、台式离心机、37℃恒温水浴箱。

(三) 步骤与方法

(1) 用生理盐水洗涤待放散的红细胞至少 6 次，制备压积红细胞，保留最后一次上清作为对照。

(2) 取带帽试管一支，加 1ml 洗涤后压积红细胞，加入 1ml 的生理盐水，2ml 的乙醚，颠倒混匀 10min，3000r/min (1000 g) 离心 5min。

(3) 离心后分 3 层，最上层是乙醚，中间是红细胞基质，下层是放散液。其色为深红色。

(4) 用移液器将放散液移至一个洁净的试管中。若有混浊，可离心后再收集放散液。

(5) 将放散液置于 37℃水浴 30min，除尽乙醚，检测放散液，用末次洗涤液作对照。做抗体鉴定。

(四) 结果

放散液和下列细胞进行反应，与 CcdEE、CcdEe、ccdee 细胞不凝集，与 CcDEE、CcDEe、ccDee 均发生凝集，则该放散液中含有 IgG 抗 D 抗体。

(五) 质量控制

(1) 本实验适用于 Rh 血型抗体的鉴定，也可用于检测获得性溶贫，检测红细胞上是否含有抗 D 抗体。

(2) 放散过程中，若没有彻底清除有机溶剂，放散液中红细胞溶血或呈黏液状，可影响实验结果判读。

(3) 实验前待放散细胞必须彻底清洗干净，有些抗体如 IgM 类抗体，在红细胞洗涤过程中可能会解体而失去抗体活性，可用 4℃冷盐水洗涤或低温低离子介质洗涤。

(4) 放散液中抗体容易变性，应尽早进行鉴定。若要保存，可用 AB 型血清或牛白蛋白液保存。

（六）案例

简要病史：患者，女性，28 岁，孕 1 产 1；有既往输血史；因 Hb：48g/L，重度贫血收入院，申请输血治疗。

实验室检验结果：血常规：Hb：48g/L，RBC：1.52×10^{12} /L，RET%：38%，PLT：435×10^{9} /L，HCT：4%、WBC：7.4×10^{9} /L。

尿胆红素（+）、总胆红素 10^{9}μmol/L、间接胆红素：100 μmol/L；直接胆红素 9 μmol/L。

输血前检查结果：血型：A 型 RHD 阴性，抗体筛查阳性，进一步血清学检查结果：血型 RhD 弱阳性，表型 CcDEe，直接抗球蛋白实验：阳性；直抗：多特异性：IgG+，C3（+）、单特异性 IgG（+）、C3（–）、Ctr（–）；抗体筛查及鉴定结果：符合抗 D，用 O 型 Rh（阳性）洗涤三次后的红细胞对患者血浆吸收放散实验检出抗 D 抗体，效价 1∶64；同时用患者洗涤后红细胞进行放散实验，也得到相同结果。

结论：免疫性溶血性贫血。

小　结

本节是针对临床输血实际要求，利用抗原与抗体反应的特异性、可逆性、等比例性等免疫学特性，根据抗原、抗体的类型以及抗原抗体结合所需要条件的差异选择最佳的实验方法。红细胞悬液的配制可以满足各种实验要求；血型抗体效价测定主要用于不规则抗体的筛检与鉴定，以及新生儿溶血病的诊断；吸收放散实验根据实验目的不同可作为一个实验，也可作为两个实验，IgM 抗体通常在 4℃的条件下容易被完全吸收，IgG 类抗体通常在 37℃时吸收效果最好，但难以完全吸收；放散实验包括热放散、乙醚放散、冰冻放散等技术。

第二节　临床输血检验常规技术

输血前受血者与供血者血液相容性检测是临床输血最基本、也是最不可或缺的关键环节。常规实验包括：红细胞血型系统中 ABO 血型及 RhD 血型鉴定、交叉配血实验、不规则抗体筛选及血小板血型系统检测等。

实验一　ABO 血型鉴定

（一）目的要求

（1）掌握 ABO 血型鉴定的基本原理。

（2）熟悉 ABO 血型鉴定的具体操作方法及步骤。

（二）原理

ABO 血型系统根据红细胞表面糖蛋白结构不同，分 A、B 抗原，根据 A、B 抗原存在与否，分 A、B、O 和 AB 型四种血型表型，血清中的抗体天然存在，符合 landsteiner 规则；用已知的血清特异性抗体试剂鉴定红细胞的抗原称为正定型（forward grouping）实验；用已知血型的试剂红细胞鉴定血清中的抗体称为反定型（reverse grouping）实验。临床根据常用介质不同分：盐水介质法、聚凝胺（polybrene）法、微柱凝胶介质法。

(三)标本、试剂与器材

(1)标本：抗凝或不抗凝的待检血液。

(2)试剂：ABO 血型鉴定试剂盒、5%的 A 型、B 型及 O 型试剂红细胞(RBC)悬液、生理盐水。

(3)器材：台式离心机、光学显微镜、一次性塑料滴管、小试管、试管架、记号笔。

(四)步骤与方法

制备 10%和 5%的受检者红细胞悬液。

1. 玻片法

(1)取干燥洁净玻片 1 张，用玻璃记号笔在玻片标记“A”,“B”区。

(2)先按标记分别加试剂血清抗 A、抗 B 各 1 滴，再在抗 A、抗 B 血清中各加 1 滴 10 %受检者红细胞，充分混合、轻轻摇动，3min 内观察结果。

2. 试管法

(1)正定型

1)取干燥洁净小试管 2 支，标记“A”管、“B”管，用滴管分别加入试剂抗 A、抗 B 血清各 1 滴于试管底部，再以滴管分别加入受检者 5%红细胞悬液 2 滴，充分混匀，置室温 5min。

2)以 3000 r/min(1000 g)离心 1 min。

3)先观察有无溶血现象，然后轻轻扣动试管，观察有无凝集；无凝集管要在显微镜下观察确认。

(2)反定型

1)取干燥洁净小试管 3 支，分别标明 Ac、Bc、Oc，用滴管分别对应加入受检者血清 1 滴于试管底部，再分别以滴管加入 5 %的 A 型、B 型及 O 型试剂红细胞悬液 2 滴，充分混合，置室温 5min。

2)3000 r/min(1000g)离心 1min。

3)先观察有无溶血现象，然后轻轻扣动试管，观察有无凝集；无凝集管要在显微镜下观察确认。

(五)结果判断

1. 玻片法结果判断 如图 13-1。

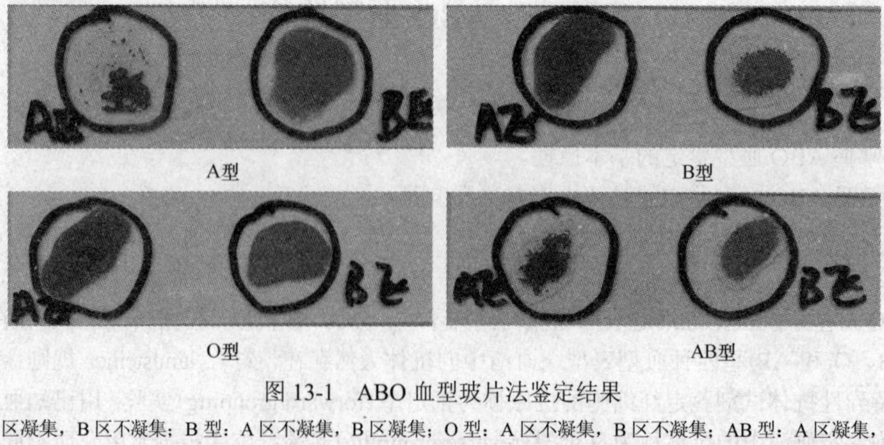

图 13-1 ABO 血型玻片法鉴定结果

A 型：A 区凝集，B 区不凝集；B 型：A 区不凝集，B 区凝集；O 型：A 区不凝集，B 区不凝集；AB 型：A 区凝集，B 区凝集

2. 试管法　ABO 正反定型结果判断见表 13-2。

表13-2　ABO正反定型结果判断表

正定型		反定型			结果(血型)
标抗 A+ 待检 RBC	标抗 B+ 待检 RBC	标 Ac+ 受检血清	标 Bc+ 受检血清	标 Oc+ 受检血清	
–	–	+	+	–	O
+	–	–	+	–	A
–	+	+	–	–	B
+	+	–	–	–	AB

注：+凝集；–无凝集

(六)质量控制

(1)实验用血清和试剂红细胞都应标准化。

(2)所用试管、玻片必须洁净干燥，以免发生假阳性溶血。

(3)盐水抗体(IgM 型)属冷反应性抗体，因此实验温度不要高于室温(20～24℃)。

(4)一般应先加血清，然后再加红细胞悬液，以便核实是否漏加血清。

(5)离心时间不宜过长，速度不宜过快，以防假阳性结果。

(6)肉眼下凝集反应阴性时，使用光学显微镜检查可避免漏检小的凝集，有助于 A、B 亚型的发现。

(7)尽可能不用玻片法做反定型实验。

(七)思考题

(1)为什么在 ABO 血型鉴定时采用“正反定型”两种方法？

(2)为什么在反定型中使用 O 型红细胞？

实验二　RhD 血型鉴定

(一)目的要求

(1)掌握 RhD 血型鉴定的基本原理。

(2)熟悉 RhD 血型系统的抗原组成。

(二)原理

Rh 血型系统是红细胞血型系统中最复杂的一个血型系统，以 D 抗原的抗原性最强。常规情况下，用单克隆抗 D 抗体试剂与红细胞上的 RhD 抗原反应，形成肉眼可见的凝集。

(三)标本、试剂与器材

(1)标本：抗凝或不抗凝的待检血液

(2)试剂：RhD 血型鉴定试剂盒。

(3)器材：台式离心机、光学显微镜、一次性塑料滴管、试管、试管架、记号笔。

(四)步骤与方法

制备 10%和 5%的受检者红细胞悬液。

1. 玻片法

(1)取玻片 1 张，用记号笔在玻片上标记“D”区、+区、–区。

(2)在三区内各滴加抗 D 试剂血清 1 滴。

(3)在“D”区抗 D 血清中滴加 1 滴 10 %受检者红细胞悬液，在“+”区抗 D 血清中滴加 1 滴 10 % RhD 阳性红细胞悬液，“–”区抗 D 血清中滴加 1 滴 10 % RhD 阴性红细胞悬液，充分混合摇动，3 min 内观察结果。

2. 试管法

(1)取洁净小试管 1 支，标记“D”管，用滴管加入相应的抗 D 血清各 1 滴于试管底部，再以滴管分别加入受检者 5 %红细胞悬液 2 滴，然后加入生理盐水 6 滴，充分混匀。

(2)立即以 3000 r/min(1000g)离心 1min。

(3)轻轻扣动试管，观察底部有无凝集(或溶血)现象，如有必要在显微镜下观察凝集。

(五)结果判断

凝集为 RhD 阳性，不凝集为 RhD 阴性。

(六)质量控制

(1)对采用的实验介质、保温条件、离心条件、反应时间等严格控制。

(2)严格注意定型用抗血清试剂反应性、特异性、亲和力和操作方法。

(3)注意受检细胞是否存在变异型，是否存在两群红细胞，受检红细胞最好先用盐水洗涤和悬浮，以避免血清蛋白的干扰。

(4)如 RhD 定型为阴性，有必要进一步检查，排除弱 D(weak D)型。

(七)思考题

(1)Rh 血型鉴定为什么必须有阴阳对照？

(2)弱 D 型有什么临床意义？

附：弱 D 型鉴定

弱 D 型抗原是一种弱的抗原，通常与大部分盐水反应相抗 D 血清不产生直接凝集反应，而在间接抗人球蛋白实验中，弱 D 型可与多批抗 D 血清中的某些或全部发生凝集。因此，弱 D 型鉴定必须用抗人球蛋白介质及 3～5 批不同批号的抗 D 血清进行，同时，在实验系统中必须有对照管。

实验三　输血前交叉配合实验

(一)目的要求

(1)掌握各种交叉配血方法原理。

(2)熟悉不同交叉配血操作方法及步骤。

(二)原理

将献血者的红细胞、血浆(清)与受血者的血浆(清)、红细胞在一定的介质中交叉混合，观察有无凝集反应，即为交叉配血实验，也称相容性实验，其中，献血者的红细胞与受血者的血浆(清)交叉混合，称为主侧，献血者血浆(清)与受血者红细胞交叉混合，称为次侧；目的是检查献血者与受血者的血液是否相合，并排除不相合性，达到临床输血安全。临床根据常用介质不同分：盐水介质法、聚凝胺法、微柱凝胶介质法交叉配血实验。

(三)标本、试剂与器材

(1)标本：全血。

(2)试剂：生理盐水、低离子介质、聚凝胺试剂、重悬液(假凝集清除液)、抗球蛋白微柱凝胶试验卡。

(3)器材：37℃专用孵育器、专用离心机(微柱凝胶试验卡专用)、光学显微镜、一次性塑料滴管、试管架、试管、记号笔、玻片等。

盐水介质法

人类ABO血型抗体是以IgM型为主(包括MN、P等血型抗体)，在盐水介质中这种抗体可以结合多个悬浮的红细胞，形成可见的红细胞聚集。通过受血者和献血者红细胞和血浆(清)交叉凝集试验，主要检查受血者或献血者血清中是否存在破坏对方红细胞的IgM或补体依赖性红细胞抗体；还可以验证血型。

1. 步骤与方法

(1)配制3 %红细胞悬液。

(2)取洁净小试管 3 只，分别标明主侧管(Ps+Dc)即受血者血清加供血者红细胞，次侧管(Pc+Ds)即受血者红细胞加供血者血清，自身对照管(Ps+ Pc)，即受血者血清加受血者红细胞。按表13-3加样。

表13-3　盐水介质交叉配血加样表

加入物	主侧管(Ps+Dc)	次侧管(Pc+Ds)	对照管(Ps+ Pc)
受血者血清	2滴	—	2滴
供血者血清	—	2滴	—
供血者3% RBC悬液	1滴	—	—
受血者3% RBC悬液	—	1滴	1滴

(3)混匀，3000r/min(1000g)，离心1min。

(4)取出试管，先看上清液有无溶血现象，然后将试管倾斜，轻轻摇动，肉眼观察结果。如无凝集，须分别吸取管内悬液各1滴于玻片上，在低倍镜下观察有无凝集现象。

2. 结果判断　同型血正常应主次管无凝集、无溶血。

聚凝胺法

聚凝胺是一种高价阳离子季铵盐多聚物，溶解后可以产生大量的正电荷，可以中和红细胞表面的负电荷，减弱红细胞之间的排斥力，缩短红细胞间的距离，在离心力的作用下，引起正常红细胞可逆性的非特异性凝集；重悬液中的枸橼酸钠能中和聚凝胺；低离子介质可以增加抗原抗体间的引力，增强血型抗体凝集红细胞的能力。将红细胞和血清放置在低离子介质中孵育，离心后可以促进红细胞凝集，加入重悬液，如果血清中不存在红细胞血型抗体，会使凝集的红细胞解散；如果血清中存在红细胞血型抗体(IgG)，抗原抗体结合引起的凝集仍然存在。

1. 步骤与方法

(1)配制3%红细胞悬液。

(2)试管3只，分别标明主侧管(Ps+Dc)，次侧管(Pc+Ds)，自身对照管(Ps+Pc)。按表13-4加样。

表13-4 聚凝胺交叉配血加样表

加入物	主侧管(Ps+Dc)	次侧管(Pc+Ds)	对照管(Ps+ Pc)
受血者血清	2滴	—	2滴
供血者血清	—	2滴	—
供血者3%RBC悬液	1滴	—	—
受血者3%RBC悬液	—	1滴	1滴

(3)向试管中各加LIM液0.6ml，混匀，室温静置1min。

(4)每管各加Polybrene试剂2滴，混匀，静置15 s。

(5)3000r/min(1000 g)离心1min，然后倒掉上清液。

(6)轻轻摇动试管，观察有无红细胞凝集(若无凝集必须重做)。

(7)再加入重悬液2滴，轻轻摇动试管，观察结果。

(8)如凝集消除，用吸管分别吸取管内悬液各1滴于玻片上，在低倍镜下观察有无细小凝集现象。

2. 结果判断 同型血正常应无凝集、无溶血。

3. 质量控制

(1)出现两侧或主侧凝集或(和)溶血，说明两者不相容，不能进行输血。

(2)实验中滴加不同人血清或红细胞时都应更换吸管。

(3)溶血标本不得用于交叉配血实验(溶贫患者除外，结果仅供参考)。

(4)红细胞悬液加入血清后，立即离心，不宜久置。

(5)冬季温度较低时，应注意血清中存在自身冷凝集素的干扰，可温浴后观察结果。

微柱凝胶介质交叉配血实验

将供血者、受血者红细胞和血浆交叉加入到含有抗球蛋白试剂的微型凝胶柱反应室中，37℃条件下，如果血浆中存在有针对红细胞抗原的IgM型血型抗体，经孵育红细胞将直接发生凝集，如果血浆中存在有针对红细胞抗原的IgG型血型抗体，离心后结合IgG的红细胞与抗球蛋白试剂的凝胶形成凝集团块。凝胶柱中的凝胶具有分子筛的作用，从而阻止红细胞下沉，而留在微柱的表面。如血清中不含有针对红细胞抗原的抗体，经过孵育、离心后，红细胞仍以单个分散细胞形式存在，经离心力作用顺利通过凝胶分子筛，下沉到微柱管的底部而形成红细胞扣。

1. 步骤与方法

(1) 配制受血者 1%红细胞悬液。

(2) 配制供血者 1%红细胞悬液。

(3) 吸取供血者 1%红细胞悬液 50μl、受血者血浆 25μl，分别加入到主侧管反应室内(先加红细胞悬液后加血浆)。

(4) 吸取受血者 1%红细胞悬液 50μl、供血者血浆 25μl，分别加入到次侧管反应室内(先加红细胞悬液后加血浆)。

(5) 将加样后的实验卡置于专用孵育器 37℃孵育 15min。

(6) 取出实验卡，置于专用离心机离心 9min。

(7) 取出实验卡，肉眼观察结果。

2. 实验结果

(1) 阴性结果：主侧和次侧管内红细胞均完全沉降于凝胶管底部。

(2) 阳性结果：主侧和次侧管或单独主侧管内红细胞凝集块位于凝胶表面或凝胶中，和(或)出现溶血。

3. 方法学评价

(1) 凝胶介质交叉配血实验采用凝胶微柱技术，通过凝胶分子筛作用提高交叉配血实验的特异性和灵敏度。可同时检出 IgG 型和 IgM 型红细胞血型抗体，因此在临床输血检验中，可以不做盐水介质交叉配血实验。

(2) 由于抗球蛋白试剂在实际装配过程中已经加入到凝胶内，进行离心时血清蛋白成分和红细胞因各自的重力加速度不同而以不同的速度通过凝胶微柱，从而消除了血清中未结合的球蛋白与抗球蛋白试剂结合的可能性，因此使用凝胶微柱进行交叉配血试验时，红细胞可不洗涤，且对于阴性的交叉配血实验结果也不再需要加入 IgG 型血型抗体致敏的阳性对照细胞验证阴性的有效性。

(3) 实验结果易判且可靠、直观。

(4) 实验结果易于保存，也可以照相留取实验结果图像存档备用。

(5) 凝胶介质交叉配血实验的操作容易标准化，可以使用全自动化仪器进行交叉配血实验。

(6) 不能使用溶血标本进行交叉配血实验。

(7) 凝胶卡使用前要仔细检查凝胶中有无气泡、凝胶表面液体是否干涸，凝胶卡外观正常时才能使用。

4. 思考题

(1) 与经典的抗球蛋白介质交叉配血实验相比，微柱抗人球蛋白凝胶介质交叉配血实验的优点有哪些？

(2) 哪些因素会引起微柱凝胶实验假阳性、假阴性？

实验四　微柱凝胶血小板相容性实验

(一)目的要求

(1)熟悉血小板相容性检测实验原理。

(2)了解血小板相容性实验方法及步骤。

(二)原理

利用微柱凝胶抗人球蛋白实验特点，将鼠抗人血小板单克隆或多克隆抗体 Fc 段结合在人的红细胞膜上作为指示细胞，Fab 段与血小板抗原结合，检测血小板抗原抗体的反应，如果患者血清中存在血小板抗体，那么该抗体 Fab 段亦与血小板抗原结合，其 Fc 段通过抗人球蛋白搭桥连接成网络状凝集复合物。

(三)材料、试剂与器材

(1)材料：单采血小板(apheresis platelets)、患者血清。

(2 试剂：标准微柱凝胶血小板血液交叉匹配实验检测卡、指示红细胞。

(3)器材：37℃孵育箱、血小板专用卡式离心机、试管、滴管、微量移液器、试管架、标记笔等。

(四)步骤与方法

(1)取微柱凝胶血小板检测卡一张，做好标记。

(2)将患者血清、单采血小板、指示红细胞各 50μl 依次加入已标记的孔中。

(3)将已加样微柱凝胶卡置 37℃恒温箱孵育 15min。

(4)将孵育后的微柱凝胶卡置入血小板专用卡式离心机 650g 离心 2min，再 1100g 离心 3min，肉眼观察结果。

(五)结果判断

(1)阳性：指示红细胞滞留在凝胶介质表面或凝胶中，表明患者血清中存在血小板抗体，供血者血小板与患者血液交叉匹配实验不相合。

(2)阴性：离心后指示红细胞沉降于凝胶介质底部。

(六)质量控制

(1)本实验应在室温下操作。被检标本血清、血浆均可，但血清要待检血液完全凝固后提取，血浆要充分抗凝，防止纤维蛋白干扰。

(2)血清标本及指示红细胞应沿壁缓慢加入。

(七)思考题

微柱凝胶血小板相容性实验有什么优缺点？

实验五 红细胞意外抗体的筛选实验

(一)目的要求

(1)掌握红细胞意外抗体(unexpected antibody)检测原理。

(2)熟悉红细胞意外抗体的筛选实验方法及步骤。

(二)原理

人体红细胞除了ABO血型系统外，还有更多的血型系统。因输血等原因也可能发生其他血型抗原的同种免疫作用，使机体产生相应同种免疫抗体，当再次输入相同抗原时就会产生抗原抗体反应。特定的抗体筛选谱细胞(1、2、3号)涵盖了最常见的红细胞血型系统抗原，在三种介质(盐水、酶、抗球蛋白)中与待检者血清反应，根据反应结果判断待检血浆中是否含有红细胞意外抗体(不规则抗体)以及抗体的类别。

(三)标本、试剂与器材

(1)标本：待检血浆或血清、5%待检者红细胞盐水悬液。

(2)试剂：抗体筛选谱红细胞(panel red cell)、生理盐水、1%菠萝蛋白酶、抗球蛋白试剂。

(3)器材：台式离心机、37℃水浴箱。

(四)步骤与方法

(1)取试管12支分成3排，每排4支做好标记，每支试管加待检者血清1滴。

(2)3排试管中，各排第1～3支试管依次加1、2、3号筛选谱细胞1滴，第4支试管加5%待检者红细胞悬液1滴。

(3)将第2排4支试管中，分别加1%菠萝蛋白酶1滴。

(4)将2、3排8支试管置于37℃水浴箱孵育30min。

(5)介质

1)盐水介质：将第1排4支试管3000 r/min(1000g)离心15s，轻轻摇动试管，肉眼观察有无凝集结果，记录反应情况。

2)酶介质：第2排4支试管从水浴箱取出，3000r/min(1000g)离心15s，轻轻摇动试管，肉眼观察有无凝集结果，记录反应情况。

3)抗人球蛋白介质：第3排4支试管从水浴箱取出，用生理盐水洗涤3次，各加抗球蛋白试剂1滴，3000r/min(1000g)离心15s，轻轻摇动试管，肉眼观察有无凝集结果，记录反应情况。

(五)实验结果

待检者自身血清加自身红细胞管无凝集，1、2、3号筛选细胞出现±～++++凝集者为抗体筛选试验阳性。

(六)质量控制

(1)待检者自身血清加自身红细胞管无凝集，若出现凝集则提示可能存在自身免疫性抗体；如患者近期输过血，则自身抗体、同种异体抗体均可能存在，需要进一步实验进行鉴别。

(2)在盐水、酶、抗球蛋白三种介质中，1、2、3 号筛选细胞只要有一个或一个以上的管出现±～++++凝集，表示待检者血清中存在不规则抗体，需要进一步鉴定抗体特异性。

(3)12 支试管均无凝集，表示待检者血清中无不规则抗体。

(4)酶或抗球蛋白介质出现凝集，而盐水介质无凝集，提示不规则抗体为 IgG 类。

(5)对有妊娠史或输血史的患者，输血前应进行不规则抗体筛选实验，献血者血浆也应进行不规则抗体的筛选实验。

(七)思考题

为什么要做不规则抗体筛选实验，有何临床意义？

(八)案例

简要病史：患者，男，32 岁，因高空坠落，急症入院。术前查体：BP：90/56mmHg。腹部隆起，初步判断内脏破裂大量出血，申请输血。

实验室检验结果：血常规：Hb：98g/L，RBC：3.0×10^{12} /L，PLT：95×10^{9} /L，HCT：4 %，WBC：17.4×10^{9} /L。

输血前检查结果：血型：A 型 RhD 阳性，抗体筛查阴性。

结论及处理意见：外伤性急性失血，及时提供 A 型滤白悬浮红细胞 4U，新鲜冰冻血浆 400ml，血小板一个治疗量。聚凝胺交叉配血，10min 内完成第一袋红细胞的配置，同时用卡式交叉配血法进行验证和后续红细胞的配置工作。

小　结

输血前检查的目的是为受血者选择合适的血液成分，有效减少输血不良反应的发生几率，确保输注的血液成分在受血者体内存活并发挥其应有的效果。主要检测项目包括：受、供血者的 ABO 血型系统和 RhD 抗原系统的的正反定型；红细胞不规则抗体的筛查；交叉配血实验等。根据反应介质的不同又分为盐水介质实验技术、聚凝胺实验技术、微柱凝胶实验技术等。其中盐水介质实验技术操作简单快速，主要用于检测 ABO 血型系统的抗原和(或)IgM 类抗体；聚凝胺实验技术是一种既可以检测IgM类的完全抗体也可以检测一些IgG的不完全抗体的快速检测方法，主要用于交叉配血实验，检测受、供血者的血液成分是否相合；微柱凝胶卡是一种基于红细胞抗原可与相应抗体特性结合凝集的基础上，利用微柱凝胶分子筛作用制成的一种试剂卡，根据实验目的和凝胶卡反应池中所含物质的不同，分为三类：中性胶、特异性胶、抗球蛋白胶，可用于 ABO 血型系统的正反定型、Rh 血型系统、交叉配血、不规则抗体的检测，以及直接和间接抗球蛋白实验等项目的检测。

第三节　临床输血其他检验技术

实验一　红细胞抗体鉴定实验

(一)目的要求

(1)掌握红细胞意外抗体检测原理。

(2)了解红细胞意外抗体的鉴定实验方法及步骤。

(二)原理

对筛选阳性的待检者应进一步进行检查其抗体特异性。根据谱细胞(1～11 号共 11 个鉴定细胞)与待检者三种介质(盐水、酶、抗球蛋白)中反应的结果加以判定。

(三)标本、试剂和器材

(1)标本：待检血浆或血清、5%待检者红细胞盐水悬液。

(2)试剂：抗体鉴定谱细胞(1～11 号共 11 个鉴定细胞)、生理盐水、1 %菠萝蛋白酶、抗球蛋白试剂。

(3)器材：台式离心机、37℃水浴箱。

(四)步骤与方法

(1)取试管 36 支分成 3 排，每排 12 支做好标记，每支试管加待检者血清 1 滴，每排 1～11 支试管依次加入 1～11 号抗体鉴定谱细胞 1 滴，第 12 支加待检者 5 %待检者红细胞悬液1 滴。

(2)第 2 排试管各加 1 %菠萝蛋白酶 1 滴。

(3)将 2、3 排 24 支试管置于 37℃水浴箱孵育 30min。

(4)介质

1)盐水介质：第 1 排试管以 3000 r/min(1000g)离心 15s，轻轻摇动试管，肉眼观察有无凝集结果，记录反应情况。

2)酶介质：从水浴箱中取出试管，第 2 排 12 支试管 3000r/min(1000g)离心 15s，轻轻摇动试管，肉眼观察有无凝集，记录反应结果。

3)抗球蛋白介质：第 3 排试管用生理盐水洗涤三次，各加抗球蛋白试剂 1 滴，3000r/min(1000g)离心 15s，轻轻摇动试管，肉眼观察有无凝集，记录反应情况。

(五)实验结果

待检者自身血清加自身红细胞管无凝集；1～11 号鉴定谱细胞出现±～++++凝集者为阳性结果。根据反应格局，结合待检者红细胞表型分析，可推断抗体特异性。

(六)注意事项

(1)待检者自身血清加自身红细胞管无凝集，若出现凝集则提示可能存在自身免疫性抗体；近期输过血的患者，自身红细胞出现凝集还应考虑同种抗体。

(2)±～++++凝集为阳性结果，表示待检者血清中存在不规则抗体。

(3)无凝集，表示待检者血清中无不规则抗体。

(4)酶或抗球蛋白介质出现凝集，而盐水介质无凝集，则提示不规则抗体为 IgG 类。

(5)抗体鉴定应有的参考资料：被检者的血型(包括 ABO、Rh 表型以及其他必需的血型)、既往输血史及妊娠史，诊断[尤其是自身免疫性溶血性贫血(autoimmune hemolytic anemia，AIHA)]、药物治疗史，如果以往曾做过血型鉴定，应进一步了解实验方法、实验温度、红细胞受酶处理的影响、与随机供血者红细胞阳性反应的频率和强度、实验时有无溶血现象及剂量效应等。

（七）思考题

红细胞意外抗体鉴定实验有何临床意义？

实验二 ABO 新生儿溶血病血清学检查

（一）目的要求

(1) 掌握 ABO 新生儿溶血病（hemolytic disease of the newborn，HDN）血清学检查方法。

(2) 掌握 ABO 新生儿溶血病血清学检查各种方法原理和步骤。

(3) 熟悉 ABO 新生儿溶血病血清学检查结果判断。

（二）原理

由于母婴 ABO 血型不合，母体天然产生的抗 A（或 B）的 IgG 抗体，经过胎盘进入胎儿体内，与胎儿红细胞发生特异性抗原抗体反应，从而破坏胎儿红细胞并引起一系列的临床症状。应用直接抗球蛋白实验（direct antiglobulin test，DAT）和间接抗球蛋白实验（indirect antiglobulin test，IAT）可检测出新生儿体内是否有来自母体的与新生儿 A（或 B）抗原发生反应的 IgG 类的抗 A 或抗 B 抗体。

（三）标本、试剂和器材

(1) 标本

1) 待检标本：新生儿全血 3～5ml，分离出血清和红细胞。洗涤红细胞 4 次。尽量去除上清液，用生理盐水配成 2 %～5 %新生儿红细胞悬液，余下的新生儿压积红细胞备用。

2) 阳性对照：IgG 抗 D 抗体致敏的 2%～5%红细胞悬液。

3) 阴性对照：正常人 2 %～5 %红细胞悬液。

(2) 试剂：多特异性抗球蛋白试剂、2 %～5 %（A、B、O）指示红细胞、生理盐水。

(3) 器材：试管、滴管、37℃水浴箱、台式离心机、光学显微镜。

（四）步骤与方法

1. 新生儿红细胞直接抗球蛋白实验

(1) 取试管 4 支，标明直抗管、盐水管、阳性对照管、阴性对照管。

(2) 直抗管、盐水管各加 1 滴 2%～5%新生儿红细胞悬液。阳性对照管、阴性对照管分别加入 IgG 抗 D 抗体致敏的 2%～5% RhD 阳性红细胞悬液 1 滴、正常人 2%～5%红细胞悬液 1 滴。

(3) 除盐水管外各管加入多特异性抗球蛋白试剂 2 滴，混匀，离心 15s。

(4) 轻轻转动试管，先用肉眼观察，若有可疑，可将混匀液倒在玻片上，在显微镜下观察结果。

2. 新生儿血清中游离抗体的检查

(1) 取 3 支试管，标明 Ac 管、Bc 管、Oc 管，各管加入新生儿血清 2 滴。

(2) 按标记各管中分别加入 2%～5%（A、B、O）指示红细胞 1 滴，混匀，置于 37℃水浴箱中孵育 1h 后，肉眼观察各管有否凝集，如某管出现凝集，说明该管有相应盐水抗体，不必继续下面试验。

(3)取上述不凝集管，各管用生理盐水洗涤 3 次，吸尽盐水，各管加多特异性抗球蛋白试剂 2 滴，混匀，离心 15s，肉眼观察结果。

3. 新生儿红细胞抗体释放实验(热放散实验)

(1)取洗涤后新生儿压积红细胞 1～2ml 于试管中，加等量生理盐水。

(2)将试管置于 56℃水浴振荡箱 7min，取出后置于装有 56℃温水的离心管内，立即离心 1min。

(3)吸取上层含有血红蛋白的上清液即为放散液。

(4)取试管 3 支，分别标明 Ac 管、Bc 管、Oc 管，各管均分加入放散液。

(5)按标记各管加入相应 2%～5%(A、B、O)酶处理指示红细胞 1 滴，混匀，置于 37℃水浴箱中孵育 1h。

(6)取出，各管用生理盐水洗涤 3～4 次，倒尽盐水，各管加多特异性抗球蛋白试剂 2 滴，离心 15s，肉眼观察结果。

(五)实验结果

见表 13-5。

表13-5　ABO系统血型不合的新生儿溶血病检查结果判定表

直接抗体实验	游离抗体实验	热放散实验	结论
–	–	–	未能证实新生儿溶血病
+	–	–	疑为新生儿溶血病
–	+	–	疑为新生儿溶血病
–	–	+	证实为新生儿溶血病
+	–	+	证实为新生儿溶血病
+	+	–	证实为新生儿溶血病
+	+	–	证实为新生儿溶血病
+	+	+	证实为新生儿溶血病

(六)质量控制

(1)试管应清洁干燥，防止溶血发生。

(2)产前血型抗体检查。

(3)红细胞洗涤应干净、彻底。

(4)离心观察结果时，应控制离心速度和时间，速度过快(慢)，时间过长(短)可导致假阳(阴)性结果。

实验三　母婴 Rh 血型不合新生儿溶血病(Rh-HDN)检查

(一)目的要求

(1)掌握 Rh-HDN 血清学检查方法原理和步骤。

(2)掌握 Rh-HDN 血清学检查结果判断。

(二)原理

由于母婴 Rh 血型不合，母体产生相应的 IgG 类 Rh 抗体，经过胎盘进入胎儿体内，与胎儿红细胞发生特异性的抗原抗体反应，从而破坏胎儿红细胞并引起一系列的临床症状。直接抗球蛋白实验和间接抗球蛋白实验可检测出新生儿体内是否有来自母体的与新生儿相对应的 IgG 类抗体。

(三)标本、试剂与器材

(1)标本：待检标本。

(2)试剂：多特异性抗球蛋白试剂、单特异性抗 IgG 试剂、单特异性抗 C3d 试剂、0.1 %木瓜酶液、谱红细胞、生理盐水、化学纯乙醚、阳性对照红细胞(IgG 抗 D 抗体致敏的 5% RhD 阳性红细胞悬液)、阴性对照红细胞(正常人 5 %红细胞悬液)。

(3)器材：试管、移液管、37℃水浴箱、台式离心机、显微镜。

(四)步骤与方法

1. 新生儿红细胞直接抗球蛋白实验

(1)取新生儿抗凝血(EDTA 抗凝)3～5ml，分离出血浆和红细胞。

(2)用生理盐水洗涤红细胞 3000r/min(1000g)离心 5min，去除上清液，反复洗涤 4 次，第 4 次洗涤后尽量去除上清液。

(3)用生理盐水配成 5%新生儿红细胞悬液，余下的压积红细胞备用。

(4)用所配置的 5%新生儿红细胞进行直接抗球蛋白试验，具体步骤同“母婴 ABO 血型不合新生儿溶血病检查”。

(5)实验结果

结果判断基本同 ABO 新生儿溶血病，不同点在于：

1)新生儿红细胞直接抗球蛋白实验阳性多在 1+以上。

2)新生儿红细胞直接抗球蛋白实验阳性者，要用单特异性抗 IgG 试剂、单特异性抗 C3d 试剂鉴别婴儿红细胞上致敏的是 IgG 还是补体 C3d，若是补体 C3d 则临床意义不大。 其操作方法同直接抗球蛋白实验。

2. 新生儿血清游离抗体检查

(1)取 2 排试管，编号同谱红细胞。第一排为酶法，第二排为盐水抗球蛋白法，酶法和抗球蛋白法均设立一管自身对照。

(2)每管加入新生儿血清 2 滴，谱红细胞管加入相应的谱红细胞 1 滴，自身对照管加入自身红细胞 1 滴，混匀。

(3)第一排各管加酶液 2 滴，混匀，37℃孵育 15min。3000r/min(1000g)离心 15s，肉眼观察凝集。

(4)第二排试管均置于 37℃水浴箱中孵育 1h(致敏)。以 3000r/min(1000g)离心 15s，肉眼观察有无凝集。然后各管用生理盐水洗涤 3～4 次，倒尽盐水，各管加多特异性抗球蛋白试剂 1 滴，以 3000r/min(1000 g)离心 15s，肉眼观察凝集。

(5)实验结果

1)新生儿血清与谱红细胞呈现凝集反应，表明新生儿血清中含有相应抗体。

2)根据谱红细胞反应格局表和新生儿的 Rh 血型，分析判断新生儿血清中抗体的特异性。

3. 新生儿红细胞抗体释放实验(乙醚放散法)

(1)步骤与方法参见第一节实验四"吸收放散试验的乙醚放散法"。

(2)实验结果

1)放散液与谱红细胞呈现凝集反应，表明放散液中含有相应抗体。

2)根据谱红细胞反应格局表和新生儿的Rh血型，分析判断放散液中抗体的特异性。

(五)注意事项

(1)试管应清洁干燥，防止溶血发生。

(2)红细胞洗涤应干净、彻底，每次加入生理盐水洗涤时，都应充分摇散混匀管底红细胞。

(3)离心观察结果时，应控制离心速度和时间，速度过快(慢)、时间过长(短)可导致假阳(阴)性结果。

(4)直接抗球蛋白试剂应有适当的阴、阳性对照。

(5)Rh系统新生儿溶血病游离抗体实验由于新生儿体内的IgG类血型抗体来自母亲，而且母亲血清中的抗体效价一般高于新生儿，血清量也多，实验结果好判断，因此，通常可用母亲血清代替新生儿血清与谱红细胞反应。

(六)思考题

(1)为什么血型为O型的母亲孕育的新生儿易发生新生儿溶血病?

(2)为什么Rh-HDN游离抗体实验可用母亲血清代替新生儿血清?

实验四 血小板血型检测技术(PRC–SSP法)

(一)目的要求

(1)熟悉血小板血型检测(PRC-SSP法)原理。

(2)了解血小板检测方法(PRC-SSP法)与具体步骤。

(二)原理

血小板抗原检测基因分型技术是根据人类血小板抗原(human platelet antigen，HPA)1～16分布频率来预测血小板同种免疫发生的可能性，确定有临床意义的血小板抗原系统，以寻找更合适的血小板输注，避免血小板同种抗体的产生，保证输血的安全性和有效性。

(三)标本、试剂与器材

(1)材料：EDTA-K_2抗凝全血。

(2)试剂：血小板HPA1～16引物扩增试剂盒、Taq酶、白细胞裂解液(WCLB)、红细胞裂解液(RCLB)、DSP工作液、氯仿∶异戊醇(24∶1)、10 %SDS(十二烷基硫酸钠)溶液、酚-氯仿-异戊醇(PCL)、TBE缓冲液、无水乙醇、琼脂粉。

(3)器材：低温高速离心机、微量移液器、PCR扩增仪、恒温水浴箱、电泳仪、紫外检测成像仪、恒温箱、振荡器。

(四)步骤与方法

1. 制备 DNA(盐析法)

(1)在 Eppendorf 管中加入 EDTA-K 抗凝全血 500μl。

(2)加入 RCLB 900μl，颠倒混匀，9100g 离心 2min。

(3)弃上清液后加入灭菌双蒸水 1ml，混匀后 9100g 离心 2min。

(4)弃上清液后加入 WCLB 120ml，混匀后 9100g 离心 2min。

(5)加入 DSP 工作液 400μl，56℃恒温水浴箱中孵育 50min，直至完全消化。

(6)冷却至室温(20～25℃)后，加入 6 mol/L NaCl 溶液 100μl 剧烈振荡，彻底混匀后 9100g 离心 10min。

(7)上清转至另一 Eppendorf 管后，9100g 离心 10min，管底的沉淀保留。

(8)上清转至另一 Eppendorf 管中。加无水乙醇 1ml，上下轻轻颠倒，观察有无絮状物析出，若出现絮状物则为 DNA，9100 g 离心 2 min。

(9)弃上清，加入 70%乙醇溶液 1 ml，9100g 离心 2min。

(10)弃上清液，室温(20～25℃)干燥 10 min。

(11)加入双蒸水 20μl 溶解，用光密度计或电泳检测浓度和纯度(抽提 DNA 浓度指标 OD_{260}/OD_{280} 应该在 1.6～2.0 之间)。

2. PCR 扩增

(1)反应体系：每孔加 PCR 引物混合物 7μl(HPA1～16 引物，内参照 HGH(人类生长激素)引物，dNTPs，酚红，PCR 反应缓冲液，1.5mmol/L $MgCl_2$ 溶液等)，1μl 纯化的 DNA 样品(＜70ng)和 1μl 稀释的 TaqDNA 聚合酶(0.4U)，总反应体积 9μl。

(2)扩增条件：预变性 95℃，5min 后，进行 95℃，30s，60℃，30s，72℃，90s，30 个循环，最后 72℃延伸 5min，4℃保存。

3. 电泳

(1)将琼脂粉配成 2%的溶液(TBE 液 100ml+2g 琼脂粉)，混匀在微波炉里加热至琼脂糖完全溶解，溶液呈清澈透明。

(2)待冷却至 60℃时加溴化乙锭 2μl，最终使其浓度为 0.5μl/ml，制板。

(3)待冷却 0.5h 完全凝固后拔出梳子，向槽内加入 0.5mol/L TBE 液至盖过凝胶板 2mm。

(4)向孔内加扩增产物 10μl，另孔加 marker。在电泳仪上进行电泳，电压 150V，20～25min，在紫外成像仪上观察结果。

(五)实验结果

除 HPA-12a 和 HPA-12b 的内参照为 792bp 外，其他内参照均为 429bp。每孔出现内参照带可以认为扩增成功，在相应碱基对位置观察有无特异性条带出现，如果出现特异性条带判读为阳性(内参可以不出现)，如果没有出现特异性条带判断为阴性(内参必须出现)。

(六)注意事项

(1)同一厂家不同批号的试剂或同一批号不同分装时间的试剂，HPA 基因分型引物、Taq 酶等，在应用前均应用已知基因型样品做预实验，以选择一个最佳的应用浓度范围。

(2)血小板 HPA 分型操作的全过程应严格防止污染。每次实验前，必须开启紫外灯消毒 1h，然后关闭紫外灯，抽气 30min；每次实验后，做常规工作区清洁，清理废弃物。打开紫外灯，消毒 1h；应用同步扩增的 429bp、796bp 的 HGH 基因片段作为内部对照和扩增体系质控。

(3) DNA 含量及纯度通常用比色法测定，将 DNA 取少量稀释后，以蒸馏水为空白，在紫外分光光度计上测定 OD_{260}、OD_{280} 的值。DNA 含量=50μl/ml×OD_{260} 值×稀释倍数。纯度=OD_{260}/OD_{280}，DNA 纯品的 OD_{260}/OD_{280} 值为 1.8。

(4) 每份检测设立阴性对照，以防止 DNA 污染出现假阳性，以内参照带来防止假阴性。倘若无反应带或反应带弱，可能是 DNA 量不足或存在 PCR 抑制剂；或是 Taq 酶量不足；或是 EB 量不足 (0.5μg/ml)；倘若有假阳性带，可能是 DNA 量过多；或是 DNA 不纯或污染；或是 Taq 酶量过多；倘若阴性孔中出现反应带，可能是 DNA 污染或 PCR 程序输入错误；倘若某位点检出两个以上的 HPA 特异性，而阴性对照孔未被污染时，考虑是样品 DNA 的污染，必须重新提取 DNA，重新分型检测。

(七) 思考题

血小板基因抗原检测可采用哪些方法？

(八) 案例分析

简要病史：患儿，女性，出生后 10h，全身皮肤黄染进行性加重 4h 后入院。患儿系第 2 胎，足月顺产，第一胎不明原因流产。体检：体温 36.8℃，神志清，足月新生儿面貌，全身皮肤重度黄染，无水肿。腹部平软，肝脏剑突下未触及，右肋下 0.8 cm。

实验室检验结果：血常规：Hb：98g/L，RBC：2.52×10^{12}/L、PLT：335×10^{9}/L、WBC：20.5×10^{9}/L、RET%：12.37%。患儿总胆红素 420 μmol/L、间接胆红素：406 μmol/L；直接胆红素 14 μmol/L。

输血前检查结果：患儿母亲血型为 B 型 RhD 阴性，患儿血型为 B 型 RhD 阳性，直接抗球蛋白实验阳性；游离抗体实验阳性，不规则抗体鉴定为 IgG 抗 D，效价 128，患儿红细胞放散实验检测出 IgG 抗 D。

结论及处理意见：母婴 Rh 血型不合新生儿溶血病，除了监护、光疗、输注白蛋白、丙种球蛋白等对症治疗外，应尽快除去血清中的游离抗体、致敏的红细胞以及间接胆红素，以防发生核黄疸，纠正贫血可采用换血疗法。血源选择：B 型 RhD 阴性红细胞和 AB 型 RhD 阳性新鲜冰冻血浆。

小　结

本节在前两节技能基础上更进一步介绍了不规则抗体的鉴定、新生儿溶血病的诊断标准及分子学检测血小板血型技能，尤其新生儿溶血病，根据 ABO 或 RHD 血型不同，直抗实验、游离实验、释放实验的操作步骤也有区别；分子生物学检测血型技术使血小板血型检测更加精细，不受血清自身抗体、不规则抗体以及疾病和假、弱凝集的影响，对保证安全输血有着重要意义。

第四节　血液成分的分离制备技术

成分输血被认为是现代输血医学发展中的里程碑，目前我国成分输血已占临床输血量的 95%，了解和熟悉血液成分制备技术是临床输血必需的技能基础。

实验一 悬浮红细胞和新鲜血浆的分离制备

(一) 目的要求

(1) 了解成分血液分离原理。

(2) 了解成分血液分离方法及步骤。

(二) 原理

依据全血中各种血液成分的比重不同，在无菌条件下选择合适的重力条件(包括离心力、离心时间)进行离心，使不同的血液组分分层悬浮，红细胞、血小板和血浆平均比重分别为1.100、1.058和1.026。经离心后，红细胞在下层，血小板在中间层，血浆在上层。再进行手工分离，即可分离出新鲜血浆和浓缩的红细胞，向浓缩的红细胞中加入红细胞添加液(additive solution)，即可得到悬浮红细胞(suspended red blood cells，SRBC)。再利用二次离心使血小板和血浆分离，即可得到浓缩血小板(concentrated platelet，PC)。

一般采用大容量水平式低温离心机分离血液，根据所需分离成分选择不同的离心力，通过相对离心力(g)和离心机半径(cm)换算出每min离心转数。

(三) 标本、器材

(1) 标本：新鲜采集的三联袋全血200ml或400ml。

(2) 器材：水平式低温离心机、弹簧型血浆挤压器(分离夹)、天平、热合机、止血钳、剪刀、标签。

(四) 步骤与方法

(1) 用三联塑料血袋采集新鲜全血200ml或400ml。

(2) 用塑料气包或其他方法夹持血袋和转移袋放在离心杯中，并使血袋上部鼓起，处于直立的位置，用天平配平。

(3) 将平衡好的成对离心杯准确的挂在离心机转头两个对称的位置上，盖好离心机内外盖，3000g离心20min。温度控制在(4±2)℃，使红细胞快速下沉(如果离心机性能有限，不能达到以上离心力时，可根据情况，相应延长离心时间)。

(4) 轻轻取出离心后的血袋，将血袋悬挂于分离支架上或血浆挤压器两夹板之间，用止血钳夹闭1号转移袋管路(红细胞保存液)，然后去掉血袋(2号转移袋)与分浆管之间的接头(塞子、内隔断栓)，把血浆挤入2号转移袋内。待血浆基本转移至血浆袋内时，用止血钳夹闭分浆管，注意不可将血细胞分入血浆中。

(5) 松开夹闭1号转移袋管路的止血钳，让1号转移袋中的红细胞保存液加入主袋挤出血浆的浓缩红细胞(concentrated red blood cells，CRBC)内，使红细胞与保存液充分混匀，血细胞比容为0.50～0.65。

(6) 热合各袋的管路，并切断连接血袋和转移袋连接的分浆管，血袋中留下部分为悬浮红细胞，2号转移袋中即为新鲜液体血浆。血浆速冻后制成新鲜冰冻血浆(fresh frozen plasma，FFP)。

(7) 分别在悬浮红细胞和新鲜血浆袋上贴标记好的标签，核对献血者信息并登记入库。

(五)方法评价

血液成分的制备方法可分为物理方法和化学方法两大类。物理方法中包括手工法和单采机法。本实验的方法属于手工法，利用离心技术分离血液的不同成分。该方法操作简单分离后一血多用，尤其适用于红细胞和血浆的制备。粒细胞、血小板一般采用成分单采技术进行采集，用血细胞分离机直接采集所需要的血液成分，单采法所获得的相应的血液成分含量高，临床应用疗效好，减少献血员暴露，用血相对安全，降低发生输血传染病的风险和HLA同种免疫(HLA alloimmunization)反应概率。

化学方法一般用于血浆蛋白的分离。分离方法有沉淀法、层析法和电泳法等，目前在血浆蛋白的分离方面应用较多的有低温乙醇法、凝胶过滤、离子交换层析、亲和层析法等。

(六)质量控制

(1)悬浮红细胞中含有全血中的全部红细胞、一定量的白细胞、血小板、少量血浆和保存液的混悬液，一般可保存于(4±2)℃，保存期为35天，是国内临床应用最广泛的红细胞成分之一。但由于该种悬浮红细胞中没有去除白细胞，易发生HLA同种免疫反应，我国目前已经开始普及应用少白细胞的悬浮红细胞。

(2)新鲜血浆制备后一般速冻制成新鲜冰冻血浆，内含多种血浆蛋白和凝血因子，特别含有不稳定的凝血因子Ⅴ和凝血因子Ⅷ，而在普通冰冻血浆(frozen plasma，FP)中含量极少。

(3)水平式低温离心机在高速离心时，重的转头和杯子可产生几千磅离心力(g)。所以一定要平衡离心杯中的内容物、重量并对称放置，偏重可造成旋转器损害甚至破裂。

(4)制备血液成分时限制其他血液组分混入，尤其是限制白细胞和血浆的混入，这样能降低输注后的同种异体免疫反应的发生率，减少输血相关传染病的传播机会。

(七)思考题

手工制备悬浮红细胞和新鲜血浆的原理是什么？

实验二　洗涤红细胞的制备

(一)目的要求

了解制备洗涤红细胞的工作原理、操作方法和步骤。

(二)原理

临床常用的悬浮红细胞制剂中含有的部分血浆、白细胞等非红细胞成分，易加重受血者自身过敏反应。采用物理方式(生理盐水洗涤)，在无菌条件下，可将保存期内的红细胞制剂大部分非红细胞成分去除，并悬浮于生理盐水中，可达到减轻过敏反应的目的。封闭式三联盐水袋洗涤法可去除红细胞悬液的血浆、白细胞、血小板、游离血红蛋白等。

(三)标本、试剂与器材

(1)标本：悬浮红细胞200ml。

(2)试剂：生理盐水。

(3) 器材：水平式低温离心机、百级超净台、止血钳、热合机、采血秤、多节洗涤器。

(四) 步骤与方法

(1) 将悬浮红细胞与多节洗涤器三通接头一端连接，三通接头另两端分别连接 1000ml 空塑料袋和 1000ml 或 500ml 生理盐水袋。

(2) 松开盐水袋塑料管上的止血钳，将生理盐水 250～300ml 注入悬浮红细胞血袋，同时用采血秤摇摆混匀。

(3) 取下血袋，热合封闭管口，充分混匀后再离心，3000g 离心 20 min，温度 (4±2) ℃。

(4) 将血袋再次连接到多节洗涤器第二个三通接头一端，将空袋塑料管上的止血钳打开，将洗涤液及剩余的白膜层尽量挤入塑料袋内。

(5) 重复步骤 (2) ～ (4)，反复洗涤红细胞 3～6 次，至最后一次挤出洗涤液及剩余白膜层后，再注入约红细胞一半体积的生理盐水，配制成比容约为 0.70 的红细胞悬液。

(五) 方法评价

手工洗涤红细胞 (washed red blood cells，WRBC) 法费时费力，但比较经济。因此，国内多使用手工洗涤法；国外普遍应用机器洗涤红细胞，洗涤效果优于手工洗涤，但价格昂贵，国内目前使用较少。

(六) 质量控制

(1) 洗涤红细胞制备除用悬浮红细胞做洗涤红细胞的原料细胞以外，也可选用保存期内的浓缩红细胞或全血做原料细胞。

(2) 红细胞洗涤后，一般可去除 80%以上的白细胞和 99%以上的血浆，去除了细胞碎屑、抗凝剂、游离血红蛋白、乳酸盐、钾、氨和微聚物等。

(3) 洗涤红细胞制备过程中破坏了原血袋的密闭系统，有操作污染的可能，应放在 (4±2) ℃冰箱内保存，最好在 6h 内输用，保存期不得超过 24h。

(七) 思考题

肾功能障碍患者，洗涤红细胞较悬浮红细胞有哪些优点？

实验三　冷沉淀的制备

(一) 目的要求

了解制备冷沉淀工作原理、操作。

(二) 原理

新鲜血浆速冻后，部分蛋白分子 (主要是凝血因子Ⅷ、vWF、纤维蛋白原、凝血因子Ⅻ和纤维结合蛋白) 与水分子结合，结构改变，形成絮状沉淀即冷沉淀 (cryoprecipitate，Cryo)，但其结构改变具有可逆性，温度升高时又可以融化成液态。当新鲜冰冻血浆于低温 (4℃) 融化后，絮状沉淀不溶解，利用离心方法，将变性蛋白 (可恢复的变性蛋白) 沉淀，与融化的血浆组分离后，剩余的不溶物即为冷沉淀。

（三）材料与器材

（1）材料：新鲜冰冻血浆（fresh frozen plasma，FFP）200ml。

（2）器材：水平式低温离心机、热合机、（4±2）℃储血冰箱、止血钳、血浆挤压器、医用低温冰箱。

（四）步骤与方法

（1）将新鲜冰冻血浆二联袋置于（4±2）℃储血冰箱过夜（约 14h）或（4±2）℃循环水浴摇摆机中融化。

（2）待其基本融化，仍留有少量小冰屑时进行离心，5000g，10min，温度为（4±2）℃，使冷沉淀下沉。

（3）离心后的血浆直立放在血浆挤压器上，尽快分出上层少冷沉淀的血浆，留下约 20～30ml 血浆于冷沉淀中。

（4）止血钳夹闭二联袋，热合封闭血袋，得到下层沉淀部分即为冷沉淀，贴标签，置于–30℃以下低温冰箱中保存备用，或 37℃水浴中轻轻摇动融化后立即供临床使用。

（五）方法评价

（1）冷藏融化制作冷沉淀法在 4℃冰箱中缓慢融化需 14～18h，耗时过长，凝血因子 FⅧ衰减较多。而水浴融化法制备的冷沉淀 1h 左右可完成整个制备过程，需时较少，且使用恒温水浴解冻，可使温度恒定在 4℃，因而极大地避免 FⅧ的丧失，具有操作简便、制备时间短、制备温度恒定等优点。

（2）每 200ml FFP 制备的冷沉淀，要求凝血因子Ⅷ含量≥80U，纤维蛋白原（fibrinogen，Fg）含量≥150mg。

（六）质量控制

（1）冷沉淀虽容易制备，但冷沉淀中凝血因子的浓度较低、纯度较差，含量不确定，还有病毒安全性问题。凝血因子缺乏的患者一般需要终生替代治疗，应该首选相应凝血因子的浓缩制品，其次为冷沉淀。

（2）冷沉淀于–18℃以下（最好–30℃以下）低温冰箱保存，保存期自采血日起为 1 年。

（3）凝血因子Ⅷ是一种很容易丧失活性的凝血因子，为了获得高活性的Ⅷ因子，以取得最大疗效，在制备新鲜冰冻血浆过程中应注意尽可能除去血浆中的细胞成分。

（4）水浴融化制备冷沉淀血袋在浸泡液体前应用塑料套包装好，保持其袋管干燥，防止污染。

（七）思考题

人血浆冷沉淀主要含哪种凝血因子？输注人血浆冷沉淀有哪些适应证？

实验四　单采血小板的制备

（一）目的要求

了解单采血小板的制备原理，步骤与方法。

(二)原理

单采(机采)血小板是使用血细胞分离机在无菌密闭的条件下，从单个供体内分离采集的血小板成分。离心式血细胞分离机一般分为连续式与间断式两种。连续式血细胞分离机在进行血液成分的分离时，血液采集和收集的动力分别由全血 ACD 泵、血浆泵控制，离心机装有内外两套转子，启动离心时，内外两套转子以不同的速度运转，内转子的转数是外转子的 2 倍。工作期间全血不间断的由采血端经全血泵进入离心机的分离槽，按分离不同血液成分的要求以不同的速度离心，分离出的血液成分再进入收集槽中进一步纯化，所得到的单成分存留于收集槽中，其他血液成分通过血浆泵的动力不停的经回输端回输给人体，直至一次单采成分完成。

(三)实验对象、试剂与器材

(1)实验对象：献血者。

(2)试剂：抗凝剂(枸橼酸钠)、生理盐水、2%碘酊、75%乙醇溶液、10%葡萄糖酸钙溶液及其他急救药品。

(3)器材：血细胞单采机、单采一次性耗材、脉针。

(四)步骤与方法

(1)核对献血者姓名、性别、血型、编号等。

(2)检查献血者的生命体征，如血压、脉搏、呼吸等。

(3)检查献血者静脉状况，选定穿刺静脉：要求充盈饱满、清晰可见、弹性好、易固定；单采前献血者可口服 10%葡萄糖酸钙 20ml。

(4)血细胞单采机开机，连接脉针、抗凝剂、收集袋等一次性消耗品，选择单采血小板程序。

(5)用生理盐水充填管路、初始化管路，检查设备预运转情况。

(6)设备准备就绪后，对穿刺部位进行皮肤常规消毒，行静脉穿刺，查看穿刺情况并固定好脉针。

(7)按单采机操作规程进行单采，注意抗凝剂与全血的比例及血流速度，一般为 40～60ml/min。

(8)术中注意观察献血者/患者血压、脉搏、呼吸等生命体征，每 30min 测量 1 次，并做好记录。

(9)全血处理量一般为 3～5L 处理量达到预定值或因献血者不能耐受要停止采集，回输体外血液后拔除脉针，用无菌纱布或棉球覆盖穿刺部位，胶布固定，压迫 10min，并保持穿刺部位干燥、清洁 24h。

(10)卸下一次性消耗品，关闭设备并对设备进行清洁。

(11)将所得单采血小板静置 5～10min 后轻轻摇匀，使血小板解聚、混匀。血袋上粘贴标签，标明献血者/患者编码、血型、采血日期、采血者，取样检测合格后即时输注或储存。

(五)方法评价

每份单采血小板含有的血小板数量至少在 25×10^{11}/L 以上，约相当于 12 单位手工分离浓缩血小板的总量。与浓缩血小板比较，单采血小板最大的优点是受血者只需要接受一个献血者的血小板即可达到治疗量，便于血小板配型，提高治疗效果，相对安全，可以降低发生 HLA 同种免疫反应和输血传染病的风险概率。目前提倡输注单采血小板。

(六)质量控制

(1)献血者 / 患者在采集血小板前一天应充足睡眠，不宜疲劳，禁止高脂肪食物，采集当日不能空腹，饮食清淡。采集前计数血小板时，监测血脂情况，凡是血脂过高者当日不能采集。

(2)献血者要求血小板计数应大于 150×10^9/L，血细胞比容大于 0.36。在单采血小板前一周禁服影响血小板功能的药物(如：阿司匹林、吲哚美辛、布洛芬等)。

(3)单采前应向献血者说明单采的目的、过程及可能出现的不良反应及意外，并要求签字。

(4)严格无菌操作，预防感染及单采成分被污染。

(5)血液成分单采必须有经验丰富的医师在场，能够熟练的操作和排除故障。

(6)单采过程中严密监测献血者的生命体征，注意献血者对抗凝剂的反应，若出现异常反应，应迅速处理(一般口服 10%葡萄糖酸钙溶液)。

(7)采集后的血小板做外观检查，不可有血小板聚集和纤维蛋白析出。

(8)每次单采应有详细的记录，并注意保存。

(七)思考题

单采血小板较手工制备血小板有哪些优点?

小 结

本节介绍了常见的红细胞、血小板、血浆、冷沉淀等几种血液成分的制备技术，主要介绍从全血中进行分离、制备手工技术，同时也通过血小板单采技术，了解血液成分的制备和单采技术的发展前景。

(刘胜男 官旭俊)

参考文献

高峰，王学峰，付涌水，等. 2007. 临床输血与检验. 第 2 版. 北京：人民卫生出版社.

胡丽华，王琳，王学峰，等. 2012. 临床输血学检验. 第 3 版. 北京：人民卫生出版社.

李勇，马学严. 2006. 实用血液免疫学血型理论和实验技术. 北京：科学出版社.

秦莉，王海燕，李志强，等. 2011. 临床输血学检验实验指导. 第 2 版. 北京：人民卫生出版社.

汪德清，李卉. 2011. 临床输血个案精选. 北京：人民卫生出版社.

夏琳，姜傥，丁喜玉，等. 2013. 临床输血医学检验. 武汉：华中科技大学出版社.

第十四章　临床血液检验技能

第一节　正常血细胞形态学检验

骨髓中有各种各样的血细胞，从细胞发育阶段来说包括原始细胞、幼稚细胞及成熟细胞。从细胞系统来说包括红细胞系统、淋巴细胞系统、粒细胞系统、单核细胞系统、巨核细胞系统、浆细胞系统及其他细胞，其中以红细胞系统、粒细胞系统及巨核细胞系统最为重要。骨髓中主要包括各阶段粒细胞、有核红细胞、成熟淋巴细胞、巨核细胞、成熟单核细胞、成熟浆细胞及无核细胞(红细胞及血小板)，而原始淋巴细胞、幼稚淋巴细胞、原始单核细胞、幼稚单核细胞及非造血细胞(如肥大细胞、吞噬细胞、组织细胞、成骨细胞、破骨细胞等)偶见或罕见。

熟练掌握以上各种细胞的形态特点是临床血液病诊断的前提，同时对于疾病的鉴别诊断、疗效观察和预后判断具有重要意义。

各系统各阶段细胞的形态特点见下面介绍。

实验一　红细胞系统

(一) 目的要求

掌握各阶段红细胞的形态特点。

(二) 材料、试剂与仪器

(1) 材料：骨髓象大致正常的骨髓片和溶血性贫血骨髓片。
(2) 试剂：擦镜纸、香柏油、二甲苯。
(3) 仪器：显微镜。

(三) 步骤

(1) 肉眼观察骨髓片。
(2) 低倍镜观察骨髓片。
(3) 油镜观察骨髓片。

(四) 细胞形态观察

1. 红细胞系统(有核红细胞)的形态特征

(1) 胞体：圆形或类圆形(原始红细胞、早幼红细胞可见瘤状突起)。
(2) 胞核：圆形，居中(晚幼红细胞有脱核现象)。
(3) 胞质：颜色变化明显(深蓝色—蓝灰色—灰红色—淡红色)；胞质内无颗粒。

2. 各阶段有核红细胞形态特点（见表 14-1）

表14-1　各阶段有核红细胞形态特点

鉴别点	原始红细胞	早幼红细胞	中幼红细胞	晚幼红细胞
胞体直径	15～25μm	15～20μm	8～15μm	7～10μm
胞体形态	圆形或类圆形，常有瘤状突起	圆形或类圆形，可有瘤状突起	圆形	常圆形
胞核形态	圆形、类圆形，约占细胞直径的 4/5，常居中	圆形、类圆形，约占细胞直径的 2/3，常居中	圆形、类圆形，约占细胞直径的 1/2～2/3，常居中	圆形、类圆形，约占细胞直径的 1/2 以下，常居中或偏位
核仁	1～3 个	模糊或无	无	无
染色质	颗粒状较粗，有聚集趋势	粗颗粒状或小块	块状如击碎木块，副染色质明显	固缩成团块状，副染色质可见或无
胞质量	较少	略增多	多	多
胞质颜色	深蓝色不透明，有核周淡染区	深蓝色不透明，可见核周淡染区	灰蓝色、灰红色	浅红色或灰红色
胞质颗粒	无	无	无	无

（1）原始红细胞（proerythroblast）

1）胞体：直径 15～25μm，圆形或类圆形，常有瘤状突起。

2）胞核：圆形或类圆形，居中或稍偏位，核染色质呈颗粒状（较粗），核仁 1～3 个，大小不一，染浅蓝色，边界不清楚。

3）胞质：较多，深蓝色不透明，有油画蓝感，在核周围常形成淡染区，边缘着色深，无颗粒。

（2）早幼红细胞（basophilic erythroblast）

1）胞体：直径 15～20μm，圆形或类圆形，部分可见瘤状突起及伪足。

2）胞核：圆形或类圆形，居中或稍偏位，核染色质呈粗颗粒状、甚至小块状，核仁消失。

3）胞质：略增多，不透明蓝色或深蓝色，核周淡染区仍可见，无颗粒。

（3）中幼红细胞（polychromatic erythroblast）

1）胞体：直径 8～15μm，圆形。

2）胞核：圆形，居中或稍偏位，约占细胞的 1/2，核染色质聚集呈块状，其副染色质明显且比较透亮，如打碎墨砚感，无核仁。

3）胞质：多，由于血红蛋白合成逐渐增多而嗜碱性物质逐渐减少，胞质呈多色性（蓝灰色、灰色、灰红色），无颗粒。

（4）晚幼红细胞（orthochromatic erythroblast）

1）胞体：直径 7～10μm，圆形。

2）胞核：圆形，居中或偏位，占细胞的 1/2 以下，核染色质聚集呈数个大块或紫黑色团块状（称为碳核），副染色质可见或消失，有时可见核碎裂或正处在脱核状态，无核仁。

3）胞质：多，灰红色或淡红色，无颗粒。

（5）红细胞（erythrocyte）

1）胞体：直径平均 7.2μm，呈两面微凹圆盘状。

2）胞核：无。

3）胞质：丰富，灰红色或淡红色，中央部分可见淡染区，无颗粒。

3. 各阶段有核红细胞划分的主要指标（见表 14-2）

表14-2　各期有核红细胞划分的主要指标

划分细胞	细胞划分的主要指标
原始红细胞与早幼红细胞	核仁、染色质
早幼红细胞与中幼红细胞	染色质、浆色、大小
中幼红细胞与晚幼红细胞	染色质、浆色、大小

（五）注意事项

1. 骨髓片的选择与保养

(1) 肉眼选择好的骨髓片：即厚薄适宜、细胞分布均匀、头体尾分明，尾部有骨髓小粒、血膜染色后呈略带淡红色的骨髓涂片。

(2) 确定骨髓片的正反面，有血膜的一面反光性差，反之反光性好，如正反面放置错误，油镜将看不到骨髓片中细胞，易把骨髓片压碎。

(3) 选择厚薄适宜、染色好的部位观察细胞，合适的部位多在血膜的体尾交界处，其细胞分布均匀，成熟红细胞不重叠也不过分分离，细胞形态完整，染色好，细胞结构清楚。

(4) 骨髓片观察完毕，应在骨髓片上滴加适量镜头清洁液，然后用干净的擦镜纸或棉花轻轻地一次性擦过去。未干净者再加少许清洁液擦一次，直至油被擦干净。

2. 显微镜的使用与保养

(1) 要按号码取放自己的显微镜。

(2) 使用显微镜时一律用左手移动涂片并调微调，右手拿笔记录。

(3) 每位同学使用显微镜时要调整好眼距，学会用双目观察镜下视野。

(4) 要正确掌握开灯、关灯的顺序。

1) 开灯顺序：接上电源，按显微镜“开”键，将灯光调至适当位置。

2) 关灯顺序：将灯光推至零位，按显微镜“关”键，断开电源。

3) 如果暂时不用显微镜，请将灯光推至零位即可。

(5) 显微镜使用完毕后，用擦镜纸蘸少许镜头清洁液，将镜头上的油擦干净，再用干净擦镜纸擦一次，并将物镜旋转至正确位置。

3. 细胞形态的观察

(1) 正常骨髓片中：粒系细胞约占 40%～60%，有核红细胞约占 20%～25%，淋巴细胞约占 20%～25%，单核细胞＜4%，浆细胞＜2%，巨核细胞约 7～35 个/1.5cm×3.0cm 血膜上。由于细胞成分较多，对初学者来说不易掌握，因此在观察某系细胞时应先要掌握该系细胞的形态特征。

(2) 观察细胞一定要全面，要观察细胞胞体大小、形态，胞浆量、胞浆颜色、颗粒，核形、核染色质、核仁、核位置等，同时要与周围细胞加以比较。由于细胞的形态的变化多端，故观察细胞时不能抓住某一点不符合就轻易做出否定或肯定。

(3) 各期细胞的划分主要根据某些比较明显的特征，但也要参考其他方面的特征。介于两个阶段之间的细胞，应统一按细胞成熟方向向下一阶段划分。

(4) 不同涂片，染色的深浅、酸碱度、染色质清楚程度等皆不尽相同。因此判断细胞时，应结合同一涂片内其他正常细胞的染色情况进行分析。

4. 观察红系细胞时应注意

(1) 要选择无颗粒、核圆形的细胞进行观察。

(2) 幼红细胞浆中无颗粒，但有时可见呈蓝色的嗜碱性点彩。

(3) 观察中幼红细胞胞浆颜色时，要与周围红细胞进行比较，因为涂片染色偏酸或偏碱均会影响胞浆颜色。

(4)正常人的骨髓象中红系范围为：有核红细胞占总有核细胞 15%～25%，以中、晚幼红细胞为主。其中原始红细胞＜1%，早幼红细胞＜5%，中、晚幼红细胞各约占 10%。

(六)思考题

中幼红细胞的形态特点及识别要点？

(七)小结

各阶段幼红细胞的识别，首先要掌握红细胞系统的总体形态特征，然后根据各阶段幼红细胞的特点进行区分。

实验二　淋巴细胞系统

(一)目的要求

掌握各阶段淋巴细胞的形态特点。

(二)材料、试剂与仪器

(1)材料：急性淋巴细胞白血病患者的血片或骨髓片。
(2)试剂：擦镜纸、香柏油、二甲苯。
(3)仪器：显微镜。

(三)步骤

(1)肉眼观察骨髓片。
(2)低倍镜观察骨髓片。
(3)油镜观察骨髓片。

(四)细胞形态观察

1. 淋巴细胞系统的形态特征

(1)胞体：小，圆形或类圆形。
(2)胞核：常呈圆形。
(3)胞质：量少，呈蓝色或淡蓝色；部分胞质内可见颗粒。

2. 各阶段淋巴细胞的形态特点(见表 14-3)

表14-3　各阶段淋巴细胞形态特点

鉴别点	原始淋巴细胞	幼稚淋巴细胞	大淋巴细胞	小淋巴细胞
胞体直径	10～18μm	10～16μm	12～15μm	6～9μm
胞体形态	圆形或类圆形	圆形或类圆形	圆形或类圆形	圆形、类圆形或蝌蚪形
胞核形态	圆形或类圆形	圆形或类圆形	类圆形，常偏位	类圆形，或有小切迹
核仁	1～2 个	模糊或消失	消失	消失
染色质	较粗颗粒状	粗颗粒状，开始聚集	紧密而均匀	块状，副染色质不明显
胞质量	少	少	较多	很少
胞质颜色	蓝色，核周淡染区	蓝色	清澈的淡蓝色	淡蓝色或深蓝色
胞质颗粒	无	偶有少许紫红色颗粒	常有紫红色颗粒	常无颗粒

(1) 原始淋巴细胞 (lymphoblast)

1) 胞体：直径 10～18μm，圆形或类圆形。

2) 胞核：圆形或类圆形，居中或稍偏位，核染色质呈颗粒状，核仁 1～2 个，较清楚。

3) 胞质：少，蓝色，近核处可有一透明区，无颗粒。

(2) 幼稚淋巴细胞 (prolymphocyte)

1) 胞体：直径 10～16μm，圆形或类圆形。

2) 胞核：圆形或类圆形，有时可见核凹陷，核染色质较原始淋巴细胞粗，无核仁。

3) 胞质：少，蓝色，偶有少许紫红色颗粒。

(3) 淋巴细胞 (lymphocyte)

1) 大淋巴细胞 (large lymphocyte)

a. 胞体：直径 12～15μm，圆形或类圆形。

b. 胞核：类圆形，常偏位，核染色质紧密而均匀，核仁消失。

c. 胞质：较多，呈清澈的淡蓝色，常有少许紫红色颗粒。

2) 小淋巴细胞 (small lymphocyte)

a. 胞体：直径 6～9μm，圆形、类圆形或蝌蚪形等。

b. 胞核：有小切迹、圆形或类圆形，核染色质聚集，呈大块状，副染色质不明显，核仁消失。

c. 胞质：少或极少 (似裸核)，常呈淡蓝色，有时呈深蓝色，常无颗粒，有时可见胞质突起。

(五) 注意事项

(1) 观察急性淋巴细胞白血病复查的骨髓片时要注意选择合适的部位，如在厚的部位观察，镜下的原始淋巴细胞、幼稚淋巴细胞胞体偏小，细胞内结构不清，很容易误认为是成熟淋巴细胞。

(2) 各期淋巴细胞的划分较粒系、红系难，要注意与周围细胞加以比较。

(3) 骨髓中淋巴细胞正常范围 20%～25%，为成熟淋巴细胞 (小淋巴细胞为主)。原始淋巴细胞罕见，幼稚淋巴细胞偶见。

(4) 某些淋巴细胞形态不典型，应注意鉴别以下几点。

1) 小淋巴细胞应注意与中幼红细胞、浆细胞、嗜碱性粒细胞等进行鉴别。

2) 小淋巴细胞应与胞体小的嗜碱性粒细胞、碳核鉴别，三者鉴别见表 14-4。

表14-4　小淋巴细胞、嗜碱性粒细胞和碳核的鉴别

鉴别点	小淋巴细胞	嗜碱性粒细胞	碳核
胞体大小	6～9μm	与小淋巴细胞相仿	如晚幼红细胞胞核大小
核形	类圆形或有小切迹	轮廓不清楚	常呈圆形
核染色质	呈块状	结构不清楚	呈团块状，未见副染色质
胞质	极少，呈淡蓝色	极少，有时呈红色	无
颗粒	常无，有时有少许紫红色颗粒	有少许紫黑色颗粒，常覆盖核上	无

3) 某些大淋巴细胞胞体较大且颗粒较多，应注意与幼粒细胞鉴别。

(5) 各阶段淋巴细胞的划分中，其关键是如何区分不成熟淋巴细胞 (原始淋巴细胞和幼稚淋巴细胞) 和成熟淋巴细胞。

(六) 思考题

原始淋巴细胞的形态学特点及识别要点？

（七）小结

各阶段淋巴细胞的识别，首先要掌握淋巴细胞系统的总体形态特征，然后根据各阶段淋巴细胞的特点进行区分。

实验三 粒细胞系统

（一）目的要求

掌握各阶段粒细胞的形态特点和四种颗粒的鉴别。

（二）材料、试剂与仪器

(1)材料：骨髓象大致正常的骨髓片、慢性粒细胞白血病血片或骨髓片。
(2)试剂：擦镜纸、香柏油、二甲苯。
(3)仪器：显微镜。

（三）步骤

(1)肉眼观察骨髓片。
(2)低倍镜观察骨髓片。
(3)油镜观察骨髓片。

（四）细胞形态观察

1. 粒细胞系统的形态特征

(1)胞体：规则圆形或类圆形。
(2)胞核：有明显的变化规律(圆形—类圆形——一侧偏平—肾形—杆状—分叶状)。
(3)胞质：颜色由天蓝色逐渐变为粉红色；胞质内颗粒：有明显的变化规律(无颗粒—非特异性颗粒出现—特异性颗粒出现—特异性颗粒增多—非特异性颗粒减少—仅有特异性颗粒)。

2. 各阶段粒细胞形态特点(见表 14-5)

表14-5 各阶段粒细胞形态特点

鉴别点	原始粒细胞	早幼粒细胞	中性中幼粒细胞	中性晚幼粒细胞	中性杆状核粒细胞	中性分叶核粒细胞
胞体直径	10～20μm	12～22μm	10～18μm	10～16μm	10～13μm	10～13μm
胞体形态	圆形或类圆形	圆形或类圆形	圆形或类圆形	圆形或类圆形	圆形或类圆形	圆形或类圆形
胞核形态	圆形或类圆形	圆形或类圆形，常偏于一侧	类圆形，一侧扁平或略凹陷	明显凹陷呈肾形、半月形等	呈带形、S 形、U 形等	分叶(2～5 叶)
核仁	2～5 个，较小	常清楚	常无	无	无	无
染色质	细颗粒	开始聚集，较原始粒细胞粗	聚集呈索块状	小块状，出现副染色质	粗块状，副染色质明显	粗块状，副染色质明显
胞质量	较少	较多或多	多	多	多	多
胞质颜色	透明天蓝色	淡蓝色	因充满中性颗粒淡红色	因充满中性颗粒淡红色	因充满中性颗粒淡红色	因充满中性颗粒淡红色
胞质颗粒	无或有少许细小颗粒	数量不等，大小不一的A颗粒	出现中性颗粒，A颗粒常较多	充满中性颗粒，A颗粒少或无	充满中性颗粒	充满中性颗粒

(1) 原始粒细胞 (myeloblast)

1) 胞体：直径 10～20μm，圆形或类圆形。

2) 胞核：较大，圆形或类圆形，居中或稍偏位，核染色质呈细颗粒状，排列均匀，平坦如一层薄纱，无浓集；核仁 2～5 个，较小，清楚，呈淡蓝色。

3) 胞质：较少，呈蓝色或深蓝色，绕于核周，有时在近核某处胞浆颜色较淡，颗粒无或有少许细小紫红色颗粒。

根据颗粒有无等特征将原始粒细胞分为Ⅰ型和Ⅱ型：①Ⅰ型为典型的原始粒细胞，胞质中无颗粒；②Ⅱ型除具有典型原始粒细胞的特点外，胞质中还有少量细小的紫红色颗粒。

(2) 早幼粒细胞 (promyelocyte)

1) 胞体：直径 12～25μm，较原始粒细胞大，圆形或类圆形。

2) 胞核：大，圆形、类圆形或一侧微凹陷，常偏于一侧；核染色质开始聚集，较原始粒细胞粗，核仁常清晰可见。

3) 胞质：多或较多，呈蓝色或深蓝色，胞质内含数量不等、大小不一、形态不一、紫红色的非特异性颗粒，其颗粒分布不均匀，常近核一侧先出现，也有少许覆盖在核上。有时在早幼粒细胞中央近核处可见高尔基体发育的透亮区，呈淡蓝色或无色，称之为初浆。

(3) 中幼粒细胞 (myelocyte)

1) 中性中幼粒细胞 (neutrophilic myelocyte)

a. 细胞体：直径 10～20μm，圆形。

b. 细胞核：呈类圆形、一侧开始扁平或略凹陷，其核凹陷程度/假设圆形核直径之比常＜1/2，常偏于一侧，占胞体的 1/2～2/3；核染色质聚集呈索块状，核仁常无。

c. 细胞质：多，呈蓝色、淡蓝色，胞质内含中等量细小、大小较一致、分布密集的中性颗粒，呈淡红色或淡紫红色，中性颗粒常在近核处先出现，而非特异性颗粒常分布在细胞边缘区域，由于中性颗粒非常细小，在普通显微镜下不易看清中性颗粒的大小及形态，因此在中性中幼粒细胞胞质中常只能在近核处看到浅红色区域。

2) 嗜酸性中幼粒细胞 (eosinophilic myelocyte)：

a. 细胞体：直径 15～20μm，比中性中幼粒细胞略大，圆形。

b. 细胞核：与中性中幼粒细胞相似。

c. 细胞质：多，蓝色，内含较丰富的粗大、大小一致、圆形、排列紧密的嗜酸性颗粒，呈橘红色，并有立体感及折光性，如剥开的石榴，有时嗜酸性颗粒呈暗黄色或褐色。有的胞质中除嗜酸性颗粒外，还可见紫黑色颗粒，似嗜碱性颗粒，这种嗜酸性粒细胞称为双染性嗜酸性粒细胞，常出现在中幼粒、晚幼粒细胞阶段，随着细胞的成熟变为典型嗜酸性粒细胞。

3) 嗜碱性中幼粒细胞 (basophilic myelocyte)：

a. 细胞体：直径 10～15μm，较中性中幼粒细胞略小，圆形。

b. 细胞核：椭圆形，轮廓不清楚，核染色质较模糊。

c. 细胞质：量中等，蓝色，胞质内及核上含有数量不等、粗大、大小不等、形态不一、排列凌乱的嗜碱性颗粒，呈深紫黑色或深紫红色。

(4) 晚幼粒细胞 (metamyelocyte)

1) 中性晚幼粒细胞 (neutrophilic metamyelocyte)

a. 细胞体：直径 10～16 μm，圆形。

b. 细胞核：明显凹陷，呈肾形、半月形或马蹄形等，其核凹陷程度/假设核直径之比＜1/2

或核凹陷程度/假设圆形核直径之比为 1/2～3/4，常偏于一侧，核染色质较粗糙，呈小块，并出现副染色质(即块状染色质之间的空隙)，无核仁。

c. 细胞质：多，充满中性颗粒，非特异性颗粒少或无，呈淡紫红色，但由于胞质中充满中性颗粒而常看不到胞质的颜色。

2) 嗜酸性晚幼粒细胞(eosinophilic metamyelocyte)：胞体直径 10～16μm，胞质中充满嗜酸性颗粒，非特异性颗粒常无，其他方面基本同中性晚幼粒细胞。

3) 嗜碱性晚幼粒细胞(basophilic metamyelocyte)：胞体直径 10～14μm，胞核呈肾形，轮廓不清楚，胞质内及核上有少量嗜碱性颗粒，胞质量常较少，呈淡蓝色。

(5) 杆状核粒细胞(stab granulocyte)

1) 中性杆状核粒细胞(neutrophilic stab granulocyte)

a. 细胞体：直径 10～15μm，圆形。

b. 细胞核：核凹陷程度/假设核直径之比大于 1/2 或核凹陷程度/假设圆形核直径之比大于 3/4，核弯曲呈粗细均匀的带状，也可见核呈“S”形、“U”形或“E”形等，核染色质粗，呈块状，副染色质明显。

c. 细胞质：丰富，呈淡红色，充满中性颗粒而无非特异性颗粒。

2) 嗜酸性杆状核粒细胞(eosinophilic stab granulocyte)：胞体直径 11～16μm，胞质中充满嗜酸性颗粒，其他特点基本同中性杆状核粒细胞。

3) 嗜碱性杆状核粒细胞(basophilic stab granulocyte)：胞体直径 10～12μm，胞核呈模糊杆状，胞质内及核上有少量嗜碱性颗粒。

(6) 分叶核粒细胞(segmented neutrophil)

1) 中性分叶核粒细胞(neutrophilic segmented neutrophil)

a. 细胞体：直径 10～14μm，圆形。

b. 细胞核：分叶状，常分 2～5 叶，叶与叶之间有细丝相连，有时核虽分叶但叠在一起，致使连接的核丝被隐蔽，这时核常有粗而明显的切痕，核染色质粗，呈块状，副染色质明显。

c. 细胞质：丰富，呈淡红色，充满中性颗粒而无非特异性颗粒。

2) 嗜酸性分叶核粒细胞(eosinophilic segmented neutrophil)：胞体直径 11～16μm，胞核多分为两叶，胞质中充满嗜酸性颗粒，其他特点基本同中性分叶核粒细胞。

3) 嗜碱性分叶核粒细胞(basophilic segmented neutrophil)：胞体直径 10～12μm，胞核可分为 3～4 叶或核轮廓不清楚，胞质常较少，胞质内及核上有少许嗜碱性颗粒，胞质呈淡蓝色。

如果嗜碱性颗粒覆盖在核上而使结构不清楚，可统称为成熟嗜碱性粒细胞。实际上成熟嗜碱性粒细胞形态变化较大，例如有时嗜碱性颗粒很细小，散在胞质中而使胞质呈“淡紫红色”；有的胞体周围可见淡紫红色的红晕；有的嗜碱性粒细胞胞体小，易误认为小淋巴细胞。

3. 中幼粒细胞以下阶段粒细胞的细胞核划分标准(见表 14-6)

表14-6　中幼粒细胞以下阶段粒细胞的细胞胞核划分标准

粒细胞	核凹陷程度/核假设直径	核凹陷程度/核假设圆形直径	核最窄/核最宽
中幼粒细胞	–	＜1/2	–
晚幼粒细胞	＜1/2	1/2～3/4	＞1/2
杆状核粒细胞	＞1/2	＞3/4	1/2～1/3
分叶核粒细胞	核丝	核丝	＜1/3

4. 粒细胞　胞质中含有 4 种颗粒，即非特异性颗粒和 3 种特异性颗粒(中性颗粒、嗜酸性

颗粒及嗜碱性颗粒），4 种颗粒的鉴别见表 14-7。

表14-7　粒细胞胞质中4种颗粒的鉴别

鉴别点	非特异性颗粒	中性颗粒	嗜酸性颗粒	嗜碱性颗粒
大小	较中性颗粒粗大，大小不一	细小，大小一致	粗大，大小一致	最粗大，大小不一
形态	不一	细颗粒状	圆形或类圆形	不一
色泽	紫红色	淡红或淡紫红色	橘红色	深紫红或深紫黑色
数量	少量或中等量	多	多	不一定，常不多
分布	不一，有时覆盖核上	均匀	均匀	不一，常覆盖核上

（五）注意事项

（1）骨髓中粒系细胞的正常范围：粒系细胞占有核细胞的 40%～60%。原始粒细胞＜2%，早幼粒细胞＜5%，中性中幼粒细胞约占 8%，中性晚幼粒细胞约占 10%，中性杆状核粒细胞约占 20%，中性分叶核粒细胞约占 12%，嗜酸性粒细胞＜5%，嗜碱性粒细胞＜1%。

（2）部分粒细胞形态不典型，应注意与其他细胞鉴别。

1）原始粒细胞与原始红细胞鉴别。这两种原始细胞是正常人骨髓中相对较易见的细胞，两者鉴别见表 14-8。

表14-8　原始粒细胞与原始红细胞鉴别

鉴别点	原始粒细胞	原始红细胞
胞体	直径 10～20μm	直径 15～25μm，常可见瘤状突起
核仁	2～5 个（多数＞3 个），较小，界限清楚	1～3 个，较大，界限常不清楚
染色质	细颗粒状，排列均匀，平坦	颗粒状（较粗），不太均匀，但着色深
胞质颜色	蓝色或深蓝色（但不如原始红细胞深蓝），着色均匀，如水彩画感	不透明的深蓝色，着色不均匀，如油画蓝感
胞质颗粒	无或有少许细小颗粒	无

2）对于形态不典型的粒细胞，应注意与其他细胞进行鉴别，如单核细胞、淋巴细胞等，通过与周围其他细胞（包括粒系细胞和非粒系细胞）进行比较，有助于做出正确判断。

（3）注意辨认双染性嗜酸性粒细胞，它一般见于中幼、晚幼粒细胞阶段。由于其颗粒不典型，易误认为嗜碱性粒细胞。

（4）涂片厚的部位各阶段粒细胞胞体小，因此要选择合适的部位进行观察。

（5）原始粒细胞的划分标准：传统的分类方法认为原始粒细胞是无颗粒的。但现在认为原始粒细胞可有颗粒，故将原始粒细胞分为两型，Ⅰ型就是传统的原始粒细胞，Ⅱ型即是在传统的原始粒细胞的基础上胞浆中可有少许细小的紫红色颗粒。在正常情况下原始粒细胞按传统方法分类，白血病时采用两型分类方法分类。

（六）思考题

早幼粒细胞的形态特点及识别要点？

（七）小结

各阶段粒细胞的识别，首先要掌握粒细胞的总体形态特征，然后根据各阶段粒细胞的特点进行区分。

实验四　单核细胞系统

（一）目的要求

掌握各阶段单核细胞的形态特点。

（二）材料、试剂与仪器

(1)材料：单核细胞增多的血片或骨髓片、急性单核细胞白血病的血片或骨髓片。
(2)试剂：擦镜纸、香柏油、二甲苯。
(3)仪器：显微镜。

（三）步骤

(1)肉眼观察骨髓片。
(2)低倍镜观察骨髓片。
(3)油镜观察骨髓片。

（四）细胞形态观察

1. 单核细胞系统的形态特征

(1)胞体：常较大，可不规则或有伪足状突起。
(2)胞核：大、常不规则，呈扭曲、折叠，核染色质比其他同期细胞细致、疏松。
(3)胞质：量多，呈灰蓝色，可有空泡、粉尘样颗粒。

2. 各阶段单核细胞形态特点(见表 14-9)

表14-9　各阶段单核细胞形态特点

鉴别点	原始单核细胞	幼稚单核细胞	单核细胞
胞体直径	15～25μm	15～25μm	12～20μm
胞体形态	圆形或不规则，有时可见伪足	圆形或不规则，有时可见伪足	圆形或不规则，有时可见伪足
胞核形态	胞核较大，约占细胞直径 2/3，常为圆形、类圆形或不规则形	不规则，呈类圆形、肾形或有切迹，扭曲、折叠状	不规则，呈扭曲、折叠状或大肠形、笔架形、马蹄形、S 形等
核仁	1～3 个，大而清楚	有或消失	消失
染色质	纤细、疏松，呈细丝网状	开始聚集，呈疏松网状	呈疏松条索状或网状
胞质量	较多	增多	多
胞质颜色	蓝色或灰蓝色，半透明，如毛玻璃样	蓝色或灰蓝色，半透明，如毛玻璃样	灰蓝色或略带粉色，半透明，如毛玻璃样
胞质颗粒	无或有少许细小颗粒	可见细小、粉尘样紫红色嗜天青颗粒	可见细小、粉尘样紫红色嗜天青颗粒
空泡	可有	可有	常有

(1)原始单核细胞(monoblast)

1)胞体：直径 14～25μm，圆形或不规则，有时可有伪足。

2)胞核：圆形或不规则，可有折叠、扭曲，核染色质纤细、疏松，呈细丝网状，核仁多数 1 个且大而清楚。

3) 胞质：较多，呈灰蓝色或蓝色，不透明，毛玻璃样，可有空泡，颗粒无或有少许。

(2) 幼稚单核细胞(promonocyte)

1) 胞体：直径 15～25μm，圆形或不规则，有时可有伪足。

2) 胞核：常不规则，呈扭曲、折叠状，或有凹陷或切迹，核染色质开始聚集呈丝网状，核仁消失。

3) 胞质：增多，呈灰蓝色、不透明，可见细小紫红色的嗜天青颗粒和空泡。

(3) 单核细胞(monocyte)

1) 胞体：直径 12～20μm，圆形或不规则，可见伪足。

2) 胞核：不规则，呈扭曲、折叠状或呈大肠状、马蹄形、S 形、分叶形、笔架形，或有凹陷或切迹，核染色质疏松，可呈条索状、小块状，核仁消失。

3) 胞质：多，呈灰蓝色或略带红色、半透明如毛玻璃样，可见细小、分布均匀的灰尘样紫红色颗粒，常有空泡。

(五) 注意事项

(1) 骨髓中单核系细胞正常范围＜4 %，为成熟单核细胞，原始单核细胞罕见，幼稚单核细胞偶见。

(2) 单核系统细胞是一种较难辨认的细胞，因其形态变化较大，初学者经常将不典型的单核细胞误认为粒细胞或淋巴细胞，而使分类中单核系细胞的比例下降，应注意它们之间的鉴别。

1) 原始单核细胞与原始粒细胞、原始淋巴细胞鉴别，见表 14-10。

表14-10　原始单核细胞与原始粒细胞、原始淋巴细胞的鉴别

鉴别点	原始单核细胞	原始粒细胞	原始淋巴细胞
胞体大小	大，15～25μm	中等，10～20μm	小，10～18μm
胞体形态	圆形或不规则，有时可见伪足	规则(圆形或类圆形)	规则(圆形或类圆形)
胞核形态	规则或不规则，常折叠、偏位	规则(圆形或类圆形)	规则(圆形或类圆形)
核仁	1～3 个(常为 1 个)，大而清晰	2～5 个，小而清晰	1～2 个，较清晰
染色质	纤细、疏松，呈细丝网状，有起伏不平感，无厚实感	细颗粒状，分布均匀，有轻度厚实感	颗粒状，排列紧密，分布不均匀，有明显厚实感
胞质量	较多	较少	少或很少
胞质颜色	蓝色或灰蓝色，半透明，如毛玻璃样	蓝色或深蓝色，透明	蓝色，透明
胞质颗粒	无或有少许细小颗粒	无或有少许细小颗粒	无

2) 单核细胞与中性粒细胞的鉴别，见表 14-11。

表14-11　单核细胞与中性粒细胞的鉴别

鉴别点	中性粒细胞	单核细胞
胞体	直径 10～20μm，圆形	直径 12～20μm，圆形或不规则形，可见伪足
胞质量	中等至较多	多
胞质颜色	因充满中性颗粒而呈淡紫红色	灰蓝色或略带红色，半透明如毛玻璃样
胞质颗粒	有中性颗粒，非特异性颗粒有或无	常有细小、粉尘样的紫红色颗粒
空泡	常无	常有
胞核	类圆、半圆形、肾形、杆状、分叶等	不规则，常扭曲、折叠，也可呈大肠状、马蹄形、S 形等
染色质	呈块状	疏松，呈条索状、小块状

3）单核细胞与淋巴细胞鉴别：有的单核细胞胞体较小，与胞核不规则的淋巴细胞相似，应结合各自的特点仔细辨认。

(3)一般情况下骨髓中原始单核细胞罕见，如果偶见原始单核样细胞可根据不同情况进行归属，例如对于急性单核细胞白血病初诊或复查患者，一般将其归属原始单核细胞；而在其他情况下，一般将其归属原始粒细胞。

(六)思考题

幼稚单核细胞的形态特点及识别要点？

(七)小结

各阶段单核细胞的识别，首先要掌握单核细胞系统的总体形态特征，然后根据各阶段单核细胞的特点进行区分。

实验五　巨核细胞系统

(一)目的要求

掌握各阶段巨核细胞的形态特点。

(二)材料、试剂与仪器

(1)材料：特发性血小板减少性紫癜骨髓片、巨核细胞增生的骨髓片。
(2)试剂：擦镜纸、香柏油、二甲苯。
(3)仪器：显微镜。

(三)步骤

(1)肉眼观察骨髓片。
(2)低倍镜观察骨髓片。
(3)油镜观察骨髓片。

(四)细胞形态观察

1. 巨核细胞系统的形态特征

(1)胞体：巨大、不规则(原始巨核细胞除外)。
(2)胞核：常巨大、成熟巨核细胞的胞核高度分叶且重叠。
(3)胞质：颜色变化明显(深蓝色或蓝色—灰蓝色或蓝色—粉红色)；颗粒型巨核细胞和产血小板型巨核细胞胞质极为丰富，并有大量颗粒或血小板。

2. 各阶段巨核细胞形态特点(见表 14-12)

表14-12　各阶段巨核细胞形态特点

鉴别点	原始巨核细胞	幼稚巨核细胞	颗粒型巨核细胞	产板型巨核细胞	裸核型巨核细胞
胞体直径	15～30μm	30～50μm	40～100μm	40～100μm	–
胞体形态	圆形或类圆形，边缘多不规则	常不规则	常不规则	不规则，胞膜不完整	–

续表

鉴别点	原始巨核细胞	幼稚巨核细胞	颗粒型巨核细胞	产板型巨核细胞	裸核型巨核细胞
胞核形态	圆形、类圆或不规则，约占细胞直径的 4/5	不规则	不规则，可见扭曲、折叠、分叶或花瓣状	不规则或高度分叶但常重叠	不规则或高度分叶但常重叠
核仁	2～3 个，不清晰	模糊或无	无	无	无
染色质	粗颗粒状，排列紧密	粗糙，排列紧密	呈粗块状或条状	呈块状或条状	呈块状或条状
胞质量	较少	较丰富	极丰富	极丰富	无或有少许
胞质颜色	深蓝色或蓝色	灰蓝色或蓝色	粉红色	粉红色	–
胞质颗粒	无	近核处出现细小且大小一致的嗜天青颗粒	充满细小、大小一致的嗜天青颗粒	颗粒丰富，常有雏形血小板形成并释放	–

(1) 原始巨核细胞 (megakaryoblast)

1) 胞体：直径 15～30μm，圆形或不规则，常可见胞质指状突起，周边常有少许血小板附着。

2) 胞核：常 1～2 个，较大，圆形、类圆形或不规则，核染色质较细 (较其他原始细胞粗)，排列紧密分布不均匀，核仁 2～3 个，常不清晰，呈淡蓝色。

3) 胞质：较少，深蓝色或蓝色，周边深浓，无颗粒。

各种原始细胞较相似，需要加以鉴别，见表 14-13。

表14-13　各种原始细胞的鉴别

鉴别点	原始红细胞	原始粒细胞	原始淋巴细胞	原始单核细胞	原始浆细胞	原始巨核细胞
胞体大小	15～25μm	10～20μm	10～18μm	14～25μm	15～25μm	15～30μm
胞体形态	圆形，常有瘤状突起	圆形或类圆形	圆形或类圆形	圆形、不规则，有伪足突起	圆形或类圆形	圆形、不规则，常有指状突起
胞核形态	圆形	圆形	类圆形	圆形、不规则，可扭曲、折叠	圆形	圆形、类圆形或不规则
胞核位置	居中	居中或偏位	居中或偏位	居中或偏位	偏位	居中或偏位
核仁	1～3 个、较大，边界欠清楚	2～5 个，小，边界清楚	1～2 个，小，边界较清楚	常为 1 个，大，边界清楚	2～5 个，边界清楚	2～3 个，边界模糊
染色质	粗颗粒状	细颗粒状	颗粒状	纤细、疏松	粗颗粒状	较细，排列紧密
胞质	较多	较少	少	较多	丰富	少或很少
胞质颜色	深蓝色	蓝色	蓝色	蓝色或灰蓝色	深蓝色	蓝色，透明
胞质颗粒	无	无或有少许细小紫红色颗粒	无	无或有少许细小紫红色颗粒	无	无
其他	胞质中常有假颗粒	–	–	胞质中有时可见空泡	可有空泡、核旁淡染区	周围常有血小板附着，可见双核

(2) 幼稚巨核细胞 (promegakaryocyte)

1) 胞体：直径 30～50μm，常不规则。

2) 胞核：不规则形，核染色质粗或小块状，排列紧密，核仁常无。

3) 胞质：较丰富，深蓝色或蓝色，近核处出现少许细小且大小一致的淡紫红色颗粒而使该处呈淡红色，常有伪足状突起，有时细胞周边有少许血小板附着。

(3) 颗粒型巨核细胞 (granular megakaryocyte)

1) 胞体：直径 40～70μm，有的可达 100 μm 以上，常不规则，胞膜完整。

2) 胞核：巨大、不规则，核分叶后常重叠，核染色质呈块状或条状。

3) 胞质：极丰富，呈淡蓝色，充满大量较细小、大小一致的淡紫红色颗粒，胞膜完整；有细胞胞质边缘无颗粒而呈淡蓝色的较透明区，形成外质，而内质充满颗粒。

在血膜厚的部位，颗粒非常密集而使胞核、胞质很难辨认；有时颗粒型巨核细胞周边有少许血小板附着，应注意与产血小板型巨核细胞加以鉴别。

(4)产血小板型巨核细胞(thromocytogenic megakaryocyte)

1)胞体：直径 40～70μm，有的可达 100μm 以上，常不规则，胞膜完整。

2)胞核：巨大、不规则，核分叶后常重叠，核染色质呈块状或条状。

3)胞质：极丰富，呈淡蓝色，颗粒很丰富并可聚集成簇(称为雏形血小板)，胞膜不完整，其外侧常有释放的血小板。

(5)裸核型巨核细胞(naked megakaryocyte)：其胞核同产血小板型巨核细胞，胞质无或有少许。裸核型巨核细胞有时是由于涂片制作时，将胞质推散所致。

3. 各阶段巨核细胞划分的主要指标（见表 14-14）

表14-14　各阶段巨核细胞划分的主要指标

划分细胞	细胞划分的主要指标
原始巨核细胞与幼稚巨核细胞	颗粒、胞体大小、核仁、染色质等
幼稚巨核细胞与颗粒型巨核细胞	颗粒量、胞体大小、浆量、核染色质等
颗粒型巨核细胞与产板型巨核细胞	胞膜完整性、雏形血小板、血小板释放等
产板型巨核细胞与裸核型巨核细胞	是否有胞浆、血小板释放等

(五)注意事项

(1)一般以 1.5cm×3.0cm 骨髓涂片范围内可见 7～35 个巨核细胞。其中原始巨核细胞 0%，幼稚巨核细胞 0%～5%，颗粒型巨核细胞 10%～25%，产血小板型巨核细胞 44%～60%，裸核型巨核细胞 8%～30%。

(2)巨核细胞是多倍体细胞，胞体巨大，多位于血膜的边缘(包括血膜尾部、上下边缘及头部)，且数量一般较少，故观察巨核细胞时应先在低倍镜下观察血膜边缘部分，找到巨核细胞后移至视野正中，然后转油镜进行确认和分期。

(3)一般骨髓片中，原始巨核细胞很少，且与其他二倍体血细胞的大小相似，常很难发现，但它与其他原始细胞较易鉴别，因其具有一些较独特的形态学特点，如常有指状胞质突起，血小板附着、两个或多个胞核等。

(4)观察骨髓片时，要注意血小板形态、数量、大小及分布状态。正常情况下血小板呈成堆分布，当在血小板减少或骨髓液经抗凝后制备的骨髓片中，血小板呈散在分布。当制片时标本出现凝固，显微镜下可见标本凝块中有聚集的血小板，而血膜其他部位的血小板明显减少或无。

(六)思考题

幼稚型巨核细胞的形态特点及识别要点？

(七)小结

各阶段巨核细胞的识别，首先要掌握巨核细胞系统的总体形态特征，然后根据各阶段巨核细胞的特点进行区分。

实验六　浆细胞系统

(一)目的要求

掌握各阶段浆细胞的形态特点。

(二)材料、试剂与仪器

(1)材料：成熟浆细胞反应性增多的骨髓片、多发性骨髓瘤(multiple myeloma，MM)骨髓片。

(2)试剂：擦镜纸、香柏油、二甲苯。

(3)仪器：显微镜。

(三)步骤

(1)肉眼观察骨髓片。

(2)低倍镜观察骨髓片。

(3)油镜观察骨髓片。

(四)细胞形态观察

1. 浆细胞系统的形态特征

(1)胞体：圆形或类圆形。

(2)胞核：圆形，常偏位。

(3)胞质：丰富，呈深蓝色，不透明，常有核旁淡染区及空泡；胞质内偶有少许紫红色颗粒。

2. 各阶段浆细胞形态特点(见表14-15)

表14-15　各阶段浆细胞形态特点

鉴别点	原始浆细胞	幼稚浆细胞	浆细胞
胞体直径	15～20μm	12～16μm	8～15μm
胞体形态	圆形或类圆形	圆形或类圆形	常类圆形
胞核形态	圆形，较大，约占细胞直径的2/3以上，居中或偏位	圆形或类圆形，约占细胞直径的2/3以上，常偏位	圆形或类圆形，较小，常偏于一侧
核仁	2～5个，清晰	模糊或无	无
染色质	粗颗粒网状	聚集，较粗大颗粒	聚集成块状，呈典型的车轮状或龟背状
胞质量	较多	较多	丰富
胞质颜色	不透明深蓝色，有核旁淡染区	深蓝色，有核旁淡染区	不透明蓝色或蓝紫色
胞质颗粒	无	偶有少许紫红色颗粒	偶有少许紫红色颗粒
空泡	可有	可有	明显

(1)原始浆细胞(plasmablast)

1)胞体：直径15～25μm，圆形或类圆形。

2)胞核：圆形，占胞体的2/3以上，常偏位，核染色质呈粗颗粒状，核仁2～5个。

3)胞质：多，呈深蓝色，不透明，有核旁淡染区(呈半月形)，无颗粒，可有空泡。

(2)幼稚浆细胞(proplasmacyte)

1)胞体：直径12～16μm，常呈类圆形。

2)胞核：圆形，常偏位，核染色质较原始浆细胞粗，核仁模糊或无。

3)胞质：多，呈深蓝色，不透明，常有空泡及核旁淡染区，偶有少许紫红色的颗粒。

(3)浆细胞(plasmacyte)

1)胞体：大小不一，直径8～15μm(小者与淋巴细胞相仿)，常呈类圆形。

2)胞核：圆形，较小且偏位，占胞体1/3以下，有时可见双核，核染色质呈块状，副染色质较明显，核仁无。

3)胞质：多，呈深蓝色，不透明，常有较多空泡(称为泡沫浆)，个别胞质均呈红色或胞质边缘呈红色(分泌黏蛋白所致)，核旁常有明显淡染区，偶有少许紫红色的颗粒。

(五)注意事项

(1)骨髓中浆细胞的正常范围<2%，为成熟阶段细胞。原始浆细胞罕见，幼稚浆细胞偶见。

(2)某些浆细胞形态不典型，应注意与其他血细胞进行鉴别，如不典型中幼红细胞、小淋巴细胞等，详见表14-16。

表14-16　浆细胞、中幼红细胞和小淋巴细胞的鉴别

鉴别点	浆细胞	中幼红细胞	小淋巴细胞
胞体直径	8～15μm	8～15μm	6～9μm
胞体形态	类圆形	圆形	(类)圆形、蝌蚪形
胞质颜色	多呈深蓝色，个别呈红色	灰蓝色，灰红色	多呈浅蓝色
胞质量	丰富	多(围绕核周)	常极少(位于局部)
胞质颗粒	偶有少许紫红色颗粒	无，但可有嗜碱性点彩	常无颗粒，但有时可有少许
胞核形态	圆形	圆形	有小切迹、类圆形或圆形
胞核位置	常偏位	常居中	居中或偏位
染色质	块状，副染色质较明显	块状，副染色质明显	块状，副染色质不明显
其他	有核旁淡染区，泡沫感	常无空泡	有时可见胞质突起

(3)某些反应性浆细胞增多的骨髓片中，有时可见3个或3个以上成熟浆细胞围绕巨噬细胞或组织细胞，称之为浆细胞岛，应注意与成骨细胞鉴别。

(4)多发性骨髓瘤骨髓片中异常增生的细胞从本质上来说不是浆细胞而是骨髓瘤细胞，但有些骨髓瘤细胞在形态上与浆细胞相似，因此在此骨髓片中观察浆细胞形态时应选择具有浆细胞形态特征的瘤细胞进行观察。

(六)思考题

原始浆细胞的形态特点及识别要点？

(七)小结

各阶段浆细胞的识别，首先要掌握浆细胞系统的总体形态特征，然后根据各阶段浆细胞的特点进行区分。

实验七 其 他 细 胞

(一) 目的要求

(1) 掌握常见的非造血细胞(如组织细胞、肥大细胞、吞噬细胞、成骨细胞、破骨细胞、脂肪细胞、内皮细胞及纤维细胞等)的形态特点。

(2) 掌握涂抹细胞、退化细胞的形态特点。

(二) 材料、试剂与仪器

(1) 材料：再生障碍性贫血骨髓片、白血病化疗后骨髓片、嗜血细胞综合征骨髓片、衰老细胞多的血片或骨髓片。

(2) 试剂：擦镜纸、香柏油、二甲苯。

(3) 仪器：显微镜。

(三) 步骤

(1) 肉眼观察骨髓片。

(2) 低倍镜观察骨髓片。

(3) 油镜观察骨髓片。

(四) 细胞形态观察

1. 各种非造血细胞形态的特点(见表 14-17)

表14-17 各种非造血细胞形态的特点

鉴别点	组织细胞	肥大细胞	吞噬细胞	成骨细胞	破骨细胞	脂肪细胞	内皮细胞	纤维细胞
胞体大小	20～50μm	12～20μm	不定(多数大)	20～40μm	60～100μm	30～50μm	25～30μm	可＞200μm
胞体形态	长类圆形或不规则形	外形不规则，呈梭形、蝌蚪形或圆形等	极不一致	长类圆形或不规则形，边缘常呈云雾状	不规则形，边缘清楚或不整齐	圆形或类圆形	梭形、类圆形或长尾形	长条状
胞核形态及个数	圆形或类圆形，1个	圆形或类圆形，较小，1个	圆形、类圆形或不规则，常1个	偏位、圆形或类圆形，1个	圆形或类圆形，1～100个	偏位，小而不规则，1个	圆形、类圆形或不规则，1个	类圆形，多个至数十个
核仁	1～2个	无	有或无	1～3个	1～2个	无	无	1～2个
染色质	粗网状	结构不清楚	较疏松	粗网状	粗网状	致密网状	细网状	网状
胞质量	较丰富	较丰富	不定	丰富	极丰富	多	较少	极丰富
胞质颜色	浅蓝色	淡红色	灰蓝色	深蓝色或蓝色	淡蓝或淡红色	淡蓝色	淡蓝或淡红色	淡蓝或淡红色
胞质颗粒	可有少许紫红色颗粒	充满圆形、大小均一深紫黑色	可有颗粒，棕色、蓝色或紫红色	偶有少许紫红色颗粒	有大量细小、淡紫红色颗粒	无	可有细小、紫红色颗粒	可有少许紫红色颗粒
其他特点	胞膜不完整	–	可见多少不一的吞噬物	核远处常有淡染区，常成堆分布	有的细胞同时伴有粗大颗粒	充满大小不一空泡	–	含纤维网状物

(1)组织嗜碱细胞(tissue basophilic cell)：又称为肥大细胞(mast cell)

1)胞体：直径12～20μm，蝌蚪形、梭形、圆形、类圆形、多角形等。

2)胞核：圆形、较小，常被颗粒覆盖，核染色质块状，无核仁。

3)胞质：较丰富，充满粗大、圆形、排列紧密、大小一致、深紫红色的颗粒，胞质的边缘常可见突出的颗粒，有时胞体周围可见淡紫红色的红晕。有的组织嗜碱细胞胞质中颗粒排列非常致密，整个细胞呈黑色，易误认为异物而被忽略。

(2)组织细胞(histiocyte)

1)胞体：大小不一(通常较大)，为长类圆形或不规则形，长轴直径可达20～50μm以上，胞膜不完整，边缘多不整齐。

2)胞核：常呈类圆形，核染色质粗网状，常有1～2个较清晰的蓝色核仁。

3)胞质：较丰富，淡蓝色，有少许紫红色颗粒，有时含有吞噬的色素颗粒、脂肪滴、血细胞、细菌等。

(3)吞噬细胞(phagocyte)：是胞体内包含有吞噬物质的一组细胞的总称。具有吞噬功能的细胞包括：单核细胞、组织细胞、粒细胞、内皮细胞、纤维细胞等。吞噬细胞的胞体大小和形态极不一致，由吞噬物的类型及多少而定。

1)胞体：大小不定(多较大)。

2)胞核：圆形、类圆形或不规则形，常1个核，有时可见双核或多核，核常被挤至细胞的一侧，核染色质较疏松，核仁有或无。

3)胞质：多少不一，淡蓝色，常有空泡，并有数量不等的吞噬物，吞噬物包括：色素、颗粒、有核细胞、红细胞、血小板、细菌等。

(4)成骨细胞(osteoblast)：又称为造骨细胞，与浆细胞有许多相似之处，而且有时单个存在，两者应注意鉴别。

1)胞体：较大，直径20～40μm，常为长类圆形或不规则，常多个成簇分布，有时单个存在，胞体边缘清楚或呈云雾状。

2)胞核：类圆形或圆形，常偏于一侧，核染色质呈粗网状，有1～3个较清晰的蓝色核仁。

3)胞质：丰富，深蓝色或淡蓝色，常有空泡，离核较远处常有类圆形淡染区，偶见少许紫红色颗粒。

(5)破骨细胞(osteoclast)：为骨髓中最大的多核细胞之一。需与巨核细胞相鉴别，两者最主要不同点是胞核。

1)胞体：巨大，直径60～100μm，形态不规则，边缘清楚或不整如撕纸状。

2)胞核：数常较多，1～100个，核形彼此相似，类圆形或圆形，彼此孤立，无核丝相连，核染色质呈粗网状，有1～2个较清晰的蓝色核仁。

3)胞质：极丰富，呈淡蓝色、淡红色或红蓝相间，胞质中有大量较细小的淡紫红色颗粒或同时伴有较粗大紫红色颗粒。

(6)脂肪细胞(fatty cell)：是组织细胞摄取脂肪滴后形成的。

1)胞体：直径30～50μm，圆形或类圆形，胞膜极易破碎，边缘不整齐。

2)胞核：较小，常被挤在一边，形状不规则，核染色质致密，无核仁。

3)胞质：多，淡蓝色，胞质中充满大量大小不一的脂肪空泡，起初为小脂肪空泡，以后逐渐变大，最后融合成大脂肪空泡，中间有网状细丝。

(7) 内皮细胞(endothelial cell)

1) 胞体：直径 25～30μm，极不规则，多呈长尾形、梭形，胞膜完整，边界清晰。

2) 胞核：不规则、圆形或类圆形，核染色质呈网状，多无核仁。

3) 胞质：较少，多分布于细胞的一端或两端，呈淡蓝色或淡红色，可有细小的紫红色颗粒。

(8) 纤维细胞(fibrocyte)：是骨髓中最大的多核细胞之一。

1) 胞体：大，长轴直径可达 200μm 以上，呈长条状。

2) 胞核：常有多个至数十个、大小形态相同的类圆形核，核染色质细、粗网状，核仁 1～2 个。

3) 胞质：极丰富，呈淡红色或淡蓝色，多分布于细胞两端，胞质内含纤维网状物、浅红色颗粒及少许紫红色颗粒。

2. 退化细胞及涂抹细胞 涂抹细胞往往是由于推片时人为造成的，有时是细胞退化所致；退化细胞是细胞衰老退化所致，例如核溶解、核固缩的细胞等。涂抹细胞大小不一，通常只有一个核而无胞质，胞核肿胀，核结构常模糊不清，染色均匀淡紫红色，有的可见核仁。有时呈扫帚状，形如竹篮，故又称为篮细胞。核溶解的细胞表现为胞核变大，核膜不完整，核染色质结构不清楚，其胞体也常变大，胞膜也不完整；核固缩的细胞表现为核染色质聚集呈团块状，副染色质消失，核固缩呈圆形或核碎裂成数个，而核膜、胞膜仍完整。

(五) 注意事项

(1) 非造血细胞之间、非造血细胞与造血细胞的某些细胞有相似之处，应加以鉴别。

1) 内皮细胞与组织细胞鉴别，见表 14-18。

表14-18 内皮细胞与组织细胞的鉴别

鉴别点	内皮细胞	组织细胞
胞体形态	极不规则，多呈长尾形、梭形	长类圆形或不规则
胞体直径	25～30μm	长轴可达 20～50μm 以上
胞体边缘	胞膜完整，边界清晰	多不整齐，呈撕纸状
胞核形态	不规则、圆形或类圆形	常呈类圆形
核仁	多无核仁	常有 1～2 个较清晰的蓝色核仁
染色质	网状	粗网状
胞质量	较少，分布于细胞的一端或两端	较丰富
胞质颜色	淡蓝色或淡红色	淡蓝色
胞质颗粒	可有细小的紫红色颗粒	有少许紫红色颗粒
其他	有时含被吞噬物	有时含被吞噬物

2) 成骨细胞与浆细胞的鉴别，见表 14-19。

表14-19　成骨细胞与浆细胞的鉴别

鉴别点	成骨细胞	浆细胞
胞体大小	直径20～40μm	直径8～15μm
胞体形态	长类圆形或不规则，边缘清楚或呈云雾状	圆形或类圆形
胞质量	丰富(较浆细胞多)	丰富
胞质颜色	常呈深蓝色	多呈深蓝色，个别呈红色
核染色质	粗网状	块状
核仁	常有，1～3个	无
淡染区	距核较远处，呈类圆形	核旁，呈半月形
存在方式	常成堆存在，有时单个散在	常单个散在，有时成堆存在

3)破骨细胞与巨核细胞(尤其是分叶过度的巨核细胞)的鉴别，见表14-20。

表14-20　破骨细胞与巨核细胞的鉴别

鉴别点	破骨细胞	巨核细胞
胞核	圆形或类圆形，1～100个，彼此孤立，无核丝相连	不规则形，高度分叶，但彼此重叠，常分不清核叶数
核染色质	粗网状	条状或块状
核仁	每个核常有1～2个，较清楚	无
颗粒	有大量较细小、大小一致的淡紫红色颗粒或同时伴有粗大的紫红色颗粒	有大量较细小、大小一致的淡紫红色嗜天青颗粒

(2)非造血细胞胞体较大、数量少，一般应在低倍镜下寻找，找到疑似细胞后再转至油镜下确认。

(3)有些非造血细胞在骨髓小粒中较易见，如组织细胞、肥大细胞、脂肪细胞及纤维细胞等，可首先在骨髓小粒中查找，尤其是再生障碍性贫血患者。

(4)有的组织嗜碱细胞胞质中颗粒排列致密，染色后整个细胞呈紫黑色，易误认为异物，但仔细观察其胞体边缘，往往可发现胞质中充满颗粒。

(六)思考题

成骨细胞的形态特点及识别要点？

(七)小结

各种常见非造血细胞的识别，要根据其形态特点进行区分。

第二节　骨髓细胞学检验

(一)目的要求

(1)初步掌握骨髓片检查步骤、观察内容及报告单的填写。

(2)初步掌握骨髓有核细胞增生程度的判断。

(3) 掌握骨髓小粒、脂肪空泡的特点。

(4) 掌握大致正常骨髓象特点。

(5) 复习已学过的细胞。

(二) 材料、试剂与仪器

(1) 材料：基本正常的骨髓片。

(2) 试剂：擦镜纸、香柏油、二甲苯。

(3) 仪器：显微镜

(三) 检查步骤

1. 骨髓片检查

(1) 肉眼观察：选择良好的骨髓片(涂片制备良好、血膜颜色适宜、厚薄适宜、骨髓小粒多者)进行观察。

(2) 低倍镜观察：包括判断骨髓片质量、骨髓增生程度、巨核细胞计数及观察有无异常细胞。具体观察内容如下：

1) 骨髓片质量：观察涂片厚薄、骨髓小粒多少、油滴、染色等情况，选择满意的区域进行有核细胞分类、计数。

2) 骨髓增生程度：根据骨髓中有核细胞的多少，初步判断骨髓增生程度。骨髓增生程度分级没有统一标准，一般采用五级分类法，即分为增生极度活跃、增生明显活跃、增生活跃、增生减低、增生极度减低。判断标准见表 14-21 和表 14-22。

表14-21 骨髓增生程度分级及标准(一)

分级	有核细胞/成熟红细胞	有核细胞数/一个高倍镜视野	临床意义
增生极度活跃	1∶1	＞100	各种白血病
增生明显活跃	1∶10	50～100	各种白血病、增生性贫血等
增生活跃	1∶20	20～50	正常人、某些贫血
增生减低	1∶50	5～10	造血功能低下、部分稀释
增生极度减低	1∶200	＜5	再生障碍性贫血、完全稀释

注：一个高倍镜下有核细胞 10～20 个时，检验者要根据具体情况(如年龄等)进行判断

表14-22 骨髓增生程度分级及标准(二)

分级	成熟红细胞数	有核细胞数	临床意义
增生极度活跃	1～4(3)	1	各种白血病
增生明显活跃	4～20(10)	1	各种白血病、增生性贫血等
增生活跃	20～50(30)	1	正常人、某些贫血
增生减低	50～100(100)	1	造血功能低下、部分稀释
增生极度减低	150～500(300)	1	再生障碍性贫血、完全稀释

3) 巨核细胞计数：由于巨核细胞胞体大、全片数量一般较少(骨髓涂片尾部及边缘部位较多)，故巨核细胞计数一般在低倍镜下进行(计数 1.5cm×3.0cm 血膜中巨核细胞数量或全片巨核细胞数量)，而巨核细胞的分类一般在高倍镜或油镜下进行。

4) 异常细胞：观察全片有无体积较大或成堆分布的异常细胞(尤其要注意观察血膜尾部及上、下边缘的部位)，如骨髓转移癌细胞、恶性淋巴瘤细胞、戈谢细胞、尼曼-匹克细胞等。

5) 选择油镜检查区域：选择细胞分布均匀、无重叠、形态清晰的区域作为油镜检查区域，

一般以体尾交界处为宜。

(3)油镜观察：在有核细胞计数、分类前，应先观察各系细胞增生情况、形态、大致比例，得出初步诊断意见；然后进行细胞分类、计数及形态观察。

1)判断骨髓取材和涂片情况：取材良好的涂片中可见骨髓特有的细胞，如浆细胞、肥大细胞、吞噬细胞等；杆状核粒细胞比例大于分叶核粒细胞。有时可见到由造血细胞和骨髓基质细胞组成的造血岛。若镜下见到条索状结构，其间夹有大量聚集血小板和有核细胞，表明骨髓片有凝固现象。

2)仔细观察各系统增生程度，各阶段细胞数量、质量的变化：细胞形态观察应全面，包括细胞胞体(如大小、形态)、胞核(如核型、核位置、染色质、核仁大小、核仁数量等)及胞质(如量、颜色、颗粒、空泡、特殊内含物)的形态特点等，对于有病变的细胞系统更应仔细观察。同时要注意成熟红细胞的大小、形态、染色结构等方面，血小板的数量、大小、形态、颗粒、聚集性等方面是否正常，是否出现其他异常细胞和血液寄生虫等。具体观察内容如下：

a. 粒细胞系统：增生程度、各阶段粒细胞的比例及形态，如胞体大小、形态，核染色质结构、核仁、核形，胞质量、胞质颜色、颗粒等，有无分叶过多或过少、双核、核浆发育不平衡、中毒颗粒、杜勒氏小体、空泡和棒状小体等。

b. 红细胞系统：增生程度、各阶段有核红细胞的比例及形态，如胞体大小、形态，核染色质结构、核仁、核形，胞质量、胞质颜色，有无核畸形核、多核、核碎裂、核固缩、核浆发育不平衡、幼红细胞造血岛、豪焦小体和嗜碱性点彩幼红细胞等。同时观察成熟红细胞的大小、形态、颜色、中央淡染区，有无豪焦小体、卡玻氏环、嗜碱性点彩红细胞、多色性红细胞、大红细胞等其他异常红细胞。

c. 淋巴细胞系统：成熟淋巴细胞的比例及形态，有无原、幼淋巴细胞、异型淋巴细胞等。

d. 单核细胞系统：成熟单核细胞的比例及形态，有无原、幼单核细胞。

e. 浆细胞系统：成熟浆细胞的比例及形态，有无原、幼稚浆细胞、浆细胞造血岛、Russel小体、mott细胞、火焰浆细胞等。

f. 巨核细胞系统：计数全片或1.5cm×3.0cm血膜中巨核细胞数量并分类一定数量巨核细胞，观察巨核细胞形态，有无微小巨核细胞、小巨核细胞、单圆核巨核细胞、多圆核巨核细胞和分叶过度巨核细胞等。同时观察血小板数量、大小、形态、聚集性、胞质中的颗粒等，有无畸形血小板、巨大血小板等。

g. 骨髓小粒：骨髓小粒中有核细胞量、有核细胞成分、油滴等。

h. 其他：如退化细胞、肥大细胞、组织细胞、吞噬细胞、成骨细胞、破骨细胞、内皮细胞、分裂象细胞等量的变化，全片有无寄生虫及其他明显异常细胞，如疟原虫、淋巴瘤细胞、戈谢细胞、尼曼-匹克细胞、骨髓转移癌细胞等，全片油滴情况等。

3)有核细胞计数及分类：分类计数时，大、小淋巴细胞合在一起分类；巨幼红细胞与正常有核红细胞分开计数，且各阶段巨幼红细胞也应分开计数；对于急性粒细胞白血病，应将异常增生的细胞与正常同期细胞分开计数。

a. 计数部位的选择：应选择厚薄合适、细胞分布均匀、细胞结构清楚、红细胞呈淡红色、背景干净的部位进行计数，一般在骨髓片体尾交界处。厚的部位细胞胞体小、结构不清楚，而尾部的细胞偏大且破碎细胞和大的细胞偏多，易做出错误的判断。因此，选择合适的部位进行细胞计数非常重要。

b. 计数的秩序：计数要有一定顺序，以免出现某些视野重复计数的现象。例如可从右到左、从上到下，呈“S”形走势。

c. 计数的细胞：计数的细胞包括除巨核细胞、破碎细胞、分裂象以外的其他有核细胞。即各阶段粒细胞、各阶段红细胞、各阶段巨核细胞、各阶段淋巴细胞、各阶段单核细胞、各阶段浆细胞、其他细胞(吞噬细胞、肥大细胞、脂肪细胞、成骨细胞、破骨细胞、内皮细胞等)及异常细胞(如淋巴瘤细胞、分类不明细胞、转移癌细胞、尼曼-匹克细胞、戈谢细胞等)。由于涂片中巨核细胞数量较少，一般不列为骨髓细胞有核细胞计数的范围内，而是单独对巨核细胞计数和分类。通常计数全片中的巨核细胞数并进行分类。巨核细胞这种计数方法学不够准确，但可供临床参考。正常人 1.5cm×3.0cm 范围的骨髓涂片内可见巨核细胞 7～35 个(标准尚未统一)。对于巨核细胞明显增生的骨髓片，可采用计数全片的巨核细胞数，分类一定数量(如 25 个)巨核细胞。

d. 计数的数目：至少计数 200 个有核细胞。增生明显活跃以上者应计数 500 个细胞甚至 1000 个细胞；对于增生极度减低者可计数 100 个细胞；对于某些较少异常细胞者，也可采用单独快速计数法(即计数一定数量的有核细胞，但只对异常细胞进行分类，而其他有核细胞只计数、不分类)。

4)细胞计数、分类完成后，还要再进行一次全面的观察(包括低倍镜、高倍镜及油镜)。注意细胞分类情况与其他区域是否一致，必要时采取单独快速计数来验证或重新计数；同时也要注意其他部位有无异常细胞等情况。如果骨髓涂片中异常细胞少的话，应观察所有送检的骨髓片。

2. 骨髓检查结果的计算

(1)骨髓有核细胞增生程度判断分级：要观察多个、合适视野，并取其平均值。介于两者之间，增生程度往上提，因为穿刺骨髓只有稀释的可能，而无浓缩的可能性。

(2)计算各系细胞百分比、各阶段细胞百分比及粒红比值。各阶段细胞百分比有两种：有核细胞(all nucleate cell，ANC)百分比和非红系细胞(non erythroid cell，NEC)百分比。骨髓检查报告单中所指的百分比是 ANC；在某些白血病中，同时要计算出白血病细胞的 NEC。

1)非红系细胞(NEC)：是指去除有核红细胞、淋巴细胞、浆细胞、肥大细胞、巨噬细胞外的有核细胞百分比。国内 NEC 百分比也有仅除去有核红细胞得出的百分比。

2)粒红比值(granulocyte/erythrocyte，G/E)：所谓粒红比值是指各阶段粒细胞(包括中性、嗜酸性、嗜碱性粒细胞)百分率总和与各阶段有核红细胞百分率总和之比。上述结果的计算方法，见表 14-23。

表14-23 骨髓检查结果的计算方法

结果	计算方法
有核细胞百分比	ANC 是指计数一定数量有核细胞数时，某种细胞所占的百分比
非红系细胞百分比	NEC 是指减去有核红细胞、淋巴细胞、浆细胞、巨噬细胞、肥大细胞以外的有核细胞百分比
各系细胞百分比	指某系中各种有核细胞百分比总和
粒红比值	指各阶段粒细胞(包括中性、嗜酸性及嗜碱性粒细胞)百分比总和与各阶段有核红细胞百分比总和之比

(3)计数巨核细胞总数并计算各阶段巨核细胞的百分比。由于一般情况下一张骨髓片中巨核细胞数较少，所以与其他有核细胞分开计数。

3. 填写骨髓检查报告单　骨髓检查报告单的填写内容如下。

(1)填写患者一般情况：包括患者姓名、性别、年龄、科室、病区、床号、住院号、骨髓穿刺部位、骨髓穿刺时间及临床诊断、本次骨髓片检查编号等。每个患者每次做骨髓检查时，都有一个编号(即骨髓检查编号)，一般由“年度-检查序号”组成。

(2)填写骨髓涂片取材、制备和染色情况：可采用良好、尚可、欠佳三级评价标准。

1)取材“良好”的指标：骨髓涂片上常有较多的骨髓小粒、幼粒细胞、幼红细胞胞和巨核细胞，并可有少许非造血细胞(如浆细胞、造骨细胞、破骨细胞、肪细胞、肥大细胞、网状细胞、纤维细胞等)，杆状核粒细胞与分叶核粒细胞之比值大于血片中的比值，骨髓中有核细胞数大于外周血。

2)涂片“良好”的指标：血膜厚薄适当、细胞分布均匀，有头、体、尾三部分，尾部呈锯齿状，上下边缘整齐、留有一定的空间(约为1～2mm)，面积约1.5cm×3.0cm，镜下见各类有核细胞分布均匀，成熟红细胞互不重叠，也不过度分散、不皱缩。

3)染色“良好”的指标：片中无染料沉渣，细胞染色均匀、深浅适当、色泽鲜明、颜色正确，成熟红细胞染浅红色；细胞膜完整，胞质颗粒清楚；细胞核形、核染色质、核仁清楚。

(3)填写检验数据：包括骨髓增生程度、骨髓报告单中各阶段细胞百分比、粒红比值及计数的有核细胞总数等。务必要验证骨髓片及血片的各类(阶段)细胞百分比总和为100%。

(4)骨髓涂片情况文字描述：一般由骨髓涂片、血涂片及细胞化学染色三部分组成(有的初诊患者不需要做细胞化学染色)。其中骨髓涂片是报告单中的最重要组成部分，需进行重点描述。

1)骨髓涂片特征：虽然不同单位描写的风格有所不同，但所描述的内容是类似的，描述时要求简单扼要、条理清楚、重点突出。主要包括粒细胞、红细胞、巨核细胞、淋巴细胞、浆细胞、单核细胞系统的增生程度，各阶段细胞比例及形态，可参考以下顺序进行描述。

a. 粒系细胞增生程度，占多少(百分比)，各阶段粒细胞比例及各阶段粒细胞形态情况。

b. 红系细胞增生程度，占多少(百分比)，各阶段有核红细胞比例，各阶段有核红细胞形态情况。成熟红细胞大小、淡染区、胞体形态等情况。

c. 淋巴细胞比例及形态情况。

d. 单核细胞比例及形态情况。

e. 全片巨核细胞数量，分类一定数量巨核细胞，各阶段巨核细胞数量及形态情况。血小板数量多少、存在方式及形态情况。

f. 描述其他方面的异常。

g. 是否见到寄生虫和其他明显异常细胞。

2)血涂片特征：有核细胞数量有何变化，以何种细胞为主，形态有何异常；成熟红细胞及血小板是否异常；是否有其他异常细胞及寄生虫等。

3)细胞化学染色特征：逐项对每个细胞化学染色结果进行描述，每项染色结果的报告一般包括阳性率、积分或阳性细胞的分布情况。

(5)填写诊断意见及建议：根据骨髓象、血象和细胞化学染色所见，结合临床资料提出临床诊断意见或供临床参考的意见，必要时建议行进一步检查。诊断意见及特点分类建议如下：

1)肯定性诊断：骨髓象、血象呈特意性变化，临床表现又典型者，如各种白血病、巨幼细胞性贫血、多发性骨髓瘤、骨髓转移癌、戈谢病、尼曼-匹克病等。

2）提示性诊断：骨髓有较特异性细胞学改变，但特异性不强，如缺铁性贫血、再生障碍性贫血、某些类型的急性白血病等，同时可建议临床做相应的进一步检查。

3）符合性诊断：骨髓呈非特异性改变，但结合临床与其他检查可解释临床表现者，如溶血性贫血、原发（特发）性血小板减少性紫癜，原发性血小板增多症、脾功能亢进等，同时可建议临床做相应的进一步检查。

4）疑似性诊断：骨髓象有变化或出现少量异常细胞，临床表现不典型，可能为某种疾病的早期、前期或不典型病例，如难治性贫血等，要结合临床、做进一步检查，并动态观察其变化情况。

5）排除性诊断：临床怀疑为某种血液病，但骨髓象、血象不支持或骨髓象大致正常，可考虑排除此病，但应注意也可能是疾病早期，骨髓尚未有明显反应。如临床上怀疑为原发性（特发性）血小板减少性紫癜的患者，其骨髓中血小板易见、巨核细胞无成熟障碍，即可做出排除性诊断。

6）形态学描写：骨髓象有些改变，但提不出上述性质诊断意见，可简述形态学检验的主要特点，并建议动态观察，同时尽可能提出进一步检查的建议。

如果取材不佳可做出骨髓稀释、骨髓部分稀释的诊断意见，如基本正常可做出基本正常骨髓象意见。对于诊断已明确的疾病，经治疗后做骨髓象检查，要与以前骨髓检查情况进行比较，得出疾病的疗效情况（完全缓解、部分缓解、改善、进步、复发等）。

（6）填写报告日期并签名：目前国内骨髓检验报告单多数采用专用的软件系统，同时还可打印出一幅或多幅彩色细胞图片。骨髓细胞形态学检验报告单填写举例，见表 14-24。

表14-24　骨髓细胞学检查报告

姓名<u>　张某某　</u>性别<u>　女　</u>年龄<u>　35　</u>病室<u>　血液病科　</u>病历号<u>　551565　</u>

临床诊断<u>　贫血？</u>送检医师<u>　王某某　</u>标本编号<u>　20140565　</u>

标本采取部位<u>　右髂后上嵴　</u>采取日期<u>　2014　</u>年<u>　7　</u>月<u>　6　</u>日 染色方法<u>　Wright 染色　</u>

细胞名称			骨髓片%	血片%
粒细胞系统	原粒细胞			
	早幼粒细胞			
	中性粒细胞	中幼		
		晚幼		
		杆状核		
		分叶核		
	嗜酸性粒细胞	中幼		
		晚幼		
		杆状核		
		分叶核		
	嗜碱性粒细胞	中幼		
		晚幼		
		杆状核		
		分叶核		
红细胞系统	原红细胞			
	早幼红细胞			
	中幼红细胞			
	晚幼红细胞			
淋巴细胞系统	原淋巴细胞			
	幼淋巴细胞			
	淋巴细胞			

续表

细胞名称		骨髓片%	血片%
单核细胞系统	原单核细胞		
	幼单核细胞		
	单核细胞		
浆细胞系统	原浆细胞		
	幼浆细胞		
	浆细胞		
其他细胞	巨核细胞		
	网状细胞		
	内皮细胞		
	吞噬细胞		
	组织嗜碱细胞		
	组织嗜酸细胞		
	脂肪细胞		
	分类不明细胞		
红系核分裂细胞			
粒系核分裂细胞			
粒细胞：幼红细胞			
骨髓计数有核细胞数			

骨髓象特征：

(1)取材满意，骨髓小粒丰富，涂片及染色良好。

(2)骨髓增生明显活跃，粒、红两系细胞增生均活跃，粒红比例 1.2∶1。

(3)红细胞系明显增生，占 36.6%，以中幼及晚幼红细胞为主，中幼红增生尤为明显。中幼红细胞大多胞体较小，胞质量少，有的胞质边缘呈水滴状，裙边状突起，胞质着色偏嗜碱性，部分晚幼红细胞核已固缩呈致密紫黑色的小核，而胞质仍呈嗜多色性，显示胞质发育落后于胞核。成熟红细胞呈大小不均，着色浅，中央苍白区扩大，可见嗜多色性红细胞及点彩红细胞。

(4)粒细胞系增生活跃，各阶段比例及形态大致正常。

(5)其他系细胞未见异常。

(6)巨核细胞全片可见 32 个，颗粒型及产血小板型占 76%，涂片中散在成堆血小板易见，形态未见异常。

(7)未见异常细胞及寄生虫。

(8)骨髓铁染色：细胞外铁(–)，铁粒幼细胞 2%。

血片：

(1)涂片及染色良好。

(2)白细胞分类计数及白细胞形态未见异常。

(3)红细胞大小不均，淡染，中央苍白区扩大，可见嗜多色性红细胞及点彩红细胞。

(4)散在血小板易见，形态无异常。

(5)未见异常细胞及寄生虫。

意见：根据骨髓象及血象所见，结合临床资料，符合缺铁性贫血骨髓象。

检 验 者____________

报告日期__年__月__日

4. 标本的登记及保存

(1)登记：要登记患者姓名、年龄、临床诊断、本次检查结果、骨髓片号、检验日期、检验者等。

(2)保存：将骨髓涂片、血涂片及细胞化学染色的涂片擦干净，贴上标签，放在专用标本保存盒中，按顺序放置、保存，骨髓申请单等也应妥善加以保存，以供复查、总结、研究及教学使用，标本保存时间不少于 5 年。

(四)注意事项

(1)熟悉骨髓细胞形态学检查中大致正常骨髓象对判断异常情况十分重要。大致正常骨髓象应具备以下特征。

1）骨髓有核细胞增生活跃，G∶E 为（2～4）∶1。

2）各系、各阶段有核细胞所占百分比基本正常。

a. 粒系细胞约占有核细胞的 40%～60%，其中原始粒细胞＜2%，早幼粒细胞＜5%，中性中幼粒细胞约 8%，中性晚幼粒细胞约占 10%，中性杆状核粒细胞约占 20%，中性分叶核粒细胞约占 12%，嗜酸性粒细胞＜5%，嗜碱性粒细胞＜1%；

b. 红系细胞约占有核细胞 20%，以中、晚幼红细胞为主（各约占 10%），原始红细胞＜1%，早幼红细胞＜5%；

c. 淋巴细胞系统约占有核细胞 20%（小儿可占 40%），均为淋巴细胞，原始淋巴细胞罕见，幼稚淋巴细胞偶见；

d. 单核细胞＜4%，均为单核细胞，原始单核细胞罕见，幼稚单核细胞偶见；

e. 浆细胞＜2%，均为浆细胞，原始浆细胞罕见，幼稚浆细胞偶见；

f. 巨核细胞在 1.5cm×3.0cm 的血膜上，可见巨核细胞 7～35 个，其中原始巨核细胞不见或偶见，幼稚巨核细胞占 0%～5%，颗粒型巨核细胞占 10%～27%，产血小板型巨核细胞占 44%～60%，裸核型巨核细胞占 8%～30%。血小板较易见，且成堆存在。

3）各种血细胞形态无明显异常。

4）无其他异常细胞及寄生虫。

（2）肉眼选择染色好、骨髓小粒多、涂片制备良好的骨髓涂片进行观察，观察前同时注意辨认正、反面，以免压碎玻片。

（3）判断骨髓增生程度时，应选择多个视野、厚薄合适（红细胞分布既不过密也不过疏）的部位进行判断，对于介于两级之间的应归入上一级。

（4）血细胞的发育是一个连续不断的过程，为了便于识别，通常将各系细胞人为地划分为若干阶段，但实际观察中常会遇到一些细胞，既具有上一阶段细胞的某些特征，又有下一阶段细胞的某些特征，由于血细胞是向成熟方向发育，故一般将这种细胞归入下一阶段；对于个别细胞界于两个系统之间难以判断时，可采用大数归类法（即将此类难以辨认的细胞归入细胞数量多的细胞系列中）。例如在红系较多的骨髓片中，将介于浆细胞与幼红细胞之间的细胞归入红系细胞；介于原始粒细胞与原始淋巴细胞之间的细胞，一般情况原始粒细胞较原始淋巴细胞易见，故应归入原始粒细胞；如急性淋巴细胞白血病的患者，应归入原始淋巴细胞；如急性白血病时，原始细胞常有形态的异常，这给鉴定带来了很大的困难，此时不能完全根据细胞形态特点进行分类，否则将会出现单一细胞系列的急性白血病骨髓中分类出多种原始细胞（如原始粒细胞、原始淋巴细胞、原始单核细胞等）的现象。

（5）由于细胞形态的变化多种多样，故观察细胞时不能抓住某一、两个特点就轻易地做出肯定或否定的判断。而应全面观察细胞的胞体大小、形态；胞核大小、形态、位置、核染色质、核仁（包括数量、大小、清晰度）；胞质量、胞质颜色、颗粒、空泡等；同时要注意与周围细胞进行比较。

（6）对于个别难以识别的细胞，可参考涂片上其他细胞后做出判断。如仍不能确定可归入“分类不明”细胞，但不宜过多，若有一定数量，则应通过细胞化学染色、集体读片或会诊等方法弄清类别。

（7）同一患者的骨髓涂片，如涂片制备、染色、观察部位等不同，其显微镜下的细胞形态相差较大。如染色偏深，细胞核染色质结构及颗粒偏粗，胞质颜色偏深；如染液偏酸或偏碱，其涂片上细胞偏红或偏蓝；如涂片制备偏厚，其细胞变小、胞质量变少、细胞结构不清楚。

(8)有些疾病骨髓的病理变化呈局灶性改变，一次骨髓穿刺不能反映骨髓全面情况，需多次穿刺才能做出正确诊断。如CAA、MH、MM和骨髓转移癌等。

(9)某些疾病的诊断，除掌握骨髓细胞化学染色特征外，还需了解骨髓组织结构的变化，如MF、MDS等。

(10)骨髓象检查需要一定的临床知识和实践经验，日常工作中，对难以明确诊断的标本，切忌轻率下结论。另外人为因素也可造成某些成分改变，如标本凝固引起骨髓涂片中血小板减少。

(11)对凝血因子缺陷患者，如血友病，应慎重做骨髓穿刺。

(12)填写骨髓检验报告单时字体要整洁，不能有涂改，各阶段细胞的百分比总和为100%，不能有计算错误。文字描述骨髓特征时，一般按上述顺序，但如果某系细胞有病变，应将其放在各系首位，然后详细加以描述(包括增生程度、比例、形态等)，其他细胞系列顺序依上述排列。

(五)思考题

大致正常骨髓象的形态特点有哪些？报告单如何书写？

第三节 血细胞化学染色检验

实验一 过氧化物酶染色

(一)目的要求

掌握血细胞过氧化物酶染色的原理、方法、注意事项及临床意义。

(二)原理(化学染色法)

血细胞内过氧化物酶(peroxidase，POX)氧化过氧化氢，释放出单原子氧，后者氧化联苯胺，使之变成联苯胺蓝。后者显色情况随 POX 的活力不同，其颜色也由棕黄到蓝黑色不等。

(三)材料、试剂与仪器

(1)材料：新鲜骨髓片或血片。

(2)试剂：POX Ⅰ液(含乙醇、二氨基联苯胺、亚甲基铁氰化钠、稳定剂等)、POXⅡ液(含过氧化氢等)、瑞氏染色液、擦镜纸、香柏油、二甲苯。

(3)仪器：显微镜。

(四)实验步骤

(1)新鲜涂片滴加Ⅰ液数滴(覆盖血膜为宜)，室温放置1min，勿冲洗即滴加Ⅱ液数滴，充分混合后室温放置5min，流水冲洗。

(2)滴加95%乙醇溶液脱色，水洗后瑞氏染色，复染后镜检观察结果。

(五)实验结果

1. 结果判断 在细胞质中出现棕黄色或蓝黑色沉淀物为阳性反应。

(1)阴性：胞质内无沉淀物(无色)。

(2)阳性：胞质内出现棕黄或蓝黑色沉淀物。

2. 正常血细胞反应结果

(1)粒细胞系统：早期原始粒细胞阴性，晚期原始粒细胞以下阳性。早幼粒细胞及以下各阶段粒细胞呈阳性反应，并随着粒细胞成熟其阳性逐渐增强；衰老的中性粒细胞阳性程度减弱，甚至呈阴性反应。嗜酸性粒细胞强阳性，嗜碱性粒细胞阴性。

(2)单核细胞系统：除原始单核细胞外皆可呈弱阳性反应，其颗粒少而细小，呈弥散分布，有的也可呈阴性反应。

(3)成熟型网状细胞及巨噬细胞可呈不同程度的阳性反应。

(4)淋巴细胞、浆细胞、巨核细胞、有核红细胞等均呈阴性反应。

3. 结果报告 POX染色阳性率及分布情况。

(六)注意事项

(1)涂片应新鲜制作、厚薄适宜。

(2)若样本采集后不能及时测定，可采用95 %乙醇溶液固定2min后，可保存数天。亦可使用某些抗凝剂(肝素、EDTA)。

(3)样本在未染色前切勿沾有甲醇和氧化剂类试剂，以免细胞内的过氧化物酶被抑制和破坏。

(4)溶血样本不宜使用，因涂片中大量游离的血红蛋白易使背景产生难以去除的杂质颗粒。

(5)染色时加Ⅱ液之后必须与Ⅰ液充分混匀。

(七)临床意义

POX染色是鉴别急性粒细胞白血病(acute myeloblastic leukemia，AML)、急性单核细胞白血病(acute monocytic leukemia，AMOL)、急性淋巴细胞白血病(acute lymphocytic leukemia，ALL)的重要细胞化学染色方法。

(1)AML时白血病细胞可呈阳性反应，阳性颗粒一般较多，较粗大，常呈局限性分布。

(2)ALL时白血病细胞呈阴性反应。

(3)AMOL时白血病细胞呈阴性或弱阳性反应，阳性时颗粒稀少、细小，呈弥散分布。

(八)思考题

过氧化物酶染色的注意事项及临床应用？

实验二　过碘酸-雪夫反应

(一)目的要求

掌握血细胞过碘酸-雪夫反应(periodic acid-Schiff reaction，PAS)的原理、方法、注意事项及临床意义。

(二)原理(化学染色法)

血细胞内含乙二醇的糖类物质(PAS)能被过碘酸氧化，形成双醛基类物质。后者与无色品红结合，形成紫红色沉淀物，沉淀物的显色深浅与乙二醇的含量成正比。

(三)材料、试剂与仪器

(1)材料：骨髓片。

(2)试剂 PAS 固定液(含甲醇等)、PAS Ⅰ液(含过碘酸等)、PAS Ⅱ液(含碱性品红、偏重亚硫酸钠等)、苏木素复染液(含苏木精等)、擦镜纸、香柏油、二甲苯。

(3)仪器：显微镜。

(四)实验步骤

(1)涂片滴加固定液 5～8 滴，盖满血膜即可，5min，水洗待干。

(2)滴加Ⅰ液 10min，水洗待干。

(3)置入Ⅱ液内室温(20～25℃左右为宜)暗处放置 30min，然后流水冲洗数分钟。

(4)苏木素复染 1～2min，水洗待干，镜检。

(五)实验结果

1. 结果判断　在细胞质中出现紫红色沉淀物为阳性反应。

(1)阴性：胞质内无沉淀物(无色)。

(2)阳性：胞质内出现紫红色沉淀物。反应程度判断标准如下：

1)中性粒细胞的分级标准

a. 0 分：胞质无色。

b. 1 分：胞质内呈淡红色，有极少颗粒。

c. 2 分：胞质呈红色，厚而不透明，或有少量颗粒。

d. 3 分：胞质呈深红色，颗粒较紧密，但尚有空隙。

e. 4 分：胞质呈深紫红色，颗粒紧密，无空隙。

2)淋巴细胞的分级标准

a. 0 分：胞质内无色。

b. 1 分：胞质内呈弥散淡红色或有少数细颗粒(<10 个)。

c. 2 分：胞质内呈弥散较深的红色或有多数细颗粒(≈10 个)。

d. 3 分：胞质内有较粗颗粒或少数小块状红色物质。

e. 4 分：胞质内有较多的粗颗粒并有大块红色物质。

3) 幼红细胞的分级标准

a. 0 分：胞质内无色。

b. 1 分：胞质内有淡红色弥漫物质或有少数细小颗粒。

c. 2 分：胞质内呈弥散红色或有 1～2 个浓的颗粒。

d. 3 分：胞质内有较粗红色颗粒或小块红色物质。

e. 4 分：胞质内有粗大致密的红色颗粒或粗大红色块。

4) 巨核细胞的分级标准

a. 0 分：胞质内无红色颗粒。

b. 1 分：少量糖原包涵体，常定位于核膜附近。

c. 2 分：中等量糖原包涵体，定位于核膜处或分散在胞质中，约占细胞的 1/3。

d. 3 分：大量糖原包涵体，分散于胞质中，占细胞质的 1/2。

e. 4 分：糖原包涵体充满整个胞质。

2. 正常血细胞反应结果

(1) 粒细胞系统：原始粒细胞为阴性反应；早幼粒细胞及以下各阶段粒细胞均呈阳性反应，随着细胞成熟阳性反应程度增强，成熟的中性粒细胞最强；嗜酸性粒细胞的颗粒本身不着色，颗粒之间的胞质呈红色；嗜碱性粒细胞呈阳性反应，阳性反应物质为大小不一的紫红色颗粒。

(2) 红细胞系统：幼红细胞和红细胞均呈阴性反应。

(3) 单核细胞系统：原始单核细胞为阴性反应，幼稚单核细胞及单核细胞呈弱阳性反应。

(4) 淋巴细胞系统：大多数淋巴细胞为阴性反应，少数淋巴细胞呈弱阳性反应。阳性率通常＜20%。

(5) 巨核细胞系统：巨核细胞为阳性反应，呈红色颗粒状或块状；血小板为阳性反应，阳性反应物质为细颗粒状，有时为红色小块状。

(6) 其他细胞：浆细胞一般为阴性反应、少数可呈红色细颗粒状阳性反应。巨噬细胞可呈红色颗粒状阳性反应。

3. 结果报告 结果分 0、1、2、3、4 分。报告 PAS 阳性率（观察 100 个要辨认的细胞，阳性细胞所占的比例）、PAS 阳性指数、阳性分布情况及阳性的特点。

（六）注意事项

(1) 通过观察成熟中性粒细胞的阳性情况可得知本次染色是否成功。

(2) PAS 染色所用的骨髓片可以是陈旧的骨髓片。

(3) 样本和使用仪器应避免带醛基和还原性的物质污染，以免出现假阳性。

(4) 滴加Ⅰ液后水洗应充分，然后待涂片完全干燥后才能置入Ⅱ液内。

(5) 涂片染色后，复染时可采用血膜纵向一半复染，另一半勿复染，以利弱阳性的检出。

(6) PAS Ⅱ液保存不当或时间过久将会变红，并使阳性强度降低，且不能反复使用。

（七）临床意义

1. 红血病、红白血病及贫血类型的鉴别 红血病、红白血病及骨髓增生异常综合征（myelodysplastic syndrome，MDS）中幼红细胞呈阳性反应，甚至红细胞也呈阳性反应；溶血性贫血（hemolytic anemia，HA）时幼红细胞呈阴性反应或弱阳性反应；再生障碍性贫血（aplastic anemia，AA）、巨幼细胞性贫血（megaloblastic anemia，MA）时幼红细胞呈阴性反应。

2. 白血病类型的鉴别 主要用于辅助鉴别急性白血病的细胞类型，因为不同细胞类型的急性白血病其阳性反应可不同。急性淋巴细胞白血病时原始及幼稚淋巴细胞多呈块状阳性反应；急性粒细胞白血病时少数原始粒细胞呈阳性，阳性呈细颗粒状或均匀红色；急性单核细胞白血病时原始及幼稚单核细胞可呈阳性，阳性呈细颗粒状、弥散分布，有时胞质边缘处颗粒较粗大；慢性淋巴细胞白血病时淋巴细胞的阳性率增加，呈粗颗粒状或块状；恶性淋巴瘤时淋巴瘤细胞阳性率高、阳性强，呈块状或粗颗粒状。

3. 其他细胞的鉴别 戈谢细胞呈强阳性；尼曼-皮克细胞呈阴性或弱阳性；巨核细胞强阳性；Reed-Sternberg(R-S)细胞阴性或弱阳性；骨髓转移性腺癌呈强阳性。

(八)思考题

过碘酸-雪夫反应的注意事项及临床应用有哪些？

实验三 碱性磷酸酶染色

(一)目的要求

掌握中性粒细胞碱性磷酸酶(neutrophilic alkaline phosphatase，NAP)染色的原理、方法、注意事项及临床意义。

(二)原理(化学染色法)

中性粒细胞胞质中的碱性磷酸酶(NAP)在碱性环境中，水解α-磷酸萘酚钠，产生α-萘酚。后者与重氮剂偶联形成有色沉淀物，沉淀物的显色深浅与NAP活性成正比。

(三)材料、试剂与仪器

(1)材料：新鲜外周血片。

(2)试剂：NAP固定液(含甲醇、甲醛等)、NAPⅠ液(含固紫B等)、NAPⅡ液(含丙二醇、磷酸萘酚钠盐、稳定剂等)、苏木素复染液(含苏木精等)、擦镜纸、香柏油、二甲苯。

(3)仪器：显微镜。

(四)实验步骤

(1)新鲜涂片滴加固定液30s，水洗待干。

(2)将Ⅰ液置于Ⅱ液混合成为基质液。将涂片置入后，37℃放置30min，连缸流水冲洗数分钟，取出待干。

(3)苏木素复染1～2min，水洗，待干，镜检。

(五)实验结果

1. 结果判断 在细胞质中出现红色沉淀物为阳性反应。

(1)阴性：胞质内无红色沉淀物(无色)。

(2)阳性：胞质内出现红色沉淀物。判断标准如下。

1)0分：胞质中无红色颗粒。

2）1 分：胞质中有少量红色颗粒，但不超过胞浆总面积的 1/4。

3）2 分：胞浆中有较粗的红色颗粒，占胞浆总面积的 1/4～1/2。

4）3 分：胞浆中基本上充满红色颗粒，但密度较低。

5）4 分：胞浆中充满粗大红色颗粒而呈深红色，甚至掩盖细胞核。

2. 结果计算 计数 100 个成熟中性粒细胞，并记录阳性程度。积分标准为 0、1、2、3、4 分。将 100 个中性粒细胞中的阳性细胞积分相加即为 NAP 积分，阳性率为计算 100 个成熟中性粒细胞中阳性细胞的细胞数。具体计算如下：

（1）0 分：10 个，0×10＝0 分。

（2）1 分：20 个，1×20＝20 分。

（3）2 分：40 个，2×40＝80 分。

（4）3 分：20 个，3×20＝60 分。

（5）4 分：10 个，4×10＝40 分。

NAP 积分为 200 分，阳性率为 90%。

3. 参考范围 健康成人 NAP 积分值为 30～130 分。但因实验条件（实验方法、试剂质量、结果判断）不同，差别很大，建议各实验室建立自己的参考范围。

（六）注意事项

（1）涂片应新鲜制作、厚薄适宜。

（2）每次操作时均应设阴、阳性对照，以正常人新鲜血涂片中的淋巴细胞作为阴性标准细胞，中性粒细胞作为阳性标准细胞。

（3）样本采集后，应注意患者临床用药情况，因某些药物可使 NAP 活力上升或下降，使结果产生偏差。

（4）样本不宜采用抗凝剂和沾上酸、碱类物质，以免产生假阴性。

（5）样本采集后若不能及时测定，可先用固定液处理，可保存数天。

（七）临床意义

临床上主要用于如下鉴别。

（1）慢性粒细胞白血病与类白血病反应：慢性粒细胞白血病（chronic myelogenous leukemia，CML）（慢性期、无继发性感染者）时，NAP 积分一般明显下降，甚至为零分；类白血病反应（leukemoid reaction）时则显著增高，积分常＞200 分。

（2）阵发性睡眠性血红蛋白尿症与再生障碍性贫血：阵发性睡眠性血红蛋白尿症（paroxysmal nocturnal hemoglobinuria，PNH）常降低；再生障碍性贫血（aplastic anemia，AA）常增高，病情好转时，NAP 积分可逐渐下降。

（3）急性白血病的细胞类型：急性淋巴细胞白血病（ALL）时增高；急性髓细胞白血病（AML）时降低。

（八）思考题

碱性磷酸酶染色的注意事项及临床应用是什么？

实验四　铁　染　色

（一）目的要求

掌握骨髓铁染色（ferric stain）的原理、方法、注意事项及临床意义。

（二）原理（化学染色法）

正常人的骨髓中均含有一定量的储存铁以备合成血红蛋白之用。此种铁多含于组织细胞和中、晚幼红细胞内，前者称为细胞外铁，后者称为细胞内铁。骨髓中的细胞内外铁在酸性环境下与亚铁氰化钾作用，形成普鲁士蓝色的亚铁氰化铁沉淀，定位于含铁部位，蓝色沉淀颗粒的多少和深浅与细胞内外铁的含量成正比。

（三）材料、试剂与仪器

（1）材料：骨髓片。

（2）试剂：铁染色固定液（含甲醇等）、铁染色Ⅰ液（含亚铁氰化钾等）、铁染色Ⅱ液（含盐酸等）、核固红复染液（含核固红等）、擦镜纸、香柏油、二甲苯。

（3）仪器：显微镜。

（四）实验步骤

（1）涂片滴加固定液 5～8 滴，盖满骨髓膜即可。10min 水洗待干、备用。

（2）将Ⅱ液缓缓滴入Ⅰ液内，混合后放入涂片，置入 37℃水浴箱内放置 60min，然后流水冲洗数分钟。

（3）核固红复染 1～2min，水洗待干，镜检。

（五）实验结果

1. 结果判断　细胞内或细胞间隙中出现蓝色沉淀物为阳性反应。

（1）幼红细胞核呈鲜红色，胞质呈淡黄红色，铁粒呈蓝绿色。

（2）细胞外铁：用低倍镜观察涂片，特别是涂片尾部和髓粒附近，注意翠蓝色颗粒的存在，可分五级标准。细胞外铁的划分标准如下。

1）（–）：无颗粒。

2）（+）：有少数铁颗粒或偶见铁小珠（颗粒体积大于嗜酸性粒细胞的颗粒者称为铁小珠）。

3）（++）：有较多的铁颗粒或小珠。

4）（+++）：有很多的铁颗粒、小珠和少数小块状。

5）（++++）：有极多铁颗粒、小珠，并有很多的小块，密集成堆。

（3）细胞内铁：用油镜计数 100 个中、晚幼红细胞，记录胞质中含有蓝色铁颗粒的细胞（铁粒幼细胞）的百分率。根据细胞内铁颗粒的数目、大小、染色深浅和颗粒分布的情况，将铁粒幼细胞分为四型。

1）Ⅰ型：幼红细胞内含 1～2 个小铁颗粒。

2）Ⅱ型：幼红细胞内含 3～5 个小铁颗粒。

3) Ⅲ型：幼红细胞内含6～10个小铁颗粒，或1～4个大铁颗粒。

4) Ⅳ型：幼红细胞内含10个以上小铁颗粒，或5个以上大铁颗粒。

环形铁粒幼细胞：是指幼红细胞含铁粒＞5个，绕核1/3以上者。

2. 参考范围 细胞外铁 ＋～＋＋，细胞内铁阳性率为12%～44%，以Ⅰ型为主，少数为Ⅱ型，所见铁颗粒较细而浅染，散在分布，一般位于胞质的外侧，Ⅲ型、Ⅳ型及环形铁粒幼细胞不见。

(六) 注意事项

(1) 骨髓取材要满意，外铁一定要有骨髓小粒，取材不佳时，往往影响结果。

(2) 玻片需经去铁处理(将新玻片用清洁液浸泡24h，取出后反复水洗浸入95%乙醇溶液中24h，晾干，再浸泡在5%的盐酸中24h，用双蒸水反复浸洗玻片，取出晾干后备用)，所用器材、器皿等应经去离子水洗涤(至少为双蒸水)，避免铁污染产生阳性。

(3) 滴加Ⅱ液过快会产生白色絮状物，经充分混匀后通常能消失。若仍然浑浊可滴加Ⅰ液数滴即可消失变清。

(4) 涂片染色后，复染时可采用血膜纵向一半复染，另一半勿复染，以利弱阳性的检出。

(5) 铁染色Ⅰ液保存不当或被铁污染后，加入Ⅱ液后试剂颜色将会变绿即不能使用。

(七) 临床意义

1. 鉴别缺铁性贫血和非缺铁性贫血 IDA时骨髓细胞外铁显著减少或消失，铁粒幼红细胞明显减少，所见铁粒细小色浅，且以Ⅰ型为主，Ⅱ型极少见，Ⅲ型以上不见。经铁剂治疗后细胞外铁及内铁可迅速增多，此检查是诊断IDA及指导铁剂治疗的一种辅助方法；非IDA，如HA、MA、AA等患者的细胞外铁通常增高，内铁亦增高，以Ⅰ型、Ⅱ型为主，可以见到Ⅲ型，罕见Ⅳ型。因此，有助于鉴别IDA与非IDA。

2. 用于诊断铁粒幼细胞性贫血 能找到数量不等的环形铁粒幼细胞，多见粗颗粒的Ⅲ型与Ⅳ型铁粒幼细胞。

3. 用于诊断伴环形铁粒幼细胞增多的MDS 骨髓中环形铁粒幼细胞＞15%。

(八) 思考题

铁染色的注意事项及临床应用有哪些？

第四节 常见血液病细胞形态学检验

实验一 缺铁性贫血

(一) 目的要求

掌握缺铁性贫血(iron deficiency anemia，IDA)的血象、骨髓象特点，正确书写IDA骨髓检验报告单。

（二）材料、试剂与仪器

(1)材料：制备良好的 IDA 血片和骨髓片。

(2)试剂：擦镜纸、香柏油、二甲苯。

(3)仪器：显微镜。

（三）病历资料

(1)患者，男，18 岁，因反复头晕、乏力 2 年，加重 3 个月入院。

(2)体格检查：中度贫血貌，皮肤无出血点，浅表淋巴结无肿大，眼结膜苍白，巩膜无黄染，腹软，无压痛，肝脾未触及。

(3)辅助检查：血常规：RBC 3.5×10^{12} /L，Hb 61 g/L，MCV 67.2 fl，MCH 24.2 pg，MCHC 280 g/L，WBC 6×10^{9}/L，PLT 220×10^{9}/L，网织红细胞 0.012；白细胞分类：中性杆状核粒细胞 3%；中性粒细胞 57%，单核细胞 6%，淋巴细胞 32%，嗜酸性粒细胞 2%；血清铁蛋白 3.5ng/ml；尿常规正常；便常规：潜血(–)；肝功能、肾功能正常；溶血试验：阴性。

(4)临床诊断：缺铁性贫血。

（四）实验步骤

(1)肉眼观察骨髓片。

(2)低倍镜观察骨髓片。

(3)油镜观察骨髓片。

（五）实验结果

1. 血象　小细胞低色素性贫血。

(1)红细胞：大小不等，以小细胞为主，中心淡染区扩大，严重者可见环形红细胞及有核红细胞；形态不一，可见少量靶形红细胞、类圆形红细胞或形状不规则的红细胞。

(2)白细胞：数量无明显增减，各种白细胞比例无明显异常，形态大致正常。

(3)血小板：数量无明显增减，成堆分布，形态大致正常。

2. 骨髓象　增生性贫血骨髓象。

(1)骨髓有核细胞增生活跃或明显活跃，个别患者骨髓增生减低，粒红比值降低。

(2)红系明显增生，以中、晚幼红细胞为主，其形态特点是："体小"，胞体较正常小；"浆少而蓝"，胞质少而着色偏蓝，边缘不整，呈撕纸状或破布样；"密"，胞核小，染色质致密、深染，呈"核老质幼"发育不平衡表现。成熟红细胞大小不等，以小红细胞为主，中心淡染区扩大，可见嗜碱性点彩红细胞、嗜多色性红细胞和嗜碱性红细胞。红系分裂象易见。

(3)粒系细胞相对减低，各阶段粒细胞比例及形态基本正常。

(4)巨核细胞数量和形态无明显异常。血小板数量及形态大致正常。

(5)单核细胞、淋巴细胞及其他细胞无明显异常。

3. 细胞化学染色

(1)铁染色：骨髓外铁阴性，细胞内铁明显下降或无。

(2)PAS 染色：幼红细胞呈阴性。

4. 鉴别

(1)“核老质幼”的幼红细胞与淋巴细胞鉴别：IDA 患者中、晚幼红细胞体小、胞质量少而嗜碱性，呈“核老质幼”改变，易误认为小淋巴细胞，两者鉴别见表 14-25。

表14-25 “核老质幼”的幼红细胞与小淋巴细胞的鉴别

鉴别点	小淋巴细胞	“核老质幼”的幼红细胞
胞体	6～9μm(类)圆形、蝌蚪形，有时可见毛状突起	比正常中、晚幼红细胞小，与小淋巴细胞相仿或略大，胞体边缘不整齐
胞质量	常极少(位于局部)	较少，围绕核周
胞质颜色	淡蓝色	灰蓝色、灰红色
胞质颗粒	常无颗粒，有时可有少许	无
核形	类圆形、或有小切迹	圆形
核染色质	结块、副染色质不明显	结块、副染色质明显
核仁	消失、有时可有假核仁	无

(2)与其他小细胞低色素贫血的鉴别：珠蛋白生成障碍性贫血、慢性病贫血和铁粒幼细胞贫血均可表现出小细胞低色素性贫血血象和骨髓象特点，可通过铁染色与铁代谢指标的检测与 IDA 鉴别。

(六)注意事项

(1)观察骨髓片时应选择合适的部位。

(2)注意 IDA 骨髓象中幼红细胞的辨认。

(3)骨髓中幼红细胞缺铁样改变并非缺铁性贫血所特有，应结合铁染色等检查来确诊 IDA。

(4)书写骨髓检验报告单时，应将红系置首位描述，详细描述幼红细胞比例、形态特点和成熟红细胞的形态特点。并要填写血片、铁染色的结果。

(七)思考题

一患者临床怀疑缺铁性贫血，请描述其骨髓象中幼红细胞的形态特点及诊断要点？

实验二 慢性粒细胞白血病

(一)目的要求

掌握慢性粒细胞白血病(chronic myelocytic leukemia，CML)的血象、骨髓象特点，正确书写 CML 骨髓检验报告单。

(二)材料、试剂与仪器

(1)材料：制备良好的 CML 血片和骨髓片。

(2)试剂：擦镜纸、香柏油、二甲苯。

(3)仪器：显微镜。

(三)病历资料

(1)患者，男，55 岁，1 月前偶然发现左上腹有包块，质硬，无触痛，入院。

(2)体格检查：轻度贫血貌，皮肤无出血点，浅表淋巴结无肿大，眼结膜苍白，巩膜无黄染，腹软，无压痛，肝脏肋下2cm，脾脏肋下10cm。

(3)辅助检查：血常规：RBC 3.5×10^{12}/L，Hb 101g/L，WBC 96×10^{9}/L，PLT 220×10^{9}/L；白细胞分类：早幼粒细胞1%，中幼粒细胞15%，晚幼粒细胞8%，杆状核粒细胞5%，分叶核粒细胞29%，嗜酸性粒细胞10%，嗜碱性粒细胞11%，单核细胞7%，淋巴细胞14%；尿常规正常；便常规：潜血(-)；肝功能、肾功能正常；染色体核型检查：46，XY[20]；BCR/ABL融合基因：(+)。

(4)临床诊断：慢性粒细胞白血病。

(四)步骤

(1)肉眼观察骨髓片。

(2)低倍镜观察骨髓片。

(3)油镜观察骨髓片。

(五)实验结果

1. 血象

(1)红细胞：红细胞和血红蛋白早期正常，随着病情进展呈轻、中度降低，急变期重度降低。贫血为正细胞正色素性贫血，可见有核红细胞、点彩红细胞和嗜多色性红细胞。

(2)白细胞：数量明显增多，可见各阶段粒细胞，其中以中性中、晚幼粒细胞增多为主，杆状核和分叶核粒细胞也增多，原始粒细胞＜10%，嗜碱性粒细胞增多可高达10%～20%，嗜酸性粒细胞和单核细胞也可增多。随病情进展，原始粒细胞增多，加速期可为10%，急变期可为20%。

(3)血小板：初诊患者血小板可增多，加速期和急变期血小板可进行性下降。各阶段血小板形态可见异常，可见巨大血小板和畸形血小板。

2. 骨髓象

(1)骨髓有核细胞增生明显或极度活跃，粒红比值明显增高，可达(10～50)∶1。

(2)粒系细胞异常增生，增生的粒细胞中，以中性中、晚幼粒和杆状核粒细胞居多，原始粒细胞和早幼粒细胞易见，原始粒细胞＜10%，原始粒细胞＋早幼粒细胞＜15%，嗜碱和(或)嗜酸性粒细胞明显增多。异常增生的粒细胞常有形态异常：细胞大小不一，核质发育不平衡，有些细胞核染色质疏松，胞质内有空泡或呈细胞破裂现象，偶见Auer小体，疾病晚期可见到Pelger-Huët样畸形，可见异常分裂细胞。

(3)红系细胞早期增生，晚期受抑制。

(4)巨核细胞数量增高或正常，可见小巨核细胞。

(5)骨髓中可出现与戈谢细胞和海蓝细胞相似的吞噬细胞。

(6)骨髓活检可见轻度纤维化。

(7)加速期和急变期，原始细胞逐渐增多。CML是多能干细胞水平的病变，故可向各种细胞类型的白血病转变，以急粒变最常见，约占50%～60%，其次为急淋变，约占20%～30%，部分患者急变为单核细胞、巨核细胞、粒-单核细胞、早幼粒细胞、嗜酸或嗜碱粒细胞白血病。急变期红系、巨核系均受抑制。

3. 鉴别

(1)CML患者骨髓常发生轻度骨髓纤维化，形态学上应与原发性骨髓纤维化(myelofibrosis，MF)相鉴别，见表14-26。

表14-26　慢性粒细胞白血病与骨髓纤维化的形态学鉴别

临床特点	慢性粒细胞白血病	骨髓纤维化
血象		
白细胞总数	显著增高	正常或中度增高，少数明显增高
异形红细胞	不明显	明显，常见泪滴形红细胞
有核红细胞	无或少见	常见，量多
骨髓象	骨髓增生极度活跃，中、晚幼、杆状核粒细胞增多	经常“干抽”，早期可见骨髓增生活跃，晚期增生低下，可见大量网状纤维细胞
骨髓活检	粒系增生与脂肪组织取代一致	为纤维组织取代；有新骨髓组织形成，巨核细胞增多

(2)与类白血病反应的细胞形态学相鉴别，见表14-27。

表14-27　慢性粒细胞白血病与粒细胞型类白血病反应的形态学鉴别

临床特点	慢性粒细胞白血病	粒细胞型类白血病反应
血象		
白细胞总数	显著增高，常＞100×10^9/L	轻、中度增高，常＜50×10^9/L
嗜酸性细胞	增多	不增多
嗜碱性细胞	增多	不增多
幼稚细胞	中、晚幼粒细胞多	晚幼粒、杆状核粒细胞多
中毒性改变	无	有
骨髓象	骨髓增生极度活跃，粒系增生为主，中、晚幼粒细胞增多，红系、巨核系受抑制	核左移，红系、巨核系不受抑制

(六)注意事项

(1)观察骨髓片时应选择合适的部位。

(2)CML(慢性期)主要表现为粒系细胞的改变，因此要注意粒系各阶段细胞形态改变及细胞数量变化。

(3)书写骨髓检验报告单时，应将粒系置首位描述，重点描述白血病细胞的比例及形态特点。

(七)思考题

一患者临床怀疑慢性粒细胞白血病，请描述其骨髓象粒系细胞的形态特点及诊断要点？

实验三　急性早幼粒细胞白血病

(一)目的要求

掌握急性早幼粒细胞白血病(acute promyelocytic leukemia，APL)(AML-M3)的血象、骨髓象特点，正确书写AML-M3骨髓检验报告单。

(二)材料、试剂与仪器

(1)材料：制备良好的AML-M3血片和骨髓片。

(2)试剂：擦镜纸、香柏油、二甲苯。

(3)仪器：显微镜。

(三)病历资料

(1)患者，男，33岁，因皮肤瘀斑、牙龈渗血7d，面色苍白，乏力3d入院。

(2)体格检查：皮肤苍白，躯干、四肢散在瘀斑、出血点，牙龈渗血，口腔血疱，胸骨压痛明显，浅表淋巴结无肿大，眼结膜苍白，巩膜无黄染，腹软，无压痛，肝脾未触及。

(3)辅助检查：血常规：RBC 2.45×10^{12}/L，Hb 82g/L，WBC1.6×10^{9}/L，PLT33×10^{9}/L，白细胞分类：中性杆状核粒细胞5%，中性分叶粒细胞35%，单核细胞6%，淋巴细胞12%，幼稚细胞(粗颗粒型早幼粒细胞)42%；尿常规：潜血(＋＋)；粪便常规：潜血(＋)；凝血检查：凝血酶原时间：15s，活化部分凝血酶原时间：63.5s，纤维蛋白原：1.45g/L；肝功能、肾功能正常；染色体核型分析：46，XX，t(15；17)(q22；q21)；融合基因检查：PML-RARα(＋)。

(4)临床诊断：急性早幼粒细胞白血病(M3型)。

(四)步骤

(1)肉眼观察骨髓片。

(2)低倍镜观察骨髓片。

(3)油镜观察骨髓片。

(五)实验结果

1. 血象

(1)血红蛋白及红细胞数呈轻度到中度减少，部分病例为重度减少。

(2)白细胞计数大多病例在15×10^{9}/L以下，但也有正常或明显增高或减少，减少者可表现为全血细胞减少。白细胞分类以异常早幼粒细胞增高为主，可高达90%，可见少数原始粒细胞及其他各阶段的粒细胞，Auer小体易见。

(3)血小板中度到重度减少。

(4)细颗粒APL往往白细胞数很高。

2. 骨髓象

(1)多数病例骨髓增生极度活跃，个别病例增生低下。

(2)分类以颗粒增多的早幼粒细胞为主，占30%～90%(NEC)，可见到一定数量的原始粒细胞和中幼粒细胞，早幼粒细胞与原始粒细胞之比为3∶1以上。

(3)颗粒增多的早幼粒细胞形态异常，特点如下。

1)胞体：大小不一，一般直径为15～30μm，常不规则。

2)胞核：略小，常偏于一侧，可见双核，核常扭曲、折叠甚至分叶；核染色质疏松且有明显的核仁1～3个，有的被颗粒覆盖而不清楚。

3)胞质：丰富，淡蓝色或灰色，含多量大小不等的嗜苯胺蓝颗粒，紫红色而密集，多分布于胞质的一端、核周围或遮盖胞核。有的胞质可分为内外两层，内质中充满颗粒，于细胞边缘部位的外胞质层颗粒稀少或无颗粒。有的胞质含短而粗的Auer小体，几条、十几条或几十条，可呈束状交叉排列，酷似柴捆样，故有人称之为“柴捆细胞”(faggot cell)。

(4)按胞质颗粒粗细的不同分为两个亚型。

1)粗颗粒型(M3a)：胞质丰富，蓝色外胞质呈伪足状突出，其中布满粗大、深染、密集或融合的嗜苯胺蓝颗粒，或含较多的 Auer 小体，有时呈"柴捆"状，胞核常被颗粒遮盖而轮廓不清。

2) 细颗粒型(M3b)：胞质中的嗜苯胺蓝颗粒密集而细小。核扭曲、折叠或分叶，故易误诊为单核细胞。部分患者的早幼粒细胞胞质呈强碱性，颗粒稀少，胞核分叶明显。

(5) 各阶段幼红细胞和巨核细胞均明显减少。

3. 细胞化学染色

(1) POX、SBB、AS-D-NCE 和 ACP 染色均呈阳性或强阳性反应。

(2) AS-D-NAE 可呈阳性反应，但不被氟化钠抑制。

(3) α-NBE 染色阴性，依此可与急性单核细胞白血病作鉴别。

(4) NAP 积分明显降低。

4. 鉴别 M3b 胞质内颗粒细小，细胞核显著变形，此类细胞似单核细胞，易被误认为 M5，可以通过细胞化学染色、染色体检查、电镜观察加以鉴别。

(六) 注意事项

(1) 观察骨髓片时应选择合适的部位。

(2) APL 主要表现为粒系细胞的改变，因此要注意异常早幼粒细胞形态识别。

(3) 书写骨髓检验报告单时，应将粒系细胞置首位描述，详细描述异常早幼粒细胞的形态特点。

(七) 思考题

一患者临床怀疑急性早幼粒细胞白血病，请描述其骨髓象粒系细胞的形态特点及诊断要点?

实验四 原发性血小板减少性紫癜

(一) 目的要求

掌握原发性血小板减少性紫癜(idiopathic thrombocytopenic purpura，ITP)的血象、骨髓象特点，正确书写 ITP 骨髓检验报告单。

(二) 材料、试剂与仪器

(1) 材料：制备良好的 ITP 血片和骨髓片。

(2) 试剂：擦镜纸、香柏油、二甲苯。

(3) 仪器：显微镜。

(三) 病历资料

(1) 患者，女，36 岁。因皮肤瘀斑，牙龈出血 1 个月，月经过多 1 天而入院。

(2) 体格检查：全身皮肤散在分布大量鲜红色或暗红色的瘀点、瘀斑；浅表淋巴结未触及；睑结膜无苍白，巩膜无黄染；牙龈有少量渗血；胸骨无压痛，腹软，无压痛，肝脾未触及。

(3) 辅助检查：血常规：RBC 4.5×10^{12}/L，Hb 131g/L，WBC 8.8×10^{9}/L，PLT 19×10^{9}/L；白细胞分类：中性杆状核粒细胞 5%，中性粒细胞 77%，单核细胞 6%，淋巴细胞 12%；尿常规：潜血(+)；便常规：潜血(+)；肝功能、肾功能正常；凝血检查正常；血小板抗体检查：(+)。

(4) 临床诊断：原发性血小板减少性紫癜。

(四) 步骤

(1) 肉眼观察骨髓片。

(2) 低倍镜观察骨髓片。

(3) 油镜观察骨髓片。

(五) 实验结果

1. 血象

(1) 血小板明显减少，可见大血小板、巨血小板、畸形血小板。

(2) 白细胞数量、形态一般正常。

(3) 成熟红细胞可见中心淡染区扩大。

2. 骨髓象

(1) 骨髓有核细胞增生活跃或明显活跃。

(2) 巨核系细胞增生伴成熟障碍，急性 ITP 以幼稚巨核细胞和颗粒型巨核细胞为主，慢性 ITP 以颗粒型巨核细胞为主，巨核细胞可出现胞体小、颗粒减少、核不分叶或分叶少等形态学改变。

(3) 粒系和红系一般正常，出血多者，红系出现缺铁样改变。

3. 鉴别　ITP 与 AML-M7 鉴别，ITP 患者血片中一般无小巨核细胞，骨髓中以颗粒型巨核细胞增生为主，细胞形态一般无明显改变，而 AML-M7 血片中可见大量淋巴细胞样小巨核细胞，骨髓中以原始巨核细胞和幼稚巨核细胞增生为主，细胞形态异常。

(六) 注意事项

(1) 观察骨髓片时应选择合适的部位。

(2) 因巨核细胞胞体较大，一般易出现在骨髓片尾部和两侧，因此要注意观察这些部位，以免造成误诊或漏诊。

(3) 书写骨髓检验报告单时，应将巨核系细胞置首位，详细描述各阶段巨核细胞的比例及形态特点。

(七) 思考题

一患者临床怀疑原发性血小板减少性紫癜，请描述其骨髓象巨核系细胞的形态特点及诊断要点？

(王洪省)

参 考 文 献

夏薇.2011. 临床血液学检验实验指导. 第 4 版. 北京：人民卫生出版社.

许文荣，王建中.2012. 临床血液学检验. 第 5 版. 北京：人民卫生出版社.

第十五章　临床病理学技术

病理学(pathology)是研究人体疾病发生的原因、发生机制、发展规律以及疾病过程中机体的形态结构、功能代谢变化和病变转归的一门基础医学课程。它是基础医学与临床医学之间的桥梁，在医学中有着不可替代的重要作用。病理学包括病理学诊断和病理学技术，很多病理学的重大发现，都是新技术的发明和应用的结果。在临床工作中，病理学、病理诊断、病理技术之间的关系可以引用浙江大学医学院附属第一医院病理科丁伟老师的话："病理科更像一辆列车，主任是车头，医生是车厢，技术员就像轮子。技术是决定火车额定速度的动力，病理诊断就是司机，火车的好坏，动力的大小，最终要通过火车跑的怎么样来表现出来。最终火车开的好不好，还要靠所有部件的齐心协力才行。"所以我们应该学好病理技术、重视病理技术，为减少病理诊断的差错，而努力提高病理技术水平。

第一节　常规病理组织制片技术

常规病理组织制片技术是病理学技术的基础和根本，被大量应用于日常工作中。常规病理组织制片的流程分为：取材、固定、洗涤、脱水、透明、浸蜡、包埋、切片、展片、贴片、烤片、染色、封片。本节可分三组实验，将取材、固定、洗涤、脱水、透明、浸蜡、包埋等步骤列为第一组——标本处理。将切片、展片、贴片、烤片列为第二组——切片制作。其余为第三组——常规染色。

实验一　标 本 处 理

取材：一般是由病理医师肉眼观察组织病变部位并按照病理检查目的和不同组织的取材要求来完成的。

取材的原则：

(1)及时取材，切取时避免组织结构变形，保证切面平整。

(2)组织块大小适当，通常以长、宽、高分别为1.5cm、1.5cm、3mm为宜。

(3)小、少标本应全部取材，过小标本应用滤纸包裹直至包埋。

(4)管壁和囊壁及皮肤组织应立埋以体现组织结构。

(5)骨组织取材前先行脱钙处理。

(6)肿瘤组织在病变部位、病变与其毗邻部位、非病变部位、断端及周围淋巴结分别取材。

固定：为使离体组织保持生活状态时的形态结构，需使用固定液将其固定。固定液的种类繁多，在此仅介绍临床常用固定液即4%中性甲醛。

洗涤：去除组织上残余固定液及杂质。

脱水：因水与透明剂互不相溶，故需使用脱水剂将组织内的水分置换出来。临床常用脱水剂为乙醇。

透明：组织通过透明剂的充分浸泡可呈现半透明状态，利于光线的透过，方便镜下观察。

因脱水剂与包埋剂互不相溶，故需使用透明剂将组织内的脱水剂置换出来。临床常用透明剂为二甲苯。

浸蜡：为使组织具有一定硬度，便于切片，常使用浸透剂。临床常用浸透剂为石蜡。

（一）目的要求

(1) 了解取材原则。

(2) 熟悉病理组织制片流程。

(3) 掌握临床常用固定液的配制。

（二）材料、试剂与仪器

(1) 材料：新鲜组织、包埋盒(图 15-1)、带盖大玻璃缸、弯曲钝头镊子。

(2) 试剂：①4%中性甲醛：甲醛(40%) 100ml、无水磷酸氢二钠 6.5g、磷酸二氢钠 4.0g、蒸馏水 900ml；②无水乙醇；③二甲苯；④石蜡。

(3) 仪器：水浴箱。

（三）步骤与方法

1. 取材 依照取材原则取材完毕后，将组织放入包埋盒中并编号(图 15-2)。

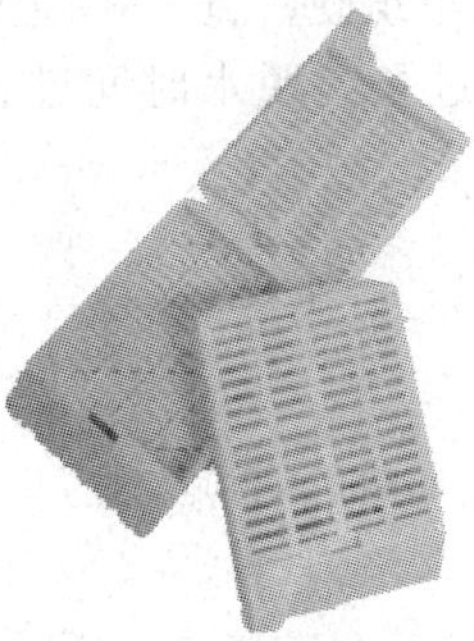

图 15-1 包埋盒

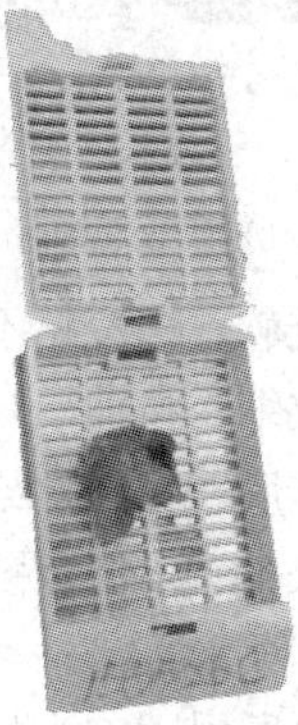

图 15-2 放入组织并编号

2. 固定 将配置好的 4%中性甲醛按照不少于 5 倍组织块体积的量加入大玻璃缸中。放入已加入组织的包埋盒固定，小标本固定 2～4h，大标本固定 12～24h。

3. 洗涤 流水冲洗 10～20min。

4. 脱水 利用低浓度乙醇溶液具有很强穿透力，短时间可置换出大量水分。高浓度乙醇溶液可置换出低浓度乙醇溶液中的水分的原理进行梯度脱水。脱水剂体积不少于 5 倍组织块体积。

(1) 4%中性甲醛溶液：150min。

(2) 50%乙醇溶液：120min。

(3) 70%乙醇溶液：90min。

(4) 80%乙醇溶液：70min。

(5) 90%乙醇溶液：70min。

(6) 95%乙醇溶液：70min。

(7) 无水乙醇Ⅰ：60min。

(8) 无水乙醇Ⅱ：60min。

5. 透明 因二甲苯能与乙醇混合，又可溶解石蜡使组织透光增强，故临床常用二甲苯作为透明剂。透明剂的体积不少于5倍组织块体积。

(1) 二甲苯Ⅰ：20min。

(2) 二甲苯Ⅱ：30min。

(3) 二甲苯Ⅲ：40min。

6. 浸蜡 因少量的透明剂可以使石蜡产生结晶，导致切片时组织碎裂。为去除残留的透明剂需多次浸蜡。浸蜡剂体积不少于5倍组织块体积。

(1) 石蜡Ⅰ(45～50℃)：30min。

(2) 石蜡Ⅱ(56～58℃)：60min。

(3) 石蜡Ⅲ(56～58℃)：90min。

7. 包埋 用弯曲钝头镊子将组织块最大面向下放入包埋盒；管壁和囊壁及皮肤组织应立埋(图15-3)。注入略高于熔点(56℃)2～4℃纯净的石蜡自然冷却凝固。

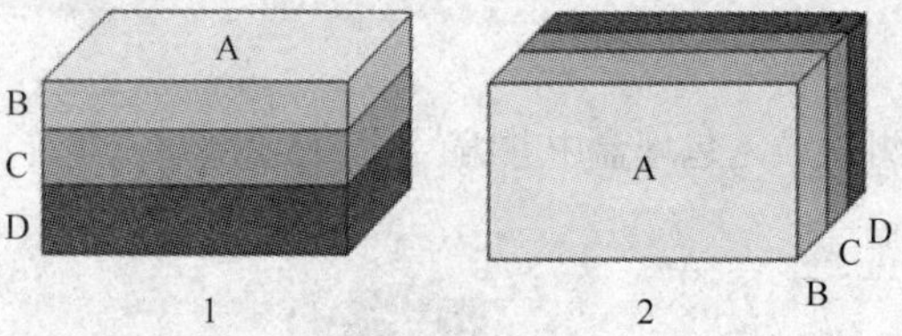

图15-3 立埋

1. A表面、BCD切面；2. 包埋时应将组织竖立放入包埋盒

(四) 结果分析及注意事项

1. 结果分析

(1) 组织硬、脆——固定液浓度高；透明时间过长；脱水时间过长；浸蜡时间过长。

(2) 组织过软——浸蜡不充分。

(3) 组织收缩、扭曲——浸蜡和包埋的熔蜡温度过高。

(4) 不显透明——固定或脱水不充分。

(5) 组织块与石蜡间有裂隙——浸蜡温度低；组织脱水、透明不彻底。

2. 注意事项

(1) 本实验所用试剂为易燃、有毒物，操作时应注意明火，做好通风、防护及消防措施。

(2) 为避免组织自溶、腐败应及时取材、固定。

(3) 为保证固定液有效渗透，组织固定时需轻轻搅动。

(4) 包埋时操作迅速，以防组织变冷、蜡液凝结或产生气泡影响切片。包埋时严禁包入污染物及硬物。

(五) 思考题

为什么固定时间正常，固定效果却很差？

(六) 小结

(1) 所用试剂体积均应不少于5倍组织块体积。

(2) 固定液为4%中性甲醛。

(3) 脱水剂为乙醇，脱水时应按照低浓度到高浓度的过程逐步脱水。

(4) 透明剂为二甲苯。

(5) 浸蜡、包埋剂为熔点 56～58℃的液体石蜡。包埋时常用 56℃石蜡，蜡温以高出熔点 2～4℃为佳。

因传统病理技术工作在难度、强度上都有一定弊端，以上我们介绍的固定、洗涤、脱水、透明、浸蜡等步骤可应用全自动组织脱水机代替(图 15-4)，包埋可应用包埋机(图 15-5)。这样便可大大提高病理技术的工作质量和工作效率。相关技术操作可详见仪器使用说明书。

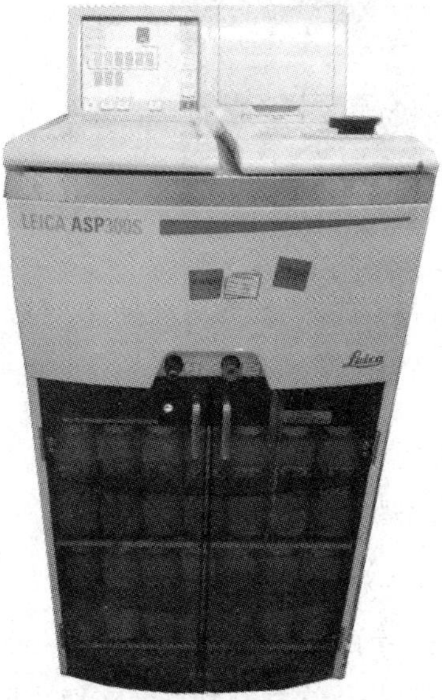

图 15-4　全自动组织脱水机

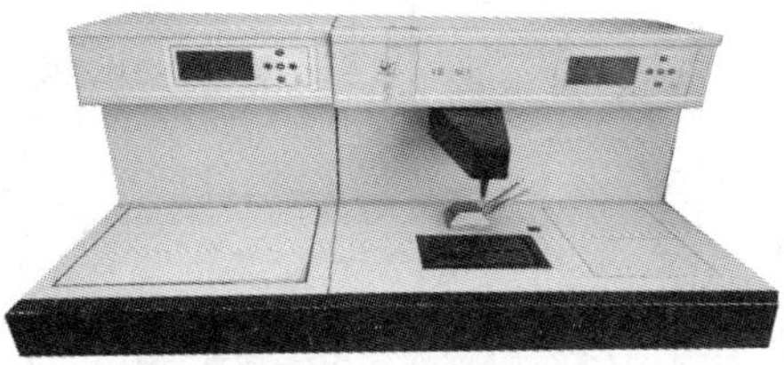

图 15-5　包埋机

实验二　切 片 制 作

(一) 目的要求

熟练进行切片、展片、贴片的操作。

(二) 材料与仪器

(1) 材料：包含组织的蜡块(图 15-6)、切片刀、病理级载玻片(图 15-7)、毛笔、弯头镊子、铅笔。

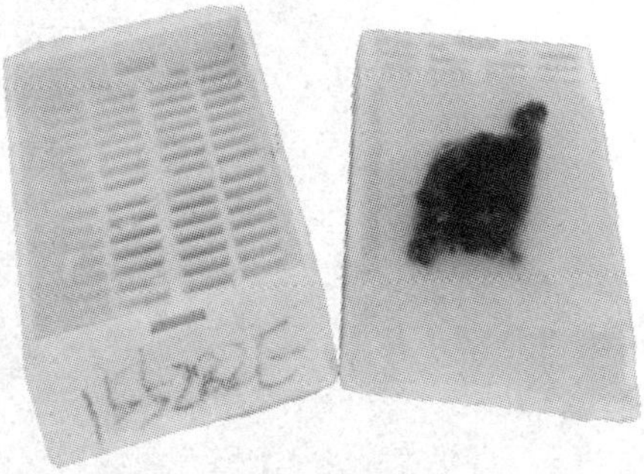

图 15-6　包含组织的蜡块

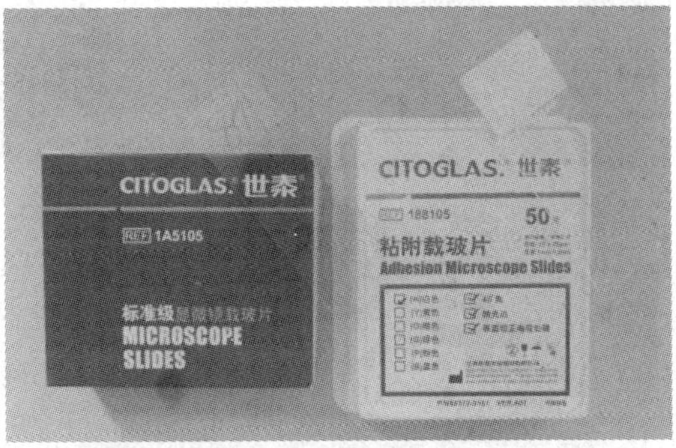

图 15-7　病理级载玻片

(2) 仪器：切片机(图 15-8)、展片机(图 15-9)。

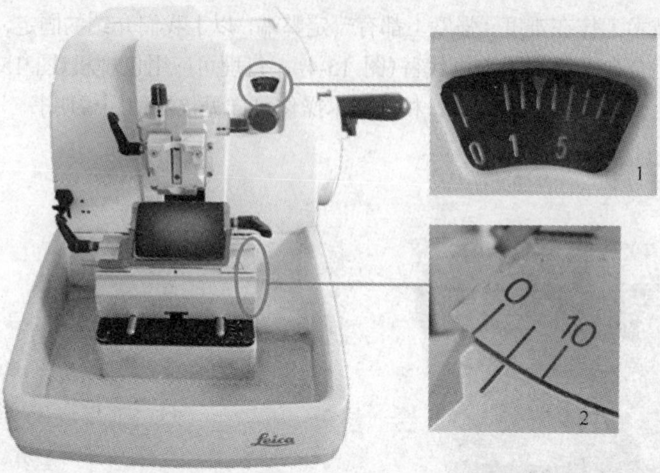

图 15-8　切片机

1. 切片厚度；2. 切片刀与蜡块之间的角度

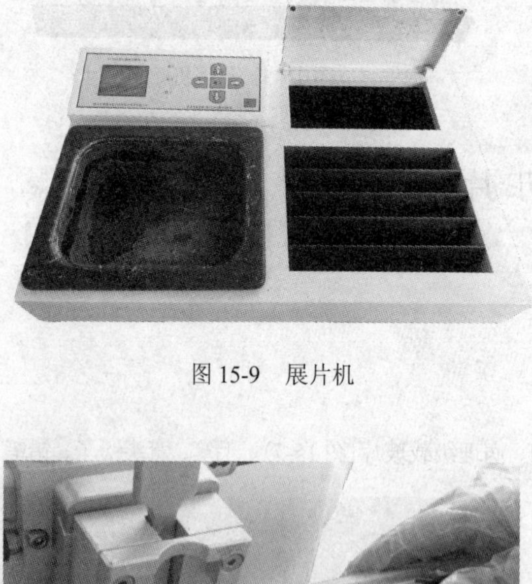

图 15-9　展片机

(三) 步骤与方法

1. 切片

(1) 将一次性刀片安装在切片机持刀座上(图 15-10) 角度调节至 15°左右。

(2) 将冷却后的蜡块固定在切片机支持器上，调节蜡块与刀刃接触且保持 5°夹角(图 15-8)。固定好旋钮进行修块。

(3) 先粗切蜡块使其暴露最大面(图 15-11)，再调节切片厚度调节器进行切片，切片厚度以 3～5μm 为宜(图 15-8)，切片需保持完整、连续(图 15-12)。

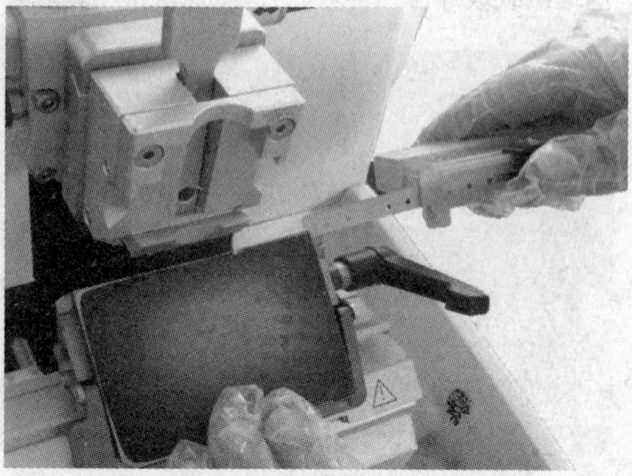

图 15-10　安装一次性刀片

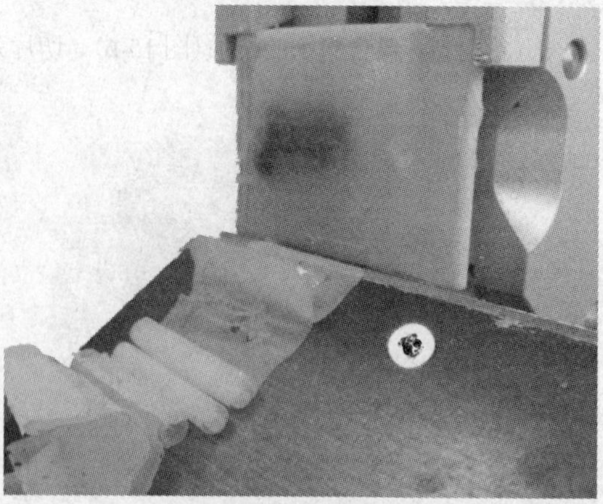

图 15-11　修块

粗切蜡块使其暴露最大面

2. 展片　左手用毛笔轻轻托起蜡片，右手用镊子轻轻夹起蜡片。保持蜡片完好平整的在展片机的水浴(45℃)中伸展开。

3. 贴片　用镊子轻轻剥离完整的、厚薄均匀的、平展开的蜡片，将病理级载玻片一边斜入水面以下贴住蜡片一角缓慢上提，保证蜡片与玻片之间无气泡；完好平整的贴附于载玻片三分之二处(图 15-13)，余三分之一处书写编号。如遇子宫内膜等含血量多的组织，应先在载玻片上涂蛋白甘油再行捞片。

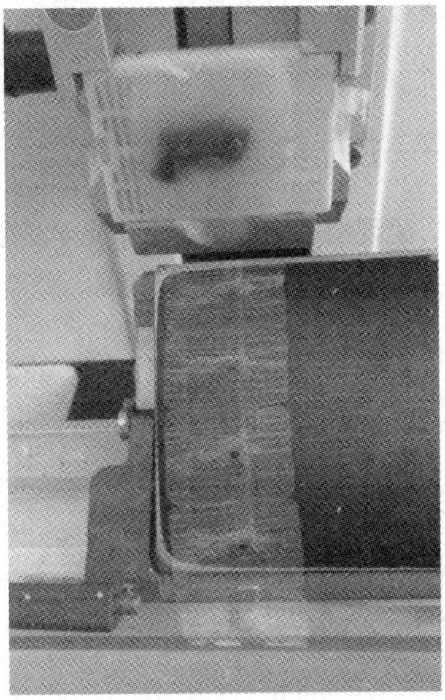

图 15-12　切片

切片时需保持完整、连续

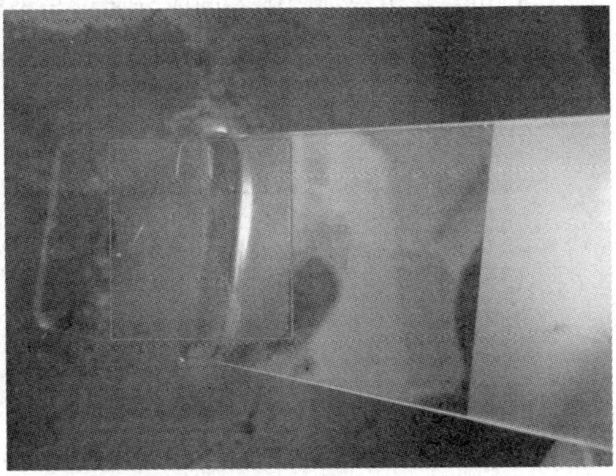

图 15-13　贴片

方框内显示蜡片

4. 烤片　将捞片略微晾干置于 60℃烤片机上 30min(图 15-14)。

(四)结果分析及注意事项

1. 结果分析

(1)切片卷起——切片太厚、刀锋不利、装刀角度过大、刀装反。

(2)切片有裂痕——刀有缺口、蜡块内有杂质、组织内有钙化。

(3)切片弥散状——坏死组织、展片温度过高。

2. 注意事项

(1)蜡块及切片刀在切片时应固定好，以防损伤刀锋或切片厚薄不一、有裂痕。

(2)在切下一蜡块前需将切片环境清理干净以防污染。

(3)展片温度不宜过低或过高，展片时保证水浴内无蜡屑及杂质以防污染。载玻片编号需与蜡块编号一致。

(4)烤片温度不宜过低或过高。烤片时间不宜过短或过长。

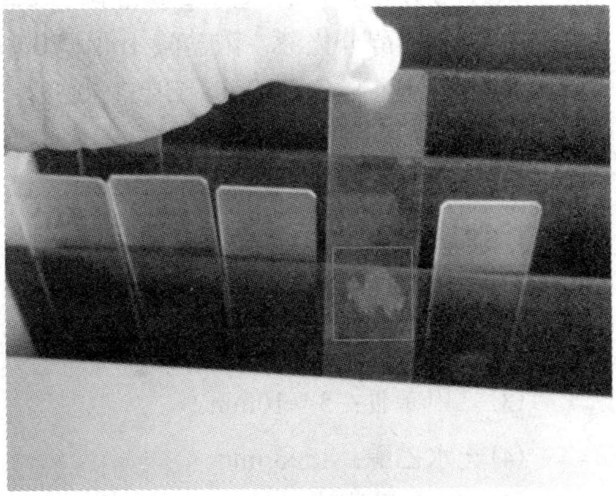

图 15-14　烤片

方框内显示蜡片

（五）思考题

若因组织固定不佳引起切片不完整，如何补救？

（六）小结

⑴切片刀安装角度一般以15°为宜，切片刀与蜡块角度以5°为宜，切片厚度为3～5μm。
⑵展片水温一般为45℃，遇含血多的组织需在载玻片上涂蛋白甘油。
⑶烤片温度一般60℃，烤30min。

实验三　常规染色——HE染色

染色是将组织细胞中不同成分通过与染料的结合，呈现出不同颜色便于在光学显微镜下观察和分析。临床病理工作中最常用的染色方法是苏木素-伊红染色简称HE染色。

（一）目的要求

⑴掌握常规染色液的配置。
⑵熟练操作封片。
⑶灵活调节各步骤作用时间，达到真正掌握HE染色的目的。

（二）原理

根据组织或细胞中不同成分对苏木精的亲和力不同进行染色。苏木精染液为碱性，可使细胞核着紫蓝色；伊红染料为酸性，可使细胞质着粉红色。

（三）材料、试剂与仪器

⑴材料：带盖玻璃缸、染色架、计时器、中性树脂、盖玻片。
⑵试剂
1）苏木精染液（Gill改良）：
A：250ml无水乙醇＋2g苏木精溶解
B：750ml蒸馏水＋17g硫酸铝钾溶解
将A与B混合再加入0.2g碘酸钠和20ml冰乙酸，过滤备用。
2）盐酸-乙醇分化液：浓盐酸1ml，70%乙醇溶液99 ml。
3）0.5%伊红Y-乙醇溶液：伊红Y0.5g，80%乙醇溶液100ml。

（四）步骤与方法

1. 脱蜡

⑴二甲苯Ⅰ：5～10min。
⑵二甲苯Ⅱ：5～10min。
⑶二甲苯Ⅲ：5～10min。
⑷无水乙醇：1～3 min。
⑸95%乙醇溶液：1～3 min。
⑹90%乙醇溶液：1～3 min。

(7) 80%乙醇溶液：1min。

(8) 自来水冲洗：1min。

2. 初染

(1) 苏木精液染色：5～10min。

(2) 流水洗去苏木精液：1min。

3. 分化　1%盐酸-乙醇 1～3s(脱去附在细胞质的碱性染料，使细胞核染色更清晰)。

4. 返蓝

(1) 1%氨水：5～10s(使苏木素在碱性环境下将细胞核染成蓝色)。

(2) 流水冲洗：1～2min。

5. 复染

(1) 蒸馏水洗：1～2min。

(2) 0.5%伊红液染色：1～3min。

(3) 蒸馏水稍洗：1～2s。

6. 脱色

(1) 80%乙醇溶液：1～2s。

(2) 90%乙醇溶液：1～2s。

(3) 95%乙醇溶液：1～2min。

(4) 无水乙醇Ⅰ：3～5min。

(5) 无水乙醇Ⅱ：3～5min。

7. 透明

(1) 二甲苯Ⅰ：3～5min。

(2) 二甲苯Ⅱ：3～5min。

(3) 二甲苯Ⅲ：3～5min。

8. 封片　将适量中性树胶滴在染好晾干的切片组织上方，手持盖玻片从载玻片的一侧开始盖片使盖玻片慢慢吸附于载玻片上，操作时避免产生气泡(图 15-15)。

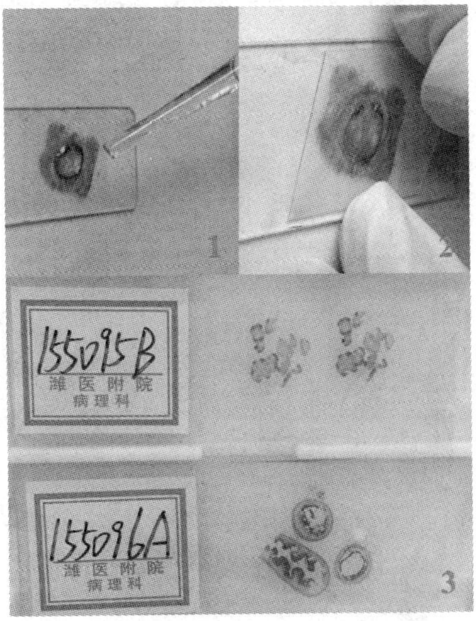

图 15-15　封片

1. 滴适量中性树胶；2. 盖片；3. 封好的病理组织切片

(五) 结果分析及注意事项

1. 结果分析

(1) 切片染色不均匀——组织厚薄不均、组织固定不充分、脱水补充等。

(2) 切片染色模糊不清——组织脱蜡不彻底、分化过度、封片树胶接触水。

(3) 切片脱落——烤片不足、烤片过度。

2. 注意事项

(1) 染色前、染色中的每个步骤都对染色结果有影响，要严格按照组织切片制作流程完成，方可得到着色鲜艳，红、蓝分明的切片。

(2) 染色受温度、湿度、染液的 pH 和使用次数的影响，故应灵活掌握染色时间。

(3) 染液需避光、低温保存避免失效，另需定期过滤染液以免切片染色脏。

(六)思考题

如何处理染色过红的切片?

(七)小结

(1)染色前每步操作一定要充分，防止染色模糊不清，颜色不均一。

(2)初染后的分化剂为 1%盐酸-乙醇溶液，可脱去细胞核、细胞质上多余的染料。

(3)蓝化使用氨水，因苏木素在酸性条件为红色，碱性环境为蓝色。利用苏木素在氨水中呈蓝色的特点将苏木素染上的细胞核蓝化。

(4)染色后透明使用的透明剂为二甲苯。

临床工作中常使用自动化设备来提高病理技术的工作质量和工作效率。染色可使用全自动染色仪(图 15-16)，封片可使用全自动封片仪(图 15-17)，相关技术操作可详见仪器使用说明书。

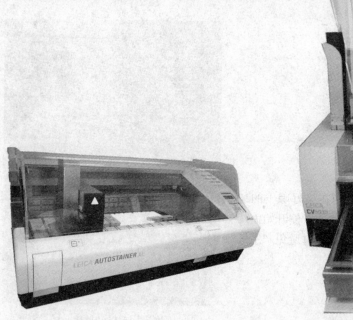

图 15-16　全自动染色仪

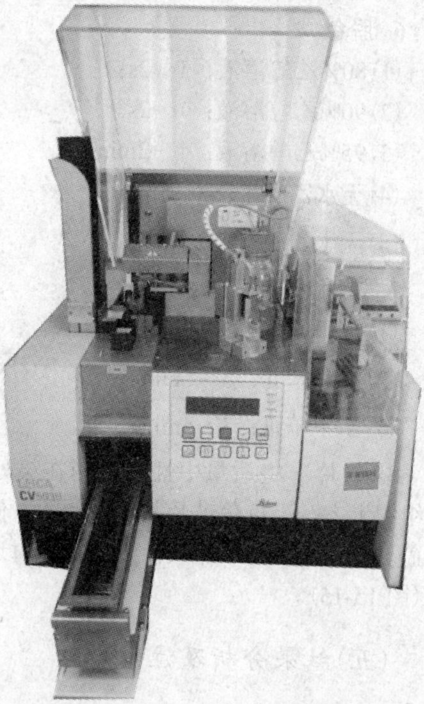

图 15-17　全自动封片仪

第二节　手术中快速活体组织制片技术

手术中快速活体组织制片技术俗称冰冻制片技术，是将新鲜组织放到冷冻机经过一定时间及温度冻成组织硬块，制成切片，用于快速诊断技术。它省去了组织固定、脱水等繁琐步骤，缩短了制片时间，较常规病理快速。该技术保持了组织原有的状态，对于脂肪组织病理诊断、神经组织特殊染色、组织化学染色，以及判断酶的活性有着十分重要的意义。

（一）目的要求

熟练掌握冰冻制片技术。

（二）材料、试剂与仪器

（1）材料：新鲜组织、胶水、毛笔、病理级载玻片、盖玻片、中性树胶。

（2）试剂：甲醇、苏木精染液、1%盐酸–乙醇分化液、1%氨水、0.5%伊红染液、75%乙醇溶液、95%乙醇溶液、无水乙醇、二甲苯。

（3）仪器：恒冷箱式切片机。

（三）步骤与方法

1. 取材　选取代表性部位取材，为使组织迅速冷冻，其厚度一般在 0.3～0.4cm。

2. 组织速冻　为使组织黏附于金属速冻托上需在组织与速冻托之间滴加适量胶水。将组织平展于速冻托上并放于冷冻台上速冻，为便于切片，需在组织上压一金属块使组织冷冻时表面平整。待冻结后将速冻托及组织一并固定在机头上进行粗修。

3. 切片　调好防卷板，根据仪器使用说明操作使组织块接近切片刀，将表面修平。用毛笔清扫组织屑进行连续切片，切片厚度一般在 5～10μm，应按需而定。原则是：细胞密集的薄切，细胞稀疏的厚切（图 15-18）。

4. 贴片　拨开防卷板，用室温存放的载玻片下端三分之一处贴片。先将载玻片下端接触刀片，缓慢黏附切好的组织下端，顺势向下向内操作（图 15-19）。

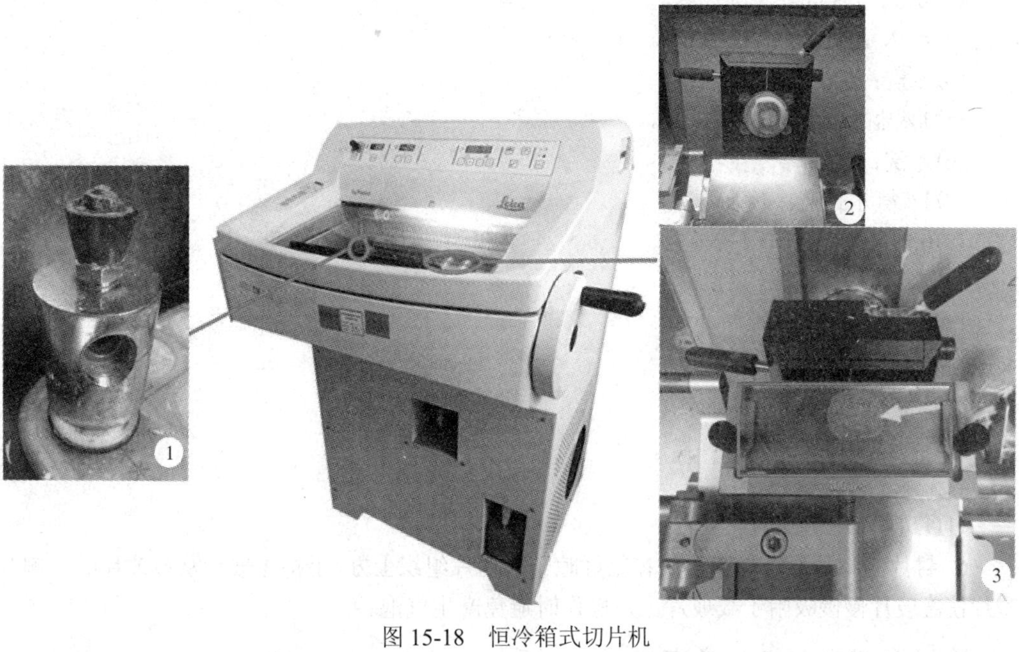

图 15-18　恒冷箱式切片机

1. 组织速冻时在上方加金属块，使其平整便于切片；2. 速冻托及组织一并固定在机头上；3. 切片：方框示防卷板，箭头示切下来的组织在防卷板与刀之间

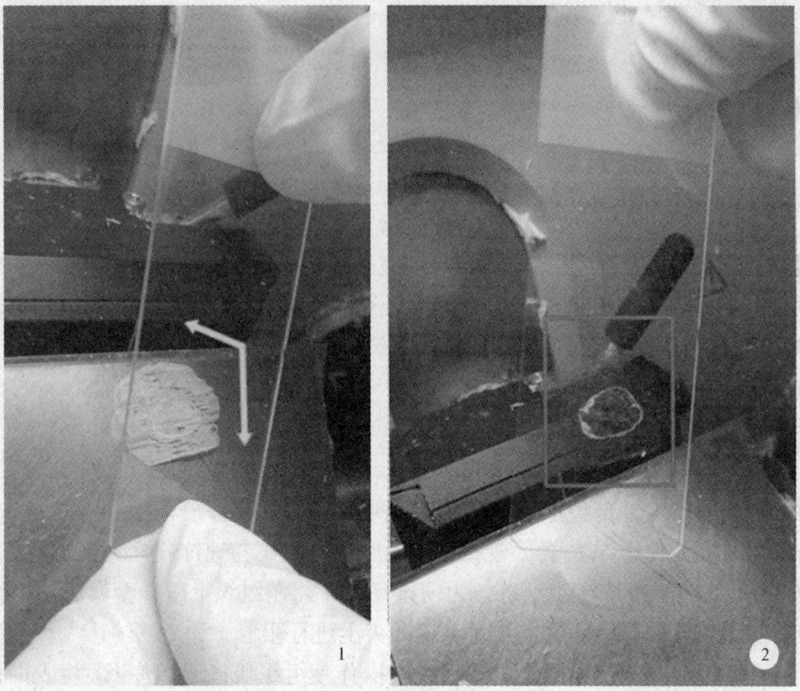

图 15-19 贴片

1. 载玻片下端接触刀片，缓慢黏附切好的组织下端，按箭头顺势向下向内；2. 于三分之一处贴片

5. 染色

(1) 贴片后立即用甲醇固定：10～20s。

(2) 水洗：5s。

(3) 苏木精液染色：1～2min。

(4) 水洗：5s。

(5) 1%盐酸-乙醇分化液：1s。

(6) 水洗：5s。

(7) 1%氨水返蓝：1s。

(8) 0.5%伊红液染色：2～5s。

(9) 水洗：2s。

(10) 梯度乙醇脱水

1) 75%乙醇溶液：1s。

2) 95%乙醇溶液：1s。

3) 95%乙醇溶液：1s。

4) 无水乙醇：1s。

(11) 透明：二甲苯 1s。

6. 封片 将适量中性树胶滴在染好晾干的切片组织上方，手持盖玻片从载玻片的一侧开始盖片使盖玻片慢慢吸附于载玻片上，操作时避免产生气泡。

(四) 结果分析及注意事项

1. 结果分析

(1) 组织上有冰晶——冷冻前组织接触过水、冷冻不迅速。

（2）切片碎裂——组织过冷。

（3）切片褶皱——刀片损坏、组织过热。

（4）切片厚薄不均——切片速度不统一、组织温度不合适。

2. 注意事项

（1）冰冻切片机应随时处于待机状态。

（2）送检组织应尽可能新鲜，且不用乙醇固定。

（3）用于贴片的载玻片需室温放置。

（4）贴片后需立即固定。当组织片粘在有温度的玻片上时就会出现明显的风干假象，表现为核的细节丢失及胞浆液的溢出（图 15-20）。

（5）骨组织及钙化灶不可行冰冻切片。

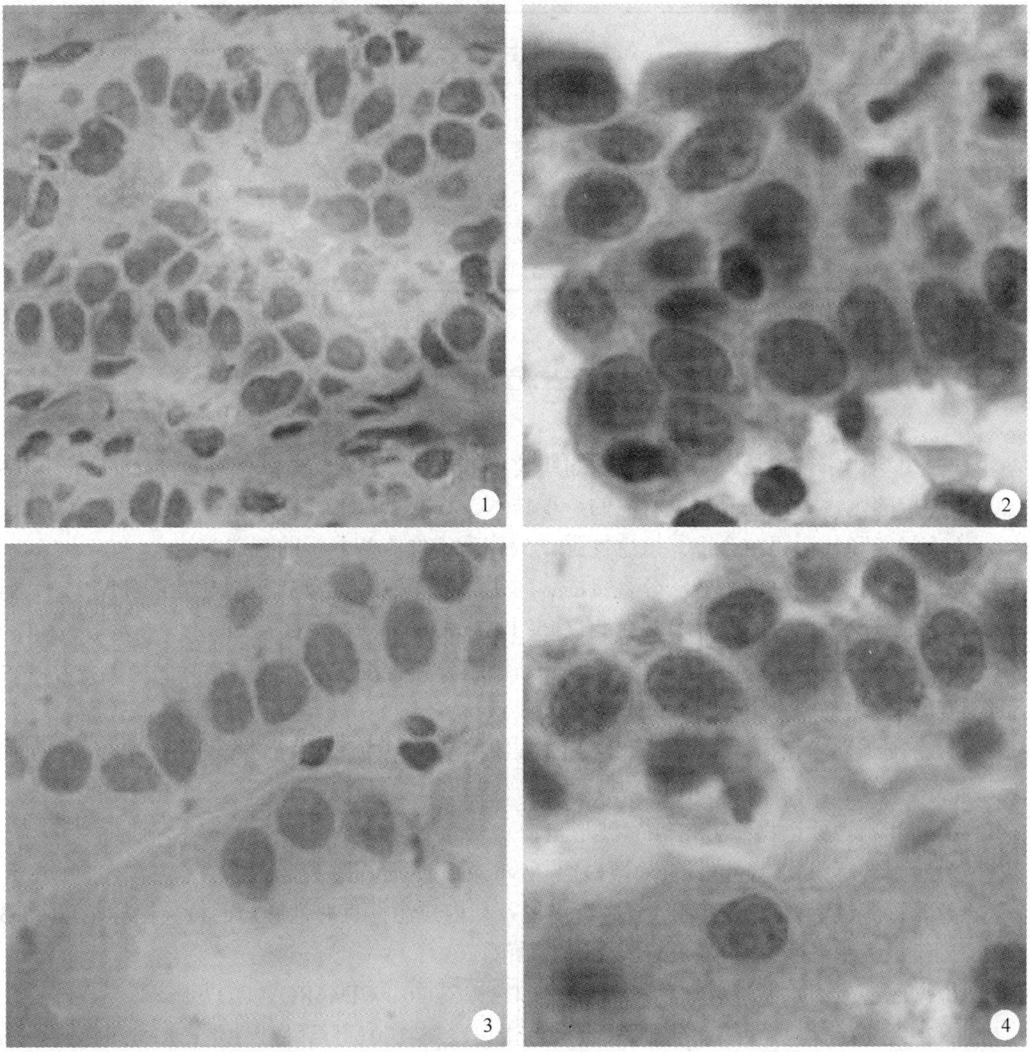

图 15-20　贴片后延迟 15s 固定与立即固定细胞的变化

1. 支气管肺泡癌组织延迟 15s 固定；2. 支气管肺泡癌组织立即固定；3. 肾小管组织延迟 15s 固定；4. 肾小管组织立即固定

(五)思考题

(1)一块包含脂肪的组织在冰冻切片时需注意什么?

(2)上皮和黏膜贴附的组织在冰冻切片时应如何切取?

(六)小结

不同组织切片温度不同(表 15-1),当组织达到理想切片温度时,切片流畅不易卷缩。所以制备理想的冰冻切片需掌握各组织切片的理想温度。低于理想温度,片子易卷曲、破碎;高于理想温度,片子易皱成一堆。

表15-1 各器官组织冷冻切片的最适温度及时间

组织	温度(℃)		时间(min)	
	新鲜	固定后	新鲜	固定后
皮肤及脂肪	–22	–26	3～5	5～8
胃肠、食管、膀胱	–18	–20	3～5	5～6
子宫、卵巢	–18	–20	3～4	4～5
腮腺、肌肉	–17	–19	3～4	4～5
脾、淋巴结、甲状腺	–16	–18	2～3	4～5
脑组织	–15	–17	2～3	4～5

第三节 免疫组织化学染色

免疫组织化学技术是应用免疫学及组织化学原理,对组织切片或细胞标本中的某些化学成分进行原位的定性、定位或定量研究的一项技术。其特点:①特异性强、定位准确;②此技术集形态、机能和代谢相结合;③敏感性强。故作为定位监测分析的首选方法。

免疫组织化学染色常用方法分直接法、间接法、过氧化物酶-抗过氧化物酶(PAP)法、葡萄球菌 A 蛋白(SPA)免疫酶法等等,在此仅介绍临床常用方法——间接法。

为鉴别病变性质、确定肿瘤起源,对肿瘤细胞分化程度进行评价,指导肿瘤的治疗,免疫组织化学染色中临床常用一抗大致分以下几类:

(1)上皮源性标记物:CK(角蛋白)、CEA(癌胚抗原,标记胃癌、大肠癌)、PSA(前列腺特异性抗原,标记前列腺癌)、AFP(甲胎蛋白,标记肝癌、内胚窦癌)。

(2)间叶源性标记物:Vimentin(波形蛋白)。

(3)肌源性标记物:Actin(肌动蛋白)、Myoglobin(肌红蛋白)。

(4)血管源性标记物:FⅧ-RAg(血管内皮及其内皮源性良恶性肿瘤的特异性标记)、CD31。

(5)组织细胞源性标记物:Lysozyme(溶菌酶)。

(6)淋巴造血组织源性标记物:CD45、CD3、CD20、CD45RO、CD79a。

(7)神经系统标记:GFAP(胶质纤维酸性蛋白)、S-100(可溶性酸性蛋白)、NSE(神经元特异性烯醇化酶)、神经内分泌源性标记物:ER(雌激素受体)、ACTH(促肾上腺皮质激素)。

(一)目的要求

(1)掌握免疫组织化学染色的原理。

(2)灵活应用抗体浓度及调节各步骤作用时间，达到真正掌握免疫组织化学染色的目的。

(二)原理

先用特异性抗体(一抗)与标本中相应抗原结合，再用酶标记的特异性抗体(二抗)孵育，加入酶的底物，显示抗原-抗体-酶标抗体复合物存在的部位，通过显微镜的观察以对抗原进行定性、定位、定量的分析。

(三)材料、试剂与仪器

(1)材料：石蜡切片、染缸、盖玻片、计时器

(2)试剂

1)二甲苯、无水乙醇、蒸馏水、3% H_2O_2、中性树脂。

2)0.01mol/L PBS(pH7.4～7.6)：NaH_2PO_4 1g、Na_2HPO_4 15.6g、NaCl 42.5g、蒸馏水 5000ml、用 NaOH 或 HCl 调 pH。

3)抗原修复液：0.01mol/L pH6.0 枸橼酸盐缓冲液。

4)2%～10%山羊血清：用 PBS 稀释。

5)一抗：与目标抗原能相结合的抗体，二抗：辣根酶。

6)DAB 显色剂：二氨基联苯胺，是过氧化物酶的生色底物，在过氧化氢的存下失去电子而呈现出颜色变化和积累，形成浅棕色不溶性产物。以显示阳性部位及含量。

(3)仪器：微波炉、光学显微镜。

(四)步骤与方法

(1)脱蜡

1)二甲苯Ⅰ：10min。

2)二甲苯Ⅱ：10min。

3)无水乙醇Ⅰ：10min。

4)无水乙醇Ⅱ：10min。

5)90%乙醇溶液：5min。

6)85%乙醇溶液：5min。

(2)至水：蒸馏水 5min 冲洗三遍，PBS 洗 5min。

(3)抗原修复

1)将切片浸入装有抗原修复液的容器中，盖上具有小孔的盖子。

2)将该容器置于微波炉(95℃)中加热 5min，取出，向容器中加入适量蒸馏水以免微波加热使修复液蒸发组织干涸，再次加热 5min。

3)室温冷却至修复液温度达到室温，蒸馏水冲洗。

(4)封闭内源性过氧化物酶：3% H_2O_2 室温孵育 10min。

(5)PBS 洗：5min 洗三遍。

(6)封闭血清：滴加与所用一抗不同，与二抗相同种属动物的正常血清(一般用山羊血清)，室温 15min。

(7)弃去血清，不洗，滴加一抗 4℃冰箱过夜。

(8)恢复室温，放入 37℃温箱孵育 30min。

(9)恢复室温，PBS 液洗 5min，洗三遍。

(10)滴加二抗，37℃温箱 20min。

(11)恢复室温，PBS 液洗 5min，洗三遍。

(12)滴加三抗，37℃温箱孵育 20min。

(13)恢复室温，PBS 液洗 5min，洗三遍。

(14)DAB 显色，注意控制显色时间，入水终止，苏木素染色 30s，水洗片刻。

(15)梯度乙醇脱水

1)80%乙醇溶液：2～3min。

2)90 %乙醇溶液：2～3min。

3)95%乙醇溶液：2～3min。

4)无水乙醇Ⅰ：3～5min。

5)无水乙醇Ⅱ：3～5min。

(16)透明

1)二甲苯Ⅰ：5min。

2)二甲苯Ⅱ：5min。

(17)中性树脂封片。

(五)结果分析及注意事项

1. 结果分析

(1)良好的免疫组化染色切片(图 15-21)应是背景染色浅，特异性染色较深。结果的判定如下：

1)阳性细胞数<25%：阴性。

2)阳性细胞数 25%～50%：＋。

3)阳性细胞数 50%～75%：＋＋。

4)阳性细胞数>75%：＋＋＋。

(2)组织切片非特异性染色——抗体浓度高、抗体孵育时间长、PBS 冲洗不充分。

(3)免疫组化呈阴性结果——抗体来源选择错误、血清封闭时间过长、组织本身含此抗原低。

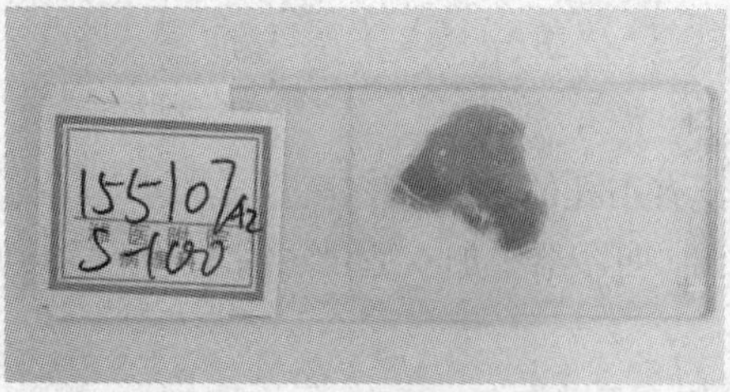

图 15-21　免疫组化染色切片

2. 注意事项

(1)每批次免疫组化染色均需加入阳性对照(可用已知阳性组织切片)、阴性对照(可用已知阴性组织切片且染色过程中用 PBS 代替一抗)。

(2)切片不宜过厚，一般在 3～5μm，太厚不易染色或脱片。

(3)封闭血清一定选择与一抗不同，与二抗相同种属动物的正常血清，以免造成非特异性染色。弃去山羊血清后应直接加一抗，不可清洗，因封闭血清结合不牢固，冲洗后易产生背景着色。封闭时间要适宜，一般 10～30min，避免封闭不足引起背景着色或过度引起特异性区域不着色。

(4)抗体选择时，一般选用抗原专一性强的单克隆抗体。应用时需用 PBS 稀释到最适浓度：1∶50～1∶100。

(5)显色液具有毒性或刺激性，操作时须戴手套。

(六)思考题

为什么要进行抗原修复?

(七)小结

免疫组织化学染色利用抗原抗体特异性结合的特点使目标抗原显色，大大提高了病理诊断的准确性，成为疾病诊断和研究的重要技术手段之一。在临床工作中经常会出现假阳性、假阴性和背景着色等问题，应该对此进行分析，并针对其原因进行改进，这就需要同学们认真研究各步骤的原理及意义灵活应用此技术为病理诊断工作提供有力依据。

临床工作中常使用自动化设备来提高病理技术的工作质量和工作效率。免疫组化染色可用全自动免疫组化染色仪(图 15-22)。

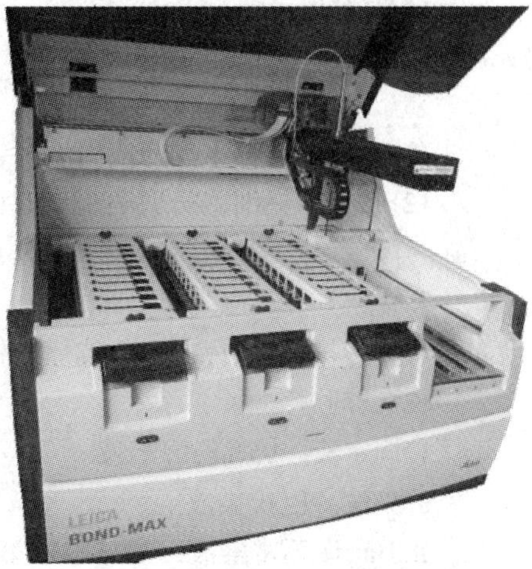

图 15-22　全自动免疫组化染色仪

第四节　细胞病理学技术

细胞病理学是以组织学为基础，通过观察细胞的结构和形态来研究和诊断疾病的一门学科。目前可分为脱落细胞学检验和细针穿刺吸取细胞学检验两类。

脱落细胞学标本来源主要是脱落下来的细胞，如分泌物和排泄物等。细针穿刺吸取细胞学的标本是应用细针(直径不超过 1mm)穿刺病变部位取得的少量细胞。所以，无创伤性取材或微创性取材对患者损伤极小，减轻了患者痛苦，被广泛引用于临床检查和肿瘤普查。其弊端是脱落的细胞极易退变，不利于观察，且无法得知组织结构关系，至使在诊断上有时产生片面性和局限性。

细胞病理学技术常规操作流程为涂片、固定、染色、利用光学显微镜观察并作出诊断。良好的涂片质量是保证诊断准确性的重要条件之一。

涂片方法如下：

(1)涂抹法：常用方法。用棉签或针头将标本单向、均匀涂抹于载玻片上。

(2)拉片法：滴加少量标本于载玻片中央，另一载玻片覆盖其上使液滴均匀摊开，无气泡。反向拉动两张玻片直至分离，可得两张涂片。

(3)印片法：将组织病变剖面印按至载玻片上，拿开。

(4)推片法：取少量离心后沉淀物至于载玻片一侧，左手平执载玻片，右手执推片从后方或前方接近液滴，使液滴沿推片边缘展开适当的宽度，立即将推片与玻片呈 30°～45°，轻压推片边缘将液滴推制成厚薄适宜良好尾部的涂片。

(5)喷射法：一般用于细针穿刺取得的标本。将载玻片至于实验台上，距离载玻片 2～3cm 的位置，反复快速推射注射器，将针头内组织或液体全部喷射至载玻片上。

不同类型标本涂片制作要求如下：

(1)尿液、胸腹水、脑脊液等体液标本需 2500r/min 离心 5min，缓缓弃去上清，用棉球吸取残液，取沉淀制作涂片。

(2)黏膜、皮肤表面刮去物、分泌物等直接涂抹在玻片上送检。

(3)痰液应清晨空腹漱口后，自肺内深咳。挑取血丝、灰白色痰丝、透明痰液置于玻片，左右往复薄涂。

(一)目的要求

(1)对应不同标本灵活应用涂片制作方法。

(2)熟练掌握细胞病理学制片流程的各项操作。

(二)材料、试剂与仪器

(1)材料：体液标本、载玻片、推片。

(2)试剂

1)固定液：95%乙醇溶液。

2)染液：巴氏染液

a. Harris 苏木素液：参见本章第一节“实验三 常规染色——HE 染色”。

b. 盐酸-乙醇分化液：参见本章第一节“实验三 常规染色——HE 染色”。

c. 橙黄 G6 液：橙黄 G6 0.5g、蒸馏水 5ml、无水乙醇 95ml、磷钨酸 0.015g。

d. EA36 染液配制：①亮绿 0.5g 溶于 5ml 蒸馏水中，溶解后加入无水乙醇至 100ml 得 A 液。②伊红 20.5g 溶于 5ml 蒸馏水中，溶解后加入无水乙醇至 100ml 得 B 液。③俾士麦棕 0.5g 溶于 5ml 蒸馏水中，溶解后加入无水乙醇至 100ml 得 C 液。将 45 ml A 液与 45 ml B 液、10 ml C 液混合在一起，加入磷钨酸 0.2g，碳酸锂饱和水溶液 1 滴。

(三)步骤与方法

(1)根据不同标本的涂片制作要求及相适应的涂片制作方法制片。

(2)固定：将制作好的涂片立即放入 95%乙醇溶液中固定 15～30min。

(3)染色：常用染色方法为巴氏染色和 HE 染色。

1)巴氏(Papanicolaou)染色

a. 脱水：将固定好的涂片置于 80%乙醇溶液中 2min。

b. 蒸馏水洗 2min。

c. 染细胞核：Harris 苏木素液中 10～12min，自来水冲洗。

d. 分化：1%盐酸-乙醇液分化 20～30s，使涂片呈淡橙红色。

e. 流水冲洗 10～15min，蒸馏水洗。

f. 脱水：80%乙醇溶液、95%乙醇溶液各 2min。

g. 染细胞质：①橙黄 G6 液染色 3～5min，95%乙醇溶液Ⅰ、95%乙醇溶液Ⅱ各 1min，洗去多余染液。②EA36 液染色 3～5min，95%乙醇溶液Ⅰ、95%乙醇溶液Ⅱ各 1min，洗去多余染液。

h. 脱水：无水乙醇Ⅰ、无水乙醇Ⅱ。

i. 透明：二甲苯Ⅰ、二甲苯Ⅱ。

j. 中性树脂封片。

2)HE 染色：即苏木素-伊红染色，参见本章第一节“实验三 常规染色——HE 染色”。细胞病理学涂片在经 HE 染色时不需脱蜡处理，固定后直接染色，时间也相应缩短。

(四)结果分析及注意事项

1. 结果分析　巴氏染色可以反映上皮细胞内激素情况，因此，不同时期的上皮细胞会呈现不同颜色，从角化的鳞状上皮到未角化前细胞，可呈粉红色、橙黄色、蓝绿色。白细胞细胞质呈淡蓝绿色，核呈深蓝黑色。红细胞呈鲜红色。

2. 注意事项

(1)涂片制作时，操作轻巧避免人为破坏细胞。涂片应厚薄适宜，避免固定、染色时脱片。

(2)固定时，为防止交叉污染，最好可以分瓶固定。固定液应定期更换以免固定液浓度不够致使固定效果不佳。固定液回收时应过滤。

(五)思考题

简述尿液、颈部淋巴结穿刺两种标本制作细胞病理涂片的操作流程。

(六)小结

细胞病理学检验因其对患者造成的创伤小或几乎没有，且方法简单易学，癌细胞检出率较高得到了临床上的广泛认可，是临床恶性肿瘤诊断的重要方法之一。但因手工方法制作出来的涂片细胞分布不均匀，观察时常被炎细胞、黏液等干扰，在20世纪90年代中后期出现了液基细胞学技术。

液基细胞学技术简称TCT(thinprep cytologic test)，是一种通过机械、气动与流体力学原理将保存在液体中的脱落细胞通过全自动设备(图 15-23)均匀分散贴附在载玻片上制成涂片的技术。该技术被广泛应用于宫颈癌的筛查和诊断，应用该技术不仅提高了宫颈癌的检出率，同时还能发现部分癌前病变，微生物感染如霉菌、滴虫、病毒、衣原体等。

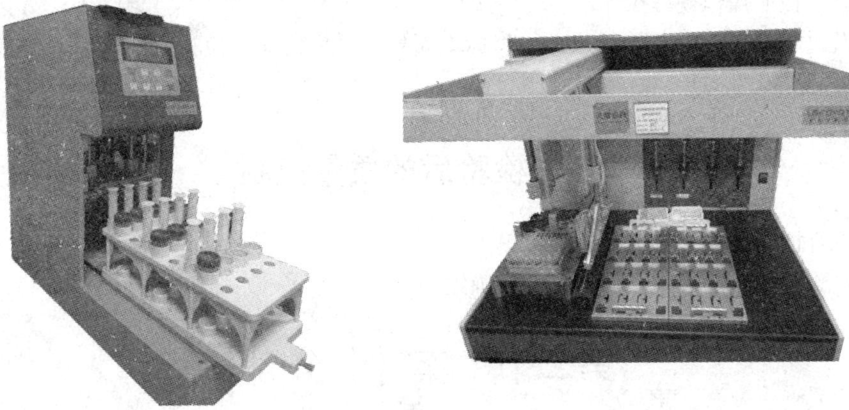

图 15-23　沉降式全自动液基薄层细胞制片染色系统

(伊　鑫)

参 考 文 献

冰冻切片技术介绍、制片技巧、冰冻包埋组织固定、冰冻切片免疫组化操作、各类组织实际操作技巧. www. dxy. cn/bbs/topic/22828554.

邓步华.2005. 病理检验技术. 北京：高等教育出版社.

免疫组化总结. www. dxy. cn/bbs/thread/12435580.

中华医学会.2007. 临床技术操作规范-病理学分册. 北京：人民军医出版社.

周会芹，杨江辉，熊梅. 2010. 病理切片制作过程中常见问题及原因分析. 西部医学，22(5)：900-903.

第十六章　实验室质量控制技能

第一节　如何做好实验室的质量控制

一、检验前的质量控制

(1) 明确岗位职责，责任到人，有计划制定检验工作。

(2) 核对检测项目与指标，查阅标准分析方法和有关检验资料，无国家标准方法而采用其他方法进行检测的，要保证该方法已通过验证。

(3) 做好标准曲线绘制和标准试剂的标定工作，调整仪器为最佳状态。

(4) 做好个人防护。

二、检验中的质量控制

(1) 确保采集的标本符合要求。

(2 标本有唯一标识。

(3) 对送检标本做好接受和登记工作。

(4) 严格按照操作规程操作。

(5) 及时填写保存好原始记录，如：标本编号、采集日期、检验日期、标本状态、检测系统等。

三、检验后的质量控制

(1) 综合检验结果，正确及时地发出报告。

(2) 检验完毕后，标本归档，仪器正确维护关机。

第二节　案 例 分 析

一、案　例　1

检验科收到一份儿科急诊电解质标本，仪器在控状态下，结果显示 K^+ 7.6mmol/L，Na^+ 139.2mmol/L，Cl^-101.4mmol/L，Ca^{2+} 1.31mmol/L，重复检测结果无明显差别，电话联系病房重新采集标本，第二次结果 K^+ 4.0mmol/L，Na^+ 140.3mmol/L，Cl^- 101.6mmol/L，Ca^{2+} 2.43mmol/L。

联系主治医生，患儿各项生命体征均正常，抽血前并未输注以及口服与 K^+有关药物。于是怀疑标本采集过程出错，可是两次均为普通真空生化干燥管，标本均无溶血，也没有弄错号码，为什么第一次 K^+偏高、Ca^{2+}偏低？

分析：护士第一次抽血之后错打入了血常规管，很快发现后将血倒入生化管。血常规管是 EDTA-K_2 抗凝，虽然时间很短也会螯合部分 Ca^{2+}，同时抗凝剂中的 K^+ 会混入血液中，造成 K^+ 的假性升高和 Ca^{2+} 的假性减低。而 Ca^{2+} 仍在，全血照样可以凝固，送到检验科后，根本无法判断原因。第二次复查，直接打入生化管里面，就不会存在这样的问题了。

二、案　例　2

某临床科室先后两次投诉检验科，同一患者的临床检验项目，在几天时间内其血清肌酐、尿素结果出现明显差异，病情无法解释，认为检测结果出现偏差。对于短时间内出现上述结果，检验科经过自查认为检验中质量没有问题，上述定量项目的质量控制图证明也不存在系统误差，怀疑患者肌酐值两个标本的结果相差甚大的原因可能是血样出了问题。于是，他们对两份血样做了 ABO 血型比较，结果同为“O”型，仍没能解决问题。对临床科室的投诉，检验科表示不服，故委托医疗质量管理部门介入调查并解决此次事件。

调查经过：委托某司法鉴定中心对两个标本进行 DNA 个体识别，同时委托某检验中心对两个标本进行肌酐及尿素氮的比对实验。结果：经法医物证个体识别鉴定，两个样本来自不同个体，一位男性，一位女性。证明临床科室提供给检验科的血液样本出现差异，即检验前质量失控。最大原因可能是护士抽血时患者识别和查对发生错误。同时经与第三方检验机构(国家认可实验室)比对实验，证明检验中肌酐尿素氮结果基本一致。结合检验科提供的质量控制图，说明检验科的肌酐、尿素氮两项检验未出现技术失控情况，结果是准确的。

讨论与建议：此次事件调查结果进一步证明，护士是检验前医疗质量的重要保障，抽取样本正确与否是检验前的关键因素。样本取材错误直接影响医疗诊治方案的决策，酿成的医疗后果也不堪设想，甚至有可能导致疾病的不可逆或不应有的身体损害。由于临床科室质控员及时报告，该事件没有造成诊疗上的错判和失误。因此，分析前质量控制是临床检验科或实验室、护理人员以及标本转送人员与临床科室共同协作完成的工作，每个环节缺一不可。

三、案　例　3

在某检验科生化室，审核员看到有一台从德国进口的全自动生化分析仪。审核员问室质量负责人：“这台仪器你们如何校准？”

质量负责人回答：“技术监督局的人说他们不能校准。”

审核员说：“难道你们自己就没办法校准了吗？”

质量负责人想了一会儿说：“我们每年参加卫生部临床检验中心的比对，他们提供标准物，我们进行测试，然后把我们的结果与靶值比较，结果都很满意，这算不算校准呢？”并出示了今年 3 月份比对结果的结论。

审核员：“这当然是校准。你们科室有几台这样的仪器？”

质量负责人：“在急诊还有一台。”

审核员：“急诊这台也参加比对吗？”

质量负责人：“没有参加比对。”

审核员：“你们科室这两台进行过比对吗？”

质量负责人：“正式的比对实验没做过。”

分析：生化室的生化自动分析仪与卫生部临床检验中心进行比对，这种校准方法是可行的。

由临检中心发放标准物到各实验室，大家独立测量，评估各实验室测量值与所设靶值之间的偏差。这样可以考察各实验室的设备、人员、环境等各方面的因素对检测的影响。

在本例中，生化室还应编制校准规程，按照规程与急诊室的自动分析仪进行比对，这样就完成了对检测仪器的校准工作。

思 考 题

(1) 不合格标本的拒收标准和处理方法有哪些？

(2) 实验室检验结果的质量保证措施有哪些？

（伊正君　杨桂茂）

第十七章　临床循证医学技能

一、循证医学实践基本步骤

(1)确定问题。

(2)检索文献、收集证据。

(3)评价文献、找出最佳。

(4)应用证据、指导临床。

(5)后效评价、更正完善。

二、案 例 分 析

1. 案例1　门诊一位56岁的男性2型糖尿病患者，会计师，中等肥胖，11年前诊断为糖尿病，到目前为止尚无糖尿病的并发症，血糖控制较好。近3年血压轻度升高，平均为158/94mmHg。患者在过去两年中没能降低体重也不愿意服药，希望能自然恢复，但现在他很想知道，像自己这样有糖尿病伴高血压的患者，用降压药是否利大于弊？对这个患者的循证治疗步骤如下：

(1)提出问题：对一位56岁2型糖尿病患者未治疗的高血压，强化降压治疗能否降低心脑血管病的发病率和病死率？

(2)收集证据：用“糖尿病”、“高血压”和“随机对照试验”组合的检索策略对循证医学评价数据库(evidence-based medicine review，EBMR)进行检索，共检出约80篇文章，其中一篇系统评价的文章最有价值。结果提示：对有轻、中度高血压的2型糖尿病患者用降压药物[低剂量利尿剂、血管紧张素转换酶抑制剂(ACEI)或肾上腺素能受体阻滞剂]降低血压，可以减少与糖尿病有关的死亡、脑卒中和微血管病变。严格控制组(平均血压144/82mmHg)较之一般控制组(平均血压155/87mmHg)糖尿病死亡率降低32%($P=0.019$)，脑卒中降低44%($P=0.013$)，微血管病变降低37%($P=0.092$)，视网膜病变进展降低56%($P=0.038$)，视力恶化降低47%($P=0.003\ 6$)。

(3)评价证据：用防治性研究质量评价标准对检索出的研究报告进行评价后，认为文章的真实性和可靠性好，结果有重要临床意义。

(4)应用证据：此研究纳入的患者与本例患者情况相似，医生将这些最新研究结果告诉了患者，患者感到很满意，愿意采用ACEI进行降压治疗。

(5)后效评价：随访。

2. 案例2　一位7个月的男孩，因鼻塞、咳嗽和低热就诊，经过诊断，确诊为中耳炎。在处理好患儿之后，王医师嘱咐家长一周后来医院随访，此时患儿的母亲提出有什么办法能够预防呼吸道感染和中耳炎的发生。

(1)提出问题

1)给健康的婴幼儿接种流感疫苗，其效果如何？

2）是否能预防中耳炎的发生？

（2）收集证据：就上面提出的问题进行文献检索。

（3）评价证据：检索相关文献，根据这些文献进行评阅，在检索到的16篇文献中，有8篇是大样本的前瞻性临床随机对照研究或队列研究。其中疫苗预防呼吸道感染和中耳炎的疗效与安全性的大样本前瞻性随机对照研究5篇，前瞻性队列研究2篇，仅仅为安全性研究者1篇。主要的研究结果为：

1）采用相隔4周肌内注射灭活流感疫苗对6～24个月的786名儿童进行免疫接种并与对照组相比观察疗效和安全性。

2）经鼻使用的三价减毒流感病毒疫苗在儿童中的效果，这是双盲安慰剂对照临床试验。方法：研究人群1602名，288名儿童被分至接受单剂疫苗接种和安慰剂组，另1313名接受两剂疫苗接种，相隔60天。年龄范围15～71个月。每2～3周通过电话随访一次，发生呼吸道症状后每周随访一次，并送呼吸道病毒检测和血清病毒检测。随访内容还包括是否接种疫苗，疾病的诊断和治疗。结果：与安慰剂相比，单剂接种疫苗有效率86%，两剂接种有效率92%，且对流感病毒A和B均有效。患中耳炎的相对危险度减少95%，接种6名儿童即可减少1例流感病毒感染的发生；接种组的儿童发热性疾病明显减少，包括中耳炎减少30%，减少1例中耳炎的发生需接种儿童人数为17名。

3）流感病毒A疫苗可减少6～30个月儿童中耳炎的发生，研究设计为前瞻性队列研究。方法：186名6～30个月的儿童中一半患儿接受三价减毒疫苗，从1993年11月～1994年3月，随访急性中耳炎和严重中耳炎的发生。研究结果：疫苗可减少急性中耳炎的发生，*RR*（相对危险度）为0.69（95%*CI* 0.49～0.98），NNT（需治人数）为12（95%*CI* 7～214）。

（4）应用证据：综合这些文献，获得的证据为：流感病毒A和B引起的感染，在健康儿童中的发病率约为10%～40%；文献报道，209例1岁以下婴儿中33%感染过，特别在6个月以内。在较大婴儿中可引起严重的情况：如急性中耳炎、下呼吸道感染等。

1）病毒感染与中耳炎的发生有关。病毒感染可通过中耳渗出液或鼻盥洗液检测病毒阳性，在39%的患儿中得到证实。

2）每年疫苗根据病毒亚群的变异而有所变化，但均为灭活的病毒分离疫苗。灭活流感病毒疫苗是否能预防中耳炎的发生结果不一。

3）经鼻使用的三价减毒流感病毒疫苗已在普通人群中应用。疫苗的使用使儿童中耳炎发生减少30%～36%。家长对疫苗的接受程度的研究表明，被调查的607人中，若50%的患儿接受接种，则可防止3例中耳炎的发生；若33%的患儿接种，可预防1例中耳炎的发生。在接种一次疫苗而未获得免疫的儿童，应再次接种。

4）流感疫苗的接种不仅有利于人们的健康，还在经济方面带来了益处，研究表明，疫苗的接种使上呼吸道感染减少25%，43%的患者疾病天数减少，因流感感染就诊的次数减少44%，人均就诊费用减少约46.85美元。

（5）后效评价：随访。

三、思　考　题

结合现实中遇到的实际问题，利用循证医学方法进行分析。

附：循证医学网络资源

循证医学在线：http：//www.jebm.cn/

Cochrane library users group：http：//www.york.ac.uk/inst/crd/clug.htm

NIH 所属临床对照实验站：http：//clinicaltrials.gov/

中国循证医学中心：http：//www.chinacochrane.org/

Cochrane 协作网：http：//www.cochrane.org/index0.htm

Cochrane 用户网：http：//www.informedhealthonline.org/item.aspx

EBM online：http：//ebm.bmjjournals.com/

Cochrane 图书馆：http：//www.cochranelibrary.com/cochrane

Sumsearch 网站：sumsearch.uthscsa.edu/searchform4.htm

TRIP Database：网站：http：//www.tripdatabase.com

Doctors Desk（英国国家保健服务系统）：http：//drsdesk.sghms.ac.uk

CRD Database（英国国家保健服务评价与传播中心数据库）：http：//agatha.york.ac.uk/welcome.htm

（伊正君　杨桂茂）

第十八章　医学伦理技能

医学伦理学(medical ethics)是运用一般伦理学原则解决医疗卫生实践和医学发展过程中的医学道德问题和医学道德现象的学科，它是医学的一个重要组成部分，又是伦理学的一个分支。医学伦理学是运用伦理学的理论、方法研究医学领域中人与人、人与社会、人与自然关系的道德问题的一门学问。由于生物医学技术的广泛应用和迅速发展，医疗费用的飞涨，以及价值的多元化，现代医学伦理学更多地涉及患者、医务人员与社会价值的交叉或冲突，以及由此引起的伦理学难题。

一、案　例　1

某年某月某日下午 5 点左右，孕妇王某因难产被张某送进北京某医院，张某自称是孕妇的丈夫。面对身无分文的夫妇，医院决定免费入院治疗，而面对生命垂危的孕妇，张某却拒绝在医院剖宫产手术上面签字，医院焦急的几十名医生、护士束手无策，在抢救了 3 个小时后，医生宣布孕妇抢救无效死亡。

分析：手术前医师都要向患者或家属交代术中或术后可能发生的危险，并列出一份可能发生危险的文书，让患者或家属签名同意，然后才能实施手术。手术同意书是现代医疗制度中医患之间的重要法律文书。张某作为丈夫，在妻子手术时有决定签字的权利，丈夫拒绝签字导致孕妻身亡，是否这是一个不可规避的结局——医生遵守法律，就只能生生眼看着患者死亡。

《医疗机构管理条例》第三十三条规定：医疗机构施行手术、特殊检查或者特殊治疗时，必须征得患者同意，并应当取得其家属或者关系人同意并签字；无法取得患者意见时，应当取得家属或者关系人同意并签字；无法取得患者意见又无家属或者关系人在场，或者遇到其他特殊情况时，经治医师应当提出医疗处置方案，在取得医疗机构负责人或者被授权负责人员的批准后实施。

手术同意书有效地保障了患者的知情同意权，但同时也部分限制了医生治病救人的权利。在家属比医生拥有更多手术决定权的法律环境下，会使得医生对患者即使有明确诊断，也不敢贸然违背家属的意愿给患者做手术。医务人员的义务包含了为患者治疗疾病，消除病痛的义务，患者有接受医生治疗的义务，在此案例中，这些都没有见到。这就显示了社会伦理道德的缺失。医生和患者家属都应该遭到伦理道德的谴责。

二、案　例　2

某医院接到某农村一位小学教师的来信，他提出愿意将自己的角膜献出，以换取一定的报酬用于办学。他的理由：当地经济状况极差，政府虽多方筹资，但仍有数百名适龄儿童无法入学；他本人年近 50 岁，在 45 岁时全身水肿，确诊为慢性肾炎、肾功能不全。目前虽能坚持工作，自感生命有限，愿将其角膜献出，为改善本乡办学条件做点贡献。

分析：这位教师的奉献精神是可贵的，但此举不能获得支持。

⑴对于迫于贫困或其他压力下的“自愿”应该禁止，器官移植技术不能只为有钱的强势人群造福而给弱势人群带来更大的风险和伤害。而且他涉嫌器官买卖或者是变相买卖，虽然是为了改善办学条件，虽然是自愿，但基于对人类生命尊严的尊重和商业化后可能产生的严重后果，是禁止将人类的器官和组织作为商品买卖，违者应追究其法律责任。世界不少国家法律规定，器官不能商业化。

⑵为了改善办学条件而使一个人失明，这是不人道的。他是属于活体捐献，且活体器官捐献的一个最基本的伦理学原则是不危及供体的生命和健康，对其未来生活不致造成大的影响。

⑶医生的职责是治病救人、减轻患者的痛苦，不能为了其他目的而给患者带来新的伤害。医务人员虽然有责任帮助那些器官衰竭、面临死亡的人重新获得生命，但对供体的健康和生命同样负有保护的责任，不能因为受体的需要，而放弃对供体生命的救治或健康的维护。

⑷个人的付出不可能使当地办学条件得到根本改善，毕竟个人的能力是有限的。

三、案　例　3

患者王某，男，76岁。因与家人争吵过度而突然昏迷，迅速送至某医院急诊科。经医生检查仅有不规则的微弱心跳，瞳孔对光反射、角膜反射均已迟钝甚至消失，血压200/150mmHg，大小便失禁，面色通红，口角歪斜，诊断为脑出血、中风昏迷。经三天两夜抢救，患者仍昏迷不醒，且自主呼吸困难，各种反射几乎消失。

面对患者，是否继续抢救？医护人员和家属有不同看法和意见：医生A说：“只要患者有一口气就要尽职尽责，履行人道主义的义务。”医生B说：“病情这么重，又是高龄，抢救仅是对家属的安慰。”医生C说：“即使抢救过来，生活也不能自理，对家属和社会都是一个沉重的负担。”

但是，患者长女说：“老人苦了大半辈子，好不容易才有几年的好日子，若能抢救成功再过上几年好日子，做儿女的也是个安慰。”表示不惜一切代价地抢救，尽到孝心。儿子说：“有希望抢救过来固然很好，如果确实没有希望，也不必不惜一切代价地抢救。”并对医护人员抢救工作是否尽职尽责提出一些疑义。

分析：

⑴医护人员履行了治病救人的职责，毫不懈怠地为这位高龄患者抢救了三天两夜，分明已尽到了责任。至于病情未见好转反而加重，这表明在现有医疗条件下，病情难以逆转。

⑵1968年哈佛大学医学院特设委员会提出了脑死亡标准即患者自主呼吸停止，无感受性和反应性，诱导反射消失，脑电波平坦，进入不可逆转的深度昏迷状态，并在24h内反复测试结果无变化者，就可宣布死亡。这位患者基本符合上述标准。因此，医护人员如实告诉患者家属不能再改善其生命质量，取得家属知情同意，仅采取支持疗法或撤销救护措施而放弃对患者的抢救，是符合生命伦理学观点，因而也是道德的。但在谈话中应注意方式，切忌简单、生硬。

⑶如果医护人员向患者家属讲明真实病情、表明态度后，而家属执意坚持继续抢救，医护人员仍应以认真负责的态度对待，因为人们的传统习俗和心理状态不是一朝一夕能改变的，需要长期努力。

四、案　例　4

患者李某，男，40 岁，因患肝癌转移在家接受一般性治疗。由于患者疼痛难忍，多次恳求妻子王某帮他结束生命。夫妇俩平日感情深厚，王某不忍丈夫在生命的晚期再经受这些痛苦，于是含泪给丈夫服了农药，丈夫不久死亡。事后李某的弟弟向法院起诉王某，结果王某被判处有期徒刑 3 年。

分析：

(1) 患者在癌症晚期疼痛难忍的情况下求妻子结束其生命，这确是令妻子为难的事情，但妻子在医学和法律上的无知，反而又使患者本已痛苦的身心备受煎熬。

(2) 安乐死目前虽无法律，但安乐死是否符合道德还是人们密切关注的领域，我国对安乐死的定义为患不治之症的患者在垂危状态下，由于精神和躯体的极端痛苦，在患者和其亲友的要求下，经医生认可，用人道方法使患者在无痛苦状态中结束生命过程。患者寻求安乐死需满足以下条件：患者疼痛难忍、疾病晚期、有诚挚解脱之意愿、家属同意。本案例中，家属中成员未达成一致意见，而且死亡方式上也不舒适，患者很痛苦，这便触犯了法律。

(3) 一般来说，法律和道德是一致的，道德是法律的基础、依据，法律为道德提供保障，但有时两者并不一致。本案例中患者的妻子本质上是为丈夫提供帮助；自己忍受精神的痛苦而帮助丈夫死亡，道德上值得人们同情，但是，在法律上她考虑得不周全，与法律相抵触，事先未解决好可能存在的纠纷，因此受到法律的制裁，这是未处理好医学中法律与道德关系之苦果，也是后人应吸取的教训。

五、案　例　5

患者孙某，女，9 岁。因颈部包块来院就诊，经检查确诊为甲状腺癌，并有颈淋巴结转移。经周密考虑，医生同孙母谈了如下 3 种选择：①根据患者所患癌症的病理类型分析，患者对化疗、放疗不敏感。放疗、化疗只能起到短期维持作用，几乎没有根治作用。②常规甲状腺癌根治术有较高的五年存活率，手术的成功希望较大。但术后不可避免会造成颈部塌陷变形，肩下垂，身体外观和功能都要受到一定损害。③改进型甲状腺根治术的五年存活率无明确定论，有文献报道效果较好，术后不会出现身体外观的明显改变。但本院只有 2 名医生学习过该手术，本院尚未开展此手术，手术成功的把握较小。

分析：

(1) 选择①：从生命价值论而言，孙某的外在价值，即对他人及社会的价值很低，而内在价值即其生命及健康也已基本不能保证，是没有做放化疗的必要的。从生命神圣论而言，孙某有活下去的权利，只要患者要求，医生必须为其救治。

评价：若非患者本身有要求做放化疗以延长寿命，家属及医生不必做出此选择。

(2) 选择②：以功利论角度看，此选择的结果是孙某有较大希望得以存活，虽然有外观功能上的缺损，但总体结果是利大于弊。况且，身体外观可以通过后续治疗得到改善，功能可以通过训练及机体代偿等得到弥补，即使外观及功能都不能有所改善，至少 9 岁孙某可以活下去；以义务论看，医生救人性命乃是天职，此行为是对的。

评价：此选择综合看利大于弊，应被采纳。

(3) 选择③：此选择结果优于前一选择但相对的风险也大，无论从生命神圣论、生命质量论及生命价值论哪个角度而言，都认为在改进型手术成功率较小的情况下，应当首先保证生命。若是医院能够请来别的医院有经验的医生或让患者转院至有经验的医院，能保证手术成功率不低于或接近于常规手术，则可以选用此方案。

评价：在无法保证手术成功率的情况下，此选择不应被采纳。

六、案　例　6

患者陈某，男，19 岁，大二学生。他到医院泌尿科就诊，请求为他进行输精管结扎术，并说这是经仔细考虑后决定的，而且还在当地的精子库留下了精子，因此愿意承担以后万一后悔想改变初衷的风险。医生听后非常震惊，拒绝为其进行手术，并解释：你年纪很轻又没有结婚，以后可能要后悔的。患者对医生的拒绝极为不满。

医生未能满足患者的要求是否道德？为什么(结合医生的权利和义务相关内容分析)？

分析：医生未能满足患者的要求是道德的。因为绝育是用手术终止男性或女性的生育能力。绝育的目的在于保证人口质量、控制人口数量、治疗某些疾病。绝育术直接关系到受术者切身利益和身体健康，也关系到国家计划生育政策的严肃性。因此，保证受术者的安全是头等重要的事情。但对未成年人不得实施绝育术。实施绝育应得到本人和配偶的知情同意，按照程序自愿进行。

七、案　例　7

从 1932 年到 1972 年，美国研究人员随访 400 名贫穷且患梅毒的非洲裔美国黑人，以观察他们的疾病是怎样发展的。在 20 世纪 50 年代，青霉素已经普遍使用，而且价钱并不昂贵，但是研究人员也不对他们采用青霉素治疗，而是给予安慰剂。这样做的最大好处是，能观察到不用药物时梅毒会怎样发展。该项研究揭示了梅毒发病、发展、病理机理和预后的一些本质问题，为后来的梅毒治疗提供了不可多得的临床第一手材料。

分析：这是一项严重违背人体实验的伦理原则的实验，应该受到谴责。首先，违背了受试者权力至上的原则，在具备有效物的条件下，为了得到梅毒发展的客观发展资料而牺牲受试者的身体健康；其次，违背了知情同意权，没有告知受试者实验的全部信息。

八、思　考　题

有一位身患晚期肝癌、对科技事业做出突出贡献的七旬老工程师，和另一位年仅 10 岁、患急性甲肝的小学生，同时到一家医院就诊，要求住院治疗。但是，由于该院医疗条件的限制，只能收留一位患者。请问医生应该给哪一位患者开住院单?其医学伦理依据是什么?

(伊正君　杨桂茂)

第十九章 医学实验室管理技能

一、医学实验室的基本概念

医学实验室又称为临床实验室，是指以为预防、诊断、治疗人体疾病以及评估人体健康提供信息为目的，对取自人体的各种标本进行生物学、微生物学、免疫学、化学、血液免疫学、血液学、生物物理学、细胞学、病理学或其他检验的实验室，并可以提供其检验结果咨询、解释和为进一步检查提供建议。

医学实验室的功能是在受控的情况下，以科学的方式收集、处理、分析患者或健康体检者的血液、体液、分泌物、排泄物和其他组织标本等，并将检验结果信息准确地提供给申请者，为临床诊断、筛查疾病、监测疾病发生、发展过程以及观察患者的疗效、判断预后及疾病康复等方面提供有力参考。医学实验室的主要服务内容包括受理申请、标本采集运送和保存、检验、报告的发出以及提供检验结果。

医学实验室的分类：按是否具有法人资格分为独立实验室和非独立实验室，非独立实验室一般设在医疗机构、采供血机构、疾病预防控制中心、卫生检疫部门等，一般为这些机构下的一个科室，大多不具有独立法人资格，目前我国大部分临床实验室属于这种类型。按以是否以营利为目的分为营利性实验室和非营利性实验室。非营利性实验室主要由政府或慈善机构兴办，营利性实验室一般为社会投资者兴办，独立实验室多为营利性实验室。

医学实验室的工作范围：医学实验室的作用就是按照安全、准确、及时、有效、经济、便民和保护患者隐私的原则开展临床检验工作，为临床的诊断、治疗、筛查和预后判断提供实验室依据，此外医学实验室也担负着教学、科研、健康普查和健康咨询的工作任务。

二、临床实验室的管理

临床实验室的管理是对临床实验室的人力、财力、物力等各种资源进行合理有效的整合，确保实验室工作正常有序的进行，为临床提供及时、准确、可靠的实验室依据，为医疗、教学、科研和社会公共健康服务。

临床实验室管理必须要有一套切实可行的法规或标准作为依据来规范实验室行为。为保证实验室的质量1967年美国国会通过了专门针对实验室管理的法律——《临床实验室改进法案》，在 1988 年通过了 CLIA67 的修正案《临床实验室改进法案修正案》（clinical laboratory improvement amendment 88，CLIA'88），1992 年正式实施，它对实验室的各个方面都做出了详细的要求和规定。法国、德国、日本等国家也都制定了临床实验室管理的相关法规。2003 年 2 月国际标准化组织颁布了 ISO15189：2003(E)《医学实验室——质量和能力的专用要求》，此外临床实验室的质量管理体系模式还有美国病理学家学会(college of american pathologists，CAP)计划和 ISO9000 认证等。我国自 20 世纪 80 年代起成立了与临床检验相关的组织和机构，负责和指导实验室管理，其机构主要是卫生部临床检验中心和省市临床检验中心，陆续出台了与临床检验相关的法律和操作规程，规范了临床实验室的管理。

实验室认可是指由权威机构对实验室的管理能力和技术能力按照约定的标准进行评定，并将评价结果向社会公告以正式承认其能力的活动。进行实验室认可是临床实验室管理发展的方向，ISO15189 和 CAP 是目前国际医学界进行实验室认可的通用标准，实验室认可的目的：①向社会各界证明获准认可实验室(主要是提供校准、检验和测试服务的实验室)的体系和技术能力满足实验室用户的需要；②促进实验室提高内部管理水平、技术能力、服务质量和服务水平，增强竞争能力，使其能公正、科学和准确地为社会提供高信誉的服务；③减少和消除实验室用户(第二方)对实验室进行的重复评审或认可。

三、临床实验室的管理技能实例解析

1. 质量管理体系文件的建立　临床实验室质量体系文件的建立是临床实验室管理的一项重要工作，是实验室开展活动的基础和依据，其文件一般分为三个层次：质量手册、程序文件和其他质量文件包括作业指导书、表格和记录等。文件编制应把握系统性、规范性、适应性、唯一性等几个要点。

(1)程序文件实例

	×××××医院 检验科	程序文件 保护机密信息程序	文件编号：×××JYK-PD-××-×××× 版　　本：1/0 生效日期：××××-××-××

1 目的

保护机密信息不被侵犯和泄漏，规范检验科的信息管理，维护检验科诚信、独立、公正的形象。

2 范围

适用于检验科所涉及的不宜交流的有关信息和数据，包括患者信息、结果报告、实验室质控数据、质量体系文件资料以及法定保密的信息。

3 职责

3.1 科主任落实保护机密信息的各项措施所需的资源和责任人；批准借阅保密资料。

3.2 档案管理员对各项保密措施进行监督检查，发现问题及时向检验科主任报告；做好档案的管理工作。

3.3 各专业室组长批准本室相关人员借阅本室保密资料，并报科主任最终批准；并协助档案管理员，对本室人员执行各项保密措施进行监督检查。

3.4 全科人员对本人从事和接触到的保密内容保密；对违反保密的行为进行制止，有责任保护科室的一切信息，严格遵守信息保护程序。

4 工作程序

4.1 实验室的所有资料、信息(包括患者基本资料和检验结果、实验记录、供应商资料、检验科账目、财务、资源管理、评审、人员管理)均应有合理的安全的保管，以免出现丢失，未经授权不能查阅或使用。档案管理员、试剂耗材管理员及其他所有相关人员均应妥善保管好科里的一切资料，严禁任何违法活动。

4.2 临床医护人员提供的患者信息由承担检验任务的人员负责接收、保管、保密；检验人员不应收集与检验无关的患者信息，患者应当知道所收集的信息和收集目的。

4.3 检验结果

4.3.1 检验结果以报告形式发出，通常是向临床医生、患者本人或患者家属报告结果；门诊患者的结果报告，凭采血条码回执或病历取结果报告；住院患者的结果报告提供给检验申请医师；只有经患者同意或按照法定的条款才可向其他方面报告。

4.3.2 某些检验结果可能需要专门的咨询建议，通常由临床医护人员负责。如果患者未得到足够的咨询服务，而检验结果又暗示预后不良，实验室应尽量避免将结果直接通知患者。

4.3.3 检验项目的工作人员负责日常管理原始数据，不得随意乱放，其他人员不得随意翻阅。

4.3.4 贮存分析结果和结果报告的计算机，科主任指定专人进行管理，检验科工作人员必须通过密码进入操作系统，才能发结果报告单、查阅和修改结果报告；结果报告单一旦审核，只能由检验者和审核者共同负责修改，再由审核者审核才能重新发出报告，并及时收回原报告；临床医生可通过局域网对结果报告单的内容进行查阅。

4.4 质量体系的各层文件和相应运行资料均应保密，能力验证和比对结果、参加能力验证和室间质评的检验结果需要保密，档案管理员负责保管。未经科主任同意，所有人员不得将质量体系的各层文件和相应资料外泄。

4.5 标本的保密：特殊标本按照法定的条款交有关部门保存。

4.6 法定保密的信息：所有人员必须遵循(例如艾滋病抗体检测结果)。

4.7 监督和违章处罚

4.7.1 全科必须自觉执行本程序的规定和要求。

4.7.2 由档案管理员对保密工作实施监督检查。原则上每半年检查一次，特殊情况随时检查。

4.7.3 对违反本程序规定的由档案管理员提出纠正的要求，报科主任批准实施；严重的由相关部门进行行政处罚，直至追究司法责任。

5 支持性文件

XXXJYK-PD-04-2012《文件控制程序》

XXXJYK-PD-33-2012《计算机信息管理程序》

XXXJYK-PD-31-2012《检验结果报告管理程序》

6 记录表格

XXXJYK-QR-01-01《保密执行情况检查记录表》

（2）记录实例

本记录归档周期 1 年保存期限 3 年　　　　表格编号：XXXJYK-QR-XX-XX

XXXX医院检验科人员能力评估记录表

姓名		所在部门		岗 位	
	评估内容		评分标准		得分
职业道德（25 分）	1. 遵守国家的有关法律、法规（5 分）。 2. 遵循体系文件工作情况（5 分）。 3. 检验活动公正性执行情况（5 分）。 4 工作态度（5 分）。 5. 保密工作执行情况（5 分）。		1. 违反国家有关法律、法规每次扣 5 分。 2. 违反体系文件要求，每次扣 1 分，扣完为止。 3. 违反公正性，发现一次扣 1 分，扣完为止。 4. 因工作态度问题导致服务对象投诉或被科室管理层批评，每次扣 1 分，扣完为止。 5. 发现工作中违反保密制度的，一次扣 1 分，扣完为止。		
专业技术水平（30 分）	6. 参加培训和继续教育情况（5 分）。 7. 现场实际操作情况（5 分）。 8. 对检验结果的分析和判断能力（5 分）。 9. 各类记录的填写情况（5 分）。 10. 工作计划能力和执行能力（5 分）（组长适用）。 11. 对部门工作指导能力和指挥能力（5 分）（组长适用）。		6. 无故不参加培训课程或继续教育项目的每次扣 1 分，扣完为止。 7. 现场操作能力考核不合格，每次扣 1 分，扣完为止。 8. 工作中检验结果的审核出现差错或技术考核中此项不合格，每次扣 1 分，扣完为止。 9. 各种记录填写，一项没完成扣 1 分，扣完为止。 10. 因工作计划或执行中出现工作失误或纰漏，每次扣 1 分，扣完为止。 11. 因对本专业组的技术指导或指挥原因造成工作失误或纰漏，每次扣 1 分，扣完为止。		
主要工作业绩（5 分）	12. 职责工作任务完成情况（5 分）		12. 岗位职责完不成的，每次扣 1 分，扣完为止。		
管理层能力评估（30 分）	除以上评分标准外，管理层能力评估增加以下管理能力方面的内容： 1. 组织能力 2. 落实能力 3. 授权能力 4. 沟通能力 5. 跟踪能力 6. 学习能力		1. 组织能力：有能力策划一个组织机构，制定目标、工作方法和相关制度，并组织实施（5 分）。 2. 落实能力：具有正确传达上级指示、核定行动计划、制定具体的落实方案的能力（5 分）。 3. 授权能力：有能力将一项具体的任务授权给另一位同事或下属完成（5 分）。 4. 沟通能力：有能力说明自己的意见，观察别人的反映，倾听别人的意见，对其意见进行整理，做好协调统一工作（5 分）。 5. 跟踪能力：有能力对工作结果进行评价，考核其是否与预期需达到的目标的要求相符，并具有传达评价、更正或弥补工作结果与目标之间差距的能力（5 分）。 6. 学习能力：参加培训和外部交流情况（5 分）。		
评估标准	各被评估人所适用评估项目总分的 80%以上为合格，管理层总分 80 分，64 分以上合格，专业组长总分 60 分，48 分以上合格，一般操作员总分 50 分，40 分以上合格。				
评估结论	得分：　　合格□　　不合格□ 评估人：　　年　月　日				
授权意见： 授权人：　　年　月　日					

注：未标注适用范围的条款适用于所有人

2. 方法学评价　临床实验室应对使用的方法或在建的检验方法的基本性能进行评价，明确该方法是否具有足够的性能以满足临床使用的要求。

实例：某实验室验证淀粉酶AMY的性能评价报告

AMY性能验证

仪器：XXXXXX

AMY试剂：XX品牌，批号：XXXXX，有效期：XXXX-XX-XX

校准品：XXXX，批号：XXXX，有效期：XXXX-XX-XX

验证日期：XXXX年XX月XX日-XX月XX日

AMY试剂分析性能数据

1 精密度验证(批内、批间)

1.1 方案：批内精密度采用BECKMAN水平质控品，批号为XXX、XXX连续测定20次，批间精密度采用BECKMAN质控品，批号为XXX、XXX，连续测定20天。AMY-L为淀粉酶低值，AMY-H为淀粉酶高值。

1.2 判断标准：批内精密度CV值小于CLIA’88四分之一允许总误差，批间精密度CV值小于CLIA’88的三分之一允许总误差，则认为该项目达到检测要求。

1.3 实验数据

样品编号	批内精密度		批间精密度		
	AMY-L	AMY-H	天数	AMY-L	AMY-H
1	85	480	1	85	469
2	81	474	2	71	464
3	81	474	3	78	476
4	83	482	4	82	483
5	88	480	5	80	482
6	83	480	6	82	482
7	86	488	7	79	474
8	79	483	8	79	484
9	85	478	9	82	481
10	84	476	10	85	488
11	82	475	11	79	487
12	85	477	12	82	491
13	84	482	13	80	478
14	79	474	14	79	474
15	88	478	15	79	483
16	81	483	16	82	482
17	85	486	17	78	483
18	82	474	18	79	478
19	85	471	19	80	486
20	86	483	20	81	481
均值	84	479		80	480
SD	2.60	4.55		2.95	6.48
CV%	3.11	0.95		3.69	1.35
CLIA’88允许误差EA%	30.00			30.00	
判断指标%	1/4EA=7.5			1/3EA=10	
判断结论	3.11＜7.5 符合	0.95＜7.5 符合		3.69＜10 符合	1.35＜10 符合

1.4 结论：AMY批内和批间精密度与试剂说明书上的标明的数据有差异，但符合CLIA’88的要求，可接受。

2. 准确度验证

2.1 实验方案：根据最近一年参加卫生部临床检验中心室间质量评价(EQA)结果分析，记录质控品靶值和本实验室测定值，规定成绩在80%，即为准确度验证通过。

2.2 本年度AMY项目参加卫生部临床检验中心EQA三次，每次5个标本，成绩均为100%。

2.3 结论：AMY准确度符合要求。

3. 线性范围验证

3.1 方案：选取一份低值L及一份高值H新鲜血清标本(尽量靠近试剂说明书的线性高低值)，按如下表内比例配置，在仪器上测定3次。

3.2 判断标准：预期值与实测值作回归统计，斜率在0.97至1.03并且$r^2 \geqslant 0.95$则认为该项目线性通过验证。

3.3 实验数据：AMY试剂说明书上线性范围30～1200U/L，验证范围为30～1150U/L。

样品数 稀释比例	1 5L	2 4L：1H	3 3L：2H	4 2L：3H	5 1L：4H	6 5H
L(μl)	250	200	150	100	50	0
H(μl)	0	50	100	150	200	250
实测值 1	31	276	503	674	916	1206
实测值 2	30	248	463	652	911	1186
实测值 3	30	261	475	782	930	1153
预期值	30	254	478	702	926	1150

3.4 结论：相关方程斜率为 0.9797，在 0.97～1.03 之间，相关系数为 0.9954≥0.95，AMY 30～1150U/L 的线性范围通过验证，AMY 试剂说明书上的线性范围 30～1200U/L 可接受。

4 可报告范围验证

4.1 实验方案：线性范围高限患者血清用生理盐水做稀释。

4.2 判断标准：稀释后检测均值回收率 R 在 80%≤R≤120%之间，则该稀释度通过验证。

4.3 实验数据

稀释倍数	原液	2 倍	4 倍	8 倍
预期值	1150	575	288	144
检测值 1		586	274	135
检测值 2		602	296	139
均值		588	286	139
R		102%	99%	97%
判断指标：80%≤R≤120%		在范围内	在范围内	在范围内
结论		通过	通过	通过

4.4 结论：AMY 8 倍以内的稀释倍数均可接受。结合临床在常规检测中 AMY 超过线性范围高限值用生理盐水以 5 倍稀释，AMY 的可报告范围为 30～6000U/L。

4.5 生物参考区间验证

4.5.1 方案：表面健康人入选原则：从体检中心的体检人员中获取 20 人表面健康者，考虑性别和年龄分布。具体人员情况：共 20 人，其中男 10 人，年龄 16～57 岁，女 10 人，年龄 16～55 岁。

4.5.2 判断标准：若 20 份标本的检测结果均在本室使用的参考区间内或仅有 2 个标本超出范围，则验证通过。

4.5.3 实验数据

例数	性别	年龄	AMY 测定值
1	男	43	52
2	男	57	65
3	男	19	65
4	男	37	23
5	男	22	46
6	男	37	40
7	男	26	89
8	男	20	51
9	男	42	51
10	男	54	44
11	女	31	44
12	女	26	74
13	女	37	57
14	女	25	75
15	女	41	79
16	女	55	57
17	女	16	41
18	女	18	75
19	女	43	56
20	女	42	38
最小值			23
最大值			89

4.5.4 结果

项目名称	参考区间	单位	引用出处	在范围内的人数	验证情况
AMY	0～100	U/L	试剂说明书	20	通过

4.5.5 结论：AMY 本室使用的生物参考区间 0～100U/L 通过验证。

4.6 小结：AMY 在生化分析仪上检测系统的精密度、准确度、线性范围、临床可报告范围(稀释度)验证实验均符合要求，生物参考区间通过验证。通过以上各项性能验证实验，AMY 在 XXXX 生化分析仪检测系统达到检测要求，满足临床需求。

四、思 考 题

(1) 如何评价检验方法的准确度和精密度？

(2) 临床实验室质量管理体系有哪几部分组成？相互之间有什么关系？

(裴景亮　伊正君)

附录　常用试剂的配制

一、常用缓冲液的配制

1. 甘氨酸-盐酸缓冲液（0.05mol/L）

[成分]

（1）0.2mol/L 甘氨酸/ml

（2）0.2mol/L 盐酸/ml

pH	(1)	(2)	pH	(1)	(2)
2.2	50	44.0	3.0	50	11.4
2.4	50	32.4	3.2	50	8.2
2.6	50	24.2	3.4	50	6.4
2.8	50	16.8	3.6	50	5.0

[制法]

按上表体积分别用量筒量取 0.2mol/L 甘氨酸和 0.2mol/L 盐酸，最后加水稀释至 200ml。

[注]

（1）甘氨酸分子量＝75.07。

（2）0.2mol/L 甘氨酸溶液含甘氨酸 15.01g/L。

2. 邻苯二甲酸-盐酸缓冲液（0.05mol/L）

[成分]

（1）0.2mol/L 邻苯二甲酸氢钾/ml

（2）0.2mol/L 盐酸/ml

pH	(1)	(2)	pH	(1)	(2)
2.2	5	4.670	3.2	5	1.470
2.4	5	3.960	3.4	5	0.990
2.6	5	3.295	3.6	5	0.597
2.8	5	2.642	3.8	5	0.263
3.0	5	2.032			

[制法]

按上表体积分别用量筒量取 0.2mol/L 邻苯二甲酸氢钾和 0.2mol/L 盐酸，最后加水稀释至 200ml。

[注]

（1）邻苯二甲酸氢钾分子量＝204.2。

（2）0.2mol/L 邻苯二甲酸氢钾溶液含邻苯二甲酸氢钾 40.85g/L。

3. 磷酸氢二钠-枸橼酸缓冲液

[成分]

(1) 0.2mol/L Na_2HPO_4/ml

(2) 0.1mol/L 枸橼酸/ml

pH	(1)	(2)	pH	(1)	(2)	pH	(1)	(2)	pH	(1)	(2)
2.2	0.40	19.6	3.8	7.10	12.90	5.4	11.15	8.85	7.0	16.47	3.53
2.4	1.24	18.76	4.0	7.71	12.29	5.6	11.60	8.40	7.2	17.39	2.61
2.6	2.18	17.82	4.2	8.28	11.72	5.8	12.09	7.91	7.4	18.17	1.83
2.8	3.17	16.83	4.4	8.82	11.18	6.0	12.63	7.37	7.6	18.73	1.27
3.0	4.11	15.89	4.6	9.35	10.65	6.2	13.22	6.78	7.8	19.15	0.85
3.2	4.94	15.06	4.8	9.86	10.14	6.4	13.85	6.15	8.0	19.45	0.55
3.4	5.70	14.30	5.0	10.30	9.70	6.6	14.55	5.45			
3.6	6.44	13.56	5.2	10.72	9.28	6.8	15.45	4.55			

[注]

(1) Na_2HPO_4 分子量＝141.98，0.2mol/L 溶液含 28.40g/L。

(2) $Na_2HPO_4 \cdot 2H_2O$ 分子量＝178.05，0.2mol/L 溶液含 35.61g/L。

(3) $C_6H_8O_7 \cdot H_2O$ 分子量＝210.14，0.1mol/L 溶液含 21.01g/L。

4. 枸橼酸-氢氧化钠-盐酸缓冲液

[成分]

(1) Na^+浓度/mol/L

(2) 枸橼酸 $C_6H_8O_7 \cdot H_2O$/g

(3) 氢氧化钠 NaOH/g

(4) 浓盐酸 HCl/ml

pH	(1)	(2)	(3)	(4)	$V_{终}$/L	pH	(1)	(2)	(3)	(4)	$V_{终}$/L
2.2	0.20	210	84	160	10	5.3	0.35	245	144	68	10
3.1	0.20	210	83	116	10	5.8	0.45	285	186	105	10
3.3	0.20	210	83	106	10	6.5	0.38	266	156	126	10
4.3	0.20	210	83	45	10						

[注]

使用时可以每升中加入 1g 酚，若最后 pH 有变化，再用少量 50%氢氧化钠溶液或浓盐酸调节，冰箱保存。

5. 枸橼酸-枸橼酸钠缓冲液（0.1mol/L）

[成分]

(1) 0.1mol/L 枸橼酸/ml

(2) 0.1mol/L 枸橼酸钠/ml

pH	(1)	(2)	pH	(1)	(2)	pH	(1)	(2)	pH	(1)	(2)
3.0	18.6	1.4	4.0	13.1	6.9	5.0	8.2	11.8	6.0	3.8	16.2
3.2	17.2	2.8	4.2	12.3	7.7	5.2	7.3	12.7	6.2	2.8	17.2
3.4	16.0	4.0	4.4	11.4	8.6	5.4	6.4	13.6	6.4	2.0	18.0
3.6	14.9	5.1	4.6	10.3	9.7	5.6	5.5	14.5	6.6	104	18.6
3.8	14.0	6.0	4.8	9.2	10.8	5.8	4.7	15.3			

[注]

(1) $C_6H_8O_7 \cdot H_2O$ 分子量＝210.14，0.1mol/L 溶液含 21.01g/L。

(2) $Na_3C_6H_5O_7 \cdot 2H_2O$ 分子量＝294.12，0.1mol/L 溶液含 29.41g/L。

6. 乙酸-乙酸钠缓冲液(0.2 mol/L)

[成分]

(1) 0.2mol/L NaAc/ml

(2) 0.2mol/L HAC/ml

pH	(1)	(2)	pH	(1)	(2)	pH	(1)	(2)	pH	(1)	(2)
3.6	0.75	9.25	4.2	2.65	7.35	4.8	5.90	4.10	5.4	8.60	1.40
3.8	1.20	8.80	4.4	3.70	6.30	5.0	7.00	3.00	5.6	9.10	0.90
4.0	1.80	8.20	4.6	4.90	5.10	5.2	7.90	2.10	5.8	9.40	0.60

[注]

NaAc 分子量＝136.09，0.2mol/L 溶液为 27.22g/L。

7. 磷酸盐缓冲液

7.1 磷酸氢二钠-磷酸二氢钠缓冲液(0.2mol/L)

[成分]

(1) 0.2mol/L Na_2HPO_4/ml

(2) 0.2mol/L NaH_2PO_4/ml

pH	(1)	(2)	pH	(1)	(2)	pH	(1)	(2)	pH	(1)	(2)
5.8	8.0	92.0	6.4	26.5	73.5	7.0	61.0	39.0	7.6	87.0	13.0
5.9	10.0	90.0	6.5	31.5	68.5	7.1	67.0	33.0	7.7	89.5	10.5
6.0	12.3	87.7	6.6	37.5	62.5	7.2	72.0	28.0	7.8	91.5	8.5
6.1	15.0	85.0	6.7	43.5	56.5	7.3	77.0	23.0	7.9	93.0	7.0
6.2	18.5	81.5	6.8	49.5	51.0	7.4	81.0	19.0	8.0	94.7	5.3
6.3	22.5	77.5	6.9	55.0	45.0	7.5	84.0	16.0			

[注]

(1) $Na_2HPO_4 \cdot 2H_2O$ 分子量＝178.05，0.2mol/L =35.61g/l。

(2) $Na_2HPO_4 \cdot 12H_2O$ 分子量＝358.22，0.2mol/L =71.64g/l。

7.2 磷酸氢二钠-磷酸二氢钾缓冲液(1/15mol/L)

[成分]

(1) 1/15mol/L Na_2HPO_4/ml

(2) 1/15mol/L KH_2PO_4/ml

pH	(1)	(2)	pH	(1)	(2)	pH	(1)	(2)	pH	(1)	(2)
4.92	0.10	9.90	6.47	3.00	7.00	7.17	7.00	3.00	8.34	9.75	0.25
5.29	0.50	9.50	6.64	4.00	6.00	7.38	8.00	2.00	8.67	9.90	0.10
5.91	1.00	9.00	6.81	5.00	5.00	7.73	9.00	1.00	9.18	10.00	0
6.24	2.00	8.00	6.98	6.00	4.00	8.04	9.50	0.50			

[注]

(1) $Na_2HPO_4 \cdot 2H_2O$ 分子量=178.05，1/15mol/L =35.61g/L。

(2) KH_2PO_4 分子量＝136.09，1/15mol/L =9.078g/L。

8. 磷酸二氢钾-氢氧化钠缓冲液（0.05mol/L）

[成分]

(1) 0.2mol/L KH_2PO_4/ml

(2) 0.2mol/L NaOH/ml

pH	(1)	(2)	pH	(1)	(2)	pH	(1)	(2)	pH	(1)	(2)
5.8	5	0.372	6.4	5	1.260	7.0	5	2.963	7.6	5	4.280
6.0	5	0.570	6.6	5	1.780	7.2	5	3.500	7.8	5	4.520
6.2	5	0.860	6.8	5	2.365	7.4	5	3.950	8.0	5	4.680

[制法]

按上表体积分别用量筒量取 0.2mol/L KH_2PO_4 和 0.2mol/L NaOH，最后加水稀释至 20ml。

9. 巴比妥钠-盐酸缓冲液（18℃）

[成分]

(1) 0.04mol/L 巴比妥钠/ml

(2) 0.2mol/L 盐酸/ml

pH	(1)	(2)	pH	(1)	(2)	pH	(1)	(2)	pH	(1)	(2)
6.8	100	18.4	7.6	100	13.4	8.4	100	5.21	9.2	100	1.13
7.0	100	17.8	7.8	100	11.47	8.6	100	3.82	9.4	100	0.70
7.2	100	16.7	8.0	100	9.39	8.8	100	2.52	9.6	100	0.35
7.4	100	15.3	8.2	100	7.21	9.0	100	1.65			

[注]

巴比妥钠分子量＝206.18，0.04mol/L 溶液为 8.25g/l。

10. Tris-盐酸缓冲液

[成分]

(1) 0.1mol/L 三羟甲基氨基甲烷（Tris）溶液　50ml

(2) 0.1mol/L 盐酸　Xml

pH	X/ml	pH	X/ml	pH	X/ml	pH	X/ml	pH	X/ml	pH	X/ml
7.1	45.7	7.4	42.0	7.7	36.6	8.0	29.2	8.3	19.9	8.6	12.4
7.2	44.7	7.5	40.3	7.8	34.5	8.1	26.2	8.4	17.2	8.7	10.3
7.3	43.4	7.6	38.5	7.9	32.0	8.2	22.9	8.5	14.7	8.8	8.5

[制法]

将 50ml 0.1mol/L 三羟甲基氨基甲烷(Tris)溶液与 X ml 0.1mol/L 盐酸混匀后，加水稀释至 100ml。

[注]

(1)三羟甲基氨基甲烷(Tris)分子量＝121.14，0.1mol/L 溶液为 12.114g/L。

(2)Tris 溶液可以从空气中吸收二氧化碳，使用时注意将瓶盖盖严。

11. 硼酸-硼砂缓冲液(0.2mol/L 硼酸根)

[成分]

(1)0.05mol/L 硼砂/ml

(2)0.2mol/L 硼酸/ml

pH	(1)	(2)	pH	(1)	(2)	pH	(1)	(2)	pH	(1)	(2)
7.4	1.0	9.0	7.8	2.0	8.0	8.2	3.5	6.5	8.7	6.0	4.0
7.6	1.5	8.5	8.0	3.0	7.0	8.4	4.5	5.5	9.0	8.0	2.0

[注]

(1)硼砂 $Na_2B_4O_7 \cdot 10H_2O$ 分子量＝381.43，0.05mol/L(=0.2mol/L 硼酸根)溶液为 19.07g/L。

(2)硼酸 H_3BO_3 分子量＝61.84，0.2mol/L 溶液为 12.37g/L。

(3)硼砂易失去结晶水，必须在带塞的瓶中保存。

12. 甘氨酸-氢氧化钠缓冲液(0.05mol/L)

[成分]

(1)0.2mol/L 甘氨酸/ml

(2)0.2mol/L 氢氧化钠/ml

pH	(1)	(2)	pH	(1)	(2)	pH	(1)	(2)	pH	(1)	(2)
8.6	50	4.0	9.2	50	12.0	9.8	50	27.2	10.6	50	45.5
8.8	50	6.0	9.4	50	16.8	10.0	50	32.0			
9.0	50	8.8	9.6	50	22.4	10.4	50	38.6			

[制法]

用量筒分别量取上表中所标合适体积的 0.2mol/L 甘氨酸和 0.2mol/L 氢氧化钠，最后加水稀释至 200ml。

[注]

(1)甘氨酸分子量＝75.0。

(2)0.2mol/L 甘氨酸溶液含 15.01g/L。

13. 硼砂-氢氧化钠缓冲液(0.05mol/L 硼酸根)

[成分]

(1)0.05mol/L 硼砂/ml

(2)0.2mol/L 氢氧化钠/ml

pH	(1)	(2)	pH	(1)	(2)
9.3	50	6.0	9.8	50	34.0
9.4	50	11.0	10.0	50	43.0
9.6	50	23.0	10.1	50	46.0

[制法]

用量筒分别量取上表中所标合适体积的0.05mol/L硼砂和0.2mol/L氢氧化钠，最后加水稀释至200ml。

[注]

(1)硼砂 $Na_2B_4O_7 \cdot 10H_2O$ 分子量＝381.43。

(2)0.05mol/L(=0.2mol/L硼酸根)溶液为19.07g/L。

14. 碳酸钠-碳酸氢钠缓冲液(0.1mol/L)

[成分]

(1)0.1mol/L碳酸钠/ml

(2)0.1mol/L碳酸氢钠/ml

pH		(1)	(2)	pH		(1)	(2)	pH		(1)	(2)
20℃	37℃			20℃	37℃			20℃	37℃		
9.16	8.77	1	9	9.78	9.50	4	6	10.28	10.08	7	3
9.40	9.12	2	8	9.90	9.72	5	5	10.53	1028	8	2
9.51	9.40	3	7	10.14	9.90	6	4	10.83	1057	9	1

[注]

(1) $Na_2CO_3 \cdot 10H_2O$ 分子量＝286.2，0.1mol/L溶液为28.62g/L。

(2) $NaHCO_3$ 分子量＝84.0，0.1mol/L溶液为8.40g/L。

(3) Ca^{2+}，Mg^{2+} 存在时不得使用。

二、常用染色液的配制方法

1. 吕氏(Loeffler)碱性亚甲蓝染液

[成分]

A液：亚甲蓝(methylene blue) 0.6g

95%乙醇 30ml

B液：KOH 0.01g

蒸馏水 100ml

[制法]

分别配制A液和B液，配好后混匀即可。

2. 齐氏(Ziehl)石炭酸品红染色液

[成分]

A液：碱性品红(basic fuchsin) 0.3g

95%乙醇 10ml

B液：石炭酸 5.0g

蒸馏水	95ml

[制法]

将碱性品红在研钵中研磨后，逐渐加入 95%乙醇，继续研磨使其溶解，配成 A 液。将石炭酸溶解于水中，配成 B 液。混合 A 液及 B 液即成。

[注]

通常可将此混合液稀释 5～10 倍使用，稀释液易变质失效，一次不宜多配。

3. 革兰(Gram)染色液

3.1 草酸铵结晶紫染液

[成分]

A 液：结晶紫(crystal violet)	2g
95%乙醇	20ml
B 液：草酸铵(ammonium oxalate)	0.8g
蒸馏水	80ml

[制法]

分别配制 A、B 二液，混合后静置 48h 后即可使用。

3.2 卢戈氏(Lugol)碘液

[成分]

碘片	1.0g
碘化钾	2.0g
蒸馏水	300ml

[制法]

先将碘化钾溶解在少量水中，再将碘片溶解在碘化钾溶液中，待碘全溶后，加足水分即可。

3.3 番红复染液

[成分]

番红(safranine O)	2.5g
95%乙醇	100ml

[制法]

取上述配好的番红乙醇溶液 10ml 与 80ml 蒸馏水混匀即成。

3.4 瑞氏(Wright)染色液

[成分]

瑞氏染料粉末	0.3g
甘油	3ml
甲醇	97ml

[制法]

将染料粉末置于干燥的乳钵内研磨，先加甘油，后加甲醇，放玻璃瓶中过夜，过滤即可。

3.5 亚甲蓝(Levowitz-Weber)染液

[成分]

95%乙醇	52ml
四氯乙烷	44ml
氯化亚甲蓝(methylene blue chloride)	0.6g

冰乙酸　　　　　　　　　　　　4ml

[制法]

在95%乙醇和四氯乙烷的三角烧瓶中，慢慢加入氯化亚甲蓝，旋摇三角烧瓶，使其溶解。放5～10℃下，12～24h，然后加入4ml冰乙酸。用质量好的滤纸如WhatmanNo.42或与之同质量的滤纸过滤。贮存于清洁的密闭容器内。

三、常用洗液的配制方法与适用范围

名称	化学成分及配制方法	适用范围	说明
铬酸洗液	用5～10g $K_2Cr_2O_7$溶于少量热水中，冷后徐徐加入100ml浓硫酸，搅动，得暗红色洗液，冷后注入干燥试剂瓶中盖严备用	有很强的氧化性，能浸洗去绝大多数污物	可反复使用，呈墨绿色时，说明洗液已失效。成本较高有腐蚀性和毒性，使用时不要接触　皮肤及衣物。用洗刷法或其他简单方法能洗去的不用此法
碱性高锰酸钾洗液	取4g高锰酸钾溶于少量水后，加入100ml 10%的NaOH溶液混匀后装瓶备用。洗液呈紫红色	有强碱性和氧化性，能浸洗去各种油污	洗后若仪器壁上面有褐色二氧化锰，可用盐酸或稀硫酸或亚硫酸钠溶液洗去。可反复使用，直至碱性及紫色消失为止
磷酸钠洗液	取57g Na_3PO_4和28.5g $C_{17}H_{33}COONa$溶于470 ml水	洗涤碳的残留物	将待洗物在洗液中泡若干分钟后涮洗
硝酸-过氧化氢洗液	15%～20%硝酸和5%过氧化氢混合	浸洗特别顽固的化学污物	贮于棕色瓶中，现用现配，久存易分解
强碱洗液	5%～10%的NaOH溶液(或Na_2CO_3、Na_3PO_4溶液)	常用以浸洗普通油污	通常需要用热的溶液
	浓NaOH溶液	黑色焦油、硫可用加热的浓碱液洗去	
强酸溶液	稀硝酸	用以浸洗铜镜、银镜等	洗银镜后的废液可回收$AgNO_3$
	稀盐酸	浸洗除去铁锈、二氧化锰、碳酸钙等	
	稀硫酸	浸除铁锈、二氧化锰等	
有机溶剂	苯、二甲苯、丙酮等	用于浸除小件异形仪器，如活栓孔、吸管及滴定管的尖端等	成本高一般不要使用

四、分子生物学常用溶液的配制方法

1.　30%丙烯酰胺溶液

[成分]

丙烯酰胺　　　　　　　　29g

N，N'-亚甲双丙烯酰胺　　　1g

[制法]

将29g丙烯酰胺和1g N，N'-亚甲双丙烯酰胺溶于约60ml的水中。加热至37℃使溶解，补加水至100ml。用0.45μm孔径的滤器过滤除菌，检测该溶液的pH应不大于7.0，室温下棕色瓶内避光保存。

[注]

(1)丙烯酰胺具有很强的神经毒性并可以通过皮肤吸收，其作用具有累积性，因而称量丙烯酰胺和亚甲双丙烯酰胺时均应戴手套和面具。可认为配制后的聚丙烯酰胺无毒，但也应谨慎操作，因为它还可能会含有少量未聚合材料。

(2)一些价格较低的丙烯酰胺和双丙烯酰胺通常含有一些金属离子，在丙烯酰胺贮存液中加入大约 0.2 体积的单床混合树脂(MB-1Mallinckrodt)，搅拌过夜，然后用 Whatman 1 号滤纸过滤可使其纯化。

(3)在贮存期间，丙烯酰胺和双丙烯酰胺会缓慢转化成丙烯酰和双丙烯酸。

2. 40%丙烯酰胺溶液

[成分]

丙烯酰胺	380g
N，N'-亚甲双丙烯酰胺	20g

[制法]

把 380g 丙烯酰胺(DNA 测序级)和 20g N，N'-亚甲双丙烯酰胺溶于总体积为 600ml 的蒸馏水中。继续按上述配制 30%丙烯酰胺溶液的方法处理，但加热溶解后应以蒸馏水补足至终体积为 1L。

[注]

(1)见上述配制 30%丙烯酰胺的说明。

(2)40%丙烯酰胺溶液用于 DNA 序列测定。

3. 放线菌素 D 溶液

[成分]

放线菌素 D	20mg
无水乙醇	4ml

[制法]

把 20mg 放线菌素 D 溶于 4ml 无水乙醇中，1∶10 稀释贮存液，用无水乙醇作空白对照读取 OD440 值。放线菌素 D(分子量 1255)纯品在水溶液中的摩尔消化系数为 21，900，故而 1mg/ml 的放线菌素 D 溶液在 440nm 处的吸光值为 0.182。

[注]

(1)放线菌素 D 的贮存液应放在包有箔片的试管中，保存于–20℃。

(2)放线菌素 D 是致畸剂和致癌剂，配制该溶液时必须戴手套并在通风橱内操作，而不能在开放的实验桌面上进行，谨防吸入药粉或接触到眼睛或皮肤。

(3)药厂提供的治疗用途的放线菌素 D 制品常含有糖或盐等添加剂。只要通过测量贮存液在 440nm 波长处的光吸收确定放线菌素 D 的浓度，这类制品即可用于抑制自身引导作用。

4. 0.1mol/L 腺苷三磷酸(ATP)溶液

[成分]

ATP	60mg

[制法]

用 0.8ml 水溶解 60mg ATP，用 0.1mol/L NaOH 调至 pH 值至 7.0，用蒸馏水定容至 1ml，分装成小份保存于–70℃。

5. 10mol/L 乙酸酰溶液

[成分]

乙酸酰	770g

[制法]

把 770g 乙酸酰溶解于 800ml 水中，加水定容至 1L 后过滤除菌。

6. 10%过硫酸铵溶液

[成分]

过硫酸铵	1g

[制法]

把 1g 过硫酸铵溶解于 10ml 的水中，该溶液可在–20℃保存数周。

7. BCIP 溶液

[成分]

5-溴-4-氯-3-吲哚磷酸二钠盐(BCIP)	0.5g
100%二甲基甲酰胺	10ml

[制法]

将 0.5g BCIP 溶于 10ml 纯二甲基甲酰胺中，保存于 4℃。

8. 2×BES 缓冲盐溶液

N，N-双(2-羟乙基)-2-氨基乙磺酸 BES	1.07g
NaCl	1.6g
Na_2HPO_4	0.027g

[制法]

将 1.07g 盐溶液 BES、1.6g NaCl 和 0.027g Na_2HPO_4 溶解于 90ml 的蒸馏水中，室温下用 HCl 调节 pH 值至 6.96、最后加入蒸馏水定容至 100ml，0.22μm 滤器过滤除菌，分装成小份，保存于–20℃。

9. 1mol/L $CaCl_2$ 溶液

[成分]

$CaCl_2 \cdot 6H_2O$	54g

[制法]

于 200ml 蒸馏水中溶解 54g $CaCl_2 \cdot 6H_2O$，用 0.22μm 滤器过滤除菌，以 10ml 每份分装贮存于–20℃。

[注]

制备感受态细胞时，取出一小份解冻并用蒸馏水稀释至 100ml，用无菌滤器(0.45μm 孔径)过滤除菌，然后骤冷至 0℃。

10. 2.5mol/L $CaCl_2$ 溶液

[成分]

$CaCl_2 \cdot 6H_2O$　　13.5g

[制法]

在 20ml 蒸馏水中溶解 13.5g $CaCl_2 \cdot 6H_2O$，0.22μm 滤器过滤除菌，以 1ml 每份分装贮存于 –20℃。

11. 1mol/L 二硫苏糖醇(DTT)溶液

[成分]

0.01mol/L 乙酸钠溶液(pH5.2)　　20ml

DTT　　3.09g

[制法]

用 20ml 0.01mol/L 乙酸钠溶液(pH5.2)溶解 3.09g DTT，过滤除菌后以 1ml 每份分装贮存于 –20℃。

[注]

DTT 或含有 DTT 的溶液不能进行高压处理。

12. 0.5mol/L EDTA(pH8.0)溶液

[成分]

二水乙二胺四乙酸二钠($EDTA\text{-}Na_2 \cdot 2H_2O$)　　186.1g

[制法]

在 800ml 水中加入 186.1g $EDTA\text{-}Na_2 \cdot 2H_2O$，在磁力搅拌器上剧烈搅拌，用 NaOH 调节溶液的 pH 值至 8.0(约需 20g NaOH 颗粒)然后定容至 1L，分装后高压灭菌备用。

[注]

EDTA 二钠盐需加入 NaOH 将溶液的 pH 值调至接近 8.0，才能完全溶解。

13. 溴化乙锭(10mg/ml 溶液)

[成分]

溴化乙锭　　1g

[制法]

将 1g 溴化乙锭加入至 100ml 水中，磁力搅拌数小时以确保其完全溶解，然后用铝箔包裹容器或转移至棕色瓶中，保存于室温。

[注]

溴化乙锭是强诱变剂并有中度毒性，使用含有这种染料的溶液时务必戴上手套，称量染料时要戴面罩。

14. 2×HEPES 缓冲盐溶液

[成分]

NaCl　　1.6g

KCl　　0.074g

$Na_2PO_4 \cdot 2H_2O$　　0.027g

葡聚糖　　0.2g

HEPES　　1g

[制法]

用 90ml 的蒸馏水溶解 1.6g NaCl、0.074g KCl、0.027g $Na_2PO_4 \cdot 2H2O$、0.2g 葡聚糖和 1g HEPES，然后用 0.5mol/L NaOH 调节 pH 值至 7.05，再用蒸馏水定容至 100ml。最后用 0.22μm 滤器过滤除菌，分装成 5ml 每小份，贮存于−20℃。

15. 1mol/L $MgCl_2$ 溶液

[成分]

$MgCl_2 \cdot 6H_2O$　　203.4g

[制法]

在 800ml 水中溶解 203.4g $MgCl_2 \cdot 6H_2O$，用水定容至 1L，分装成小份并高压灭菌备用。

[注]

$MgCl_2$ 极易潮解，应选购小瓶(如 100g)试剂，启用新瓶后勿长期存放。

16. NBT 溶液

[成分]

氯化氮蓝四唑(NBT)　　0.5g

[制法]

把 0.5g NBT 溶解于 10ml 70%的二甲基甲酰胺中，保存于 4℃。

17. 10mmol/L 苯甲基磺酰氟(PMSF)溶液

[成分]

PMSF

[制法]

用异丙醇溶解 PMSF 成 1.74mg/ml(10mmol/L)，分装成小份贮存于−20℃。如有必要可配成浓度高达 17.4mg/ml 的贮存液(100mmol/L)。

[注]

PMSF 严重损害呼吸道黏膜、眼睛及皮肤，吸入、吞进或通过皮肤吸收后均有致命危险。一旦眼睛或皮肤接触了 PMSF，应立即用大量水冲洗之。凡被 PMSF 污染的衣物应予丢弃。

PMSF 在水溶液中不稳定。应在使用前从贮存液中现用现加于裂解缓冲液中。PMSF 在水溶液中的活性丧失速率随 pH 值的升高而加快，且 25℃的失活速率高于 4℃。pH 值为 8.0 时，20μmol/L PMSF 水溶液的半寿期大约为 85min，这表明将 PMSF 溶液调节为碱性(pH＞8.6)并在室温放置数小时后，可安全地予以丢弃。

18. 磷酸盐缓冲溶液(PBS)

[成分]

NaCl	8g
KCl	0.2g
Na_2HPO_4	1.44g
KH_2PO_4	0.24g

[制法]

在 800ml 蒸馏水中溶解 8g NaCl、0.2g KCl、1.44g Na_2HPO_4 和 0.24g KH_2PO_4，用 HCl 调节溶液的 pH 值至 7.4 加水定容至 1L，高压蒸气灭菌 20min。

19. 10%十二烷基硫酸钠（SDS）溶液

[成分]

SDS　　2g

[制法]

称取 2g SDS 粉末置于 100ml 烧杯中，加入约 15ml 的去离子水，68℃加热溶解，滴加适量浓盐酸将 pH 值调节至 7.2，定容至 20ml，室温保存。

[注]

SDS 的微细晶粒易扩散，因此称量时要戴面罩，称量完毕后要清除残留在称量工作区和天平上的 SDS，10%SDS 溶液无须灭菌。

20. 1mol/L Tris 溶液

[成分]

Tris 碱　　121.91g

[制法]

在 800ml 水中溶解 121.91g Tris 碱，加入浓 HCl 调节 pH 值至所需值。

pH	HCl
7.4	70ml
7.6	60ml
8.0	42ml

[注]

（1）应使溶液冷至室温后方可最后调定 pH 值，加水定容至 1L，分装后高压灭菌。

（2）如 1mol/L 溶液呈现黄色，应予丢弃并重新制备。

（3）Tris 溶液的 pH 值因温度而异，温度每升高 1℃，pH 值大约降低 0.03 个单位。例如：0.05mol/L 的溶液在 5℃、25℃、和 37℃时的 pH 值分别为 9.5、8.9 和 8.6。

21. 10×TBS

[成分]

Tris　　24.23g

NaCl　　80.06g

[制法]

称量 24.23g Tris，80.06g，加入约 800ml 双蒸水或去离子水，用浓盐酸调节 pH 值至 7.6，定容至 1000ml。

22. 常用的电泳缓冲液

缓冲液	使用液	浓贮存液(每升)
Tris-乙酸(TAE)	1×：0.04mol/L Tris-乙酸	50×：242g Tris 碱
	0.001mol/L EDTA	57.1ml 冰乙酸
		100ml 0.5mol/L EDTA(pH8.0)
Tris-磷酸(TPE)	1×：0.09mol/L Tris-磷酸	10×：10g Tris 碱
	0.002mol/L EDTA	15.5ml85%磷酸(1.679g/ml)
		40ml 0.5mol/L EDTA(pH8.0)
Tris-硼酸(TBE)a	0.5×：0.045mol/L Tris-硼酸	5×：54g Tris 碱
	0.001mol/L EDTA	27.5 硼酸
		20ml 0.5mol/L EDTA(pH8.0)
碱性缓冲液 b	1×：50mmol/L NaOH	1×：5ml 10mol/L NaOH
	1mmol/L EDTA	2ml 0.5mmol/L EDTA(pH8.0)
Tris-甘氨酸 c	1×：25mmol/L Tris	5×：15.1g Tris
	250mmol/L 甘氨酸	94g 甘氨酸(电泳级)(pH8.3)
	0.1% SDS	50ml 10% SDS(电泳级)

23. 常用抗生素溶液

抗生素	贮存液 a		工作浓度	
	浓度	保存条件	严紧型质粒	松弛型质粒
氨苄青霉素	50mg/ml(溶于水)	−20℃	20μg/ml	60μg/ml
羧苄青霉素	50mg/ml(溶于水)	−20℃	20μg/ml	60μg/ml
氯霉素	34mg/ml(溶于乙醇)	−20℃	25μg/ml	170μg/ml
卡那霉素	10mg/ml(溶于水)	−20℃	10μg/ml	50μg/ml
链霉素	10mg/ml(溶于水)	−20℃	10μg/ml	50μg/ml
四环素 b	5mg/ml(溶于乙醇)	−20℃	10μg/ml	50μg/ml

[注]

(1)以乙醇为溶剂的抗生素溶液无须除菌处理。所有抗生素溶液均应放于不透光的容器保存。

(2)镁离子是四环素的拮抗剂，四环素抗性菌的筛选应使用不含镁盐的培养基(如 LB 培养基)。